MANUEL

THÉORIQUE, INSTRUMENTAL ET PRATIQUE

D'ÉLECTROLOGIE

MÉDICALE

MANUEL

THÉORIQUE, INSTRUMENTAL ET PRATIQUE

D'ÉLECTROLOGIE

MÉDICALE

MANUEL

THÉORIQUE, INSTRUMENTAL ET PRATIQUE

D'ÉLECTROLOGIE

MÉDICALE

PAR

G. TROUVÉ

Ingénieur, Chevalier de la Légion d'honneur,
Lauréat de la Faculté de médecine de Paris,
Lauréat et membre de l'Académie nationale, agricole, manufacturière
et commerciale et de la Société d'encouragement pour l'Industrie nationale,
Membre de la Société Internationale des Electriciens,
De la Société française de Physique,
De l'Association française pour l'avancement des sciences,
De la Société de médecine pratique, de la Société d'électrothérapie, etc., etc.

ÉDITION HONORÉE D'UNE PRÉFACE

DE

M. LE Dr VIGOUROUX

Chef du Service d'électrothérapie de la Salpêtrière

Avec 273 figures dans le texte.

Les livres de cette sorte ne sont guère
utiles qu'à celui qui se peut passer d'eux.

D'ALEMBERT. *Discours préliminaire de
l'Encyclopédie.*

PARIS

OCTAVE DOIN, ÉDITEUR

8, PLACE DE L'ODÉON, 8

1893

Tous droits reservés.

AVERTISSEMENT DE L'AUTEUR

Le but que je me suis proposé en publiant ce *Manuel* n'a pas été d'enrichir la bibliographie déjà si opulente de l'Electrothérapie.

Il manquait, à mon avis, un guide pratique bien méthodique qui indiquât tout de suite au médecin, *fixé* sur les grandes lignes du traitement à suivre, l'instrument à employer dans telle opération de détail, et c'est cette lacune que j'ai voulu combler.

Au cours de mon travail, je me suis aperçu que ma tâche était plus considérable que je ne l'avais cru tout d'abord, et j'ai été amené à réunir dans un chapitre, après un historique succinct bien qu'assez complet, les formules des principales lois de l'électrologie physique ; dans un autre, les définitions des unités électriques adop-

tées universellement depuis l'Exposition universelle d'électricité de 1881, et leurs rapports
mutuels ou leurs relations avec les unités mé-
triques, mécaniques, etc., antérieurement en
usage ; dans un troisième, j'ai classé les appareils de mesure les plus employés.

Arrivé à ce point, j'ai cru qu'il ne serait pas
inutile de faire pour l'électrophysiologie — et la
thérapeutique qui peut en découler — la même
condensation que pour l'électrologie générale ;
j'ai donc réuni, sous l'étendue la plus concise et
la forme la plus exacte que j'ai pu, les documents en majorité encore si vagues qu'on possède sur ce sujet, sans oublier les considérations
et les règles méthodiques qui m'ont paru les plus
propres à leur indispensable coordination, coordination actuellement arbitraire ou individuelle,
mais qui deviendra bientôt, je l'espère, vraiment scientifique et universellement admise.

Cette radicale divergence de vues qui existe
présentement entre les praticiens était pour la
bonne réussite de mon entreprise, et surtout pour
l'unité et la simplicité de mon exposition, un
vrai embarras, puisque ne voulant pas adhérer
à aucune des nombreuses écoles qui prônent
chacune leur clinique *à l'exclusion de toute autre*,
mais dont le nombre et la somme presque équi-

valente de succès et d'insuccès justifient une partie des dires et condamnent les autres ; que je ne voulais pas non plus ni former nouvelle école, ce qui eût été ridicule et folie de ma part, ni rompre une scrupuleuse impartialité professionnelle, il ne me restait que la ressource de transcrire avec soin les opinions des chefs d'école et de leurs principaux disciples et de regarder ces matériaux hétérogènes comme des parties intégrantes d'un même corps de doctrine.

Au jugement du médecin et à son expérience de dégager de ces avis, plus souvent incomplets que contradictoires, ce qui lui semblera le plus voisin de la vérité.

Au reste, il n'y a pas lieu de regretter cette accumulation de règles basées sur le nombre considérable d'observations recueillies par tant d'auteurs compétents. Quand désormais le médecin sera assez heureux pour voir ses procédés spéciaux couronnés de succès, loin de les croire les seuls bons et de planter un nouveau drapeau, il s'efforcera, à la vue de résultats équivalents obtenus par d'autres voies, de découvrir de nouveaux faits, de dégager les conditions définies qui font qu'il y a constance dans les résultats, et de construire, avec l'ensemble des renseignements obtenus, une théorie positive d'où il pourra tirer quelquefois de précieuses conséquences.

Là où il y avait désaccord et antagonisme, régnera union et concorde.

Ces considérations d'ordre méthodique ne m'ont point fait négliger le côté matériel de mon entreprise. Outre que j'ai apporté un grand soin dans la correction des épreuves et que peu de coquilles se soient glissées, comme peut en juger le lecteur, dans le cours de ce Manuel, les caractères que j'ai choisis tant pour le texte ordinaire que pour celui des citations, sont des plus lisibles. J'ai aussi strictement délimité chaque chapitre, et j'ai divisé chacun d'eux en autant de sections et de paragraphes, dont l'objet est toujours mentionné par un titre, que l'a exigé la nature des matières traitées.

Quant aux appareils que j'ai décrits, ils ont été dessinés avec exactitude et tous les clichés obtenus sont venus avec une grande netteté.

Je crois avoir rempli scrupuleusement, par tant d'application et tant de précautions, le programme que je m'étais tracé. Puisse maintenant ce Manuel rendre aux médecins tous les petits services que réclame une pratique journalière; ce serait pour moi la plus digne récompense.

Je veux, en terminant, remercier M. le Dr Vigouroux, le savant électrothérapeute de la Salpêtrière, qui m'a fait le grand honneur de doter mon livre d'une préface pleine, comme tout ce qui sort de sa main, de justesse et d'esprit.

PRÉFACE

M. Trouvé me fait l'honneur de me demander une préface. Je suppose que, malgré toute sa modestie, il ne peut croire nécessaire qu'on le présente à ses lecteurs. Sa célébrité de constructeur et d'inventeur est trop bien établie pour qu'il soit à propos d'en faire même mention. A ce point de vue, une préface serait donc bien inutile. Mais le nouvel ouvrage de M. Trouvé s'adresse tout spécialement aux médecins; dès lors, les réflexions qu'il suggère à un praticien peuvent ne pas être inopportunes.

L'électrothérapie, c'est-à-dire l'application de l'électricité à l'art de guérir, est appréciée bien diversement par le public et par les médecins. Pour le public, les merveilles récentes de l'électricité théorique et industrielle, donnent la plus haute idée du rôle qu'elle est appelée à remplir en médecine, et il n'est pas rare d'entendre des gens du monde proclamer que l'électricité est la médecine de l'avenir. Du côté des médecins, on ne trouve pas le même enthousiasme, bien au contraire. On peut même dire que, très généralement, ils montrent pour l'électricité une antipathie marquée; et il est très singulier de constater les bizarres préjugés qu'ils entretiennent à ce sujet. D'abord, et bien à tort ainsi que nous allons le voir, ils considèrent l'électrothérapie comme une *spécialité*. Or, on sait quelle défaveur, de la part de la science officielle, a rencontré jusqu'à ces derniers temps l'application du principe de la division du travail, qui aboutit à la spécialisation. Aujourd'hui la réaction est faite, peut-être même est-elle excessive, et les anciennes *spécialités* ont presque toutes pris place dans l'enseignement. Par quel phénomène l'électrothérapie s'est-elle trouvée exclue de cette réhabilitation? C'est ce qu'il serait difficile de dire en peu de mots, car les raisons ou les prétextes sont multiples.

Essayons pourtant de démêler les principales.

En première ligne, l'électrothérapie, dit-on, n'est pas de la médecine, c'est de l'électricité, c'est-à-dire de la physique. Ceci est un aphorisme courant. Or on connaît l'aversion des médecins pour les sciences qui, dans les programmes de la

Faculté, portent le nom impropre de sciences *accessoires*. C'est là une singularité qui elle-même mériterait une digression. Il y aurait par exemple à examiner si l'organisation de l'enseignement de la physique à l'École de médecine répond à son but, et à rechercher même jusqu'à quel point peut être justifié le maintien d'une chaire qui n'appartient évidemment pas à l'enseignement supérieur. Mais cela nous entraînerait trop loin. Revenons au fait que nous venons de signaler : l'antipathie des médecins pour la physique. L'électrothérapie a donc le double tort d'être une spécialité et, qui pis est, une spécialité physique.

En voilà déjà assez pour expliquer son abandon; mais, il y a plus. Son efficacité thérapeutique est contestée. On ne peut certainement pas fermer toujours les yeux et ne pas voir que la médication électrique a des succès. Qu'à cela ne tienne : ces succès sont dus à la suggestion, ou, en langage moins moderne, à l'imagination des malades. C'est bien simple.

Nous dirons tout à l'heure ce qu'il faut penser de ces manières de voir. En attendant, voici ce qui en résulte : l'électrothérapie n'est ni pratiquée, ni enseignée. On ne la connaît pas. Que l'on prenne nos meilleurs ouvrages de médecine ;

neuf fois sur dix, s'il y est question d'électricité, c'est d'une façon erronée et en tout cas superficielle et de seconde main. Il semble qu'arrivé à cet endroit l'auteur ait perdu tout à coup son souci de méthode et d'exactitude, et se soit dit : il est inutile de se gêner, ceci n'est plus de la médecine. Nous pourrions citer à l'appui de notre assertion des exemples étonnants; mais il ne s'agit ici de désobliger personne.

La pratique est à l'avenant. On se tromperait fort si on jugeait du crédit de l'électrothérapie par le nombre des appareils vendus par les constructeurs. Ces appareils sont le plus souvent achetés par les malades. Très habituellement en effet, une cure électrique consiste en ceci : le médecin prescrit l'acquisition d'un appareil dont le choix est ordinairement laissé au fabricant, auquel on demande aussi les instructions indispensables, à moins qu'on ne s'adresse pour cela à un soi-disant spécialiste. Après ces préliminaires, le traitement marche tout seul, exécuté par le malade lui-même ou par un serviteur *intelligent*. Dans l'électrothérapie, on ne voit que l'appareil ; dès qu'il marche, dès que le malade est *électrisé*, tout est dit. De méthode, de procédés, d'indications, d'incompatibilités thérapeutiques, il n'en est pas question. A quoi bon d'ailleurs pour une médication réservée le plus souvent aux incurables ou aux malades imaginaires. En effet, la médication électrique n'est guère prise au sérieux. On veut bien la conseiller dans les cas où il n'y a raisonnablement rien à en attendre, ou même dans ceux où elle n'est que nuisible, comme par exemple l'hémiplégie de cause organique. Mais dès qu'il s'agit d'une affection qui pourrait être traitée par l'électricité plus utilement que par les autres moyens, on a peur d'agir; on s'abstient parce qu'on ne sait pas. Parfois des malades, mieux informés à cet égard que leur médecin, lui suggèrent timidement l'électricité. Ils eussent mieux fait de se taire. La réponse est toujours négative. S'ils sont nerveux, il ne faut pas d'électricité; l'électricité est excitante, c'est connu. S'ils ne sont pas nerveux, il n'en faut pas davantage; l'électricité ne convient que dans les affections nerveuses, c'est non moins connu. Ou bien encore la demande indiscrète ne provoque qu'un sourire indulgent ou quelque plaisanterie spirituelle, mais non inédite sur la suggestion. Et le malade, à demi convaincu, se résigne à continuer la série des essais qui ne lui ont pas réussi jusqu'ici. Pour les varier, il change souvent de médecin; il finit par en rencontrer un partisan de l'électricité, et il guérit. Comment se fait-il, s'écrie-t-il, qu'on ne m'ait pas prescrit l'électricité plus tôt, depuis dix ans qu'on me traite? Nous ne nous chargerons pas de répondre ; mais ce que nous pouvons affirmer, c'est que c'est là une histoire de tous les jours.

En résumé, d'une façon générale, l'électricité n'est guère employée, ni comme il le faudrait, ni quand il le faudrait.

Dans ce procès que nous faisons à nos confrères, tous les torts ne sont pourtant pas de leur côté. Ils peuvent alléguer des motifs très réels et malheureusement très propres à les détourner de l'électricité. Un des principaux est sans doute dans les abus du charlatanisme. L'étalage du matériel de l'électrothérapie et la parodie de ses procédés sont des moyens singulièrement commodes pour les médicastres ; aussi ont-ils depuis longtemps exploité cette branche avec prédilection. Dans ces derniers temps, le charlatanisme électro-médical, avec ou sans diplôme, a pris des proportions vraiment déplorables ; à tel point qu'on se demande si l'autorité ne pourrait pas intervenir pour protéger le public.

Le mal serait moins grand si les médecins étaient mieux en état de s'en rendre compte et d'éclairer les malades, au lieu de se désintéresser de la question et d'abandonner l'électrothérapie aux médicastres.

Un autre grief du même ordre peut être celui-ci : dans la quantité de publications relatives à l'électrothérapie et qualifiées de scientifiques, beaucoup ne méritent manifestement pas cette appellation. Mais n'est-il pas évident que si les productions de cette nature rencontraient un nombre suffisant de lecteurs compétents leur niveau s'élèverait?

Ce serait donc un cercle vicieux que de rendre l'électrothérapie solidaire des abus auxquels elle sert de prétexte.

Nous venons de voir quels préjugés s'opposent à l'emploi rationnel de l'électricité en médecine. Est-il bien nécessaire de montrer maintenant que ce ne sont que des préjugés? En tout cas, peu de mots suffiront.

D'abord l'électrothérapie n'est pas de la physique. Voici une observation préalable, bien facile à vérifier : On peut être un éminent physicien et ne pas être *ipso facto* en état de faire congrument la moindre application électro-médicale. Mais prenons la question de plus haut. Quelle est la part exacte des connaissances physiques dans l'électrothérapie? Évidemment elle est très grande tant qu'il s'agit de comprendre la théorie des appareils, celle des phénomènes électriques dont l'économie peut être le siège ; mais ce n'est là qu'un préliminaire. Cela ne regarde que l'exécution ou une partie de l'exécution. Il ne suffit pas d'appliquer l'électricité. Avant d'en venir là, il a fallu diagnostiquer l'affection, trouver l'indication, choisir la méthode et le procédé à employer. Tout cela est de la médecine pure et c'est la partie vraiment essentielle. L'autre, la partie technique, composée par moitié de notions théoriques d'électricité et de notions empiriques, se réduit en réalité à peu de chose.

L'électrothérapie, comme la thérapeutique, comme la médecine elle-même, n'est que de la science appliquée. Si on analyse un acte médical quelconque, on constate qu'il se déduit toujours d'une combinaison de notions empruntées à différentes branches de connaissances. Dans notre cas, une de ces branches est l'électricité ; mais le fait physique se complique des conditions inhérentes à l'être vivant.

Prenons pour exemple la résistance électrique. Voilà bien une propriété purement physique, commune à tous les corps, organisés ou non. Essayons de la mesurer chez l'homme. Nous constaterons sans peine que cette résistance varie avec la force électromotrice employée, parce que le passage du courant éveille des réactions physiologiques qui modifient à tout instant les conditions physiques du conducteur. Dès lors, ce qui devient exclusivement intéressant ce sont les variations de la résistance et non la mesure absolue, laquelle n'existe pas. Un pur physicien se méprendrait donc gravement s'il prétendait mesurer la résistance du corps humain comme celle de tout autre électrolyte. Le corps pris en masse est un électrolyte sans doute ; mais de plus il est vivant, pourvu de systèmes nerveux et vasculaire qui jouent un rôle prépondérant dans le phénomène. Il en est de même pour toutes les applications. Toujours nous verrons la physique dans les appareils, mais dans le sujet électrisé nous avons uniquement affaire à des faits d'ordre biologique.

L'électrothérapie n'est donc pas de la physique. Quand on utilise l'action de l'électricité en vue du diagnostic ou du traitement, on ne fait pas plus de la physique que lorsqu'on emploie le stéthoscope, l'ophtalmoscope, le cautère, les appareils orthopédiques, etc.

Nous pouvons ajouter que l'électrothérapie n'est pas davantage de la physiologie, pas plus d'ailleurs que les autres parties de la thérapeutique. Il est même à remarquer qu'en particulier les données de l'électrophysiologie ne se vérifient que très malaisément et incomplètement chez l'homme.

Sans doute la pratique rationnelle de l'électrothérapie suppose quelques notions de physique et aussi quelques notions anatomiques, physiologiques et thérapeutiques, c'est-à-dire empiriques. Mais ce serait une grande erreur que de croire que ces notions préliminaires constituent l'électrothérapie elle-même. Elles sont, si l'on veut, la toile, les brosses et les couleurs ; elles ne sont pas le tableau. L'électrothérapie proprement dite commence au lit du malade.

Comme conséquence immédiate de ce qui précède nous pouvons conclure qu'il n'y a absolument aucune raison pour que l'électrothérapie soit une spécialité ; il est même impossible qu'elle en soit une. Les quelques notions préalables qu'elle suppose sont d'ordre tellement élémentaire et se réduisent en réalité à si peu de chose qu'il serait puéril d'y voir matière à spécialité. D'autre part, l'application thérapeutique de ces notions est tellement étendue et variée, puisqu'elle embrasse presque toute la pathologie, qu'ici encore la spécialité est inadmissible. Quant à l'opinion intermédiaire qui considérerait les spécialistes comme de simples exécuteurs des prescriptions de leurs confrères, elle ne résiste pas non plus au moindre examen. Il est impossible qu'un sous-ordre, désintéressé de la signification clinique du cas qu'il a à traiter, dont la compétence, en réalité ou par convention, est limitée au fonctionnement de ses appareils, puisse en tirer le parti convenable, si attentive que soit la direction à laquelle il est censé obéir. Pour peu que l'on se représente les tâtonnements inévitables d'une cure électrique, les modifications du procédé dont il y a à chaque instant à prendre l'initiative, on verra qu'elle ne peut être réellement exécutée que par le médecin traitant lui-même. A moins qu'on ne veuille se contenter d'un simulacre de traitement et qu'on ne cherche d'autre satisfaction que de pouvoir dire que le malade a été électrisé.

Tout cela n'empêche pas que les praticiens ne reçoivent journellement des circulaires où des ventouseurs, baigneurs, masseurs, des docteurs même, leur offrent d'électriser les malades *sous leur direction*, par les méthodes les plus nouvelles. Ces bonnes gens ne savent évidemment pas de quoi il s'agit ; mais ce n'est pas tout à fait de leur faute.

En fin de compte l'électricité est un moyen thérapeutique qui ne diffère en rien des autres, et comme tel il doit être à la portée et dans les mains de tous les médecins.

Mais l'électricité a-t-elle une grande valeur thérapeutique, ou même une valeur quelconque ? Dans ces derniers temps on a mis une certaine affectation à faire montre de scepticisme en matière de thérapeutique, et on a attribué l'efficacité de presque tous les moyens curatifs à la suggestion, où, si on veut, à l'imagination. Bon nombre d'esprits ont été séduits par la simplicité de cette explication, surtout en ce qui concerne l'électricité, parce que celle-ci est moins connue et qu'on élimine de cette façon un sujet gênant. En conséquence, on entend assez souvent affirmer que l'électricité n'agit que par suggestion. Il y aurait beaucoup à dire là-dessus. Remarquons seulement que les médecins qui proclament cette assertion avec le plus d'assurance sont précisément ceux qui n'ont pas d'expérience personnelle de l'électricité. C'est d'ailleurs une assertion *a priori* dont il est facile de faire justice par un argument du même genre, sans qu'il soit besoin d'invoquer les faits. Les partisans de la suggestion doivent forcément soutenir une de ces deux théories : que l'électricité ne produit sur l'organisme aucune action physique ou physiologique, ou bien que cette action est sans conséquence aucune au point de vue thérapeutique. Il n'y a pas de milieu.

On peut encore demander, avec plus de raison, si les procédés de l'électrothérapie sont rationnels, si ses indications sont nettement formulées. Sur ces questions la critique trouvera largement à s'exercer. En raison même de la négligence dont l'électricité a été l'objet de la part des cliniciens il y a encore, dans ses applications, beaucoup à rectifier, à supprimer, à ajouter. Mais il faut pour cela que la question ne soit plus écartée sous prétexte de spécialité.

Nous voilà ramenés à l'objet de ces pages. Les préjugés signalés plus haut disparaîtront avec le temps ; mais il restera toujours cet épouvantail de la physique. Difficilement, un praticien, si convaincu qu'il puisse être de l'importance de l'électricité, se résoudra à reprendre les matières depuis longtemps oubliées, de son baccalauréat. Et cependant comment faire de l'électrothérapie avec quelque satisfaction si on ne connaît rien des propriétés des courants et des charges électriques ; si volts et ampères résonnent comme des mots d'une langue inconnue. C'est ici qu'intervient fort à propos M. Trouvé. Il s'est donné pour tâche, et on reconnaîtra sans difficulté qu'il est on ne peut mieux qualifié pour cela, de rendre accessibles à tous et sans le secours des formules mathématiques (autre épouvantail) les notions d'électricité vraiment nécessaires ou utiles pour les applications médicales.

Outre ces premières notions, il a réuni la description des principaux appareils de l'électrothérapie et de l'électrophysiologie. Tout le monde aimera mieux lire ces descriptions écrites par un homme qui a lui-même construit et le plus souvent inventé ces appareils, que s'en rapporter aux descriptions de seconde ou troisième main des manuels. M. Trouvé inaugure là une innovation qui a son importance. A l'avenir il n'y aura plus de raison pour qu'un auteur de manuel se croie obligé de se poser en technicien et de remplir la majeure partie de ses pages par des indications et des figures empruntées aux catalogues des constructeurs, après en avoir glané pas mal d'autres dans les ouvrages de vulgarisation de l'électricité. Dorénavant, ce qu'on cherchera dans les manuels ce sont les applications cliniques et thérapeutiques. Quant aux notions préliminaires et aux descriptions d'appareils, on saura où les trouver ailleurs et tracées de main de maître. Cette répartition plus rationnelle ren-

dra aux traités d'électrothérapie le caractère
exclusivement médical qu'ils doivent avoir. Il
est vrai que les auteurs n'en seront pas pour cela
plus à l'aise.

Donc la physique et les appareils au physicien
et au constructeur ; l'application médicale au
médecin : voilà la logique. Pourtant M. Trouvé
semble donner tout le premier l'exemple d'une
infraction à cette règle. Le présent volume contient en effet une partie thérapeutique. La déro-
gation n'est qu'apparente. Dans cette partie,
M. Trouvé ne prend pas lui-même la parole. Il
s'est borné à compiler les opinions émises par
un certain nombre de médecins français sur
l'emploi thérapeutique de l'électricité. Pour ma
part, j'aurais préféré que son livre se limitât à
la partie technique qui constitue sa raison d'être
et son mérite ; mais je dois reconnaître que
l'ouvrage ainsi complété gagne en utilité pratique. Nous avons ainsi un véritable formulaire
d'électricité médicale, où le praticien pourra
trouver pour bien des cas des règles ou des ins-
pirations. La partie médicale peut avoir aussi un
autre intérêt, celui de présenter le tableau de
l'état actuel de la science française sur cette
branche de la thérapeutique. Bien des lecteurs
trouveront sans doute que cet état n'est pas des

plus brillants et qu'il est fort à désirer que toutes ces questions soient examinées de plus près. C'est ce qui se fera dès que les cliniciens ne seront plus détournés, sous prétexte de physique, de l'électrothérapie qui n'appartient qu'à eux, et c'est à ce résultat que contribuera grandement l'ouvrage de M. Trouvé.

Romain VIGOUROUX.

Octobre 1892.

MANUEL

THÉORIQUE, INSTRUMENTAL ET PRATIQUE

D'ÉLECTROLOGIE MÉDICALE

CHAPITRE PREMIER

ÉLECTROLOGIE

> On ne peut contester la subordination objective
> de la biologie envers l'ensemble de la cosmologie.
>
> Aⁱᵉ COMTE.

GÉNÉRALITÉS ET HISTORIQUE.

Statique électrique : Théories de Symmer, de Franklin ;
lois de Coulomb ; définitions de la force électrique, du champ
électrique et de son intensité, de la densité ou charge électrique, de la tension ; pouvoir des pointes ; répartition et
déperdition électriques ; influence ; théorie de Faraday ; écran
électrique.

Dynamique électrique : Théories de Galvani, de Volta ;
expériences de W. Thomson, de Lippmann ; théorie chimique
de Fabroni ; loi de Becquerel ; loi de la résistance, loi de
Ohm ; associations des couples en série, en surface ; dérivation ; expérience d'OErsted ; règle et lois d'Ampère, solénoïdes, théorie électrologique de l'aimant ; découverte d'Arago,
électro-aimant ; loi de Lenz et de Jacobi ; magnétisme rémanent ; découverte de Faraday, électrodynamisme, induit, inducteur, lois de l'électrodynamisme, loi de Lenz, extra-courants
d'ouverture et de fermeture, lois de Matteucci, courants alternatifs, courants redressés ou continus, commutateurs.

Généralités.

L'électricité est une propriété générale des corps
dont la nature, comme celle de toutes les autres pro-

priétés élémentaires de la matière, nous est et nous sera toujours entièrement inconnue [1].

Elle se manifeste par des phénomènes mécaniques, calorifiques, lumineux, chimiques, physiologiques; et, réciproquement, le mouvement, la pression, le contact, la chaleur, la lumière, les actions chimiques, les actions physiologiques tant végétales qu'animales, sont, en général, accompagnées de phénomènes électriques.

Le magnétisme qui est une propriété spéciale à certaines substances est aujourd'hui rattaché à l'électricité. Cette incorporation de la magnétologie à l'électrodynamisme est justifiée par les découvertes fondamentales d'Œrsted et d'Arago, et surtout par la série des beaux travaux d'Ampère et la construction de ses solénoïdes. Toutefois, l'assimilation totale du magnétisme à l'électricité ne sera jamais parfaite tant qu'on ne sera point parvenu à rendre magnétiques à quelque degré toutes les substances, ou à expliquer positivement l'élection singulière du magnétisme pour un très petit nombre de substances déterminées.

---

[1] Newton disait que celui qui recherche les causes premières donne par cela même la preuve qu'il n'est pas un savant, et il prenait la peine de montrer que la gravitation universelle, phénomène physique le plus général et le plus simple qui nous soit connu, n'est point la cause de la pesanteur, mais bien cette même pesanteur reconnue manifestation générale et commune à toutes les parties du système solaire : de sorte qu'il définissait à volonté la gravitation comme une pesanteur universelle, et la pesanteur comme un cas de gravitation particulier propre à la planète Terre. Toute causalité était ainsi *éliminée* et remplacée par une simple liaison d'analogie. David Hume a complété et systématisé définitivement cette vue de Newton.

La réversibilité des phénomènes électriques, mécaniques, calorifiques, lumineux, chimiques, qui les
rend en quelque sorte équivalents et qui n'est qu'une
interprétation de la loi universelle d'égalité des
actions et réactions contraires, porte souvent le nom
de *corrélation des forces* ou de *conservation de
l'énergie ;* mais elle n'implique nullement, comme
plusieurs personnes seraient tentées de le croire, qu'il
y ait *identité* entre ces phénomènes ; la variété indéfinie de leurs modes de manifestation, en effet, nous
contraint à les différencier.

Historique.

Les propriétés de la pierre d'aimant, μαγνῆς, ou
aimant naturel, étaient connues bien avant les premières observations électrologiques.

Cette dénomination de μαγνῆς viendrait de Ma-
gnesia, ville de Lydie, dans les environs de laquelle
on trouve l'aimant en abondance[1]. D'autres auteurs
parlent d'un berger grec nommé Magnès qui aurait
observé le pouvoir attractif de la pierre d'aimant sur

[1] Mottelay. *Histoire chronologique de l'électricité, du
galvanisme, du magnétisme et du télégraphe* (trad. d'Alb. de
Deken, in *l'Industrie* de Bruxelles). Nous empruntons beaucoup à ce livre d'érudition pour tout ce qui concerne notre
Historique. Nous y renvoyons le lecteur pour toutes les justi-
fications. Le journal *la Lumière électrique* en a donné aussi une
traduction française, mais une traduction moins complète.

Il est bien entendu toutefois que nous laissons au savant
professeur américain la responsabilité de toutes ses assertions.
Les rares vérifications que nous avons tentées n'ont pas toujours abouti, en effet, ou même ne les ont pas confirmées.

le crochet métallique de sa houlette. Cela remonterait à environ 1000 ans avant Jésus-Christ.

Les Chinois ont certainement connu l'aimant bien avant les Grecs, et dès l'antiquité la plus reculée ils se servaient déjà de la boussole pour se diriger à travers leurs immenses déserts. Vers 2637 avant Jésus-Christ, l'empereur Hoang-ti, poursuivant un prince rebelle à travers les plaines de Tchou-lou, aurait fait construire un chariot portant une statue de femme qui indiquait les quatre points cardinaux et qui se tournait toujours vers le sud. En 1110 avant Jésus-Christ, le savant Tcheou-Koung, ministre de Von-Vang et de Tching-Vang, passe pour avoir enseigné aux ambassadeurs de Cochinchine et du Tonkin l'usage de la boussole appelée *tchi-nan* (char du sud) ou *fse-nan* (indicateur du sud).

Le *Cosmos* signale encore l'emploi des chariots magnétiques par les Chinois (1068 avant J.-C.) pour leur servir de guides dans les prairies de la Tartarie.

Salomon (1033 à 975 avant J.-C.) aurait eu connaissance de la boussole, et les Israélites l'auraient employée dans leurs navigations.

Il n'est pas jusqu'à Homère (environ 1000 à 907 avant J.-C.) qui ne ferait mention de la polarité de l'aiguille aimantée et de son usage nautique, à l'époque du siège de Troie, par les Phéniciens et les Grecs.

Ce qu'il y a de plus certain c'est que Thalès de Milet (600 avant J.-C.) apprit, ou même découvrit, que l'ambre jaune, ἤλεκτρον, jouissait de la singulière propriété d'attirer les corps légers. A la même

époque, les Étrusques connaissaient peut-être le
pouvoir des pointes et se servaient de cette connaissance pour conjurer ou attirer la foudre. C'est ainsi
qu'on explique la disparition subite de Romulus et
de Tullus Hostilius, victimes ou d'un complot, ou de
leur inexpérience ou de leur négligence.

On a remarqué d'autre part qu'il n'est fait aucune
allusion dans l'Ecriture à la chute du tonnerre sur le
temple de Jérusalem pendant une période de plus de
dix siècles. L'historien juif Josèphe dit, en effet, que
le toit du temple était garni de flèches d'or aiguës qui
communiquaient avec les cavernes pratiquées dans
la colline.

Claudian, poète latin (395 avant J.-C.), parle de la
torpille et de la faculté qu'elle a d'engourdir les
autres poissons,

Aristote (341 avant J.-C.) étudie (*Hist. des anim.*)
la torpille et ses mœurs.

Théophraste (321 avant J.-C.) reconnaît que le lyn-
curium, que l'on croit être la tourmaline, attire non
seulement les pailles, les feuilles sèches et les petits
morceaux de bois ou d'écorce, mais aussi les fragments minces de cuivre et de fer (Priestley, *Hist. de
l'élect.*).

A l'école célèbre d'Alexandrie, Ptolémée II *Phila-
delphe* (285-247) ordonne à Timocharès, son archi-
tecte, de suspendre à l'aide d'aimants la statue en
fer d'Arsinoë dans le temple de Pharos. Ce mode de
suspension paraît avoir été également à la mode sur
la fin de l'Empire romain. Cassiodore (468-562) parle,
en effet, d'une statue de Cupidon ainsi suspendue
dans le merveilleux temple de Diane à Éphèse, l'une

des sept merveilles du monde, et saint Augustin (334-430) avait déjà rapporté le même fait pour une statue de Sérapis à Alexandrie.

Pline n'oublie point de signaler dans son *Histoire naturelle* les propriétés magnétiques de l'aimant, et, tout comme ses devanciers, il les attribue à une âme. Lucrèce, le sceptique poète du *de Natura rerum*, préfère recourir à l'explication purement mécanique des atomes crochus.

L'observation d'électro-clinique la plus lointaine qui nous soit rapportée, remonte à Scribonius, physicien romain, qui nous raconte qu'un affranchi de Tibère fut guéri de la goutte par la décharge d'une torpille. Discoridos propose le même remède pour les maux de tête. Fahie nous dit aussi que des indigènes d'Afrique, près de la rivière de Calaha, guérissent leurs enfants en les mettant en contact avec des torpilles.

D'après Saumaise, les Arabes connaissaient l'aimant en 218.

C'est Kou-Pho, physicien chinois (295-324), qui semble avoir rapproché le premier les propriétés singulières de l'ambre et celles de la pierre d'aimant. C'était là certainement une vue de génie, et il a fallu quinze siècles et Ampère pour démontrer, autant que cela pouvait se faire, ce que l'obscur Chinois avait entrevu.

En 304, saint Elme, évêque de Formies, observe aux sommets des mâts d'un navire les flammes en aigrettes bien connues sous le nom de *Feux Saint-Elme*.

Comme il est vrai ce proverbe de Salomon « il n'y a rien de neuf sous le soleil », si populaire que Cicéron

écrit avec une légère variante « *Nil novi sub luna !* »
Mais aussi quel aveuglement est le nôtre, ou plutôt
comme il est encore bien vrai que tout se tient et
s'enchaîne dans l'organisme social, tout comme dans
l'organisme animal individuel ! Comme elle est juste
l'assimilation de Pascal du genre humain à un homme
qui ne meurt pas et qui apprend sans cesse ! Zosime,
historien grec, qui vivait sous le règne de Théo-
dose II, rapporte (425) dans son *Histoire de l'Empire
romain du règne d'Auguste à l'an* 410, le fait de la
séparation électrolytique des métaux, du cuivre dans
une solution cuprique, et cette remarque va rester
encore 1400 ans inféconde, jusqu'à ce que le développement de l'intelligence commune soit à même d'apprécier sa portée et de lui faire porter ses fruits.
C'est ainsi que l'adolescent assiste en aveugle aux
phénomènes les plus capitaux ; il ne les *voit* que
lorsque sa maturité mieux renseignée, c'est-à-dire
plus instruite, est parvenue à saisir leur liaison avec
d'autres phénomènes positivement connus.

Saint Augustin cite une expérience faite devant
l'évêque Sévère avec une aiguille flottant sur l'eau et
un aimant dissimulé sous la table.

Dans l'intervalle de deux siècles, la médecine n'a
pas abandonné sa première acquisition électrothéra-
peutique. Aétius, médecin grec, rapporte (450) une
nouvelle guérison de la goutte par les décharges provoquées d'une torpille.

Vers 1160, Eustache, évêque de Thessalonique,
devançant l'abbé Nollet, voit des étincelles sortir du
corps humain.

Le poète français Guyot de Provins (1190) parle

le premier de la boussole composée non plus d'un aimant, mais d'une aiguille aimantée obtenue par frottement sur un aimant.

La boussole semble, dès lors, répandue dans le monde entier.

D'après Jacob de Vitry, cardinal évêque de Ptolémaïde (1204-1215), elle est employée aux Indes ; Alexandre Neckham la décrit dans son *de Naturis Rerum* (1207) ; Vincent de Beauvais qui écrit pour saint Louis en parlerait dans son *Speculum naturale*. Cependant Littré (*Notice sur Pline*) et L. Figuier (*Les Savants du moyen âge*) nient cette citation.

L'illustre Roger Bacon a connu l'aimant, les torpilles, etc., car il possédait admirablement tout ce qu'Aristote et l'antiquité, les Orientaux et les Arabes avaient écrit, et son maître, *maître Pierre*, « le seul homme capable de hâter les progrès de la Science », Petrus Peregrinus de Maricourt, son initiateur à la méthode expérimentale, avait composé un traité sur l'aimant (*de Magnete*), qui se trouve parmi les manuscrits latins de la Bibliothèque nationale. (L. Figuier. *Loc. cit.*)

Albert le Grand (1254) cite l'aimant et l'aiguille aimantée dans son *de Natura locorum;* il croit même qu'au temps d'Aristote les marins se servaient de la boussole pour se diriger sur mer.

Brunetto Latini, en 1260, prétend que les marins n'osaient point de son temps employer la boussole de peur de passer pour magiciens.

Un poète de Bologne, le plus grand de cette ville d'après le Dante, Guido Guinicelli, dit quelques mots de l'aimant. Torfœus (1266), dans son histoire de Norwège assure que le comte suédois Byerges fut récompensé d'une boussole.

L'astronome italien Riccioli dit que les navigateurs français sous saint Louis (1270) se servaient de la boussole. L'aiguille aimantée était soutenue sur l'eau au moyen de deux tubes en croix.

La découverte de la boussole a été longtemps attribuée à un pilote italien Flavio de Gioja (1302), et, d'après Voltaire, il faudrait même attendre jusqu'en 1327 ou même 1377, sous le règne d'Edouard III, roi d'Angleterre, pour voir apparaître les boussoles marines.

Les observations vont dès lors se perfectionnant et deviennent plus précises. En 1436, Andrea Bianco publie un atlas dont les cartes montrent les *variations* de l'aiguille aimantée.

Paracelses (1490-1541), le grand chimiste suisse, a eu connaissance de plusieurs phénomènes électromagnétiques longtemps avant OErsted. Son vaste savoir lui servait à organiser des miracles, et son renom lui valut le titre de fondateur de l'école de magnétisme et de médecine magique.

Dans son voyage de découverte, sur la route du Nouveau-Monde, Colomb trouve le 13 septembre 1492 la ligne de déclinaison nulle, par 2° 1/2 environ au N.-O. des Açores.

L'autre grand explorateur du Globe, Vasco de Gama, note, en 1497, l'emploi par les navigateurs de l'Océan Indien d'une boussole incommode formée non plus d'une aiguille, mais d'une plaque de fer aimantée.

Sébastien Cabot, à son tour, démontre en 1497

au roi d'Angleterre que les variations sont irrégu-
lières et qu'elles ne peuvent se rapporter à un méridien fixe.

En 1502, Varthena rencontre la boussole chez les
Arabes.

C'est vers 1543-1544 que Georges Hartmann, vicaire
de l'église de Saint-Sébalaud, à Nurembourg, observe
le premier l'*inclinaison* de l'aiguille. Il écrit le
4 mars 1544 au duc Albrecht de Prusse qu'elle est
de 9°.

Le physicien italien G. della Porta (1558-1589),
auquel on attribue l'invention de la *chambre noire*
des dessinateurs et des photographes, se serait essayé
à combiner un télégraphe magnétique.

Robert Norman, de Londres, en 1576, donne une
valeur approchée de l'inclinaison : il la fixe à 71°,50'.

En 1581, Burroughs, contrôleur de la marine mar-
chande sous le règne d'Elisabeth d'Angleterre, publie
de bonnes cartes de déclinaison.

Un mathématicien anglais, Wright, prie les marins,
dans son *Traité de navigation* (1590), de noter avec
soin les déclinaisons et d'en tenir compte dans leurs
calculs.

La même année (1590), un chirurgien de Rimini,
Julius Cœsar, observe qu'un barreau de fer placé
parallèlement au méridien magnétique s'aimante
spontanément.

L'invention de Porta n'est pas tombée dans l'oubli.
Schwenter décrit de nouveau, en 1600, un télégraphe
à aimants. En 1632, Galilée fera aussi allusion à un
téléphone magnétique.

Statique électrique.

Enfin, voici William Gilbert (1600), médecin de la cour d'Angleterre, qui entreprend des expériences sérieuses et générales et mérite le titre de père de l'électrologie. C'est lui qui, le premier, vit qu'une foule de corps peuvent s'électriser.

Dans son célèbre traité de *Physiologia nova de Magnete*, il rapporte l'électricité à une vertu *sui generis*. Boyle et Hartmann créèrent à leur tour la théorie des émanations glutineuses et Otto de Guéricke, le célèbre inventeur de la machine pneumatique, construit également la première machine électrique : il obtint avec elle une lumière égale à celle qu'on voit lorsqu'on broie du sucre dans l'obscurité.

Mais ce n'est qu'un siècle après, avec Dufay (1698-1739) et Symmer, que l'électrologie prit un caractère scientifique. Dufay établit mieux que ne l'avait fait Gilbert que *tous les corps sont électrisables*, y compris les corps vivants; et aidé de Nollet il parvint à soutirer des étincelles du corps humain; de plus, ayant remarqué, en 1733, qu'un corps électrisé au moyen d'un verre frotté avec de la laine repousse un autre corps électrisé de la même façon et attire un troisième corps électrisé au moyen d'un bâton de résine frotté avec une peau de chat, il distingua deux espèces d'électricité, l'électricité vitrée et l'électricité résineuse.

Symmer donna une théorie de ces phénomènes : *Tout corps à l'état naturel possède en quantités égales un* FLUIDE VITRÉ *et un* FLUIDE RÉSINEUX *qui se neutralisent pour former le* FLUIDE NEUTRE. *Par le frottement le fluide neutre se décompose ; le fluide vitré passe sur l'un des deux corps en présence et le fluide résineux sur l'autre : ces deux fluides sont toujours en quantités égales.*

En 1746, Musschenbrock inventait la bouteille de Leyde et trouvait le principe de la condensation électrique, et, en 1750, Franklin commençait la série de ses importantes expériences sur la bouteille de Leyde et le pouvoir des pointes qui le conduisirent à assimiler l'électricité atmosphérique à l'électricité de nos laboratoires et à adopter une nouvelle théorie électrologique.

Franklin admet l'existence d'un seul fluide électrique. Un corps à l'état naturel en contient une quantité bien déterminée et le frottement a seulement pour effet de faire passer d'un des deux corps frotteurs sur l'autre une certaine quantité du fluide. L'un se trouve donc finalement électrisé PLUS *que dans son état normal et l'autre* MOINS.

On dit que le premier est électrisé *positivement* et le second *négativement.*

Dans l'explication des phénomènes électriques, les théories de Symmer et de Franklin sont équivalentes et peuvent à volonté se substituer l'une à l'autre : on choisit la plus commode selon le cas. Toutefois le fluide vitré prend communément le nom de fluide positif, et le fluide résineux celui de fluide négatif.

Sans se préoccuper des théories qui de leur nature ne sont toujours que des approximations successives de la réalité, en rapport avec l'ensemble des renseignements acquis, Coulomb a établi par des expériences précises les lois d'activités mutuelles des corps électrisés :

1° *Loi des distances.* — *Les actions entre les corps électrisés varient en raison inverse du carré de leur distance ;*

2° *Loi des masses.* — *A distance constante, ces actions sont proportionnelles au produit des quantités d'électricité, ou masses électriques, possédées par les corps en présence.*

Soit φ l'action à l'unité de distance de l'unité de masse électrique sur une masse électrique égale, chacune d'elles prise avec son signe ; d, la distance de deux corps de masses électriques q et q'; f leur action mutuelle. Les deux lois ci-dessus se confondent dans la formule :

$$f = \varphi \, \frac{qq'}{d^2}.$$

Si q et q' sont de même signe, il y a divergence ou éloignement, au cas où l'un au moins des corps est mobile; s'ils sont de signes contraires, convergence ou rapprochement.

On appelle *force électrique* exercée sur une masse électrique q en un point déterminé de l'espace, la résultante des actions électriques élémentaires exercée sur lui par les corps électrisés voisins ; et le *champ électrique* du système est le lieu des points de l'espace où cette force a une valeur définie ou susceptible d'être évaluée : l'*intensité du champ électrique* en un point étant la valeur positive ou négative de l'action sur l'unité d'électricité positive placée en ce point; si cette intensité est constante, le champ est dit *uniforme.*

Coulomb en étudiant la distribution de l'électricité à la surface des corps a prouvé que *lorsqu'un corps est électrisé, l'électricité se porte exclusivement à sa surface extérieure.*

Il a nommé *densité électrique* ou *charge électrique*, sur un élément de surface électrisée, le quotient de la masse électrique dm répandue sur cet élément par la surface ds de celui-ci, soit le quotient :

$$\frac{dm}{ds}.$$

Mais l'électricité répandue sur une surface donnée agit en chaque point sur le milieu ambiant dans lequel elle tend à se perdre ; ce phénomène prend le nom de *tension électrique.*

La tension électrique est normale à la surface du conducteur et sensiblement proportionnelle au carré de la densité électrique en chaque point.

Coulomb a encore constaté par expérience que la *densité électrique en un point d'un conducteur isolé est proportionnelle à la quantité totale d'électricité distribuée sur toute la surface et que le rapport des densités électriques en deux points de ce conducteur est indépendant de la charge totale.*

Le *pouvoir des pointes* découvert par Franklin n'est qu'une conséquence de ces lois : il consiste en ce que la déperdition ou l'écoulement de l'électricité par les pointes s'opère très rapidement.

Des lois de Coulomb on déduit par le calcul, et l'expérience confirme que :

L'action d'une surface sphérique électrisée uniformément en tous ses points sur un point intérieur est nulle ; et sur un point extérieur elle est la même que si la masse électrique totale était accumulée au centre de la sphère.

Si l'électricité peut se transmettre au contact, la loi applicable en tous les cas est la suivante qu'on déduit des lois de Coulomb :

Un nombre quelconque de conducteurs électrisés, et isolés, étant mis en contact se partagent la charge totale d'électricité de manière que la tension électrique soit la même en tous points.

Mais si bien isolés qu'on suppose les corps électrisés, ils perdent toujours leur électricité au bout d'un temps assez court. Les isoloirs servent de conducteur et l'air et les vapeurs en s'électrisant par contact contribuent encore à la déperdition.

Coulomb a formulé la loi du phénomène :

Dans un air calme et dont l'état hygrométrique est constant, la déperdition, pendant un temps très court, est proportionnelle à la charge, et Matteucci a constaté que *cette déperdition augmente avec la vapeur d'eau contenue dans l'air.*

Tout ce que nous venons de dire ne concerne que les communications d'électricité par contact. Mais Canton a démontré, en 1753, que des corps à l'état naturel peuvent être électrisés à distance. Il nomma ces phénomènes *phénomènes d'influence.*

L'électricité qui charge un conducteur agit à distance sur un conducteur voisin, de telle sorte que celui-ci se charge aussi d'électricité ; les points les plus rapprochés de la source sont chargés d'électricité de noms contraires, ainsi que les points les plus éloignés.

Faraday, que ses travaux d'électrodynamisme ont conduit à s'occuper de la question, a fait rentrer l'influence dans l'induction, et il a donné de ces phénomènes une théorie dite *théorie de la polarisation* :

Chacune des molécules d'un corps mauvais conducteur soumis à l'action d'un corps électrisé s'électrise au bout d'un temps qui, pour une même charge, diminue d'autant plus vite que la conductibilité intérieure du corps, ou perméabilité électrique, est plus grande ; et elle présente aux deux points opposés de sa masse les deux électricités contraires. Ces deux points opposés sont, pour ainsi dire, deux *pôles électriques* analogues aux pôles magnétiques.

Dans les corps mauvais conducteurs, tout paraît se passer, en effet, comme l'indique la théorie. Dans les corps bons conducteurs, Faraday admet qu'il se produit d'une molécule à une molécule voisine une communication électrique continuelle, de sorte que les effets de leurs pôles se détruisent et que l'électricité ne se manifeste qu'à la surface. Le pouvoir des pointes s'explique ainsi facilement par l'induction des corps environnants qui s'opère dans un plus grand nombre de directions. Enfin, elle tend à montrer que les actions mutuelles de deux pendules électrisés s'exercent toujours dans le même sens. Leurs divergences seraient dues en réalité à des convergences vers les molécules polarisées du milieu ambiant situées de part et d'autre de ces pendules.

Faraday a encore établi par voie expérimentale que :

Un corps conducteur électrisé entouré complètement par un autre conducteur très proche y induit une quantité d'électricité contraire qui est égale à sa propre charge. Mais il n'y a pas d'induction quand c'est l'inducteur qui enveloppe l'induit.

Il résulte de ces théorèmes que *lorsqu'un inducteur enveloppe complètement son induit, la charge de cet induit ne change pas, si on le met en communication avec le sol, et qu'une seconde enveloppe conductrice se comporte comme un véritable* ÉCRAN ÉLECTRIQUE *et limite rigoureusement le champ d'induction.*

Dynamique électrique.

La découverte de la génération continue de l'électricité et de sa circulation dans un milieu conducteur fermé sur lui-même est due à Galvani, professeur d'anatomie à Bologne, et date de 1786.

Galvani avait suspendu la région lombaire d'une grenouille à son balcon en zinc, par les deux branches du nerf sciatique; ayant réuni ces branches par une tige de cuivre, il vit avec étonnement les pattes de la grenouille s'agiter. J. Guichard Duverney, anatomiste français, avait déjà observé (Mottelay. *Loc. cit.*) le même fait dès 1700, mais il n'avait point su en tirer parti.

On répète aujourd'hui l'expérience de Galvani (fig. 1) en mettant à nu la région lombaire d'une grenouille et en prenant un arc métallique formé d'une branche en zinc A B qu'on passe sous les nerfs lombaires, et d'une branche en cuivre BC dont on touche les membres inférieurs. On observe une secousse à chaque contact.

Passant à la théorie, Galvani admit l'existence d'un fluide vital, qu'après lui on a nommé aussi fluide galvanique ; mais immédiatement Volta s'inscrivit en faux contre cette nouvelle doctrine et tenta d'établir la théorie du contact. Pour Volta, l'électricité prend naissance au seul contact de deux métaux par la vertu d'une *force électromotrice*.

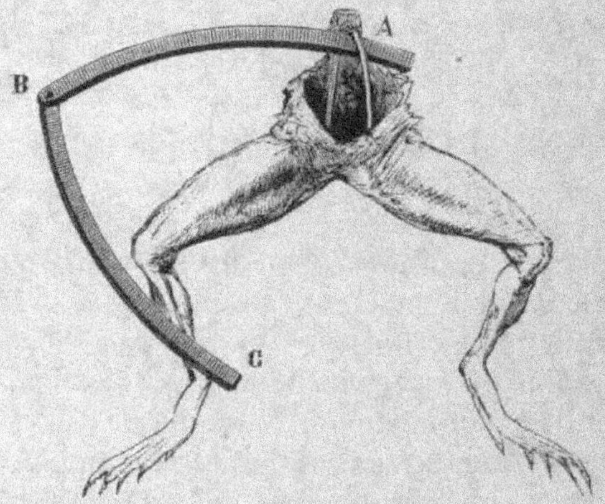

Fig. 1. — Expérience de Galvani.

En réalité, Galvani et Volta avaient raison tous les deux : les fonctions vitales sont accompagnées d'un dégagement d'électricité et le contact de deux métaux hétérogènes joue un certain rôle actif, peu précis il est vrai, dans la genèse électrique.

Cette électrogénie par le simple contact, la seule reconnue par Volta, avait été niée, bien souvent, depuis l'éclosion de la doctrine électro-chimique de Fabroni. Des expériences récentes, entre autres celles de sir William Thomson[1] et celles de M. Lippmann[2], ont cependant démontré péremptoirement sa réalité. Ces deux éminents physiciens sont même arrivés à obtenir des courants d'une durée qui peut être indéfinie, par l'électricité de contact.

Dans l'immense majorité des cas, la *théorie chimique* de Fabroni doit être préférée : ce sont les réactions chimiques qui dégagent l'électricité avec la plus grande abondance toutes les fois que l'on n'a pas recours à l'électrodynamisme ou à l'électromagnétisme.

L'instrument destiné à recueillir avec commodité l'électricité développée par ces réactions est dû à Volta et porte le nom devenu impropre de *pile* donné par ce physicien à son premier appareil disposé en colonne.

Le nombre des piles est aujourd'hui indéfini. Mais la répartition de l'électricité dans toute réaction chimique est gouvernée par la loi de Becquerel :

S'il y a combinaison, le comburant est électrisé positivement, et le combustible négativement ; s'il y a décombinaison, le phénomène est inverse.

On désigne par comburants, l'oxygène et les acides — ou les corps se comportant chimiquement comme tels — et par combustibles les bases.

Quant à la quantité d'électricité fournie dans

[1] J.-E.-H. Gordon. *Traité expérimental d'électricité et de magnétisme*, t. II, p. 138.

[2] Lippmann. *Relations entre les phénomènes électriques et capillaires*, in *Ann. de phys. et de chim.*, 5e série, vol. V, p. 512.

Voir aussi Boudet de Pâris. *Electricité médicale*, p. 110.

l'unité de temps ou débit, elle est variable suivant certaines circonstances.

Elle dépend : 1° de la nature de la réaction ; cette influence porte le nom de *force électromotrice*, et elle entre comme coefficient constant dans l'équation du débit;

2° De la *résistance*, ou *longueur réduite*, des circuits intérieur et extérieur. La résistance d'un circuit homogène est proportionnelle à sa longueur réelle, et en raison inverse de sa section droite et du coefficient spécifique de conductibilité électrique ; la résistance d'un circuit hétérogène est égale à la somme des résistances de ses éléments.

Soit R la résistance d'un circuit homogène, l sa longueur, s sa section et c son coefficient de conductibilité électrique. On a l'équation :

$$R = K \frac{l}{cs}.$$

K étant la résistance de l'unité de longueur et de l'unité de section du circuit.

Ohm et Pouillet ont montré, le premier par le calcul, le second par expérience, que :

L'intensité du courant d'une pile déterminée est proportionnelle au quotient de la force électromotrice par la résistance totale du circuit.

Soit donc e la *force électromotrice* de la pile, r sa résistance intérieure, R la résistance extérieure ; l'intensité i du courant sera donnée par le calcul :

$$i = \frac{e}{R + r}$$

Dans cette équation i et $R + r$ sont susceptibles d'être évalués avec commodité et précision ; $R + r$, ou résistance totale, par les formules ci-dessus, et l'intensité i du courant par ses effets mécaniques, ou chimiques.

La force électromotrice sera déterminée par le produit :

$$c = i\,(R + r).$$

Associons maintenant un nombre n de piles ou *éléments* égaux entre eux :

Association en série. — Groupons tous ces éléments de façon que le négatif de l'un quelconque soit directement relié au positif d'un seul des autres. En passant de l'un d'entre eux au suivant il y a une différence de potentiel égale au potentiel d'un seul élément : la force électromotrice de la série est donc ne ; de plus, la résistance intérieure totale est aussi proportionnelle au nombre des éléments, et la résistance extérieure ne varie, pratiquement, que d'une façon négligeable.

L'intensité I du courant sera donc égale à :

$$I = \frac{ne}{R + nr}$$

Association en surface. — Si l'on réunit entre eux tous les pôles positifs des n éléments et entre eux tous les n pôles négatifs, tout se passe évidemment comme si l'on n'avait qu'un seul grand élément dont la surface de réaction serait n fois plus grande, et conséquemment la résistance intérieure n fois plus petite, que dans un petit élément, la force électromotrice et la résistance extérieure restant les mêmes.

La formule d'intensité est donc :

$$I = \frac{e}{R + \dfrac{r}{n}}$$

Ou ce qui revient au même :

$$I = \frac{ne}{n\,R + r}.$$

En étudiant les deux formules d'association on voit que pour obtenir des éléments le courant d'intensité maxima, il faudra les grouper en série ou en surface selon que la résistance extérieure R à vaincre sera faible ou forte.

Avec les n éléments on peut aussi former p associations en surface (ou batteries) de q éléments montés d'abord en série.

On a dans ce cas :

$$I = \frac{ne}{pR + qr}.$$

n, nombre total des éléments.
p, nombre des éléments en batterie.
q, nombre des éléments en série.

et on démontre facilement que *pour obtenir d'une pile d'un nombre donné d'éléments un effet maximum, il faut associer ces éléments ou couples de manière que la différence des résistances intérieure et extérieure soit minima, nulle si possible.*

Il arrive assez souvent que sur le circuit extérieur on branche un circuit secondaire ; il est dit *circuit de dé-*

rivation et le courant qui le parcourt *courant dérivé*.

Les courants dérivés sont soumis aux deux lois suivantes :

1° *L'intensité du courant dérivé est directement proportionnelle à l'intensité du courant primitif et en raison inverse de la résistance totale du circuit de dérivation.*

2° *La somme des intensités des courants dérivés égale l'intensité du courant primitif.*

Toutes les formules ci-dessus s'appliquent également aux piles thermo-électriques : seulement l'intensité du courant augmente, toutes choses égales d'ailleurs, avec la différence des températures des soudures, mais moins vite qu'elles.

Les réactions chimiques ne sont pas les seules sources d'électricité comme nous allons bientôt le voir. Œrsted découvrit (fig. 2) en 1819 *qu'une aiguille*

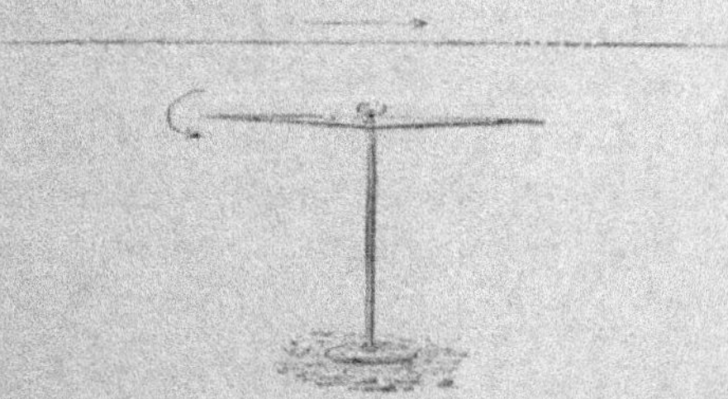

Fig. 2. — Expérience d'Œrsted.

aimantée mobile placée dans le voisinage d'un courant électrique s'écarte du méridien magnétique et s'approche d'autant plus de la perpendiculaire au courant que celui-ci est plus intense et plus rapproché ; et peu après Ampère formula une règle, dite *règle d'Ampère*, donnant le sens de la déviation de l'aiguille :

L'observateur étant supposé placé dans le circuit face à l'aiguille et de telle façon que le courant entre par ses pieds et sorte par sa tête, le pôle austral est toujours dévié vers sa gauche.

Ce sont sur ces propriétés fondamentales de l'électromagnétisme que Schweigger a fondé le *galvanomètre* ou *rhéomètre*, instrument destiné à indiquer le passage d'un courant dans un conducteur, par la déviation d'une aiguille aimantée : le sens de cette déviation fait connaître celui du courant, et l'amplitude en mesure l'intensité

Les galvanomètres se graduent par expérience; *s'ils sont destinés à mesurer des courants dont la résistance est faible, leur sensibilité est proportionnelle à la section du fil et indépendante du nombre de tours de ce fil; si la résistance est au contraire très grande, la sensibilité est proportionnelle au nombre de tours.*

Après la découverte fondamentale d'Œrsted, Ampère s'aperçut que les courants agissaient et réagissaient les uns sur les autres et il établit la série des lois suivantes :

1° *Deux courants parallèles de même sens se repoussent, et de sens contraires s'attirent.*

2° *Les actions entre deux éléments de courants parallèles sont proportionnelles aux intensités de ces courants et en raison inverse du carré de leur distance.*

3° *Deux courants rectilignes angulaires se repoussent lorsqu'ils s'approchent ou s'éloignent tous les deux du sommet de l'angle; ils s'attirent si l'un d'eux circule vers le sommet quand l'autre s'en éloigne.*

4° Dans un même courant chacun de ses éléments repousse le suivant et en est repoussé.

5° Un courant sinueux se comporte exactement de la même façon qu'un courant rectiligne dont la projection sur la direction du courant influencé est égale.

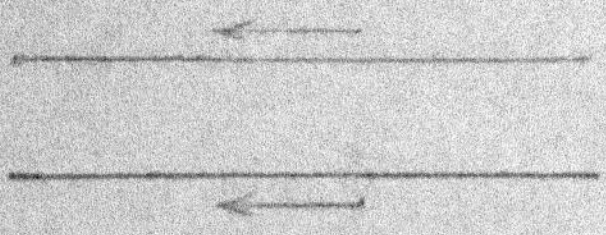

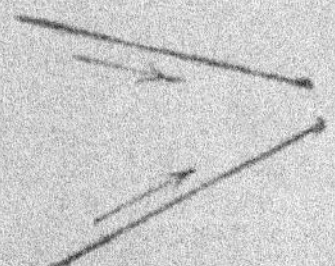

Fig. 3. — Courants parallèles
de même sens.

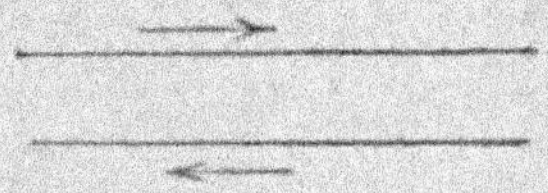

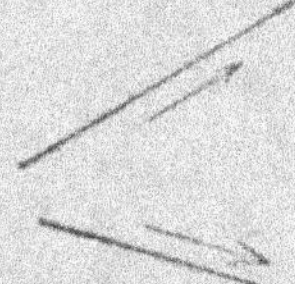

Fig. 4. — Courants paral-
lèles de sens contraires.

Fig. 5. — Courants angu-
laires convergents.

Fig. 6. — Courants angu-
laires divergents.

Si des deux courants en présence l'un est mobile et l'autre fixe, le courant mobile prendra un mouvement qui, suivant les agencements du système, sera parallèle au courant dans l'un ou l'autre sens ou se transformera en rotation continue.

Par la seule application de la loi universelle d'égalité entre l'action et la réaction, on peut prévoir que si un courant électrique fixe fait dévier du méridien magnétique une aiguille aimantée mobile, réciproquement si le barreau aimanté est fixe et le courant mobile, celui-ci vient se mettre en croix avec le barreau de telle façon que le pôle boréal de celui-ci reste à la droite du courant.

Les expériences d'Ampère peuvent toutes être répétées en faisant agir et réagir les uns sur les autres les courants et les aimants.

Cette parfaite équivalence entre les phénomènes électriques proprement dits et les phénomènes électro-magnétiques conduisit Ampère à assimiler le magnétisme à l'électricité.

Il composa les *solénoïdes* (fig. 7, 8 et 9) ou sys-

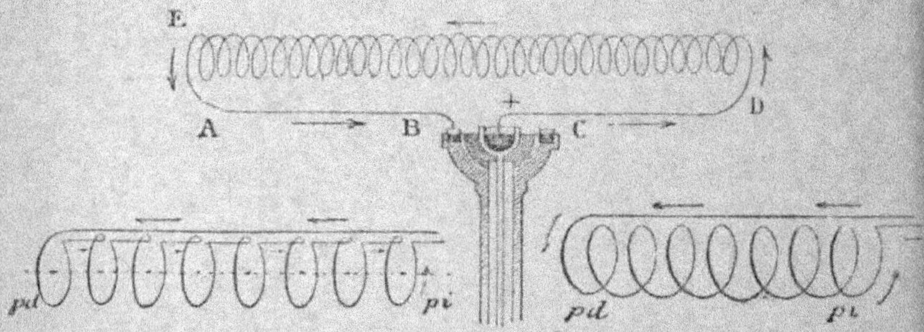

Fig. 7, 8 et 9. — Solénoïdes d'Ampère.

tèmes de courants circulaires égaux et parallèles formés d'un fil d'archal replié sur lui-même comme un ressort en hélice, et il fit voir que ces appareils se comportent exactement comme des barreaux aimantés.

Pour lui, des courants circulaires électriques existeraient autour des molécules des substances magnétiques. Quand ces substances ne sont pas aimantées, les courants sont dirigés en tous sens et se détruisent; mais l'aimantation a précisément pour effet de les faire circuler dans des sens parallèles et de les fixer sur des axes rectilignes et parallèles. L'aiguille ou le barreau aimanté ne serait donc qu'une réunion ou faisceau de solénoïdes. Les *courants d'Ampère* sont dirigés dans un aimant dans le sens du mouvement des aiguilles d'une montre au pôle sud ou boréal, et en sens contraire au pôle nord ou austral.

L'aimantation serait d'ailleurs provoquée par des courants électriques circulant autour de la Terre de l'ouest à l'est et dus à des variations thermiques.

La Terre agit donc elle aussi comme un aimant et *tout courant vertical mobile autour d'un axe parallèle vient se fixer après quelques oscillations dans un plan perpendiculaire au méridien magnétique : à l'est de son axe de rotation lorsqu'il est descendant, et à l'ouest quand il est ascendant.*

En un mot, tout se passe comme s'il existait à l'intérieur de la Terre un puissant aimant à peu près parallèle à la ligne des pôles géographiques.

Arago a montré qu'un courant électrique peut aussi, tout comme le Globe terrestre, aimanter certaines substances dites magnétiques, au premier rang desquelles est le fer. Si c'est du fer doux, l'aimantation n'est que temporaire et d'autant plus courte que le fer est plus pur. Pour le fer complètement pur, l'aimantation ne dure que seulement pendant le passage du courant ; on a ainsi un *électro-aimant.*

En général, les électro-aimants sont disposés en

fer à cheval et on enroule sur leurs deux branches un grand nombre de spires de fil de cuivre recouvert de soie (fig. 10). L'enroulement se fait d'ailleurs

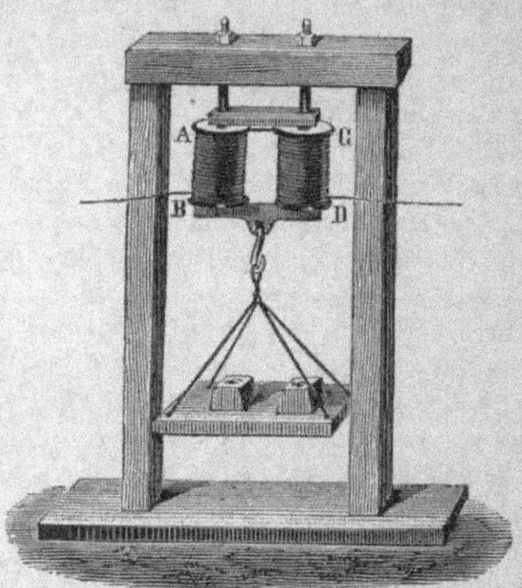

Fig. 10. — Electro-aimant.

en sens inverse sur les deux branches, de manière que celles-ci représentent chacune un pôle différent[1].

[1] Nous répétons ici la formule commune à tous les traités de physique ; mais, telle qu'elle est présentée, elle provoque presque généralement une interprétation erronée. On est, par elle, porté à regarder l'embobinage du fil en sens inverse, sur les deux branches de l'électro-aimant, comme nécessaire, et une telle vue serait inexacte, d'autant que, dans l'industrie, les deux bobines sont identiques et semblablement placées.

La condition vraiment nécessaire à l'obtention de la double polarité est celle-ci, que le courant doit circuler en sens inverses

Lenz et Jacobi ont trouvé qu'approximativement :

La puissance d'un électro-aimant est proportionnelle : 1° à l'intensité du courant magnétisant ; 2° au nombre de spires de l'hélice ; 3° à la racine carrée du diamètre du barreau.

Mais on démontre, comme pour les piles, que *pour obtenir le maximum d'effet, la résistance de la bobine doit égaler la somme des résistances à vaincre.* Si donc celles-ci sont très grandes, on entourera la bobine d'un fil long et fin ; si elles sont faibles, le fil devra être gros et court.

Quand le courant d'aimantation est très intense, comme dans les grandes machines dynamo-électriques, la puissance de l'électro-aimant croit beaucoup plus vite que la racine carrée du diamètre du barreau.

dans les deux bobines, dans l'une *a dextrorsum,* dans l'autre *a sinistrorsum.* Or, cette condition essentielle est susceptible d'être réalisée de deux façons doubles, soit distinctement quatre façons. Tout dépend du mode de liaison électrique établi entre les bobines.

1° et 2° Le courant est ascendant *ou* descendant dans les deux branches : celles-ci doivent être embobinées en sens inverses.

3° et 4° Le courant est ascendant dans une branche et descendant dans l'autre : ces deux branches doivent être embobinées dans le même sens.

Comme nous venons de le dire, c'est ce dernier mode qui est usuellement employé. Le courant arrive à l'une des bobines, traverse la totalité des spires et passe dans le circuit total de la seconde bobine, soit par l'intermédiaire du fer doux de l'aimant et l'on dit que *le courant est à la masse,* soit par la liaison directe des extrémités *semblables* des deux fils ; il retourne ensuite au négatif de l'électromoteur : de cette façon le courant est bien ascendant dans une branche et descendant dans l'autre, bien que celles-ci soient identiques et sortent la plupart du temps du même rouet.

2.

L'aimantation des électro-aimants persiste quelquefois après le passage du courant : cela tient soit à l'impureté du fer, soit à l'aimantation de l'armature qui réagit au contact sur les pôles de l'électro-aimant. Ce *magnétisme rémanent* se corrige dans le premier cas en substituant au fer employé un fer parfaitement doux, et dans le second en empêchant tout contact direct de l'armature avec l'aimant.

Si les hydro-électromoteurs étaient, il y a une trentaine d'années, les plus puissantes sources d'électricité connues, elles le cèdent aujourd'hui sous ce rapport, comme nous l'avons déjà dit, aux phénomènes de l'électrodynamisme et aux phénomènes de l'électromagnétisme.

Les courants d'induction ou *courants induits*, découverts par Faraday en 1832, se développent dans des conducteurs métalliques fermés par leur seul déplacement dans le voisinage d'un courant électrique, d'un aimant ou même sous la seule influence du magnétisme terrestre. Ces agents divers qui provoquent des courants induits sont dits *courants inducteurs*.

Le circuit total des courants induits est dit l'*induit*, et celui des courants inducteurs se nomme *inducteur*.

Tous les phénomènes d'influence que nous avons étudiés plus haut sont considérés aujourd'hui comme de simples phénomènes d'induction. Ceux-ci, en effet, tout comme les premiers, sont presque instantanés et ne se produisent qu'au moment où le courant inducteur commence ou finit, croît ou décroît, s'approche ou s'éloigne.

Quant au sens du courant induit par rapport au courant inducteur considéré comme direct, il se détermine par l'une des règles suivantes :

1° *Quand un courant inducteur qui commence, croît ou se rapproche, le courant induit est inverse;*

2° *Quand un courant inducteur finit, décroît ou s'éloigne, le courant induit est direct;*

3° *Quand un courant est continu, constant et fixe, il ne se produit pas de courant dans un circuit conducteur fermé et voisin.*

Lenz a trouvé la loi qui lie les courants inducteurs et induits quand leur distance varie.

Loi de Lenz : *Quand un courant ou un aimant se déplace par rapport à un circuit conducteur fermé et voisin, il naît dans celui-ci un courant induit de sens tel qu'en réagissant suivant les lois de l'électro-dynamisme sur l'inducteur, il lui ferait prendre un mouvement inverse de celui auquel est due l'induction.*

Dans cette loi, l'aimant qui provoque l'induction peut même être remplacé par le magnétisme terrestre.

Deux circuits ne sont d'ailleurs pas nécessaires pour donner lieu aux phénomènes d'induction.

Lorsqu'on vient à ouvrir un même circuit formé d'un long fil fin d'archal enroulé un grand nombre de fois sur lui-même, comme dans une bobine, il se produit une vive étincelle. Faraday a admis que chacune des spires provoque sur les spires qui l'entourent une action telle qu'un nouveau courant direct circule dans toute la longueur du conducteur. C'est ce courant qu'il a nommé l'*extra-courant d'ouver-*

ture. Si le fil est gros et court, cet extra-courant est presque nul.

Quand on ferme le circuit, il se produit bien encore, en effet, un extra-courant dit *extra-courant de fermeture* ; mais celui-ci étant, d'après les règles indiquées plus haut, de sens inverse au sens du courant principal, il ne possède qu'une très faible intensité. Le premier est encore appelé *extra-courant inverse* et le second *extra-courant direct*.

Lorsque l'induit est ouvert, il ne peut se produire un courant dans sa longueur, mais l'expérience montre que l'électricité se condense à chacune de ses extrémités avec des *tensions proportionnelles à l'intensité du courant inducteur et au produit des longueurs de l'inducteur et de l'induit*.

En résumé, voici les lois auxquelles l'induction est soumise ; elles ont été formulées par Matteucci :

1° *L'intensité d'un courant induit est en raison inverse de sa durée ;*

2° *La quantité d'électricité donnée par les courants induits, soit direct, soit inverse, est la même ; mais l'intensité du premier est bien plus grande que celle du second ;*

3° *L'intensité d'un courant induit est proportionnelle à celle du courant inducteur et au produit des longueurs de l'inducteur et de l'induit ;*

4° *Les quantités d'électricité produites dans un même élément de temps entre des éléments de l'inducteur et de l'induit sont inversement proportionnelles aux distances de ces éléments.*

Ce sont sur les lois de l'induction que sont fondées la plupart des grandes machines électriques ;

dans toutes on trouve qu'un circuit conducteur
fermé se déplace dans un champ magnétique ou
mieux électromagnétique et les courants induits
directs et indirects sont recueillis soit alternativement — et l'on dit que la machine est à *courants
alternatifs* — soit d'une façon discontinue, mais de
telle manière que les deux conduites collectrices ne
reçoivent chacune que les courants de même espèce.
Ce dernier genre de machine est dit à *courants
redressés* ou *continus*. Ce redressement des courants
s'obtient à l'aide d'appareils spéciaux nommés *commutateurs*, et la dénomination de continus qu'on leur
attribue — dénomination évidemment inexacte au
fond — leur vient de ce que deux courants induits
successifs se suivent à des intervalles de temps
$\left(\frac{1}{200} \right.$ de seconde, au minimum) absolument négli-
geables.

CHAPITRE II

ÉLECTROMÉTRIE

MESURE, UNITÉ

Unités. — Généralité, unités fondamentales, système C. G. S.; unités géométriques et mécaniques, électrométriques, calorimétriques, photométriques.

Appareils de mesure. — Mesures géométriques et mécaniques; mesures électrométriques, mesure des résistances, mesure des intensités, mesure des tensions, mesure des quantités.

Renseignements divers. — Notations, barométrie, thermométrie et calorimétrie, électrométrie, chimie, hygiène.

Mesurer une grandeur, c'est la comparer et la rapporter à une autre grandeur de *même espèce* bien connue et bien déterminée. On appelle celle-ci *unité* et on peut dire alors que mesurer une grandeur, c'est trouver combien cette grandeur contient de fois l'unité.

Le choix de l'unité est donc la base fondamentale de la mesure.

Unités.

Il existe autant d'unités qu'il y a de sorte de grandeurs. Aussi, à l'origine de chacune des sciences concrètes, chaque savant qui s'y livre adopte pour ses recherches des unités indépendantes les unes des autres, arbitraires, mais telles qu'un calcul simple lui suffit pour passer de l'unité à la mesure qu'il se propose. « C'est qu'il faut dans la pratique, dit spirituellement M. P. Laffitte [1], un certain rapport entre l'unité de mesure et la quantité; il est aussi incommode de mesurer en millimètres la distance qui nous sépare de Calcutta, que de mesurer en mètres les dimensions d'une araignée. » En général, le praticien ne coordonne pas en un seul système les diverses unités de son choix.

Cependant lorsqu'une science arrive, dans son évolution, au degré de précision nécessaire aux applications pratiques, la détermination d'un système commun d'unités connexes s'impose, et cette détermination tarde d'autant moins que plus nombreuses et plus étendues sont ces applications industrielles.

Cela explique comment les électriciens n'ont été conduits qu'après les autres physiciens (leur science est la dernière venue) à s'entendre sur l'admission commune d'un système d'unités de mesure.

Quand, à la fin du siècle dernier, la Convention songea à satisfaire enfin le besoin d'uniformité dans les innombrables mesures françaises, besoin que le développement des transactions faisait ressentir depuis si longtemps et auquel Louis XI déjà voulait remédier, on ne se préoccupa que des nécessités pratiques et immédiates et on laissa à l'avenir le soin

[1] P. Laffitte. *Les Grands Types de l'Humanité.*

de lier avec plus de précision la théorie et la pratique, les mesures scientifiques et les mesures industrielles.

Dans le *système métrique*, on déduit les unités les plus usuelles du *mètre* qui est l'unité fondamentale, et les autres sont appelées unités dérivées ; mais celles-ci ne correspondent point à un même multiple ou sous-multiple du mètre. Elles ont été arrêtées pour être introduites telles quelles dans la grande majorité des mesures sans qu'on ait recours à leurs multiples ou sous-multiples.

Remarquons de plus que le gramme-poids n'a pas une précision scientifique bien nette puisqu'il varie avec la latitude et l'altitude du lieu de pesée. Les mesures qui en dérivent participent aussi, évidemment, de son indécision.

Le Congrès international des Électriciens, tenu à Paris en 1881, a adopté le système d'unités établi par l'Association britannique. Ce nouveau système a l'immense avantage de ramener à trois *unités fondamentales* toutes les unités tant mécaniques que géométriques de la physique.

Il ressort clairement, en effet, des travaux de Képler, de Copernic, de Descartes et de Newton que la matière ou cause de nos sensations, et par elle de nos impressions, nous présente trois caractères généraux, fondamentaux : étendue, mouvement, durée. Or, la science de l'étendue, ou géométrie, repose sur la mesure des seules *longueurs;* la science du mouvement, ou mécanique, sur la mesure des *masses ;* la science de la durée sur la mesure du *temps.*

Les trois unités fondamentales du Congrès sont :

Unité de longueur : le *centimètre*
—   masse : le *gramme-masse*
—   temps : la *seconde*.

Le centimètre est la centième partie du mètre, tel qu'il est défini dans le système métrique ; le gramme-masse est la masse d'un gramme, c'est-à-dire, dans un lieu quelconque du Globe, le rapport du poids du gramme à l'accélération de la pesanteur en ce lieu ; et la seconde, la $\frac{1}{86\,400}$ partie du jour moyen ou jour civil.

Ce système d'unités porte le nom de *système centimètre-gramme-seconde* ou, par abréviation, *système C.G.S.*

En pratique, les unités fondamentales ne sont pas toujours fort commodes ; elles sont tantôt trop grandes et tantôt trop petites. Les mesures évaluées avec ces unités comprendraient un trop grand nombre de chiffres. Aussi emploie-t-on le plus souvent leurs multiples ou sous-multiples qui s'indiquent au moyen des préfixes suivants :

Multiples : *Mega* ou *meg* et qui désignent 1000 000 unités
       Myria . . . . 10 000 —
       Kilo . . . . 1 000 —
       Hecto . . . . 100 —
       Deca . . . . 10 —

Unité

Sous-multiples : *Déci* . . . . . . $\frac{1}{10}$ de l'unité

       Centi . . . . . . $\frac{1}{100}$ —

Sous-multiples : *Milli* . . . . . $\dfrac{1}{1\,000}$ de l'unité

Micro ou *micr.* $\dfrac{1}{1\,000\,000}$ —

Toutefois ces préfixes ne se placent jamais devant la seconde ; la numération sexagésimale est malheureusement la seule utilisée dans les mesures du temps. On dit tout au plus dixième de seconde, centième de seconde, etc.

Le millionième de millimètre est très souvent représenté par μ.

Le plus souvent aussi, au lieu d'employer les multiples ou sous-multiples de l'unité fondamentale, surtout quand il s'agit de leur écriture, on décompose la mesure en un produit de deux facteurs dont l'un est la plus grande puissance de 10 contenue dans cette mesure, puissance dont l'exposant peut être négatif, nul ou positif. Ainsi 25 000 000 de grammes-masses s'écrira avec cette notation :

$$25 \times 10^6 \text{ grammes-masse} ;$$

et $\dfrac{1}{25\,000}$ de seconde sera :

$$25^{-1} \times 10^{-3} \text{ seconde.}$$

Il n'est pas toujours nécessaire de spécifier dans le langage algébrique la grandeur des unités choisies : la relation qui existe entre les diverses quantités qui entrent dans une formule ne change pas, en effet, par le fait de la substitution d'unités à d'autres ; ce qui revient à dire que cette relation est abstraite. La constance de cette relation permet donc l'établissement d'un système de symboles conventionnels pouvant être universellement compris. Telle relation qui, avant la convention, était incompréhensible pour tous les savants ou les praticiens d'une langue étrangère à celle de l'auteur devient lumineuse dès qu'on y introduit les nouveaux signes. Il y a là pour les algébristes — et nous désignons par ce nom tous ceux qui emploient les notations algébriques, aussi bien par accident que par habitude — un avantage analogue à celui que présenterait pour la société l'adoption universelle du système métrique.

L'avantage, toute proportion de nombre gardée, serait même plus important, car la série presque illimitée des symboles est rapportée aux trois symboles fondamentaux qui correspondent aux trois divisions capitales du système C.G.S.

Ce sont :

L pour les longueurs.
M — masses.
T — temps.

Affectés respectivement d'exposants convenables et combinés entre eux suivant le mode prescrit par la nature de la relation à exprimer, ils prennent le nom de *dimension*, expression empruntée à la langue anglaise que nous devons entendre dans le sens de relation abstraite menant à la mesure.

Prenons quelques exemples simples : la géométrie montre que la relation abstraite qui existe entre les valeurs numériques de la mesure de la surface d'un carré et celle de son côté est le carré du nombre exprimant la mesure de la longueur du côté. Cette relation s'exprimera simplement par le symbole L^2, L, désignant la longueur du côté du carré, et on dira que L^2 est la dimension de la surface.

On dirait de même que L^3 est la dimension du volume du cube.

Passons aux unités dérivées du système C. G. S. qui nous offrirons spontanément d'autres exemples utiles. Nous ne nous occuperons que des unités géométriques, mécaniques, calorimétriques, photométriques et électrométriques.

Unités géométriques C. G. S. — On sait qu'elles sont au nombre de trois : unités de longueur, de surface et de volume. Elles ne diffèrent des unités du système métrique qu'en ce que l'unité fondamentale est le centimètre au lieu du mètre. Ici l'unité de surface est aussi le centimètre carré, et l'unité de volume le centimètre cube.

Unités mécaniques C. G. S. — Elles se subdivisent en deux classes : les unités cinématiques et les unités dynamiques.

1° *Unités cinématiques* : unité de vitesse et unité d'accélération.

L'unité C. G. S. de vitesse est la vitesse de translation d'un mobile parcourant d'un mouvement rectiligne et uniforme un centimètre par seconde.

La dimension de la vitesse est :

$$\frac{L}{T} \text{ ou } LT^{-1}$$

Application numérique : Un mobile a parcouru

25 centimètres en 5 secondes ; sa vitesse moyenne, c'est-à-dire la vitesse constante de ce mouvement supposé uniforme a été de :

$$25.5^{-1} \text{ ou } 5 \text{ cm.}$$

L'unité C. G. S. d'accélération est l'accélération d'un mobile dont la vitesse augmente de 1 centimètre par seconde.

Mais on sait que dans un mouvement uniformément accéléré, sans vitesse initiale, la vitesse acquise au bout d'un certain temps est égale au produit de l'accélération par ce temps ; la dimension de l'accélération est donc :

$$\frac{\left(\dfrac{L}{T}\right)}{T} = \frac{L}{T^2} = L\,T^{-2}$$

Dans le mouvement uniformément accéléré de la chute libre des corps, l'accélération qu'on désigne généralement g vaut 980,88 cm d'après Borda.

Application numérique : Soit un mouvement uniformément accéléré dans lequel l'espace parcouru au bout de 5 sec. est de 75 cm., son accélération est :

$$\frac{75 \times 2}{25} = 6 \text{ cm}$$

Car on sait que dans un semblable mouvement la loi des espaces est donnée par la formule :

$$e = \frac{1}{2}\,\gamma\,t^2$$

où e désigne l'espace parcouru pendant le temps t ; l'accélération constante étant γ.

Seulement, dans le système C. G. S., e et γ sont évalués en centimètres et t en secondes.

2° *Unités dynamiques* : unité de force, unité de travail.

L'unité C. G. S. de force est la force constante qui, agissant sur le gramme-masse pendant une seconde lui donne au bout de ce temps une vitesse initiale de un centimètre par seconde, ou, ce qui revient au même, c'est une force constante qui, agissant d'une façon continue sur le gramme-masse lui donne un mouvement uniformément accéléré dont l'accélération est d'un centimètre par seconde.

Une force constante étant exprimée d'une manière générale par le produit de la masse du mobile sur lequel elle agit et de l'accélération du mouvement qu'elle engendre, la dimension de la force est :

$$M\,L\,T^{-2}.$$

Cette unité C. G. S. de force a reçu le nom de *dyne*.

Comme les forces attelées à un même mobile sont proportionnelles aux accélérations, l'intensité de la pesanteur sur le gramme-masse ou poids du gramme-masse est de g dynes, ou approximativement 980,88 dynes.

En revanche, la dyne ne vaut que $\frac{1}{g}$ ou $\frac{1}{980,88}$ du gramme-poids.

Cela fait voir que la dyne n'est pas plus constante que le gramme-poids. Aussi a-t-on choisi la masse invariable du gramme comme caractéristique de la quantité de matière renfermée dans ce gramme.

L'unité C. G. S. de travail est le travail d'une dyne qui fait parcourir un centimètre à son point d'application. On lui a donné le nom de *erg*.

Sa dimension est évidemment

$$M L^2 T^{-2}.$$

Application numérique. — Le gramme vaut 980,88 dynes, et le gramme en chute libre parcourt 490,44 *cm*. Le travail de ces 980,88 dynes sera :

$$980,88 \times 490,44 = 481\,362,7872 \text{ ergs}$$
$$\text{ou à peu près } 0,5 \text{ megergs.}$$

On sait que, bien souvent, l'usage a gardé dans tous pays d'autres unités que celles dont nous venons de parler. Elles sont innombrables et varient suivant les cas spéciaux à chaque science ou chaque art. Elles sont d'ailleurs bien claires et bien connues.

Disons seulement qu'en biologie, comme dans les autres sciences, la dyne et l'erg ne sont jamais utilisés pratiquement. On leur substitue respectivement le gramme et le kilogramme, le grammètre, le kilogrammètre et le cheval.

Le grammètre ou le kilogrammètre est le travail produit par une force de un gramme ou d'un kilogramme qui déplace de un mètre, suivant sa direction, son point d'application ; et le cheval est un travail de 75 kilogrammètres.

M. W.-H. Preece a proposé au Congrès International des Électriciens de 1889 de renoncer totalement à cette dénomination si arbitraire de cheval-vapeur ou de horse-power et de les remplacer l'un et l'autre par kilowatt dont nous allons voir bientôt la signification exacte. Le kilowatt vaut 10^{10} ergs par seconde (antérieurement à cette proposition le kilowatt était appelé ergdix), c'est-à-dire qu'il équivaut à 1,358 cheval-vapeur.

Les mécaniciens ne semblent pas accueillir très favorablement cette unité de puissance.

Le travail d'une machine fourni dans l'unité de temps — le plus souvent la seconde — se nomme *puissance* de cette machine ; il y aurait ambiguïté à employer en ce sens le mot travail.

Unités électrométriques. — En électrométrie on a dû également renoncer aux unités C. G. S. et on a adopté exclusivement quelques-uns de leurs multiples auxquels, pour éviter toute confusion, on a donné des noms spéciaux.

L'ensemble des conventions sur lesquelles reposent les unités électriques universellement adoptées aujourd'hui s'appelle *système électromagnétique*. Il a été établi par le Congrès des Électriciens de 1881 ; il est basé sur les actions mutuelles des pôles magnétiques et des courants électriques.

L'unité C. G. S. de pôle magnétique est le pôle magnétique qui repousse un pôle d'intensité magnétique égale placé à un centimètre de distance, avec une force égale à une dyne.

Dimension : $M^{\frac{1}{2}} L^{\frac{3}{2}} T^{-1}$.

L'unité C. G. S. de champ magnétique est le champ

qui réagit sur l'unité C. G. S. de pôle magnétique avec une force égale à une dyne.

Dimension : $M^{\frac{1}{2}} L^{-\frac{1}{2}} T^{-1}$.

Et de ces unités C. G. S. purement magnétiques, on déduit les unités électromagnétiques C. G. S. et leurs multiples pratiques :

On distingue les unités d'intensité, de quantité, de potentiel, de résistance et de capacité.

Les lois qui ont servi à les relier entre elles, à les solidariser, sont les suivantes :

1° Loi d'Ampère : *L'action mutuelle (self-induction) d'un élément de courant et d'une masse magnétique voisine est directement proportionnelle au produit de l'intensité de ce courant par la masse magnétique et en raison inverse du carré de la distance qui les sépare.*

D'où la formule :

$$f = \frac{m\,I.\,s}{r^2}$$

f est l'action exercée par un élément s de courant d'intensité I sur une masse magnétique m placée à la distance r.

2° Loi de Coulomb : *La quantité d'électricité fournie dans un temps déterminé par un courant d'intensité constante est égale au produit de cette intensité par la durée.*

$$Q = It$$

Q est la quantité d'électricité qui passe pendant le temps t dans un conducteur où circule un courant constant d'intensité I.

3° Loi de Ohm : *L'intensité est égale au quotient de la force électromotrice par la résistance totale du circuit.*

$$I = \frac{E}{R}$$

I est l'intensité d'un courant constant de potentiel E quand la résistance totale du circuit est R.

4° Loi de Joule : *La quantité de chaleur dégagée dans un temps donné par un courant constant est proportionnelle au produit du carré de l'intensité de ce courant par la résistance totale du circuit et par ce temps.*

$$W = KI^2\, Rt$$

W est la quantité de chaleur dégagée par un courant électrique constant d'intensité I et de résistance totale R dans le temps t.

En combinant cette loi avec celle de Ohm, on obtient la nouvelle expression équivalente :

$$W = KIEt$$

qu'on énonce quelquefois ainsi : *Le travail d'un courant dans l'unité de temps* (ce qui suppose qu'on a fait $t = 1$ dans la formule) *est proportionnel au produit de l'intensité de ce courant par sa force électromotrice.*

5° Loi de Faraday : $C = \dfrac{Q}{E}$

C'est-à-dire que la capacité électrique C d'une surface est proportionnelle à la quantité d'électricité dont elle est chargée et en raison inverse du potentiel.

Unité d'intensité. — De la loi d'Ampère on déduit :

$$I = \frac{fr^2}{m.s}$$

et on voit que l'unité C. G. S. d'intensité est l'intensité d'un courant circulant dans un élément de circuit de un centimètre de longueur et exerçant une action de une dyne sur l'unité de pôle magnétique placé à l'unité de distance de cet élément de courant.

L'*unité pratique* ne vaut que le $\frac{1}{10}$ de l'unité C. G. S. On l'appelle *ampère* en souvenir de la loi fondamentale.

Unité de quantité. — La loi de Coulomb montre facilement que l'unité C. G. S. de quantité est égale à l'unité C. G. S. d'intensité.

En *pratique* l'unité d'intensité, à laquelle on a donné le nom de *coulomb* est la quantité d'électricité débitée en une seconde par un courant d'un *ampère*. Le coulomb vaut $\frac{1}{10}$ d'unité C. G. S.

Unité de force électromotrice. — Ce n'est pas de la loi de Ohm, mais de cette loi combinée avec celle de Joule qu'on déduit l'unité de force électromotrice, c'est-à-dire de la formule $W = IEt$, ou plus explicitement de $E = \frac{W}{It}$.

L'unité C. G. S. de force électromotrice est donc la force électromotrice d'un courant d'une intensité égale à l'unité C. G. S. d'intensité, courant capable de développer un erg dans une seconde.

En *pratique*, l'unité de potentiel est le *volt* (de Volta), défini comme égal à 10^8 unités C. G. S.

Unité de résistance. — En revenant à la loi de Ohm,

$$1 = \frac{E}{R} \quad \text{ou} \quad R = \frac{E}{1}$$

on voit que l'unité C. G. S. de résistance doit être la résistance d'un circuit parcouru par un courant d'un potentiel égal à l'unité C. G. S. et d'une intensité égale à l'unité C. G. S. d'intensité.

L'*unité pratique* de résistance est évidemment celle d'un circuit parcouru par un courant d'un volt et d'un ampère. Elle vaut :

$$\frac{10^8}{\left(\frac{1}{10}\right)} = 10^9 \text{ unités C. G. S.}$$

et porte le nom de *ohm*.

Sir William Thomson a proposé de fixer l'*unité pratique de conductibilité*, et il a choisi pour cette unité l'inverse de l'unité pratique de résistance. Il lui a donné le nom de *mho* qu'il a formé par la permutation inverse des lettres du mot ohm.

La Conférence Internationale des unités électriques avait décidé en 1882 qu'il serait construit un étalon de résistance égale à l'ohm et elle avait fait appel au dévouement des expérimentateurs de tous pays pour déterminer la longueur d'une colonne de mercure d'un *ohm théorique* de résistance prise à la température de 0° et sous une section de 1^{mmq}. En 1884, elle prit connaissance des travaux faits à ce sujet et elle arrêta que l'оhм LÉGAL *serait la résistance d'une colonne de mercure de 1 ^{mq} de section et de 106^{cm} de longueur, à la température de la glace fondante.*

L'ohm légal anglais et l'ohm légal allemand sont un peu différents de l'ohm légal français. Le premier vaut $1^{\omega},0005$; le second est, par définition, la résistance d'une colonne de mercure de 1^{mmq} de section et de 1 mètre de longueur, à la température de $0°C$. L'unité allemande porte le nom d'*unité Siemens-Halske*.

$$1 \text{ ohm légal} = 1,06 \text{ unité Siemens.}$$

Unité de capacité : De la loi de Faraday $C = \dfrac{Q}{E}$ on déduit que l'unité C. G. S. de capacité est la capacité d'un condensateur chargé d'une quantité d'électricité égale à l'unité C. G. S. sous l'unité C. G. S. de potentiel.

L'unité pratique de capacité qu'on a nommée *farad* est la capacité du condensateur chargé d'un coulomb avec un potentiel de un volt. Elle équivaut à 10^9 unités C. G. S.

En résumé les *unités électriques pratiques*[1] sont :

Pour l'*intensité* : l'*ampère*, déduit de la loi $I = \dfrac{fr^2}{m.\,s}$ et qui vaut 10^{-1} unités C. G. S.

— la *quantité* : le *coulomb*, déduit de la loi $Q = It$ et qui vaut 10^{-1} unités C. G. S.

— le *potentiel* : le *volt*, déduit de la loi $W = IEt$ et qui vaut 10^8 unités C. G. S.

— la *résistance* : le *ohm*, déduit de la loi $I = \dfrac{E}{R}$ et qui vaut 10^9 unités C. G. S.

— la *capacité* : le *farad*, déduit de la loi $C = \dfrac{Q}{E}$ et qui vaut 10^{-9} unités C. G. S.

---

[1] A vrai dire, ces *unités pratiques* sont les seules unités qui soient utiles à connaître pour les physiologistes et à plus forte

On leur adjoint pour la *puissance de débit* le *watt* ou *volt-ampère* déduit de la formule $W = IEt$ quand on y fait $t = 1$. Le watt est le débit par seconde d'un courant électrique d'un ampère et d'un volt.

Quant à l'unité d'*énergie électrique*, c'est l'énergie développée par un watt. On lui a donné le nom de *joule*. Toutefois, comme le watt et le joule sont deux unités connexes, proportionnelles au temps pour une source constante, on conserve le plus souvent, mais à tort, le nom de watt à l'unité d'énergie.

Remarquons que le watt (le joule par seconde) vaut $\frac{1}{9,8088}$ kilogrammètre ou, ce qui revient au même, que le kilogrammètre vaut 9,8088 watts.

Le cheval, ou travail de 75 kilogrammètres, vaut donc 735,66 watts.

UNITÉS THERMOMÉTRIQUES ET CALORIMÉTRIQUES. — L'unité de température ou *unité thermométrique* est le *degré centigrade* ou degré Celsius (C. par abréviation). Le degré centigrade est la centième partie de l'échelle thermométrique, échelle divisée en parties égales et dont le zéro correspond à la température de la glace fondante et le centième degré à la température de l'eau bouillante, la pression atmosphérique étant de 760 millimètres.

Dans le thermomètre *Réaumur* le 0° correspond à la glace fondante et le 80° à l'ébullition de l'eau sous la pression normale ; dans le thermomètre Fahren-

raison pour les médecins. Les *unités théoriques* dites *absolues* ne sont guère *utilisées*, en effet, que par un nombre des plus restreints d'expérimentateurs ou de savants.

heit la température de la glace fondante marque 32°
et celle de l'eau bouillante 212°.

On appelle encore *températures absolues* les températures exprimées en degrés égaux aux degrés centigrades mais comptés à partir de 273° au-dessous du
0° de l'échelle Celsius.

Cette température de — 273° C. a été choisie comme
repère, ou *zéro* dit *absolu*, pour cette raison que le
coefficient de dilatation des gaz est approximativement (*Gay-Lussac*) de $\frac{1}{273}$, c'est-à-dire (*loi de Ma-
riotte*) qu'à 273° au-dessous du 0° C. un gaz renfermé
dans une enceinte à volume constant perdrait, autant
qu'on peut le prévoir, toute élasticité, et, conséquemment, toutes les propriétés physiques que nous
lui connaissons. Il faut ajouter qu'on est parvenu à
trouver des expressions très simples à plusieurs lois
par l'emploi des températures absolues (principe de
Carnot, loi du rayonnement de Liais, etc.).

Quant à l'unité de quantité de chaleur, etc., c'est la
quantité de chaleur nécessaire pour élever de 1° (nous
ne nous servons que du degré centigrade) la température d'un gramme d'eau *théoriquement*, d'un kilogramme d'eau *pratiquement*.

Dans un cas comme dans l'autre, on appelle cette
unité *calorie*. Pour éviter toute ambiguïté, nous appel-
lerons *calorie*, l'unité qui correspond au kilogramme
et *milli-calorie* ou *petite calorie*, celle qui correspond au gramme.

Nous avons dit, au début, que les phénomènes de
tous genres qui agissent dans un système quelconque
réagissent les uns sur les autres suivant des lois déterminées et une exacte équivalence. En particulier, on

démontre en thermologie que l'action de 424 kilogrammètres peut équilibrer par réaction une quantité de chaleur égale à une calorie et que, réciproquement, une calorie bien employée peut donner naissance à un travail mécanique de 424 kilogrammètres.

Le travail de 424 kilogrammètres est dit *équivalent de la calorie* ou *équivalent mécanique de la chaleur*.

Unités photométriques. — Les unités photométriques sont nombreuses et varient en pratique avec chaque pays.

En France, on prend le *bec Carcel*, c'est-à-dire l'intensité de lumière fournie par une lampe qui brûle à l'heure 42 grammes d'huile de colza épurée, avec une flamme de 4 centimètres, et cela dans certaines circonstances bien définies.

On utilise encore la *bougie* d'Allemagne. C'est l'intensité de la lumière fournie par une bougie de paraffine de 20 millimètres de diamètre brûlant avec une flamme de 5 centimètres de hauteur.

Le bec Carcel vaut 7,6 bougies allemandes.

Les Anglais ont aussi une autre bougie (*candle*); le bec Carcel vaut 9,5 bougies anglaises.

Enfin, depuis 1884, quelques physiciens sont convenus de prendre pour unité d'intensité de lumière, l'intensité de la lumière émise normalement par un centimètre carré de platine à la température de solidification (étalon Violle).

Il ne s'agit ici, pour le platine, que de la lumière blanche.

Une commission a décidé en outre, pendant le Congrès de 1889, et sur la proposition de M. Crova que :

Le degré d'incandescence d'une lampe à incandescence serait mesurée par le quotient des intensités (relatives à la carcel) des radiations de longueur d'onde $\lambda = 582$ *et des radiations de longueur d'onde* $\lambda = 657$.

Et elle a émis le vœu que l'*indication de la puissance lumineuse d'une lampe soit accompagnée de celle du degré d'incandescence auquel correspond cette puissance, cette puissance étant donnée en bougies décimales, valant* $\frac{1}{20}$ *de l'étalon Violle.*

Pour obtenir le degré d'incandescence d'une lampe, on la compare « à une carcel et l'on place devant l'œil une cuve remplie, sous une épaisseur de 5^{mm}, d'une solution de chlorure de nickel et de fer laissant passer une lumière dont la longueur d'onde est voisine de $\lambda = 582$: soit a l'intensité de la lampe dans ces conditions. La même mesure est recommencée en plaçant devant l'œil un verre rouge laissant passer une lumière dont la longueur d'onde est voisine de $\lambda = 657$; soit b l'intensité de la lampe dans ces nouvelles conditions ; le rapport $\frac{a}{b}$ définit le degré d'incandescence ». (*Procès-verbal de la séance du 27 août 1889.*)

La solution de dialyse est formée de $22^{gr},321$ de perchlorure de fer et de $27^{gr},191$ de chlorure de nickel pur cristallisé. Le tout est dissous dans de l'eau distillée prise à la température de $15°$ C.

L'étalon Violle, comme l'étalon Crova, sont des unités à l'usage des savants mais ils n'ont point la prétention d'être admis dans la pratique courante.

Appareils de mesure.

La détermination de l'unité ne suffit pas pour mesurer une grandeur : il faut pouvoir comparer cette grandeur à l'unité, c'est-à-dire trouver le rapport numérique qui la lie à elle.

Cette comparaison est rarement possible à effectuer mentalement avec les renseignements que nous fournissent nos sept modes de sentir : vision, audition, olfaction, gustation, musculation, calorition, électrition. D'où la nécessité de recourir à des appareils ou instruments spéciaux, dits de mesure, qui tous, ou presque tous, ont pour but, — notre sens de la vue étant des sept le plus précis, — de ramener l'opération à une simple observation visuelle.

Nous n'avons pas le pouvoir, ni l'intention, de décrire, ou même d'énumérer les innombrables appareils de mesure susceptibles d'être employés en électrophysiologie. Nous nous bornerons à donner les plus usuels, en élaguant même tous ceux qui sont bien connus et qui servent couramment dans les autres branches de la physique.

Ils sont classés dans l'ordre adopté pour les diverses unités :

Mesures géométriques. — Les électriciens ont souvent besoin d'un appareil micrométrique pour mesurer le calibre des fils conducteurs ou l'épaisseur des disques métalliques.

Le plus employé est le palmer qui, par sa solidité

et son petit volume, est d'un transport très facile. On
peut évaluer avec lui des centièmes de millimètres.
et son principe n'est autre que celui de toutes les vis
micrométriques.

Dans les nouveaux modèles (fig. 11), la tête mobile

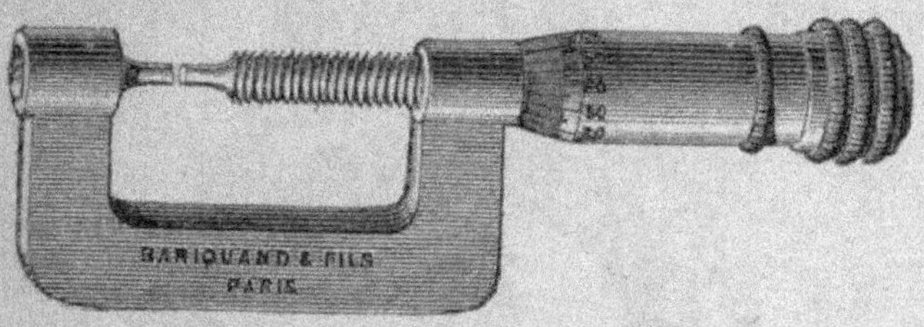

Fig. 11. — Palmer.

tourne folle, dès que la pression qu'elle exerce sur
le fil ou la plaque dont on mesure le diamètre ou
l'épaisseur atteint une valeur préalablement déterminée et très minime ; de cette façon, il n'y a plus à
craindre d'écraser le fil ou cette plaque, et les mesures
sont toujours comparables.

Voici deux nouveaux instruments micrométriques
employés depuis un long temps dans l'horlogerie de
précision, et qui, modifiés légèrement comme nous
l'avons fait, ne seraient point sans utilité pour les
électriciens ou les physiologistes.

Le premier (fig. 12) est basé sur les relations des
triangles semblables.

Contre un couteau d'acier fixe situé à la partie
supérieure, vient buter un second couteau mobile ;
ce couteau fait partie d'un levier qui pivote très
près de la surface de contact et qui est terminée par
une petite manette, visible à la partie inférieure de

notre dessin et mobile dans une rainure. Dans notre modèle, la manette est remplacée par un couteau.

L'épaisseur à mesurer étant placée entre les mâ-

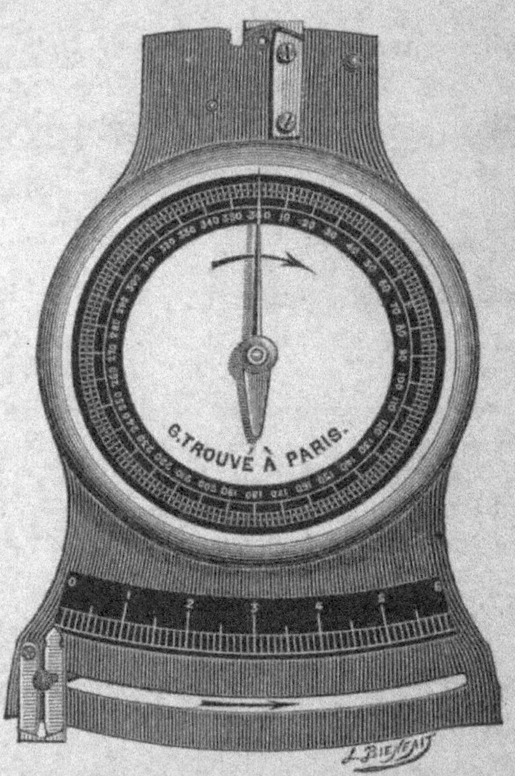

Fig. 12. — Appareil micrométrique en usage dans l'horlogerie de précision et disposé par M. Trouvé pour l'électrométrie.

choires supérieures, celles-ci tendent à revenir d'elles-mêmes se toucher sous l'impulsion d'un léger ressort en spirale logé dans le pivot, et une aiguille entraînée dans le mouvement du grand bras de levier, indique sur un cadran gradué en 360 divisions, la mesure cherchée.

Le rapport entre la longueur du petit bras du levier et la distance parcourue par l'aiguille indicatrice est tel que chaque division du cadran représente exactement le $\frac{1}{360}$ de millimètre.

Ce petit appareil était ainsi fort commode pour la mesure des faibles calibres, mais il ne pouvait servir pour des diamètres un peu supérieurs à un millimètre.

Nous avons étendu l'amplitude de ses indications en disposant, à l'extrémité du long bras du levier, à la partie inférieure, deux couteaux semblables aux premiers, et de telle sorte que chaque division du cadran représente non plus des $\frac{1}{360}$ de millimètre, mais des $\frac{1}{10}$ de millimètre. Comme les divisions sont numérotées de 10 en 10, chaque nombre de divisions divisé par 10, indique le nombre de millimètres qui lui correspond.

Il est bon de remarquer qu'un appareil semblable construit spécialement pour les besoins de l'électrométrie gagnerait à être gradué non plus en 360 parties, mais en 400, conformément à la numération décimale.

Cette graduation serait d'autant plus opportune que les nouvelles tables de logarithmes publiées par le Service géographique de l'armée rapportent les angles, estimés d'après leurs lignes trigonométriques, à la numération décimale, si justement adoptée dans toute son étendue par le gouvernement révolutionnaire.

Le second instrument de mesure (fig. 13) se com-

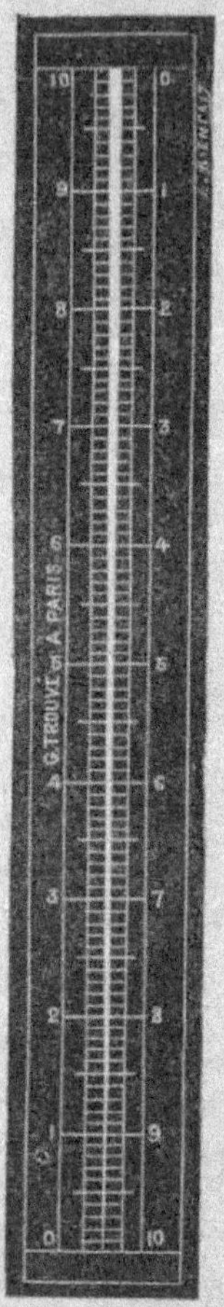

Fig. 13. — Règle micromé-
trique de comparaison pour
les très faibles calibres.

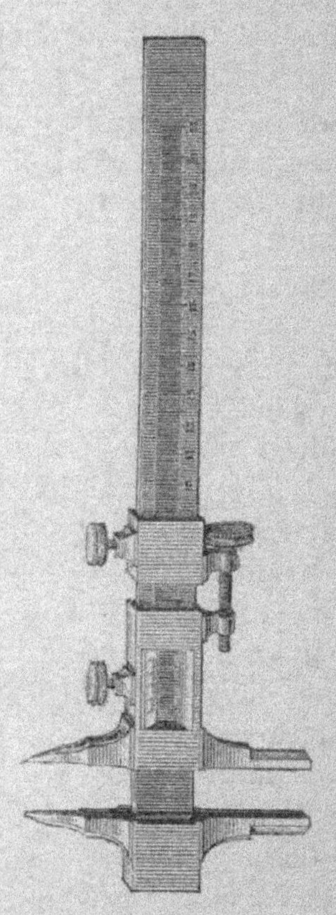

Fig. 14.
Pied à coulisse à vis micrométrique et à vernier.

pose d'une simple règle en acier trempé, composée

de deux réglettes rectangulaires fortement réunies par ses extrémités et dont l'écartement progressif est rendu fixe; cet écartement est limité à un millimètre.

La longueur de la règle est divisée en 100 parties égales ce qui permet d'apprécier à l'œil jusqu'à des $\frac{1}{200}$ et même des $\frac{1}{400}$ de millimètre.

Cet appareil ne comporte pas d'indications assez étendues, mais il est excellent quand il s'agit de comparer les calibres de deux fils très fins, comme des fils de platine, par exemple. Fût-il mal divisé, qu'on serait sûr avec lui de posséder deux fils de diamètres pratiquement égaux.

Nous citerons encore le pied micrométrique à coulisse et à vernier de la figure 14 qui se compose d'une règle graduée terminée par un talon. Ce petit instrument, ou compas d'épaisseur, permet facilement de prendre le diamètre des fils et l'épaisseur d'une plaque entre des limites très étendues à $\frac{1}{50}$ et même à $\frac{1}{100}$ près de millimètre.

Mesures mécaniques. — Il existe une multitude d'instruments pour mesurer les forces, les vitesses et le travail.

Souvent on ramène la *mesure des forces* à l'évaluation d'un poids, et l'appareil employé dans ce cas prend le nom de *balance*, quelle que soit sa forme. Dans tous les autres cas, on a recours à des appareils spéciaux appelés dynamomètres.

M. Trouvé a réalisé pour son compte un dynamomètre qui, contrairement à bien d'autres, peut servir aussi bien pour les petites forces que pour les grandes et qui peut être monté en absorption ou en distribu-

tion à volonté. C'est un dynamomètre de rotation à
ressort dont la puissance se gradue au nombre des

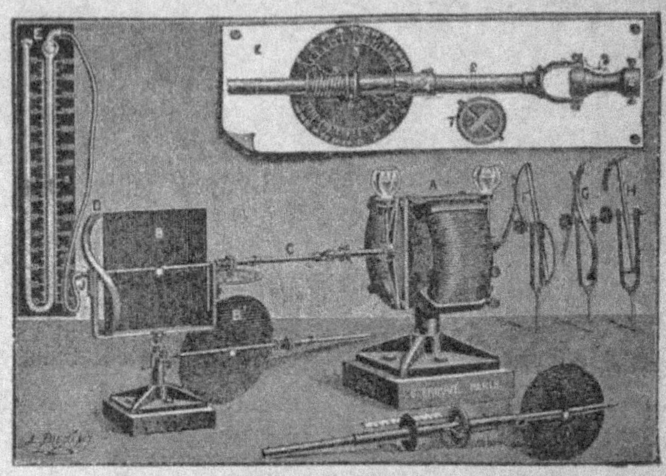

Fig. 15. — Dynamomètre universel Trouvé avec tachomètre
à liquide à indications multiples et simultanées. Il se monte
en absorption comme en distribution.

A, moteur en expérience d'une puissance de 30 à 40 kilogrammètres. —
B, B', frein dynamomètrique d'absorption à palette rectangulaire ou circulaire pour toutes puissances, depuis celles de quelques grammètres jusqu'à
celles de 30 à 40 kilogrammètres. — C, dynamomètre à indication curviligne
de l'effort sur un cadran dont on voit les détails amplifiés en K, au sommet
de la figure. — D, compte-tours en S agissant par aspiration sur le manomètre E. — E, manomètre à liquide. — F, G, H, diverses formes de compte-
tours. — I, dynamomètre à indication rectiligne. — J, presse-étoupe d'étanchéité entre le tourniquet D et le manomètre E. — K, détails amplifiés du
dynamomètre. — 1, manchon à la Cardan. — 2, ressort plat fixé par chacune de ses extrémités à deux tubes concentriques composant l'axe du système et dont la distance relative, variable avec l'effort, sert à mesurer celui-
ci à l'aide d'une aiguille mobile sur un cadran. — 3, cadran indicateur des
mesures. — 4 plans inclinés transformant le mouvement circulaire de tor-
sion en mouvement longitudinal. — 5, ressort antagoniste tendant à ramener
au contact parfait les deux plans inclinés. — 6, gorge d'engagement de
l'arbre coudé qui entraîne l'aiguille indicatrice. — 7, coupe transversale du
ressort de rotation à lames multiples ou unique.

lames élastiques plates composant le ressort (fig. 15).
La *mesure des vitesses* est toute aussi aisée que la

mesure des forces. Elle s'opère soit à l'aide de *compte-tours*, ou enregistreurs totalisateurs des tours effectués par la machine dans un temps donné, soit à l'aide d'*indicateurs des vitesses*, ou *tachomètres*, ou *tachymètres* permettant d'évaluer à chaque instant la vitesse du moteur. La plupart des tachomètres comportent d'ailleurs l'adjonction d'*enregistreurs*

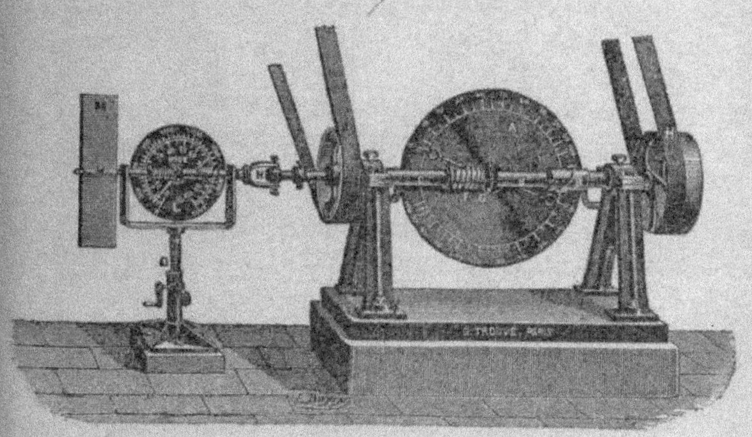

Fig. 16. — Dynamomètre universel Trouvé avec tachomètre robuste entièrement mécanique.

donnant un diagramme ou courbe continue des variations de la vitesse.

M. Trouvé possède deux modèles de tachomètres : l'un, très robuste, n'est autre que la réduction de son propre dynamomètre (fig. 16) ; l'autre est formé d'un tourniquet agissant par succion sur un manomètre à liquide (fig. 15) ou métallique (fig. 17). Ce dernier tachomètre jouit de la propriété caractéristique de pouvoir transmettre ses indications à distance et sur plusieurs points à la fois. Pour cette raison, nous lui avons donné le nom de *télétachomètre* [1].

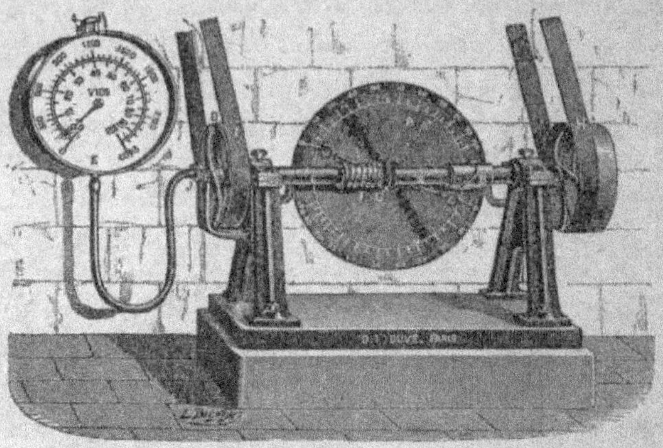

Fig. 17. — Dynamomètre universel Trouvé avec télétachomètre robuste à indications multiples et simultanées.

(Le manomètre à liquide est remplacé par un manomètre métallique.)

La vitesse linéaire d'un point se déduit de sa vitesse angulaire par la formule

$$v = \frac{\pi\,r\,n}{180}$$

dans laquelle n est le nombre de tours à la minute, r la distance du point à l'axe de rotation.

Le *travail* élémentaire développé par un moteur animé ou inanimé a pour mesure, on sait, le produit de la force agissante par la vitesse du point d'appli-

[1] Ces appareils sont longuement décrits dans *Les Nouvelles découvertes en électricité*, par M. G. Barral. — Michelet, éditeur. L'Appendice les montrera appliqués à la mesure de la force musculaire humaine.

cation de cette force prise dans le sens du déplacement. La simple multiplication des indications simultanées du dynamomètre et du tachomètre fournira donc ce travail à tout instant.

Il arrive quelquefois que force et vitesse sont fonctions l'une de l'autre : cela se présente quand la résistance à vaincre est constante. Alors trois courbes d'étalonnage ou un cadran muni de trois limbes concentriques, gradués une fois pour toutes, donneront immédiatement par lecture directe la force exercée, la vitesse acquise et le travail fourni. Grâce au télétachomètre, le travail pourra être lu à distance et sur plusieurs points à la fois.

Un autre dynamomètre de la plus grande simplicité serait employé avec avantage par les médecins. Il est d'autant plus recommandable que l'appareil est susceptible des applications mécaniques, physiques et cliniques les plus variées. Ce dynamomètre n'est autre, en effet, que les dynamos Trouvé montées sur manège (v. page 141). Dans le circuit de ces dynamos on intercale un ampère-mètre et un voltmètre ; le produit des ampères par les volts donne les vatts, lesquels divisés par $g = 9,8088$, ou ce qui est suffisant en pratique courante, approximativement par 10, donne le nombre des kilogrammètres développés. Pour plus de précision on multiplie ce nombre de kilogrammètres par un coefficient constant qui est *inverse du rendement* de la dynamo et a été déterminé expérimentalement une fois pour toutes soit par le médecin lui-même, soit par le fabricant.

Il est à remarquer que ce dynamomètre, si économique puisqu'il ne demande aucun appareil étranger à l'outillage le plus strict de l'électrothérapeute, dynamo, ampère-mètre et volt-mètre, jouit comme le télétachomètre Trouvé du pouvoir de transmettre à distance et en même temps des indications sur plusieurs points. Ce dynamomètre électrique et le dynamomètre universel sont les seuls qui possèdent cet avantage.

Pour mesurer la puissance musculaire d'un sujet, il suffit de l'atteler sur la manivelle de la dynamo et de mesurer avec l'ampère-mètre et le volt-mètre le travail qu'il produit, déduction faite, comme nous venons de le dire, de la perte inévitable, mais connue, de la force vive absorbée par les résistances passives. Les petites dynamos Trouvé montées sur manège seront donc très utiles à la physiologie.

Mesures électriques. — L'économie de l'énergie électrique, sa production, sa répartition et sa consommation ou transformation est constamment soumise à l'influence prépondérante de la résistance du circuit (voir la loi d'Ohm et les lois de la résistance). La mesure des résistances est donc la base de l'électrométrie.

Mesure des résistances. — Le plus simple (fig. 18) de tous les rhéostats se compose d'un tube de verre rempli d'eau légèrement acidulée ou d'une dissolution saline; il est fermé par deux bouchons métalliques, dans l'un desquels entre à frottement une tige bonne conductrice qu'on peut enfoncer plus ou moins dans le liquide.

Cette tige et le bouchon opposé sont mis en communication avec l'un et l'autre pôle du générateur. La résistance du circuit varie donc au fur et à

mesure qu'on augmente ou qu'on diminue la longueur
de la colonne d'eau interposée entre le bouchon fixe
et la tige mobile, et les liquides étant mauvais conducteurs, la résistance sera proportionnelle à la longueur
de cette colonne. Une simple division métrique, ou

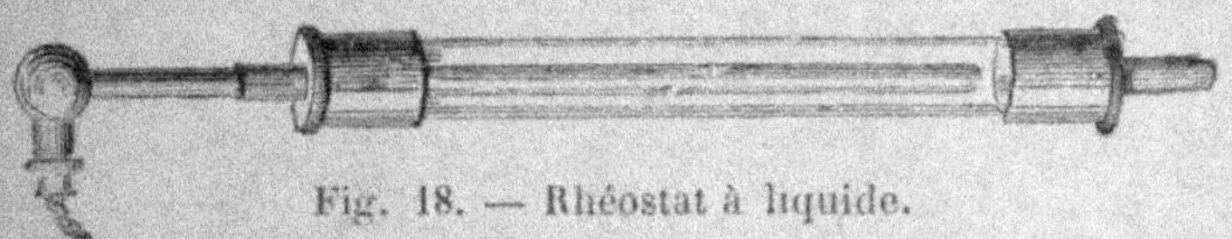

Fig. 18. — Rhéostat à liquide.

mieux empirique, gravée sur le verre ou sur la tige
peut donc mesurer la résistance introduite.

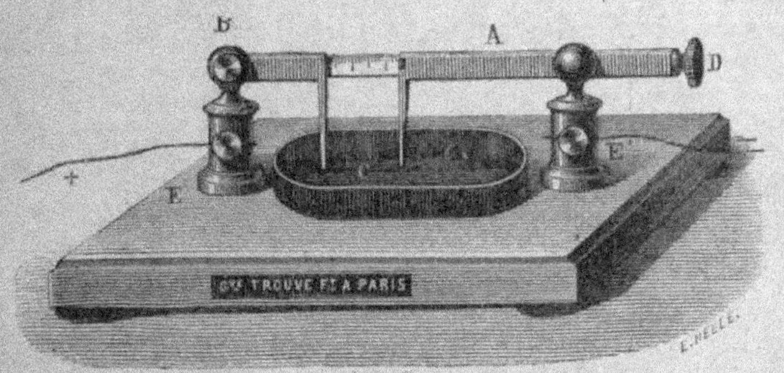

Fig. 19. — Rhéostat Trouvé.

M. Trouvé a combiné un rhéostat tout aussi simple
et qui, fondé sur le même principe, comporte un
champ de variation beaucoup plus large.

La résistance y est encore représentée par l'épaisseur variable d'une veine liquide. Dans une cuve C
(fig. 19) contenant le liquide, baignent deux bras
coudés métalliques A, B, qui glissent à frottement
dans deux colonnettes E, E', en communication avec

les pôles de la batterie. L'écartement des bras règle et mesure la résistance du circuit.

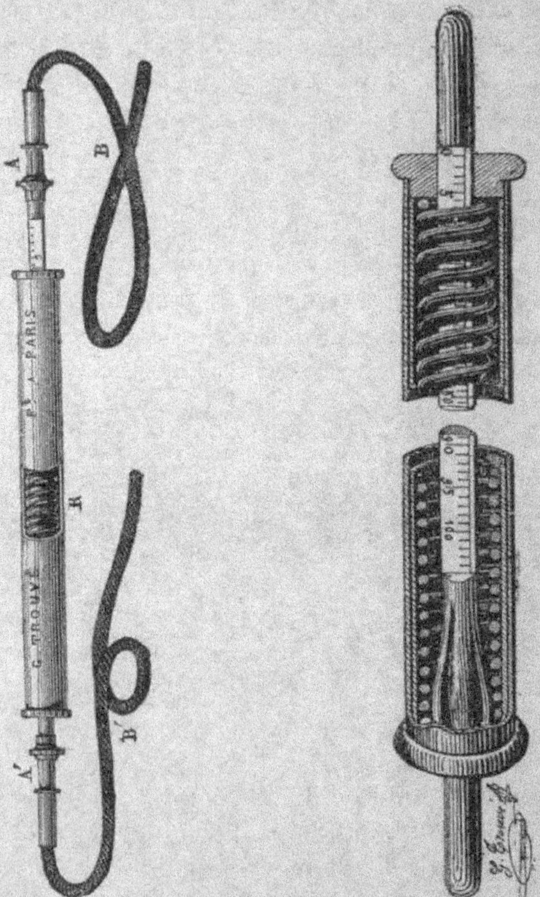

Fig. 20 et 21. — Vues extérieure et intérieure du rhéostat métallique Trouvé.

La qualité dominante de ce rhéostat, c'est de permettre de faire varier instantanément, grâce à un jeu de cuvettes de rechange, de liquides différents, la résistance introduite.

Un autre rhéostat Trouvé (fig. 20 et 21), plus robuste et presque aussi simple peut rendre également des services appréciables.

C'est un ressort à boudin R, en fil de maillechort renfermé dans un tube en cuivre nickelé. Le maillechort est plus résistant que le cuivre et sa résistance varie moins avec la température. Les spires sont écartées l'une de l'autre et isolées du cuivre par une gaine de carton. A l'intérieur du ressort glisse un contact un peu élastique formé par une tige métallique, fendue en quatre parties légèrement écartées l'une de l'autre et que l'on voit représentée dans la figure 21 en coupe.

Le courant arrive par la tige inférieure, traverse la spirale, le contact et la tige graduée. Dans la position représentée par la figure 21, la tige est à fond et le courant ne traverse que quelques spires : la résistance introduite est minima. Mais, lorsque la tige est tirée, le courant doit, avant d'atteindre le contact, traverser un nombre de spires plus ou moins considérable et, par suite, supporter une résistance plus ou moins forte. Les divisions tracées de la tige graduée correspondent au nombre de spires intercalées dans le circuit.

La théorie du rhéostat métallique Trouvé repose, en somme, sur le principe que des résistances connues introduites dans le circuit, ou enlevées d'une manière continue et déterminée, font varier en moins ou en plus l'intensité du courant ; et la disposition du contact élastique fendu assure la régularité du contact ;

le réglage s'opère par quart de spire, fraction suffisamment réduite pour la pratique courante.

Le rhéostat bien connu de Wheastone est aussi
d'un maniement très commode.

Il se compose de deux cylindres A, B, (fig. 22) de
même rayon, placés parallèlement et pouvant tourner
dans le même sens.

L'un des cylindres A est en cuivre ou en laiton ;
l'autre B, en buis, et dont l'axe est métallique, est
creusé d'une rainure en hélice. Un fil fin de cuivre ou
de maillechort, soudé par l'une de ses extrémités

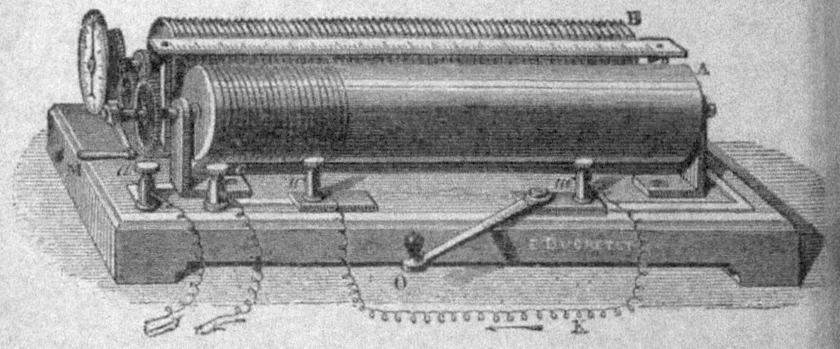

Fig. 22. — Rhéostat Wheastone.

à l'axe bon conducteur du cylindre B, s'enroule dans
la rainure et est soudé au cylindre de cuivre. Les deux
axes des cylindres communiquent électriquement à
deux bornes où viennent se fixer les rhéophores. Si
donc on intercale l'appareil dans le circuit fermé, le
courant traverse toute la longueur du fil, mais si on
fait tourner les cylindres, le fil quitte l'hélice, s'en-

roule sur le tambour de métal dont la résistance est négligeable, et le courant ne circule plus que dans les spires du fil enroulé sur le cylindre de buis. Connaissant la résistance d'une spire par une expérience préalable faite une fois pour toutes et le nombre de ces spires, donné par une réglette divisée et parallèle aux cylindres, il est facile d'en déduire la résistance cherchée.

Dans bien des cas on se préoccupe beaucoup moins de mesurer avec exactitude la résistance introduite dans le circuit que de maintenir l'intensité du courant à une valeur constante. Dans la clinique, par exemple, le médecin qui veut donner au courant une intensité de tant de milliampères se soucie peu de connaitre et la résistance du corps de son sujet et les variations incessantes de cette résistance.

Le rhéostat suivant, dont on ne trouve la description nulle part et qui cependant mérite de meilleurs égards pour son extrême simplicité et la facilité qu'on a toujours de le construire soi-même, sera fort commode dans toutes ces circonstances.

Il est basé sur la très grande résistance qu'offre le contact lâche de corps superposés ou juxtaposés et la diminution considérable de résistance qu'un semblable système éprouve à mesure que l'on rend le contact plus parfait au moyen de la pression. Ce principe a d'ailleurs été appliqué dans bien des appareils et entre autres dans le microphone de Hughes et dans presque tous les micro-téléphones que l'on construit aujourd'hui.

Voici comment on improvise ce rhéostat :

On écrase en poudre fine du charbon de cornue et

l'on mélange cette poudre avec la moitié de son poids de gélatine chaude ou colle forte.

En tapotant le gâteau, à la manière des chocolatiers, on l'amincit jusqu'à lui donner, si possible, l'épaisseur d'une pièce de monnaie ; et avec un emporte-pièce on y taille, après refroidissement, des disques d'un diamètre d'un sou. Ces disques sont ensuite empilés dans un tube de verre fermé, d'un bout, par une tubulure métallique que l'on met en relation avec la pile, et de l'autre par une seconde tubulure munie d'un écrou où s'engage une vis suffisamment longue pour presser au maximum les disques élastiques de charbon et de gélatine les uns contre les autres. Bien entendu cette vis communique électriquement avec le second pôle du générateur.

Ainsi agencé, le rhéostat permet d'introduire dans le circuit une résistance si considérable ou si réduite qu'elle peut descendre dans un instrument de moyenne grandeur de 20 000 à 5 000 ohms et moins, en passant par tous les degrés intermédiaires. Le médecin est donc maître absolu de la constance du courant qu'il emploie.

On use pour les mesures très exactes des *boîtes de résistance* (fig. 23).

Dans une caisse sont rangées une série de bobines de résistances croissantes, généralement égales à

1, 2, 2, 5, 10, 20, 20, 50, 100, etc., ohms.

Elles sont fixées au couvercle qui porte des blocs rectangulaires en laiton, placés à la suite, mais isolés les uns des autres. L'agencement est tel qu'à un même

bloc viennent aboutir l'une des extrémités de deux
bobines consécutives. Des chevilles métalliques mettent à volonté ces blocs en relation entre eux. Lorsque
toutes les chevilles sont en place le courant passe par

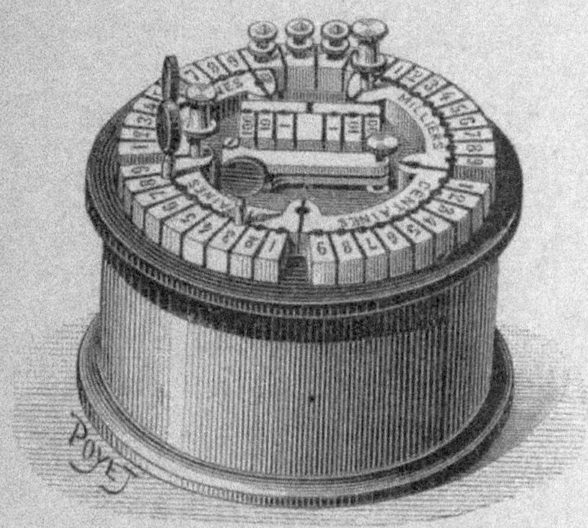

Fig. 23. — Boîte de résistance.

la ligne des blocs dont la résistance est négligeable ;
si, au contraire, on enlève une ou plusieurs chevilles,
le courant traverse les bobines dont les résistances
sont connues et lues immédiatement en chiffres sur
la boîte en regard de chacune d'elles.

Quand il s'agit de mesurer la résistance d'un
conducteur, on le place dans le circuit d'une pile
où on intercale également un galvanomètre et l'on
détermine l'intensité du courant produit : on retire le
conducteur et on le remplace par un rhéostat gradué
ou une boîte de résistance dont on fait varier le

nombre des spires ou la valeur des bobines jusqu'à ce que le courant d'expérience reprenne l'intensité primitive; la résistance du conducteur est évidemment celle que l'appareil indique alors.

Wheastone a donné une autre méthode très géné-

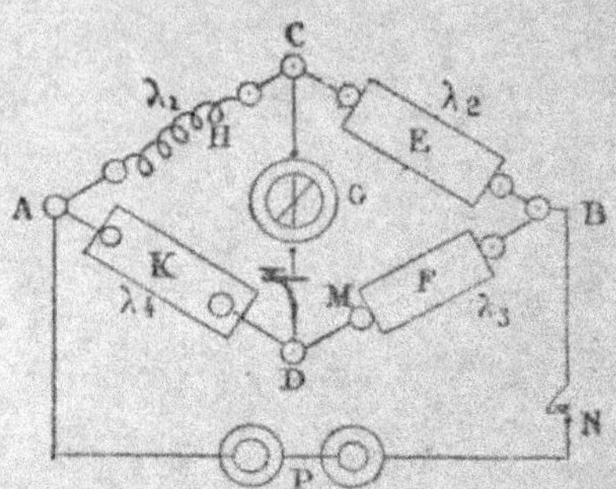

Fig. 24. — Pont de Wheastone.

rale pour la mesure des résistances. Cette méthode est dite du *pont de Wheastone*.

Soient quatre conducteurs (fig. 24).

H, de résistance inconnue λ_1;
E, de résistance connue λ_2;
F, de résistance connue λ_3;
K, de résistance connue λ_4.

Réunissons C à D par un cinquième conducteur contenant un galvanomètre G, puis A à B par un dernier conducteur contenant une pile P.

On peut toujours faire en sorte, en choisissant des valeurs convenables pour les trois résistances connues, que les potentiels en C et D soient égaux : ce que l'aiguille du galvanomètre indiquera aussitôt en revenant au zéro.

Dans ce cas, on aura d'après la loi de Ohm et la force électromotrice ne variant pas :

$$\frac{H}{K} = \frac{E}{F}$$

d'où
$$H = K\,\frac{E}{F}.$$

Connaissant une fois pour toutes l'un des rapports $\frac{K}{F}$ ou $\frac{E}{F}$ et déterminant à l'aide d'un rhéostat ou d'une boîte de résistance la valeur E ou K, on aura la résistance H cherchée.

Quant il s'agit de mesurer la résistance intérieure r

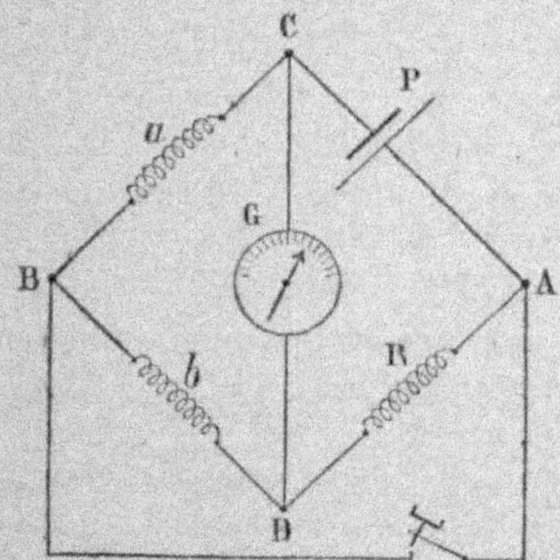

Fig. 25. — Méthode de Mance.

d'une pile on se sert souvent de la *méthode de Mance* qui est une variante de celle de Wheastone.

La pile est intercalée (fig. 25) dans l'un des bras, AC, du pont. La branche A B porte la clef de la dérivation du courant qui permet l'équilibre au zéro du galvanomètre. Quand cet équilibre est obtenu c'est que les forces électromotrices des deux branches du circuit se compensent et on a toujours :

$$\frac{r}{R} = \frac{a}{b}$$

d'où
$$r = R\frac{a}{b}$$

Pour $a = b$, $r = R$.

Il existe une infinité d'autres méthodes, mais nous craindrions, en insistant, d'effrayer nos lecteurs qui ont, en général, la terreur des formules algébriques. Nous regrettons même d'être allé déjà si loin.

Nous préférons les renvoyer sur ce sujet à des Traités spéciaux.

Mesure des intensités. — Les appareils de mesure d'intensité se divisent en deux catégories, les voltamètres et les galvanomètres.

Les premiers sont fondés sur les propriétés chimiques des courants, les seconds sur leurs propriétés mécaniques.

Voltamètres : D'après une loi de Faraday, *la quantité d'électricité débitée par une décombinaison est proportionnelle, pour des mêmes substances, à la quantité d'électrolyte décomposée.*

Cette quantité d'électrolyte peut donc servir à mesurer le courant analyseur.

Il peut, en conséquence, y avoir en principe presque autant de genres de voltamètres que la chimie peut compter de décombinaisons exothermiques.

En pratique, dans tous les voltamètres on mesure la quantité soit d'hydrogène, soit d'oxygène, soit du mélange d'hydrogène et d'oxygène dû à la décomposition d'une solution aqueuse légèrement acidulée ou salée, c'est-à-dire rendue bonne conductrice (fig. 26).

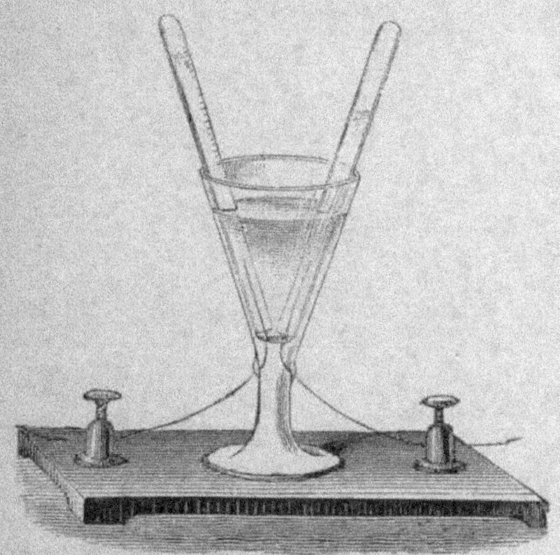

Fig. 26. — Voltamètre.

Il est préférable d'employer le mélange gazeux, car les quantités de matières sur lesquelles on opère sont toujours très faibles, et une petite erreur faite sur elles peut en entraîner une bien plus importante dans l'évaluation du courant électrique.

Parmi les voltamètres conçus dans cette vue, citons celui de Gaiffe (fig. 27).

Il se compose de deux tubes de verre concentriques.

L'un, central, est divisé en vingtièmes de centi-

mètre cube et sert à recueillir et à mesurer les gaz
produits par la décomposition de l'eau, l'autre contient l'eau. Ils communiquent par leur partie inférieure où viennent aboutir les électrodes.

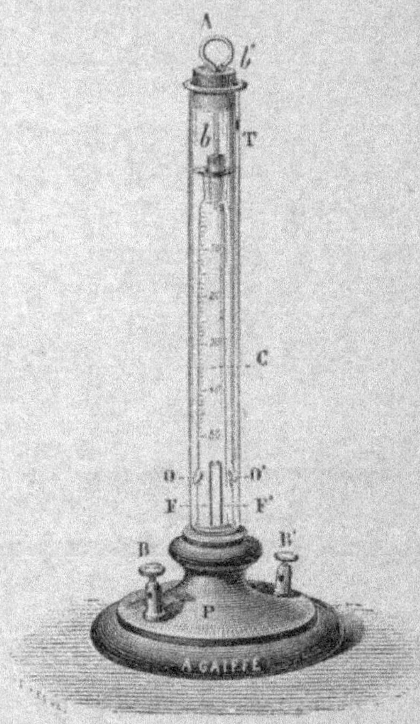

Fig. 27. — Voltamètre de Gaiffe.

Le joule dégage environ par minute 10 centimètres
cubes d'hydrogène et oxygène mélangés, c'est-à-dire
10 000 millimètres cubes de gaz.

Le milliampère dégage donc encore 10 millimètres
cubes par minute.

Comme chaque division du voltamètre correspond à

$\frac{1}{20}$ de centimètres cubes ou à 50 millimètres cubes : elle indique, par minute, une intensité de 5 milliampères.

Si le voltamètre le cède au galvanomètre sous le rapport de la rapidité de ses indications et de la facilité de la manipulation, il a du moins sur lui l'avantage de totaliser la quantité d'électricité fournie dans un temps quelconque. Ainsi le voltamètre convient bien mieux encore à la mesure de la quantité qu'à celui de l'intensité.

Si, par exemple, dans le cas précédent, on n'a pas à se préoccuper du temps, le coulomb sera mesuré par un volume de gaz de 10 centimètres cubes, grandeur fort appréciable.

Le voltamètre doit encore être préféré au galvanomètre lorsque les courants sont très rapidement variables, comme c'est le cas des courants induits à haute intensité ou des courants successifs.

Galvanomètres. — Avant OErsted, le voltamètre était le seul instrument employé à la mesure des courants. La découverte de la déviation d'une aiguille aimantée sous l'influence de la proximité d'un circuit électrique ne tarda pas à être utilisée par Schweigger pour la mesure des intensités, et grâce à Ampère on put même reconnaître le sens des courants.

Le nouvel instrument qu'on nomma galvanomètre avait pour lui d'être entièrement mécanique et de permettre de comparer par simples lectures directes et permanentes les intensités et les sens de divers courants. Aujourd'hui il remplace presque universellement le voltamètre.

Les galvanomètres sont construits en une infinité de modèles, en rapport avec les usages auxquels ils sont destinés.

Citons d'abord les plus précis qui exigent malheureusement la connaissance de quelques notions algébriques et mécaniques, bien élémentaires il est vrai, et qui, très propres aux études physiologiques, ne peuvent être utilisés dans la pratique médicale, puis nous passerons aux galvanomètres à lecture directe les seuls employés dans la pratique médicale courante.

Comme galvanomètre de haute précision, on se sert de la boussole des tangentes ou de la boussole des sinus (fig. 28).

Sur un cadre circulaire vertical M en cuivre rouge d'un assez grand diamètre, est enroulé un fil isolé de gros calibre, et au centre de ce cadre est une aiguille horizontale, mobile sur un pivot. Cette aiguille se déplace sur un cadran N.

Dès que le courant arrive dans le gros fil, il exerce sur chaque pôle de l'aiguille une force qu'il est facile d'évaluer.

Soit i l'intensité du courant, m l'intensité magnétique du pôle, n le nombre de tours des fils, la longueur de fil influente est :

$$2\pi\, \mathrm{R}n.$$

La force magnéto-voltaïque a donc pour valeur :

$$f = \frac{i\,m.\ 2\pi\,\mathrm{R}n}{\mathrm{R}^2}$$

puisque, d'après la loi de Coulomb, l'induction
s'exerce en raison inverse du carré de la distance;

ou
$$f = \frac{2n\,\pi\,m\,i}{R}.$$

Cela posé et le courant ne passant pas, orientons

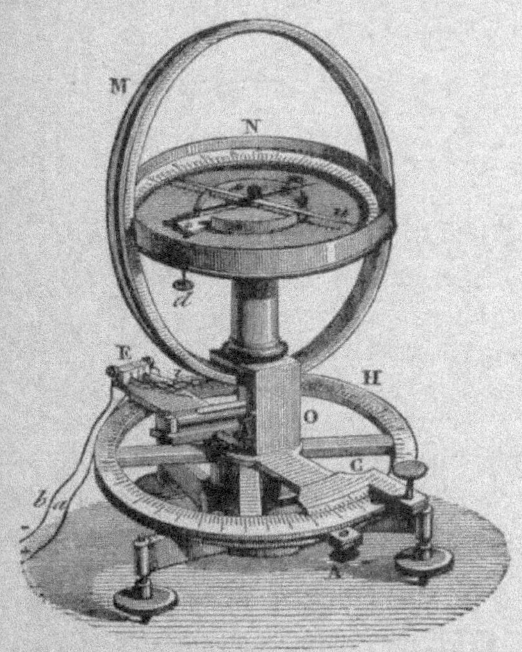

Fig. 28. — Boussole des tangentes et des sinus.

le cadre circulaire dans le méridien magnétique, le
zéro du cercle gradué étant mis en regard de l'aiguille, puis laissons arriver le courant : l'aiguille est
déviée d'un angle α et se met en équilibre par la
compensation de la composante de la force f exercée

par le circuit électrique et de la composante de la force magnétique terrestre M.

La première composante est évidemment, l étant la longueur de l'aiguille :

$$f\,l \cos \alpha,$$

et la seconde :

$$m\,M\,l \sin \alpha.$$

Par suite :

$$f \cos \alpha = m\,M \sin \alpha,$$

ou en remplaçant f par sa valeur et isolant i :

$$i = \frac{MR}{2\,\pi\,n}\,\mathrm{tg}\,\alpha,$$

expression dans laquelle M est connu, et $\frac{R}{2\pi n}$ est une constante propre à l'appareil.

Cette boussole est celle des tangentes, en raison de la quantité variable $\mathrm{tg}\,\alpha$, fonction de l'intensité à mesurer. La longueur de l'aiguille doit être très petite.

La boussole des sinus n'en diffère que par l'adjonction du cercle gradué horizontal et la manière de s'en servir.

Quand le circuit, placé tout d'abord dans le méridien magnétique, a fait dévier l'aiguille, on fait tourner le cadre vertical jusqu'à ce que l'aiguille demeure dans son plan. Cela n'est pas d'ailleurs toujours possible.

Choisissons la même notation que précédemment ;

les deux forces qui agissent actuellement sur l'aiguille et s'équilibrent sur l'un et l'autre pôle sont maintenant :

$$f\, l \quad \text{et} \quad m\, M\, l \sin \alpha$$

et l'on a :

$$f = m\, M \sin \alpha$$

c'est-à-dire :

$$\frac{2\, n\, \pi\, i}{R} = M \sin \alpha$$

d'où :

$$i = \frac{M\, R}{2\, \pi\, n} \sin \alpha.$$

La constante est la même que précédemment, mais l'intensité n'est connue qu'en fonction du sinus de l'angle de déplacement.

Il est utile de remarquer que la boussole des tangentes est moins précise que celle des sinus, surtout pour les déviations un peu fortes, car à une même erreur faite dans la lecture de l'arc α correspond, dans le calcul, une erreur absolue plus grande avec la première boussole qu'avec la seconde. Malheureusement celle-ci ne peut pas toujours être employée.

Quelle que soit la sensibilité de ces galvanomètres, ils ne sont plus que d'une très faible utilité ou sont même totalement insuffisants dès que l'intensité à mesurer est très petite. On emploie alors les galvanomètres astatiques. Ils se composent tous non plus d'une seule mais de deux aiguilles A B et A′ B′ aimantées et solidaires dont les pôles contraires, de puissances à très peu près égales, sont placés en regard les uns des autres. L'une des aiguilles A B est à l'intérieur du cadre multiplicateur de Schweigger et l'autre A′ B′ à l'extérieur (fig. 29).

D'après la règle d'Ampère, on voit que le système se comportera, sous l'influence du courant, comme s'il n'y avait plus qu'une seule aiguille dont la puis-

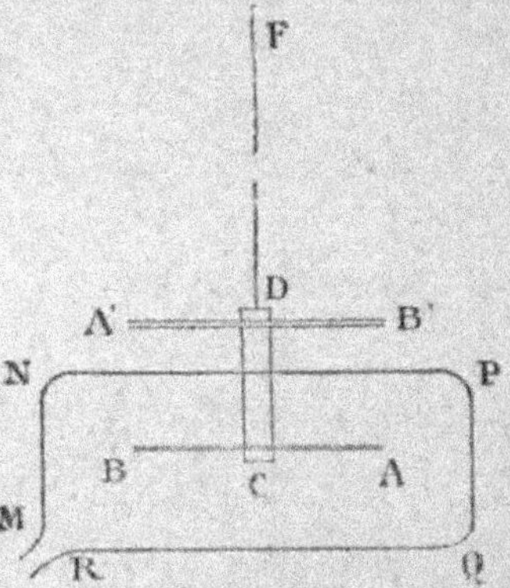

Fig. 29. — Principe du multiplicateur de Schweigger.

sance des pôles serait extrêmement petite et égale à la différence — aussi faible qu'on le veut — des puissances réelles des pôles magnétiques des deux aiguilles. Dans ces conditions, on comprend que le plus faible courant agisse pour le faire dévier du méridien.

Le galvanomètre de Nobili (fig. 30), basé sur ce principe, convient assez bien aux études électrophysiologiques ; il devra cependant se graduer en milliampères et non pas seulement en degrés.

Le système astatique ABC est placé dans une cage de verre qui le met à l'abri des poussières et des perturbations de l'atmosphère. Il y est librement suspendu par un fil de cocon FD, et un cadran gradué recouvre le multiplicateur. C'est l'aiguille supérieure qui indique les déplacements. Le tout est monté sur un trépied à vis calantes.

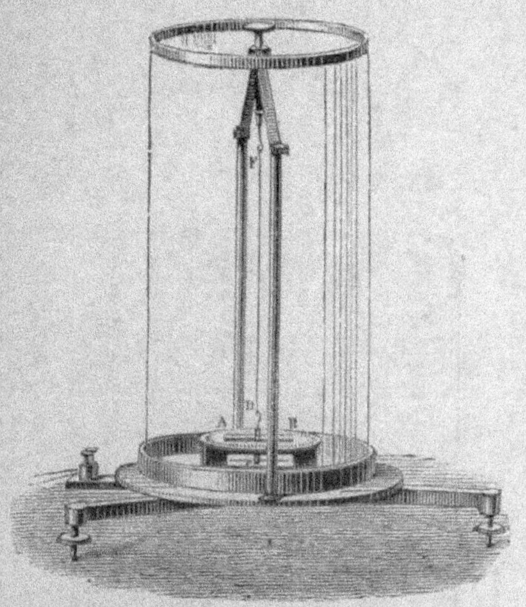

Fig. 30. — Galvanomètre de Nobili.

Quelques galvanomètres astatiques sont construits sur le modèle du télégraphe sous-marin de sir William Thomson.

M. Carpentier en a construit plusieurs de ce genre d'une rigoureuse précision.

Dans le galvanomètre Thomson, modèle Carpentier, le circuit est enroulé sur deux cadres plats d'ébonite, en forme de 8, qui sont rendus solidaires par le support central et deux écrous (fig. 31).

Un barreau aimanté très léger portant miroir est

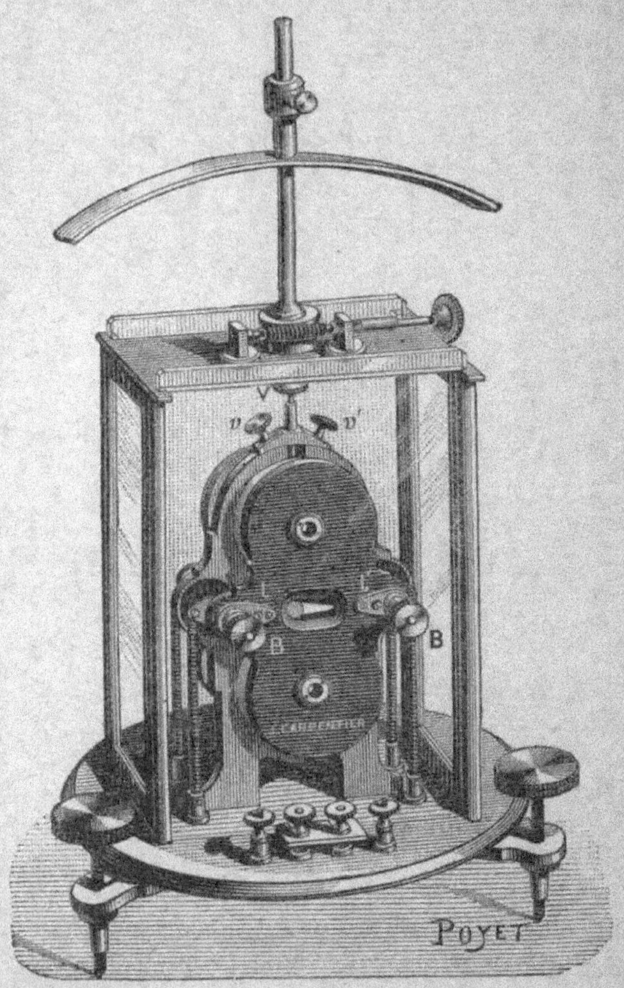

Fig. 31. — Galvanomètre de Thomson, modèle Carpentier.

compris entre ces cadres dont l'un, percé en son

milieu d'une petite fenêtre, permet aux rayons d'une
source lumineuse d'éclairer ce miroir et d'accuser
ainsi la plus faible déviation de l'équipage.

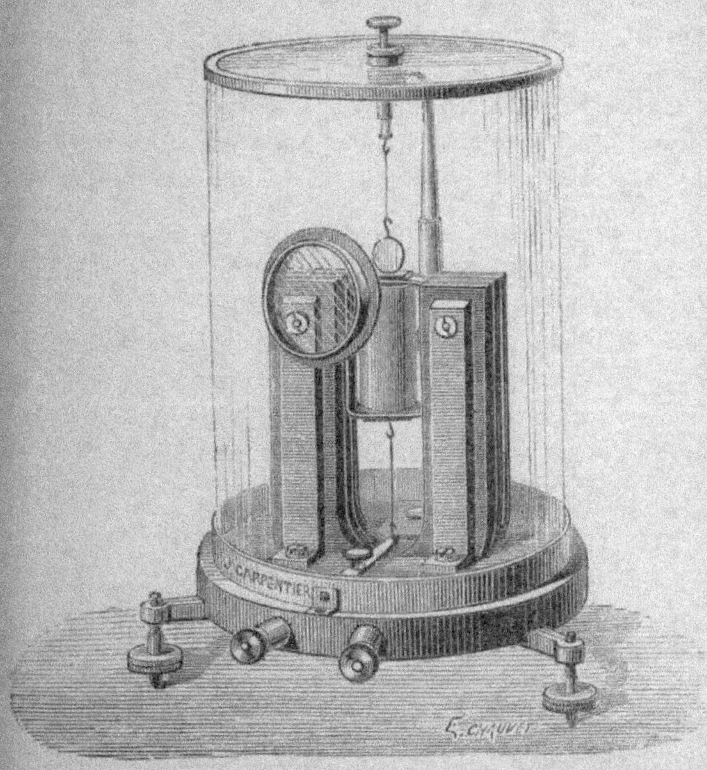

Fig. 32. — Galvanomètre apériodique de MM. Marcel Deprez
et d'Arsonval.

L'apériodicité est assurée par un losange en papier
qui, par sa résistance sur l'air, amortit toute oscillation inutile et empêche toute perte de temps.

C'est aussi très facilement qu'on peut échanger les

bobines contre de plus petites plus résistantes ou moins résistantes.

Le galvanomètre apériodique Deprez et d'Arsonval, construit avec tant d'habileté par M. Carpentier, constitue également un des appareils les plus précis qu'on puisse employer dans les laboratoires (fig. 32).

Ce galvanomètre dont l'apériodicité est pratiquement parfaite est entièrement soustrait aux influences des variations du champ magnétique ambiant.

Dans les formules que nous avons données plus haut au sujet des boussoles des tangentes et des sinus, nous avons supposé connu le rapport $\frac{M R}{2 \pi n}$. A la rigueur on peut l'ignorer. On fait alors passer dans le galvanomètre un courant d'intensité connue I et on observe une déviation d'angle de A ; soit toujours i l'intensité à mesurer donnant la déviation α ; on peut écrire :

$$\frac{i}{I} = \frac{\operatorname{tg} \alpha}{\operatorname{tg} A} \qquad \text{ou bien} \qquad \frac{i}{I} = \frac{\sin \alpha}{\sin A}$$

d'où

$$i = I \frac{\operatorname{tg} \alpha}{\operatorname{tg} A} \qquad \text{ou } i = I \frac{\sin \alpha}{\sin A}$$

selon qu'on se sert de la boussole des tangentes, ou de celle des sinus.

Il ne faudrait pas non plus préjuger de la puissance d'un galvanomètre au nombre des spires du multiplicateur.

L'intensité i du courant est, d'après la loi de Ohm :

$$i = \frac{E}{R + nr}$$

R étant la résistance du circuit autre que celui du galvanomètre et r la résistance d'une seule des n spires, E la force électromotrice.

Mais nous avons vu que :

$$f = \mathrm{K}\, n\, i$$

K est la constante de l'appareil.

Par conséquent

$$f = \mathrm{K}\, \frac{n\,\mathrm{E}}{\mathrm{R} + n\,r}.$$

Cela nous montre que f augmente bien avec le nombre n de spires, mais l'augmentation est quelquefois absolument négligeable. Si nr est très petit par rapport à R, c'est-à-dire si la résistance extérieure au galvanomètre est très grande, les indications sont sensiblement proportionnelles à n; si, au contraire, R est négligeable devant nr, ou mieux, si la résistance extérieure est très faible, la force f sensiblement égale à $\frac{\mathrm{E}}{r}$ est à peu près indépendante de n.

Donc, pour obtenir des déplacements maxima, il faut aux *grandes résistances extérieures, beaucoup de spires;* aux *faibles résistances, peu de spires.*

Il peut encore arriver que le galvanomètre qu'on a à sa disposition est trop faible pour supporter directement l'intensité du courant, ou bien que ce courant fasse dévier l'aiguille jusque dans le voisinage de 90°. Il suffit simplement dans ce cas de brancher le galvanomètre sur un conducteur résistant qui ne laisse passer qu'une partie voulue du courant. Cette dérivation porte le nom de *shunt.*

Soit ρ la résistance de ce shunt, I l'intensité du courant qui y circule, i l'intensité du courant dans le galvanomètre, on a :

$$\frac{\text{I}}{i} = \frac{\dfrac{1}{nr}}{\dfrac{1}{nr} + \dfrac{1}{\rho}} = \frac{\rho}{\rho + nr} = \frac{1}{1 + \dfrac{nr}{\rho}}$$

On donne généralement au shunt une résistance égale au $\frac{1}{9}$, $\frac{1}{99}$, $\frac{1}{999}$, de la résistance du galvanomètre et alors l'intensité i est égale au $\frac{1}{10}$, $\frac{1}{100}$, $\frac{1}{1000}$ du courant principal.

Dans les mesures si délicates de l'électrophysiologie, on doit noter que l'introduction d'un galvanomètre dans le circuit affaiblit le courant qu'on veut mesurer puisque la résistance en a été augmentée.

Si R est la résistance normale totale, et r la résistance propre au galvanomètre, les intensités i et i' correspondantes à l'admission ou au rejet du galvanomètre sont :

$$i = \frac{e}{\text{R}} \qquad \text{et} \qquad i' = \frac{e}{\text{R} + r}$$

L'instrument mesurera i'; on en déduira i par le calcul de

$$i' = i \left(1 + \frac{r}{\text{R}}\right)$$

Un inconvénient commun à tous les galvanomètres si précis que nous venons de passer en revue, et qui ne sont propres qu'aux études physiologiques, est de

comporter comme organe essentiel et principal un
équipage aimanté dont le magnétisme ne tarde pas,
sous l'influence des courants, à varier d'une façon
notable. Un réétalonnage fréquent est nécessaire si
on tient à posséder toujours un excellent instrument
de mesure.

M. Marcel Deprez est parvenu à combiner un gal-

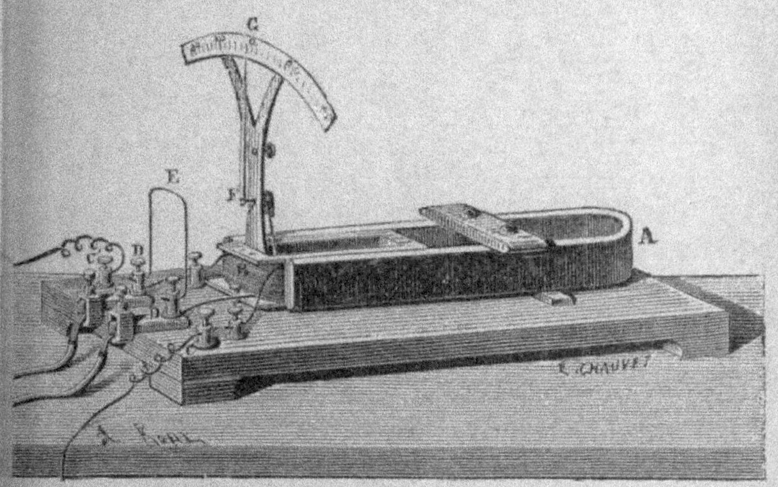

Fig. 33. — Galvanomètre de M. Marcel Deprez.

vanomètre très pratique, susceptible d'être employé
en médecine et à éliminer l'aiguille indicatrice habituellement employée (fig. 33) :

Sur une planchette de bois est couché un fort
électro-aimant A en fer à cheval entre les pôles
duquel est fixé un cadre multiplicateur B fixe, à fil
fin, pouvant agir sur une légère pièce de fer doux,
mobile autour d'un axe horizontal.

Quand le courant ne passe pas, la pièce de fer doux, contenue dans le champ magnétique intense du gros aimant, s'oriente suivant la ligne des pôles; mais dès que le courant, amené à deux bornes vissées dans la planchette et au cadre, vient à circuler dans le fil fin, cette pièce est largement déviée et sa déviation est lue sur un cadran gradué G au moyen d'une longue aiguille F amplificatrice.

Comme la puissance du champ magnétique et le fil fin du cadre rendent l'amplitude maxima de l'angle de rotation toujours assez faible, les intensités mesurées sont sensiblement proportionnelles aux angles indiqués par le cadran.

Ce galvanomètre est, de plus, apériodique, c'est-à-dire que l'équipage n'oscille pas quand le courant cesse; il revient aussitôt à sa position d'équilibre.

Dans le même ordre d'idées, M. d'Arsonval a combiné récemment avec le concours de M. Gaiffe, un nouveau galvanomètre très sensible, à miroir et à cadran indicateur (fig. 34).

La bobine induite se meut à l'intérieur de deux aimants en segment de couronnes concentriques dont les solutions de continuité sont diamétralement orientées en sens inverses, et dont les pôles de noms contraires sont placés en regard les uns des autres. On a choisi cette disposition pour que la bobine influente coupe le plus grand nombre possible de lignes de force du champ magnétique et que les effets perturbateurs de l'extérieur soient le plus possible amortis.

Dans les modèles de laboratoire, à miroir, les dimensions relatives des parties du système sont telles que la course de l'image pour la déviation maxima est de 50 centimètres à droite et à gauche du zéro, l'échelle de graduation étant située à 1 mètre de distance.

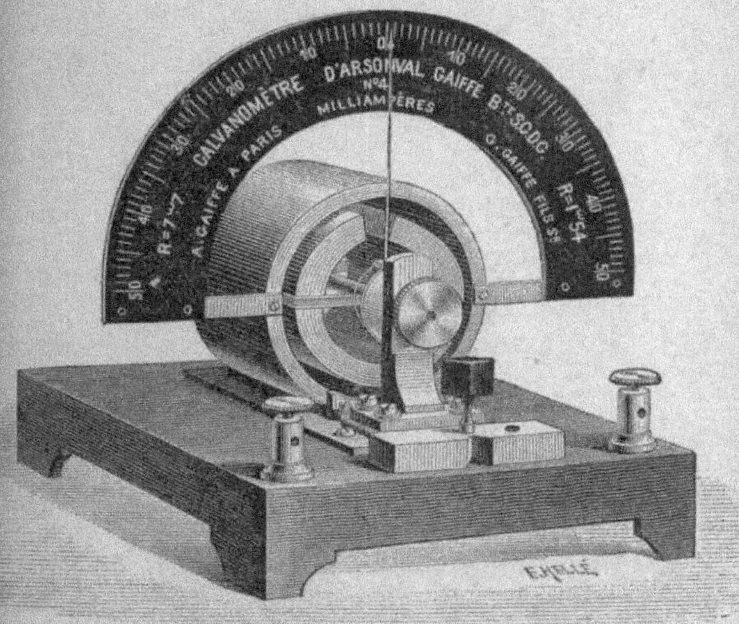

Fig. 34. — Galvanomètre de MM. Gaiffe et d'Arsonval.

Un autre galvanomètre très sensible, astatique et apériodique et dont la lecture des indications présente en surcroît l'avantage d'être permise à une distance assez grande, est le nouveau galvanomètre Trouvé (fig. 35), qui rappelle à première vue celui de Bourbouze. Mais, tandis que celui-ci ne pouvait servir que pour les courants d'une assez grande intensité et qu'il ne comportait par conséquent

qu'une faible précision, le galvanomètre de Trouvé
est, au contraire, très précis et essentiellement propre

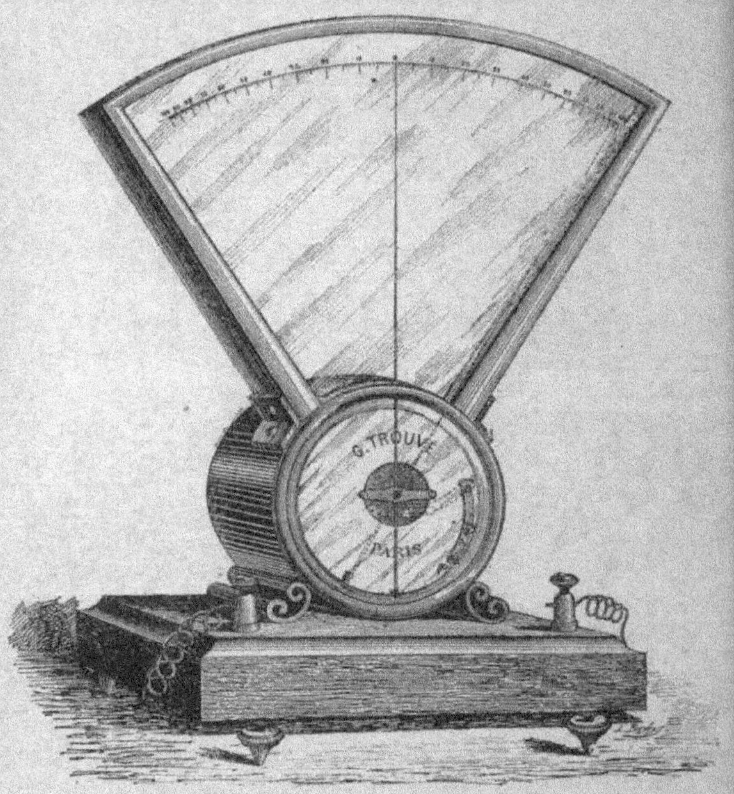

Fig. 35. — Galvanomètre Trouvé pour les cours ou les cliniques
privées.

à la pratique médicale à laquelle il est spécialement
destiné.

Tout l'appareil galvanométrique est hermétiquement renfermé dans un cylindre métallique qui est

surmonté d'un cadre à doubles glaces transparentes
entre les faces desquelles peut librement osciller
une longue aiguille indicatrice. La graduation *en
milliampères* est gravée sur l'une de ces faces, et les
lectures les plus délicates peuvent y être faites avec
précision à plusieurs mètres de distance. L'apériodicité est obtenue par la résistance de l'air agissant
sur une petite surface portée par l'aiguille dont la
masse et le moment d'inertie sont extrêmement
faibles : les moindres oscillations sont ainsi instantanément amorties.

Ce galvanomètre est très luxueux, d'un prix modique, et comme il est entièrement à l'abri de toute
perturbation extérieure il offre toute sécurité. Ces
trois grandes qualités, si rarement associées, le désignent d'une façon toute particulière aux médecins
qui veulent l'exposer à air libre, comme à la Salpêtrière, sur une table d'électrothérapie. Là, il peut
être laissé sans le moindre inconvénient aux coups
d'air, à la poussière, etc., et subir, sans qu'on ait à
craindre de le fausser, tous les déplacements et
toutes les manipulations qui peuvent devenir nécessaires. Il se nettoie rapidement par un simple
époussetage. C'est le seul galvanomètre de précision qui, à notre connaissance, jouit de tant d'avantages.

D'autres galvanomètres très pratiques sont les galvanomètres qui sont adjoints aux appareils médicaux
les plus en usage. Tel est le galvanomètre Trouvé,
qui peut être horizontal (fig. 36) ou vertical (fig. 37) ;
il est gradué en milliampères d'un côté et de l'autre
en degrés ; les angles de déviation ne sont pas,

en effet, proportionnels aux intensités des courants qui circulent dans leurs fils.

Cependant on peut admettre que, lorsque la déviation n'atteint pas 20°, il y a sensiblement proportionnalité entre l'intensité et la déviation.

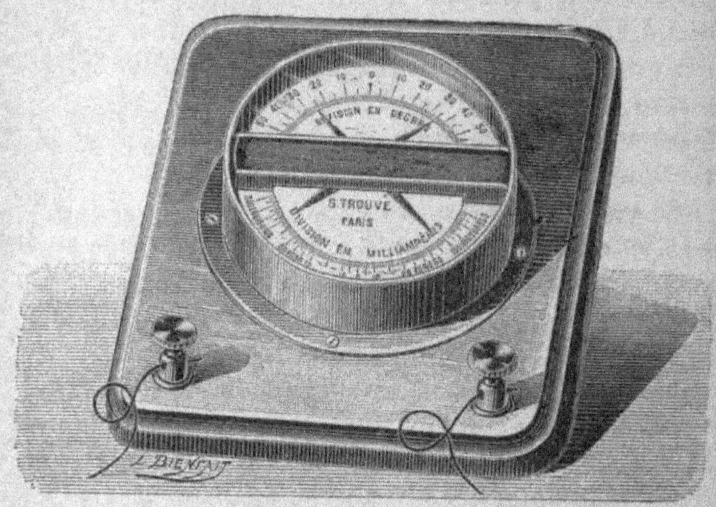

Fig. 36. — Galvanomètres horizontal Trouvé.

Dans tous les cas, M. Trouvé a conservé d'un côté les degrés pour les raisons suivantes :

1° Les deux graduations permettent d'utiliser au moyen d'une table de comparaison les galvanomètres anciens;

2° Les degrés laissent apprécier les plus petits déplacements de l'aiguille quand celle-ci arrive aux dernières indications de l'échelle en milliampères.

Dans la construction et l'étalonnage des galvanomètres, la conservation des degrés d'un côté est d'un grand secours pour tracer avec précision l'échelle empirique des intensités, en milliampères, par exemple.

L'échelle des intensités étant obtenue empiriquement, on est obligé, en l'absence de tout point de

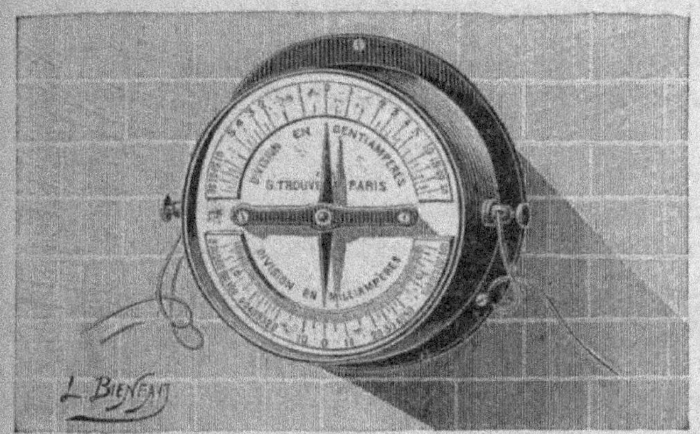

Fig. 37. — Galvanomètre vertical Trouvé.

repère sur le cadran, de noter et pointer immédiatement la position de l'aiguille pour chaque intensité déterminée.

L'étalonnage et le pointage doivent donc se faire simultanément par une même personne; cela présente certains inconvénients.

Au contraire, avec le cadran divisé préalablement en degrés, mécaniquement, et par conséquent avec précision, on peut confier l'étalonnage à une personne compétente, qui n'aura qu'à noter le nombre exact de degrés pour chaque intensité, et confier ensuite cette table à une personne exercée qui fera

le pointage et le tracé de l'échelle des intensités correspondantes avec une grande précision, puisqu'elle
n'aura d'autre préoccupation que celle de faire
reprendre à l'aiguille du galvanomètre, par orientation, les positions indiquées par son prédécesseur
compétent, dont il a la table sous les yeux.

La graduation en milliampères, dans les galvanomètres de Trouvé, est faite sur un limbe amovible
qui peut être déplacé et remplacé par un autre
ou réétalonné, si on le juge nécessaire, à la suite
d'accidents arrivés à l'appareil. Il est très important
dans la pratique journalière de pouvoir vérifier et
réétalonner ces galvanomètres un peu sensibles aux
chocs violents, sans être arrêté par une dépense qui
serait assez élevée s'il fallait remplacer ou refaire
entièrement le galvanomètre, tandis qu'elle est insignifiante pour le réétalonnage avec cercle amovible.

Dans bien des circonstances on n'a pas besoin de
connaître l'intensité d'un courant, mais de savoir
seulement s'il y a courant ou plutôt production
d'électricité.

Des appareils fort simples, connus sous le nom de
magnétoscopes, galvanoscopes ou d'électroscopes,
sont employés à cet usage :

Le magnétoscope astatique Trouvé (fig. 188) se
compose de deux petites aiguilles à coudre ordinaires, aimantées à saturation et d'une façon à peu
près égale, qui sont piquées dans un fétu de paille
suspendu par un fil de cocon à l'intérieur d'une éprou-
vette de verre hermétiquement close.

La sensibilité du système est excessive, puisque

c'est avec lui que nous avons pu reconnaître avant
l'opération chirurgicale exécutée par M. le professeur
Polaillon et rapportée plus loin, page 366, la présence d'une fourchette de fer dans l'estomac d'un
sujet.

L'arrière-train d'une grenouille est aussi un excellent galvanoscope ; mais le téléphone est de tous les

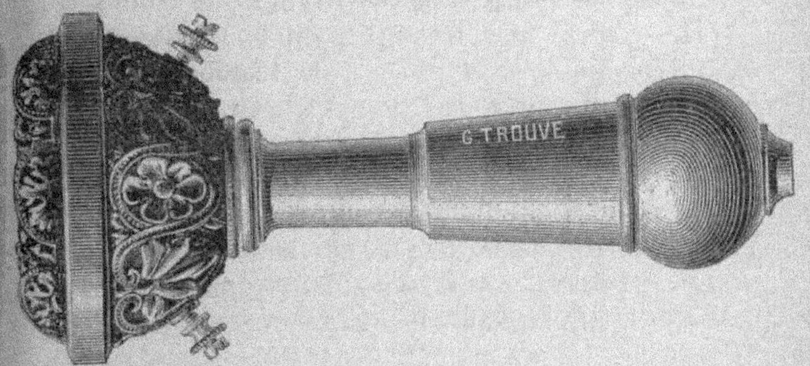

Fig. 38. — Téléphone Bell construit par M. Trouvé.

galvanoscopes le plus sensible. Il accuse la présence
d'un champ électrique ou magnétique d'une excessive pauvreté.

Nous avons maintes fois constaté pour notre part
qu'un téléphone Bell construit avec soin (fig. 38) et
intercalé dans le circuit secondaire du grand appareil d'induction Trouvé (fig. 109), mais complètement isolé du circuit primaire fait entendre distinctement les interruptions et rétablissement du courant
quand la bobine secondaire s'éloigne à plus de un
mètre et demi et deux mètres de son inductrice.

Le téléphone est, à ce point de vue, un précieux

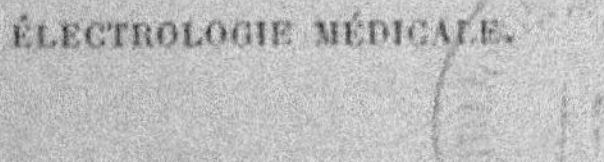

instrument de recherche qui a rendu (on le verra plus loin) et rendra des services importants en électrophysiologie.

Le phénomène du phosphène électrique est aussi un galvanoscope assez pratique, bien que, sous le rapport de la sensibilité électroscopique il ne puisse rivaliser avec la grenouille ou mieux encore avec le téléphone disposé comme nous venons de l'indiquer.

« Le phosphène électrique, dit le Dr Boucheron est un phénomène intéressant de l'action des courants sur l'organe visuel : il consiste en une sensation lumineuse produite à la fermeture ou à l'ouverture du courant, ou même lors des variations du courant produites par l'oscillation d'un microphone (Bardet).

« Le phosphène électrique, par la sensibilité de sa réaction, peut servir de *galvanomètre physiologique* pour les petits courants peu intenses de 2 à 10 milliampères. En appliquant les deux électrodes aux tempes, et en fermant et ouvrant le circuit, on voit apparaître une lueur colorée, généralement annulaire.

« Le phosphène électrique paraît se produire dans la rétine seulement, lors de l'excitation de la rétine seulement; et non par l'excitation du nerf optique, ni par l'excitation du centre encéphalique visuel, comme paraît le démontrer l'expérience suivante:

« Avec un courant de deux éléments, les pôles placés, le positif à la nuque, ou sur l'occipital, et le négatif sur le bord orbitaire inférieur, de manière à mettre dans le circuit les centres visuels, les nerfs optiques et la rétine — par les courants directs ou dérivés — on produit un phosphène léger. En abaissant peu à peu le pôle négatif du côté de la mâchoire, on s'écarte de plus en plus de la rétine tout en excitant vraisemblablement les centres. Dans ces conditions, le phosphène diminue de plus en plus et bientôt disparaît quand les courants dérivés n'impressionnent plus la rétine.

« De même en plaçant les électrodes aux tempes, on obtient le phosphène, mais en reculant les électrodes vers les temporaux, tout en se maintenant sur le trajet des nerfs optiques, le phosphène disparaît. Il est entendu que la peau est préalablement nettoyée à l'alcool et à l'éther et mouillée pour la rendre très perméable aux courants faibles.

« Avec les courants plus forts, il y a une diffusion des courants à longue distance qui peut en imposer sur les points excités. »

Mesure des tensions ou des forces électromotrices. — Connaissant l'intensité i et la résistance r, on peut connaître la tension e.

$$e = i\,r.$$

Si l'on veut déterminer par méthode directe la tension d'un courant, il suffit de songer que, quelle que soit la résistance du circuit, l'énergie W, égale au produit de l'intensité i par la tension, reste constante :

$$W = i\,e.$$

Les effets physiques d'influence ou d'induction qui manifestent la présence de l'agent électrique ne sont causés, à proprement parler, ni uniquement par l'intensité, ni uniquement par la tension ; pas plus que, en mécanique, le travail ne s'identifie avec la force ou avec la vitesse. Ils sont en rapport avec l'intensité et avec la tension, comme le travail est le produit de la force par la vitesse, seulement l'intensité règle la grandeur du phénomène et la force électromotrice détermine son extension à une distance plus ou moins grande du centre d'action.

Donc, ce qu'on a mesuré réellement en cherchant l'intensité d'un courant, ça a été le produit de cette intensité par la tension; mais on a bien pris soin, sachant que le produit ie restait parfaitement invariable, de réduire e au minimum en enroulant les bobines de fil gros et court.

Dans la mesure de la tension, au contraire, il est nécessaire de réduire l'intensité pour laisser dominer la tension.

Les ampèremètres ou galvanomètres que nous avons étudiés, pourront donc nous servir encore de voltmètres si nous avons la précaution d'y substituer des fils fins et longs aux fils gros et courts.

Quand il s'agit d'éléments de piles, on a recours à la méthode d'opposition.

On a n éléments de force électromotrice connue e et de résistance intérieure r, et n' éléments de force électromotrice e' et de résistance intérieure r'. Si R est la résistance extérieure commune au système et i l'intensité :

$$e' = \frac{n}{n'}\, e - (\mathrm{R} + n\,r + n'\,r')\, i.$$

Si on peut faire que

$$i = o.$$

on aura :

$$e' = \frac{n}{n'}\, e$$

On peut encore, avec Wiedemann, associer successivement deux éléments en série et en opposition et on mesure les intensités i et i' correspondantes :

$$i = \frac{e + e'}{R + r + r'} \qquad i' = \frac{e - e'}{R + r + r'}$$

Ou en éliminant le dénominateur $R + r + r'$ et isolant e'.

$$e' = e\,\frac{i - i'}{i + i'}$$

D'après M. Émile Reynier[1], un des meilleurs voltamètres est la pile humide Trouvé que le Dr Gavarret qualifiait de « vrai étalon physiologique » et qui peut servir à la mesure des plus puissantes forces électromotrices comme des plus faibles. Plusieurs usines d'électricité l'emploient à l'exclusion de tout autre.

Chaque couple se compose uniquement d'un tube de verre (fig. 39) rempli de rondelles de papier buvard, imprégnées de sulfate de cuivre, et de deux disques, l'un de cuivre, l'autre de zinc, placés aux deux bouts de la colonne de papier. Le tube est fermé à chacune de ses extrémités par un bouchon de caoutchouc ou de liège paraffiné que traverse un fil de cuivre soudé à la rondelle correspondante.

Les dimensions de ces couples sont variables. Ils

[1] *L'Électricien* du 15 mars 1884.

peuvent avoir couramment 1 centimètre de diamètre intérieur et 10 centimètres de longueur. Fabriqués en grande quantité, ils pourraient revenir à la modique somme de 25 centimes l'un. De cette façon, il serait possible, dans un espace restreint, de superposer un

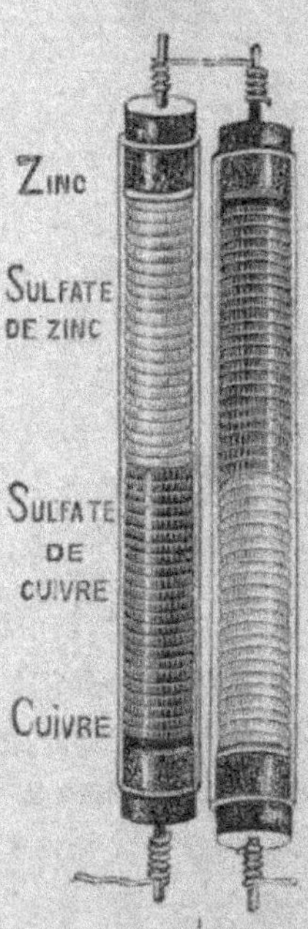

Fig. 39. — Pile humide Trouvé montée en colonne.

grand nombre de ces couples pour former une pile de haute tension, très bien isolée, constante, durable, d'un prix très modique et d'une haute valeur pour l'étude et l'étalonnage des appareils de mesure. La meilleure manière de la monter consiste à suspendre verticalement les éléments à des cadres horizontaux.

Pour la commodité du transport et de l'usage, elles sont casées par groupes dans des boîtes ma-

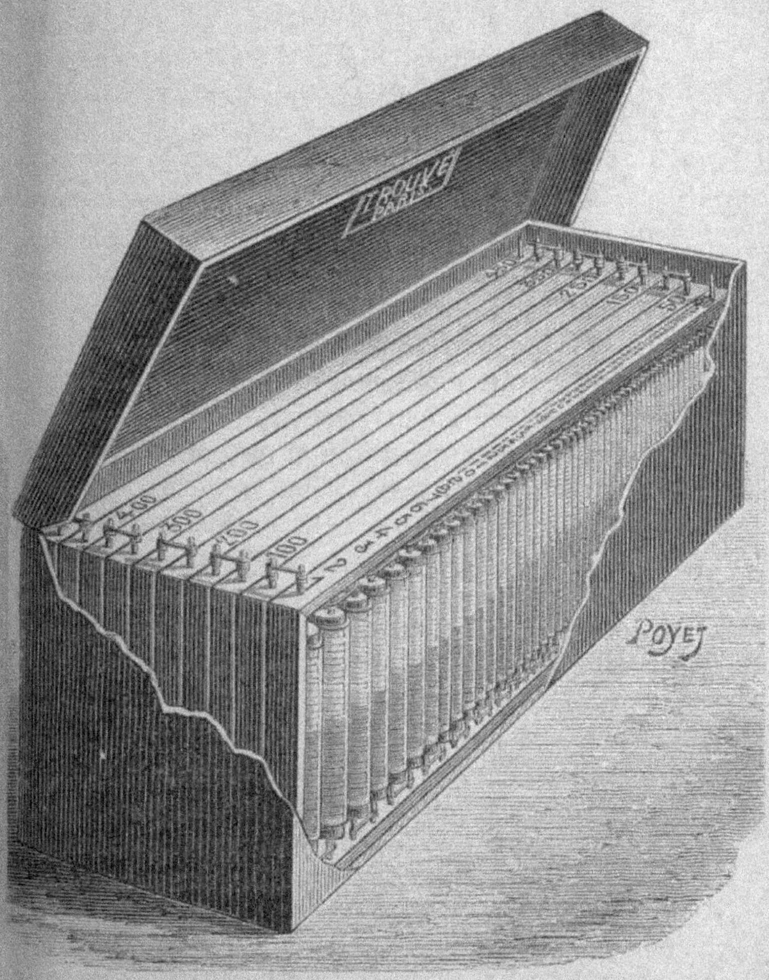

Fig. 40. — Pile humide Trouvé de 500 couples pour l'étalonnage et le contrôle des voltmètres.

niables. La figure 40 représente une pile humide
de 500 couples ainsi combinée. La caisse a 80 centimètres de longueur sur 20 de largeur.

On sait tout l'intérêt que présentent les batteries de
tension pour l'étude de l'électricité à haut potentiel.
Malheureusement le montage d'une pile d'un nombre
considérable de couples est si coûteux, l'isolement
en est si difficile, que peu de physiciens ont pu jusqu'à présent s'offrir une batterie de plusieurs milliers
de volts. Il faut citer cependant M. Gassiot avec ses
couples zinc, platine, eau, et M. Warren de la Rue,
avec ses piles au chlorure d'argent. La célèbre
batterie secondaire de 800 couples, avec laquelle
M. Gaston Planté exécuta ses magnifiques expériences,
ne peut pas entrer ici en ligne de compte, car elle
donne des effets de quantité qui ne pourraient être
obtenus avec les piles très résistantes de MM. Gassiot,
Warren de la Rue et les nôtres. Mais, grâce aux
couples tubulaires, les hauts potentiels pourraient
être étudiés commodément et recevoir des applications pratiques. C'est à ce point de vue particulier
que la pile humide, dans sa forme la plus simple,
pourrait donner de l'imprévu.

Un appareil très sensible qui dénonce les forces
électromotrices les plus faibles et qui, par conséquent, peut rendre les plus grands services dans les
recherches physiologiques, est l'*électromètre capillaire de Lippmann* (fig. 41).

Nous avions vu plus haut (p. 19), que sir W.
Thomson et M. Lippmann avaient montré que la différence de potentiel engendrée par le simple contact

de deux métaux hétérogènes ou même par la simple
variation d'étendue de la surface de ce contact pouvait, dans des conditions artificielles déterminées,

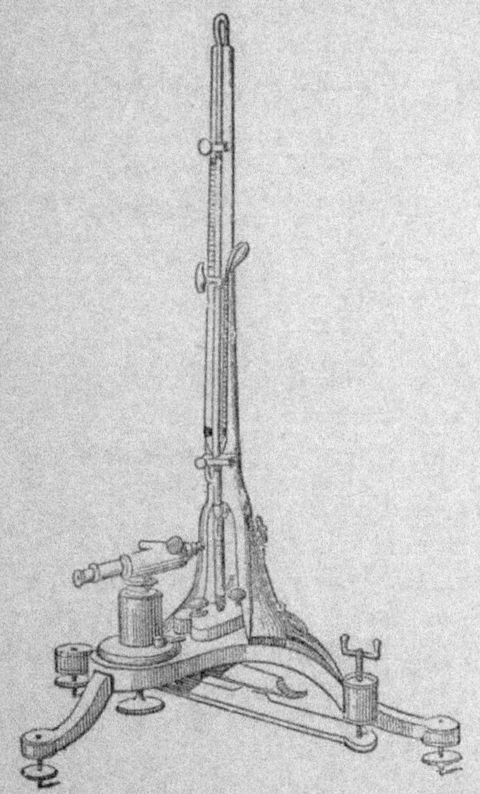

Fig. 41. — Electromètre capillaire de M. Lippmann.

donner lieu à un courant électrique continu ; l'électromètre de M. Lippmann est fondé sur le principe
inverse, c'est-à-dire sur le fait qu'un courant électrique provoque une variation de niveau dans une
colonne capillaire de mercure.

En un mot, voici ce qui se passe :

Soit un tube recourbé *a b c* (fig. 42), large à l'une de ses extrémités, *b*, très étroit à l'autre, *a*.

On verse du mercure dans la branche *b* jusqu'à ce que le niveau dans la branche capillaire *a* soit voisin du niveau *b*. Cette extrémité *a* plonge dans un

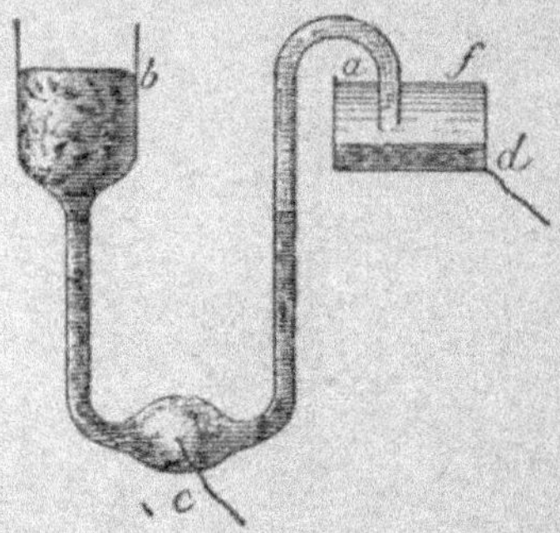

Fig. 42. — Principe de l'électromètre capillaire
de M. Lippmann.

vase *f* contenant du mercure et au-dessus de l'acide sulfurique. Deux électrodes en platine, *c* et *d*, sont en communication d'une part avec l'objet électromoteur en étude et d'autre part avec la couche mercurielle du vase *f* et avec le tube *a b*.

Dès qu'un courant passe dans le circuit fermé *d a c d*, il est signalé par une dépression dans le niveau de la branche capillaire et c'est cette dépression, fonction de la force électromotrice, qui sert à mesurer celle-ci.

Elle est évaluée par la quantité de mercure nécessaire pour ramener la colonne à son niveau primitif. La graduation a d'ailleurs été effectuée, empiriquement, une fois pour toutes.

La disposition adoptée par M. Lippmann est la
suivante : le réservoir est un tube vertical plein de
mercure ; sa pointe capillaire plonge dans un second
manchon vertical (fig. 43), qui contient une couche
de mercure et de l'eau acidulée. La communication
électrique correspond à celle qui est ci-dessus indiquée.

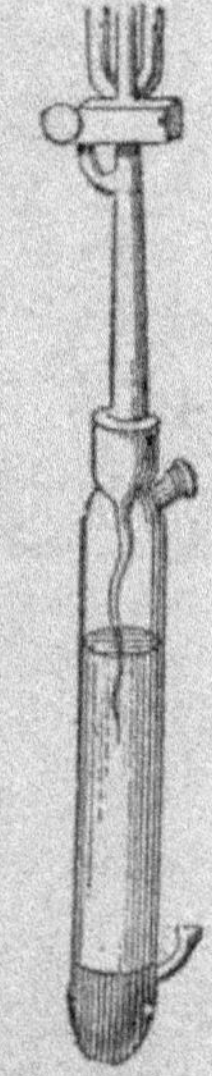

Fig. 43. — Détail du raccordement des deux tubes de l'électromètre capillaire de M. Lippmann.

Le tout est disposé sur un trépied à vis calantes
(fig. 44) et un fort microscope note les dépressions
électrométriques du ménisque. Ce ménisque est
ramené au niveau primitif au moyen d'une vis de
pression agissant sur un réservoir d'air qui commande la colonne mercurielle. A cette fin, le sommet
du tube vertical est encapuchonné dans un tube de

caoutchouc allant au réservoir, et un baromètre permet d'apprécier la pression intérieure avant et après l'expérience. Par différence, on connait la variation de pression nécessaire au retour du ménisque à sa position initiale et une table à double entrée, ou une courbe, donne par simple lecture la force électromotrice cherchée.

L'électromètre Lippmann indique des potentiels de $\frac{1}{10\,000}$ d'unité (volt, ou Daniell $= 1^{\text{volt}},079$).

Mesure des quantités. — Connaissant l'intensité et la tension à un instant donné, on peut calculer le potentiel correspondant.

La quantité d'électricité Q, fournie dans un temps donné T, sera ensuite obtenue par l'intégration des potentiels élémentaires.

$$Q = \int_{o}^{t} i\,e.\,dt.$$

Si la force électromotrice est constante, ou peut être regardée comme telle :

$$Q = e \int_{o}^{t} i.\,dt.$$

Si, enfin, l'intensité i est également constante :

$$Q = ie\,T$$

ce qui était évident *a priori*.

Comme nous l'avons dit plus haut, les meilleurs intégrateurs électriques, auxquels on a donné le nom de compteurs d'électricité, sont les voltamètres.

De ce nombre est le compteur de Trouvé (fig. 44)

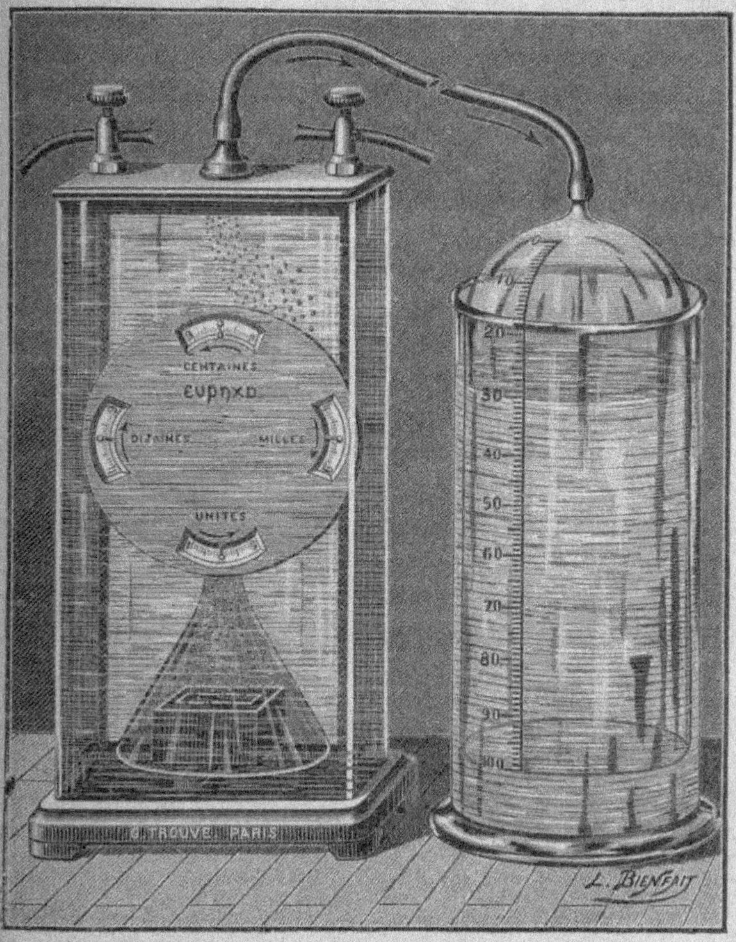

Fig. 44. — Compteur d'électricité de Trouvé.

qui se compose d'une turbine ou roue à augets
immergée dans l'eau acidulée que la force de déga-

gement des gaz provenant de l'électrolyse met en mouvement. Le nombre des révolutions de cette turbine se trouve d'ailleurs indiqué, par l'intermédiaire d'un train de rouages, sur des cadrans dont l'un marque les unités, un second les dizaines, un autre les centaines, etc., de tours.

Le fonctionnement de tous ces différents compteurs est le même. Le train de rouages disposé au-dessus de larges électrodes de platine est noyé dans le liquide électrolytique, et un entonnoir en verre recueille les gaz pour les faire agir sur la turbine du compteur, après quoi ils peuvent être recueillis séparément ou ensemble.

Dans le premier cas, l'oxygène peut être utilisé pour assainir l'appartement et l'hydrogène pour la chaleur.

Ils peuvent être recueillis dans une cloche graduée et à immersion, comme le montre la figure 42 et servir comme mélange détonant.

Ce compteur, d'une extrême simplicité, convient aussi bien pour la mesure des courants continus que pour la mesure des courants alternatifs. Il peut même se graduer pour représenter l'énergie électrique sous toutes ses formes : ce sera, par exemple, un ampère-heure-mètre, un volt-heure-mètre, un watt-heure-mètre, un coulomb-mètre.

RENSEIGNEMENTS DIVERS

Nous réunissons dans cette section les renseignements que nous croyons utiles aux électrothérapeutes. Nous renvoyons aux nombreux traités de physique et à l'excellent *Formulaire pratique de l'électricien* de M. E. Hospitalier, pour tous ceux que nous aurions omis ou négligé de donner.

NOTATIONS

C. G. S.	système centimètre — gramme-masse — seconde.	mq ou m^2	mètre carré.
		mc ou m^3	mètre cube.
		s	seconde de temps.
E	force électromotrice = potentiel.	d	diamètre.
		e	différence de potentiel.
I ou i	intensité électrique.		
M	masse.	f	force.
P ou ϖ	poids absolu.	g	accélération due à la pesanteur.
R	résistance.		
T ou t	temps.	l	longueur.
V ou v	volume ou vitesse.	n	nombre abstrait.
W	énergie, travail.	r	résistance intérieure ou rayon.
c	centi.		
cm_q ou cm^2	centimètre carré.	s	section.
cmc ou cm^3	centimètre cube.	w	watt.
d	déci.	α, β	angles.
$f. é. m.$	force éelctromotrice.	γ	accélération.
f	franc.	θ	température.
g	gramme.	μ	micr ou micron.
j	joule.	ρ	rayon de courbure.
kg	kilogramme	ω	vitesse angulaire ou ohm.
m	mètre, minute de temps ou milli.		

BAROMÉTRIE

Poids spécifiques.

MÉTAUX

Iridium	22,4		
Platine	21	à	22
Or	19	à	19,6
Plomb	11,4		
Argent	10,5		
Bismuth	9,8		
Cuivre	8,6	à	8,9
Nickel	8,6		
Maillechort	8,6		
Laiton	7,8	à	8,4
Acier	7,9		
Fer	7,8		
Bronze d'aluminium	7,7		
Etain	7,4		
Zinc	7,2		
Fonte	7,0		
Aluminium	2,7		
Magnésium	1,8		
Sodium	1,97		
Lithium	0,6		

BOIS

Buis	1,3	à	0,9
Ebène	1,2	à	1,1
Chêne	1,2	à	0,6
Acajou	0,9	à	0,5
Noyer	0,9	à	0,7
Poirier	0,8	à	0,7
Sapin	0,7	à	0,5
Peuplier	0,5	à	0,4
Liège	0,2		

DIVERS

Diamant	3,5		
Flint	3,5	à	3,2
Ivoire	2,8		
Quartz	2,6		
Crown	2,5		
Verre vert	2,6		
Porcelaine	2,2		
Soufre	2,07	à	1,97
Silice	1,7		
Charbon	1,6		
Ebonite	1,15		
Gutta-percha	0,98	à	0,97
Cire	0,96		
Caoutchouc	0,93		
Glace	0,91		
Neige	0,1		

LIQUIDES

Mercure	13,596		
Brome	2,99		
Sulfure de carbone	1,26		
Eau de mer	1,02		
Eau à son maximum de densité	1		(unité)
Huile	0,9		
Naphte	0,8		
Alcool	0,79		
Pétrole	0,8		
Ether	0,7		

Poids spécifiques des gaz et des vapeurs.

(POIDS DE L'UNITÉ DE VOLUME D'AIR ATMOSPHÉRIQUE = 1)

	Le litre à 0° et à la pression normale pèse		gr.
Iode.	8,716	—	11,30
Mercure.	6,976	—	8,96
Brome.	5,54	—	7,16
Vapeur d'essence de térébenthine.	5,013	—	6,512
Vapeur d'éther sulfurique . . .	2,586	—	3,395
Chlore.	2,47	—	3,18
Vapeur d'alcool .	1,613	—	2,095
Acide carbonique.	1,529	—	1,9774
Oxygène.	1,056	—	1,430
Air atmosphérique	1	—	1,293
Azote	0,9714	—	1,256
Oxyde de carbone.	0,968	—	1,254
Vapeur d'eau. . .	0,6235	—	0,806
Ammoniac. . . .	0,597	—	0,761
Hydrogène. . . .	0,06926	—	0,08958

D'après M. Venable[1], le tableau ci-dessous indique la limite de perception des saveurs, ou les quantités minima de certaines substances qui, placées sur la langue, permettent d'en distinguer le goût propre.

Sucre..	0,002 8
Sel	0,000 9
Acide tannique. . .	0,000 08
— chlorhydrique	0,000 09
Saccharine.	0,000 004 8
Strychnine.	0,000 000 48

[1] *Cosmos*, 12 mars 1892.

THERMOMÉTRIE ET CALORIMÉTRIE

Toutes les températures notées dans le présent Manuel sont évaluées en degrés centigrades, mais on peut avoir à transposer ces degrés centigrades ou Celsius (C) en degrés Fahrenheit (F) ou en degrés Réaumur (R) ou réciproquement. Les relations qui existent entre tous ces symboles sont les suivantes :

$$C = \frac{4}{5} R = \frac{9}{5} (F - 32)$$

$$R = \frac{5}{4} C = \frac{9}{4} (F - 32)$$

$$F = 32 + \frac{5}{9} C = 32 + \frac{4}{9} R$$

*Températures élevées indiquées approximativement
en degrés centigrades par la couleur du platine.*

Rouge naissant . . .	525°	Orangé clair.	1 200°
— sombre. . . .	700°	Blanc	1 300°
Cerise naissant . . .	800°	— soudant. . . .	1 400°
Cerise.	900°	— éblouissant . .	1 500°
— clair.	1 000°	Fusion	2 000°
Orangé foncé	1 100°		

Points de fusion et points d'ébullition à la pression normale.

	Fusion	Ébullition
Platine	2 000°	
Fer	1 600° à 1 500°	
Acier	1 400° à 1 300°	
Or fin	1 250°	
Or à 0,900	1 180°	
Fonte de fer	1 200° à 1 050°	
Cuivre	1 050°	
Argent	1 000°	
Bronze	900°	
Aluminium	600°	
Antimoine	440°	
Zinc	412°	1 040
Plomb	335°	
Bismuth	265°	
Etain	230°	
Sélénium	217°	665°
Arsenic	210°	
Soufre	114°,5	400°
Iode	107°	176°
Cire jaune	76°,2	
Acide stéarique	70°	
Cire blanche	68°,7	
Stéarine	61°	
Phosphore	44°,2	290°
Suif	33°	
Benzine	7°	80°,8
Eau distillée	0°	100°
— de mer	— 2°,5	103°,7
Brome	— 7°,5	63°
Essence de térében-thine	— 10°	156°,8
Ether sulfurique	— 32°	35°,5
Mercure	— 39°,5	350°
Acide sulfureux	— 79°,2	— 10°
Alcool	au-dessous de — 90°	78°,3

Chaleurs spécifiques.

Plomb.	0,0314	Fer	0,1132
Mercure.	0,0319	Soufre.	0,1776
Or	0,0324	Phosphore.	0,1887
Etain	0,0362	Platine	0,3240
Argent	0,0570	Acide sulfurique.	0,3350
Cuivre.	0,0952	Glace	0,5040
Zinc.	0,0956	Alcool.	0,5475
Nickel.	0,1092	Eau	1 unité

ÉLECTROMÉTRIE

Nomenclature de quelques corps usuels rangés par ordre de conductibilité électrique décroissante ou de résistance électrique croissante.

Argent.	Dissolutions salines.	Verre.
Cuivre.	Eau de mer.	Cire à cacheter.
Or.	Glace fondante.	Soufre.
Zinc.	Eau pure.	Résine.
Platine.	Pierre.	Gutta-percha.
Fer.	Glace non fondante.	Caoutchouc.
Etain.	Bois sec.	Gomme-laque.
Plomb.	Porcelaine.	Paraffine.
Mercure.	Papier sec.	Ebonite.
Charbons.	Laine.	Air sec.
Acides.	Soie.	

Table des résistances des métaux.

On se souvient que la loi des résistances des fils métalliques se résume dans la formule :

$$R = k \frac{l}{c\,s} = k \frac{l}{s} \cdot \frac{1}{c},$$

où k représente la résistance d'un fil d'une longueur égale à l'unité de longueur choisie, c le coefficient de conductibilité électrique du métal, l la longueur du fil, s sa section.

Mais la section circulaire est proportionnelle au carré du diamètre d, et l'on peut dire que

$$R = \frac{k'}{c} \frac{l}{d^2}$$

Or, la table ci-dessous donne en ohms, pour chaque métal, le coefficient $\frac{k'}{c}$; de sorte que *pour avoir la résistance* EN OHMS *d'un fil long de* l *mètres et d'un diamètre* d, *il suffit de multiplier le nombre de la table placée en regard du nom du métal employé par le quotient* $\frac{l}{d^2}$. Toutefois, il est nécessaire de noter que l est évalué en mètres et le diamètre d en millimètres.

Nous négligeons à dessein la faible correction à laquelle donne quelquefois lieu la température. En électrothérapie elle est presque toujours insignifiante.

7.

	ohm.		ohm.
Argent recuit. . . .	0,01937	Platine recuit	0,1166
— écroui. . . .	0,02103	Fer recuit.	0,1251
Cuivre recuit. . . .	0,02057	Nickel recuit.	0,1604
— écroui. . . .	0,02104	Etain comprimé. . .	0,1701
Or recuit.	0,02650	Plomb comprimé. . .	0,2526
— écroui.	0,02697	Antimoine.	0,4571
Aluminium recuit. .	0,03751	Bismuth comprimé. .	1,6890
Zinc comprimé. . .	0,07244	Mercure liquide. . .	1,2247

Tableau indicateur du calibre et de la section des fils de cuivre portant un nombre donné d'ampères.

Diamètre en millimètres.	Section en mill. carrés.	Poids en kilogrammes de 100 métr. de fil.	Nombre d'ampères pouvant traverser 100 m. de fil avec une perte de 1 volt.	Diamètre en millimètres.	Section en mill. carrés.	Poids en kilogrammes de 100 métr. de fil.	Nombre d'ampères pouvant traverser 100 m. de fil avec une perte de 1 volt.
0,25	0,05	0,045	0,025	4	12,56	11,184	6
0,5	0,19	0,180	0,10	4,5	15,90	14,155	7
0,7	0,38	0,342	0,25	5	19,63	17,475	11
1	0,78	0,699	0,43	5,5	23,75	21,145	13
1,1	0,95	0,845	0,55	6	28,27	25,164	15
1,2	1,13	1	0,60	6,5	33,18	29,533	18
1,4	1,53	1,370	0,85	7	38,48	34,251	21
1,5	1,76	1,570	1	7,5	44,17	39,319	24
1,6	2,01	1,789	1,15	8	50,26	44,736	28
1,8	2,54	2,264	1,40	8,5	56,74	50,503	31
2	3,14	2,796	1,70	9	63,61	56,619	35
2,5	4,90	4,368	2,80	9,5	70,88	63,085	40
3	7,06	6,294	4	10	78,53	69,900	45
3,5	9,62	8,562	5				

Valeurs relatives des différentes unités de résistance électriques (d'après Jenkin).

UNITÉS	Association britannique (ohm).	Siemens.	Jacobi.	Km. de fil de Breguet.	Km. de fil de Digney.
Association britannique (ohm)	1,0000	1,0486	1,570	0,1024	0,1079
Siemens	0,9536	1,000	1,498	1,0977	0,1030
Jacobi	0,6367	0,6675	1,0000	0,06520	0,06869
Km. de fil de Breguet.	9,760	10,23	15,34	1,0000	1,054
Km. de fil de Digney.	9,266	10,0971	14,56	0,9491	1,0000

TABLEAU DES CORPS SIMPLES

Par l'ordre des familles

AVEC LES SYMBOLES ET LES ÉQUIVALENTS CORRESPONDANTS

Métalloïdes.

Oxygène	O	8
Soufre	S	16
Sélénium	Se	40
Tellure	Te	64

Fluor.	Fl	19
Chlore	Cl	35,5
Brome	Br	80
Iode	Io	127
Azote.	Az	14
Phosphore	Ph	31
Arsenic.	As	75
Carbone.	C	6
Bore	Bo	11
Silicium.	Si	14
Hydrogène	H	1

Métaux.

Potassium	K	39
Sodium.	Na	23
Lithium.	Li	7
Thallium	Ta	204
Cœsium.	Cs	133
Rubidium.	Ru	85
Calcium.	Ca	20
Strontium.	St	44
Baryum.	Ba	68,5
Magnésium	Mg	12
Manganèse	Mn	27,5
Aluminium.	Al	14
Glucinium	Gl	4,55
Zirconium	Zr	45
Ythrium	Yt	30,8
Thorium	Th	58,7
Tungstène.	Tu	92
Molybdène	Mo	48

Osmium	Os	99,5
Tantale	Ta	92
Titane	Ti	25
Étain	Sn	59
Antimoine	Sb	120
Niobium	Nb	47
Cérium	Ce	47
Lanthane	La	45
Didyme	Di	48
Erbium	Er	166
Terbium	Tb	173
Fer	Fe	28
Nickel	Ni	29,5
Cobalt	Co	29,5
Chrome	Cr	26
Zinc	Zn	33
Gallium	Ga	35
Vanadium	Va	51,3
Cadmium	Cd	56
Indium	In	56,7
Uranium	Ur	60
Cuivre	Cu	31,5
Plomb	Pb	104
Bismuth	Bi	210
Mercure	Hg	100
Palladium	Pa	53
Rhodium	Ro	52
Ruthénium	Ru	52
Argent	Ag	108
Platine	Pl	99,5
Iridium	Ir	98,5
Or	Au	98,2

TABLEAU DES SUBSTANCES LES PLUS USUELLES

Par ordre alphabétique

AVEC LES SYMBOLES DE COMBINAISON ET LES POIDS ATOMIQUES
DES CORPS SIMPLES

(D'après Huguenin : *Aide-Mémoire de l'Ingénieur.*)

Noms.	Formules et symboles.	Poids atomiques.
Aluminium	Al	27,4
Alumine.	Al^2O^3	
Antimoine	Sb	122
Protosulfure d'antimoine. .	Sb^2S^3	
Acide antimonieux.	Sb^2O^3	
Argent.	Ag	108
Chlorure d'argent	AgCl	
Arsenic	As	75
Sulfure jaune d'arsenic. . .	As^2S^3	
Arséniate double de magné- sium et d'ammonium. . .	NH^4MgAsO^4	
Arséniate de magnésie. . .	$Mg^2As^2O^7$	
Azote	N ou Az	14
Ammoniac.	NH^3	
Chlorure d'ammonium . . .	NH^4Cl	
Chloroplatinate d'ammonium	$(NH^4)^2PtCl^6$	
Barium	Ba	137
Barite.	BaO	
Sulfate de barium	$BaSO^4$	
Carbonate de barium	$BaCO^3$	
Bismuth.	Bi	240
Oxyde de bismuth.	Bi^2O^3	
Sulfure de bitmuth.	Bi^2S^3	
Chlorure de bismuth. . . .	BiClO	

Noms.	Formules et symboles.	Poids atomiques.
Bore	B	11
Acide borique	B^2O^3	
Fluorobarate de potassium.	$KBFl^4$	
Brome	Br	80
Bromure d'argent	AgBr	
Cadmium	Cd	112
Oxyde de cadmium	CdO	
Sulfure de cadmium	CdS	
Calcium	Ca	40
Oxyde de calcium	CaO	
Carbonate de calcium	$CaCO^3$	
Sulfate de chaux	$CaSO^4$	
Carbone	C	12
Acide carbonique	CO^2	
Carbonate de chaux	$CaOCO^3$	
Chlore	Cl	35,5
Chlorure d'argent	AgCl	
Chrome	Cr	52,2
Oxyde de chrome	Cr^2O^3	
Cobalt	Co	58,8
Protoxyde de cobalt	CoO	
Sulfate de cobalt	$CoSo^4$	
Cuivre	Cu	63,5
Oxyde de cuivre	CuO	
Sulfure de cuivre	Cu^2S	
Etain	Sn	118
Acide stannique	SnO^2	
Fer	Fe	56
Peroxyde de fer	Fe^2O^3	
Sulfure de fer	Fe^2S	
Fluor	Fl	19
Fluorure de calcium	$CaFl^2$	
Hydrogène	H	1,27
Eau	H^2O	

Noms.	Formules et symboles.	Poids atomiques.
Iode.	I	1
Iodure d'argent	AgI	
Magnésium.	Mg	24
Magnésie calcinée	MgO	
Sulfate de magnésie	$MgSO^4$	
Pyrophosphate de magnésie.	$Mg^2P^2O^7$	
Manganèse.	Mn	55
Protoxyde de manganèse	MnO	
Sesquioxyde de manganèse.	Mn^2O^3	
Protoxyde de manganèse oxydé.	Mn^3O^4	
Peroxyde de manganèse	MnO^2	
Sulfure de manganèse	MnS	
Mercure.	H	200
Oxyde rouge de mercure.	HgO	
Sulfure de mercure.	HgS	
Calomel.	Hg^2Cl^2	
Molybdène.	Mo	95,8
Acide molybdique	MoO^3	
Nickel.	Ni	58,8
Protoxyde de nickel	NiO	
Or	Au	197
Oxygène.	O	16
Phosphore.	P	31
Anhydrite phosphorique	P^2O^5	
Phosphate de chaux	$Ca^3P^2O^8$	
Pyrophosphate de magnésie.	$Mg^2P^2O^7$	
Platine	Pt	197,4
Chloroplatinate de potassium	K^2PtCl^6	
Plomb.	Pb	207
Protoxyde de plomb.	PbO	
Sulfure de plomb.	PbS	
Sulfate de plomb.	$PbSO^4$	
Chlorure de plomb.	$PbCl^2$	

Noms.	Formules et symboles.	Poids atomiques
Potassium	K	39
Potasse	K^2O	
Chlorure de potassium . . .	KCl	
Sulfate de potasse	K^2SO^4	
Nitrate de potasse	KNO^3	
Chloroplatinate de potassium	K^2PtCl^6	
Silicium	Si	28
Acide silicique	SiO^2	
Sodium	Na	23
Oxyde de sodium	Na^2O	
Chlorure de sodium	NaCl	
Sulfate de soude	Na^2SO^4	
Carbonate de soude	Na^2CO^3	
Soufre	S	32
Sulfate de barium	$BaSO^4$	
Sulfure d'argent	Ag^2S	
Strontium	Sr	87,5
Strontiane	SrO	
Sulfate de strontium	$SrSO^4$	
Carbonate de strontium . .	$SrCO^3$	
Titane	Ti	50
Acide titanique	TiO^2	
Tungstène	W	184
Acide tungstique	WO^3	
Zinc	Zn	65,2
Oxyde de zinc	ZnO	
Sulfure de zinc	ZnS	

HYGIÈNE

Ventilation. — D'après Morin, la quantité d'air nécessaire par personne et par heure est la suivante (Huguenin, *Aide-mémoire de l'Ingénieur*).

Dans les hôpitaux :

    Salles pour maladies ordinaires. . . .   70   m³
      — d'opérations chirurgicales . . . 80-100
      — maladies contagieuses 150

Dans les prisons. 50

Dans les casernes :

    De jour. 30
    De nuit. 40-50

Dans les ateliers :

    Ordinaires. 60
    Malsains 100

Dans les théâtres et dans les salles de
    concert. 40-50

Dans les salles de conférence, d'assemblée. 60

Dans les écoles :

    Pour enfants 15-20
    Pour adultes 30-35

Pour les écuries de chevaux. 180-200

Éclairage. — L'éclairage d'un espace fermé dont aucune dimension n'est double de l'une des deux autres, est suffisant quand le produit de la surface éclairante par la hauteur de l'ouverture est égal ou supérieur au $\frac{1}{10}$ de la capacité de la chambre (Huguenin, *loc. cit.*).

Eau. — Une ville consomme environ de 100 à 200 litres d'eau propre par jour et par tête ; dans le même temps et pour une même unité, une famille dépense 90 litres. Un cheval exige (lavage compris), de 40 à 50 litres; une vache, 30 litres; un mouton, 2 litres; un porc, 2 à 3 litres. Un mètre carré de jardin demande 1 à 3 litres. Arrosage des water-closets, 10 à 15 litres par tête et par jour.

CHAPITRE III

GÉNÉRATEURS D'ÉLECTRICITÉ

Généralités.

Machines électro-statiques. — Générateurs ou appareils hydro-électriques, piles à eau acidulée; élément au sulfate de cuivre; pile humide dite sèche; piles au chlorhydrate d'ammoniaque (Leclanché); piles au bisulfate de mercure; pile hermétique à renversement, pile de poche; piles au bichromate de potasse; piles au chlorure de fer; piles au chlorure de chaux.

Appareils à courants constants et continus.

Piles secondaires ou accumulateurs. — Piles thermo-électriques.

Appareils d'induction, appareils volta-faradiques, magnéto-faradiques, dynamo-électriques.

Les générateurs d'électricité ou électromoteurs se divisent en quatre classes :

1° Les machines électro-statiques ;

2° Les piles hydro-électriques ;

3° Les piles thermo-électriques ;

4° Les machines d'induction (magnétiques, électro-magnétiques ou dynamo-électriques).

Les résultats qu'on obtient de ces électromoteurs sont bien de même nature, mais les intensités relatives de leurs facteurs sont très différentes :

Les machines statiques fournissent peu d'intensité,
mais jouissent en revanche d'une haute force électro-

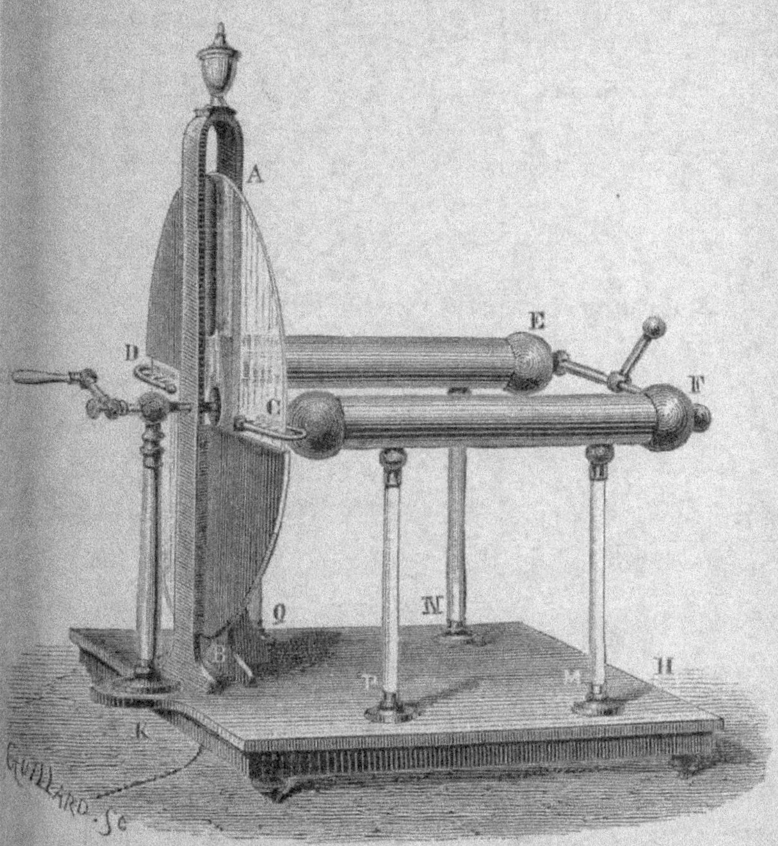

Fig. 45. — Machine de Ramsden.

motrice ; les piles à liquide donnent de l'intensité et
peu de tension ; les piles thermiques sont aussi pau-
vres en intensité qu'en potentiel ; enfin, les machines
d'induction réunissant quelquefois la force électro-

motrice des machines statiques à une intensité souvent supérieure à l'intensité des piles à liquide, l'énergie électrique qu'elles engendrent est considérable.

Nous allons étudier successivement les principaux appareils de chacune de ces classes :

1° Machines électro-statiques.

Nous mentionnerons, à titre de souvenir, les ma-

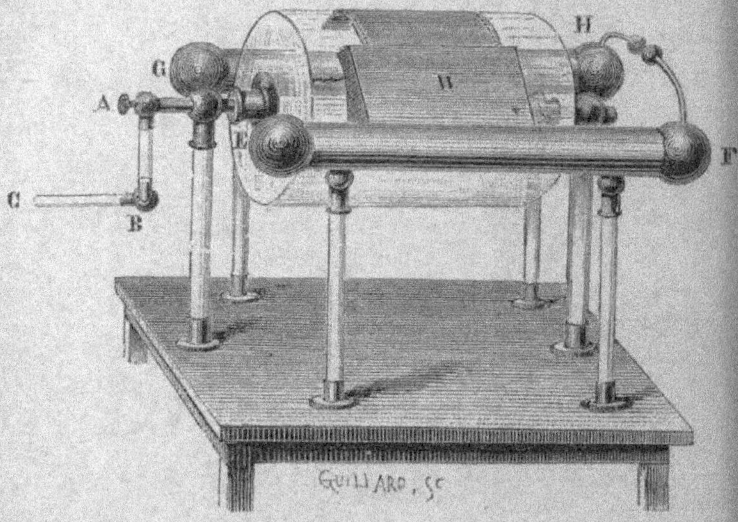

Fig. 46. — Machine de Nairne.

chines de Ramsden (fig. 45), de Nairne (fig. 46), de Van-Marum, etc., qui peuplent encore les cabinets de physique mais qui ne sont guère susceptibles d'aucun usage médical.

Les seules machines statiques employées aujour-
d'hui sont les machines du modèle de Holtz, de Carré
et de Wimshurst.

Celle de *Holtz* (fig. 47) se compose d'un plateau

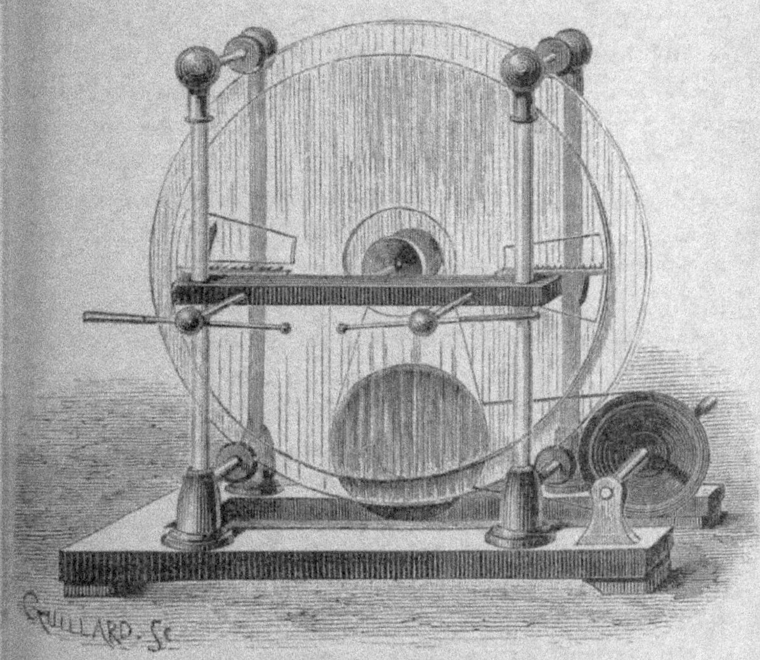

Fig. 47. — Machine de Holtz.

fixe et d'un plateau de verre qui tourne autour de son
centre, ou de plusieurs paires de ces plateaux. Le
plateau mobile n'est placé qu'à une faible distance
du plateau fixe et tourne entre deux coussins reliés
au sol. Deux peignes sont montés à l'extrémité d'un
même diamètre, et chacun d'eux communique avec
un conducteur articulé et isolé ou *excitateur* dont

les branches peuvent être mises en contact l'une avec l'autre. Au plateau fixe sont appliquées deux armatures diamétrales servant à l'amorçage de la machine.

Pour mettre celle-ci en action, il suffit de placer les excitateurs en contact, d'approcher un corps électrisé des armatures et de faire tourner le ou les plateaux mobiles soit à la main à l'aide d'une manivelle, soit, comme on le verra plus loin, à l'aide d'un moteur électrique Trouvé. Si on écarte alors les conducteurs, il s'échange entre eux un flux d'étincelles très considérable, souvent plus d'un millier à la seconde. Un air sec est nécessaire au bon fonctionnement.

On devra préférer la machine à plusieurs plateaux, car ceux-ci réagissent les uns sur les autres et évitent un brusque arrêt et un nouvel amorçage. Quant au patient, il doit être isolé sur un tabouret de verre et mis en communication avec l'un des conducteurs, le second conducteur étant relié au sol.

Nous devons avouer que cette machine est bien peu propre aux usages médicaux. Dans tous les cas, les machines de Carré et de Wimshurst devront lui être préférées.

La *machine de Carré* (fig. 48), en effet, est bien moins volumineuse et possède l'avantage notable de fonctionner par tous les temps.

Sur un cadre de bois sont fixés deux montants verticaux, partie en verre et partie en ébonite ; ils sont réunis à leurs extrémités supérieures par un gros cylindre de cuivre MN. Deux axes d'acier sont également interposés entre eux et supportent respectivement, à la partie supérieure, un plateau de caout-

chouc, et, à la partie inférieure, un plateau de verre
mobiles entre les coussins frotteurs B et C. La transmission du mouvement est telle qu'à un tour du plateau de verre correspondent environ dix tours du

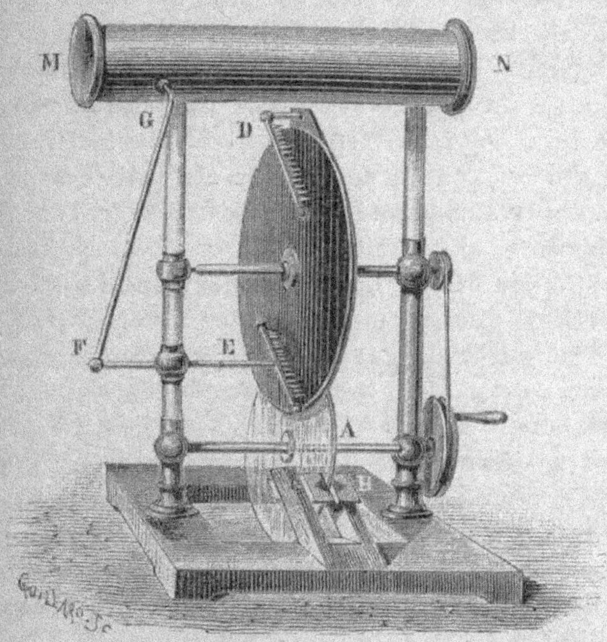

Fig. 48. — Machine électro-statique Carré.

grand plateau d'ébonite : celui-ci prend alors une
vitesse notable.

Deux frotteurs, comme dans la machine de Holtz,
électrisent positivement le plateau de verre. L'induction s'exerce ainsi à travers l'épaisseur de la roue de
caoutchouc qui, par l'entremise du peigne D, charge
négativement le gros conducteur de cuivre. Pour

cette raison, la machine Carré est dite *diélectrique*.

Dès qu'on approche de ce conducteur l'excitateur FG qui est en relation avec le peigne E, on voit jaillir entre eux une série continue d'étincelles.

Pour se servir de cette machine, on établit la communication entre les appareils en expérience ou avec le malade et le collecteur métallique de l'instrument, puis, afin d'augmenter la charge on, intercale un condensateur F (fig. 49) entre le collecteur et l'excitateur relié au sol par une chaîne conductrice.

M. Trouvé a adapté à cette machine, entre autres accessoires, un excitateur H qu'il a légèrement modifié pour le Dᴿ Boucheron, suivant la vue de la figure 52 et qui permet de régler à volonté la longueur des étincelles et d'obtenir, par conséquent, des chutes de potentiel toujours égales entre elles. Les excitateurs ou électrodes (fig. 50 et 51), en boule, en pointes pour aigrettes, en couronne pour bains occipitaux, doivent être reliés à cet excitateur quand on veut faire des observations pleinement comparables. Il permet de plus d'appliquer au sujet des décharges frankliniennes continues, et cela sans qu'il soit besoin de l'isoler.

La figure 51 montre l'électrode crânien. La face extérieure métallique du tour de tête de cette couronne de bronze doré est isolée électriquement du crâne et les montants sont armés à l'intérieur d'un grand nombre de pointes dont les directions convergent vers le sommet de la tête. Les étincelles fournies par la machine statique sont recueillies par un parafluide surmontant le casque. On comprend facilement le mécanisme des décharges.

L'appareil que l'on voit au bas du dessin est

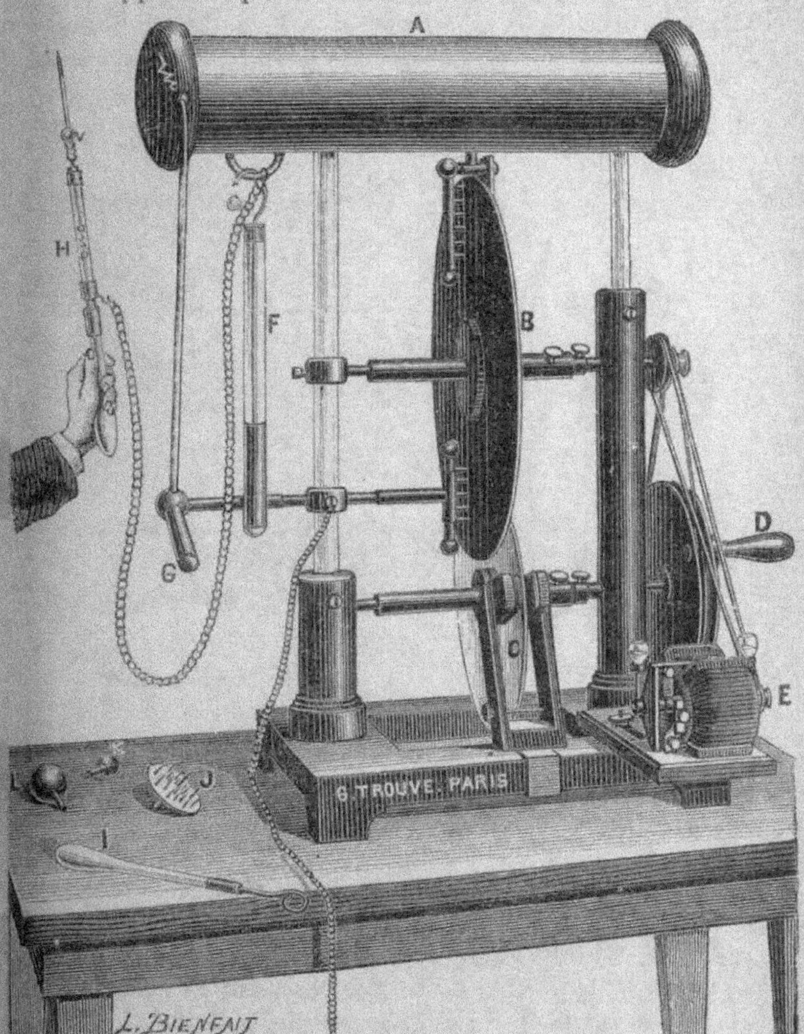

Fig. 49. — Machine de Carré actionnée par un moteur de Trouvé,
et armée d'un régulateur d'étincelles, H.

l'agrandissement du régulateur H, de la figure 49.
Cependant, il est ici perfectionné. Sur la demande
du Dr Boucheron, M. Trouvé en a fait un ozoniseur.
Les courants frankliniens arrivent par le conducteur C et les étincelles déflagrent d'une façon presque

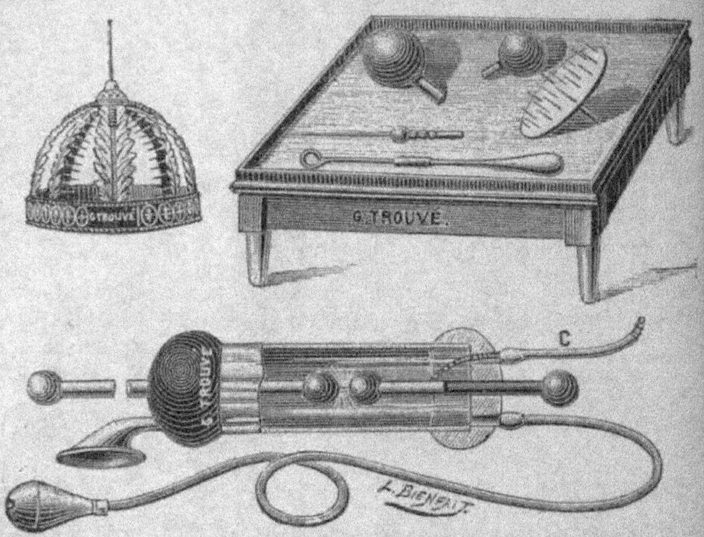

Fig. 50 et 51. — Électrodes divers pour décharges frankliniennes. — La figure 52, représente le régulateur-ozoniseur
Trouvé à excitation par influence franklinienne continue.

continue entre les deux boules du régulateur enfer-
mées dans un cylindre de verre. L'intérieur de ce
cylindre communique d'une part avec une poire de
caoutchouc aspirante et foulante, d'autre part, avec
un large pavillon qui s'épanouit à l'extérieur.
La manœuvre de la poire établit à travers le système un courant d'air atmosphérique que les défla-

grations transforment en air ozonisé. Le malade, la face devant le pavillon, respire alors l'ozone aussi longtemps qu'il est nécessaire, en même temps qu'il est soumis à l'électrisation avec ou sans isolement. Quand la partie du corps à électriser est loin du visage, il suffit pour obtenir en même temps l'ozonisation, de détacher de l'instrument le pavillon, et de réunir à nouveau ces deux appareils au moyen d'un tube de caoutchouc d'une suffisante longueur.

Les médecins font un emploi fréquent de ce déflagrateur et de ses accessoires. M. Boucheron, qui emploie l'excitateur-régulateur et l'ozoniseur d'une façon particulièrement méthodique apprécie ainsi les avantages de l'électrisation statique par influence *sans isolement du malade :*

« Ce procédé nous a paru le plus pratique et le mieux approprié à la plupart des cas délicats qui nous intéressent : les affections des organes des sens chez les sujets sensibles à l'électricité, et, en particulier, leurs affections rhumatismo-goutteuses légères ou moyennes.

« Dans ce *procédé*, le malade n'est pas isolé; l'électricité lui est transmise sous une tension relativement légère (l'étincelle est limitée à 1, 2, 3 millimètres en général). La distribution de l'électricité est faite par un excitateur spécial, et, chez le malade, l'électricité subit une sorte de mouvement incessant, — il n'y a ni choc, ni secousses. Les résultats thérapeutiques sont fort satisfaisants.

« Voici comment nous opérons :

« Les *machines* sont les modèles moyens de Voss,

Carré, etc., incluses dans une cage de verre qui les soustrait à l'humidité ambiante et permet leur fonctionnement en tout temps.

« L'*excitateur par influence* est, par exemple, le modèle (fig. 52) que nous avait combiné M. Trouvé.

« Son extrémité métallique libre est tenue à la main par le sujet; l'étincelle jaillit — dans des dimensions variables, limitées à 1, 2 millimètres, quelquefois 3 millimètres, rarement davantage — entre l'extrémité métallique tenue à la main et l'extrémité d'un conducteur venant de la machine.

« Le malade, non isolé, est assis sur un fauteuil ordinaire.

« L'électricité de nom contraire à la machine est incessamment attirée de toutes parts à la surface du corps du sujet pour se neutraliser avec celle de la machine, pendant que l'électricité de même nom s'écoule vers le sol.

« Il en résulte un incessant mouvement d'électricité avec des variations dans le potentiel limitées (et c'est là l'important), en grande partie, par les dimensions de l'étincelle, 1, 2 et 3 millimètres, et par la charge de la machine, conditions qu'il est facile de régler, les autres conditions nous étant moins accessibles.

« Grâce à la rapide succession des étincelles à peine discontinues, les ondées pressées du flot électrique maintiennent le malade sous une certaine tension électrique, comme le montrent les étincelles que l'on peut lui soutirer.

« On peut d'ailleurs, si l'on veut, laisser tomber complètement le potentiel en mettant des intervalles entre les décharges de la machine et produire des ondées électriques tout à fait discontinues.

« Le *mode d'action physiologique* de ce procédé d'électrisation se rapproche, entre autres choses de l'action de la douche. Cette électrisation produit ses meilleurs résultats quand elle amène, par l'excitation de toute la surface cutanée, une *réaction* de chaleur et de moiteur (cette moiteur indique la fin de la séance). Sa durée n'est guère plus de deux à cinq ou dix minutes en général.

« Éviter la réaction *froide* par excès de tension électrique, réaction froide qui peut durer assez long-temps, avec les inconvénients du refroidissement, du refoulement du sang vers les organes splanch-niques, etc.

« En même temps que la réaction *chaude*, appa-raissent la sensation de détente générale, de délasse-ment, de mieux-être, l'expansion thoracique, la décharge cardiaque par afflux du sang à la peau, la cessation des contractures des muscles lisses, la cessation de la douleur quand elle n'est pas trop vive.

« Pour obtenir cette réaction chaude, il est néces-saire, *le plus souvent*, d'avoir l'acquiescement du sujet, sa tranquillité d'esprit, son silence; et même, dans les premières séances, il est bon d'utiliser un peu la suggestion à l'état de veille. »

Cette machine Carré, ainsi que la précédente et la suivante, que nous construisons avec beaucoup de soin, peut être actionnée par notre moteur élec-trique (fig. 53), qu'à défaut d'une canalisation urbaine une batterie de piles primaires ou secondaires met en mouvement.

L'emploi supplémentaire du moteur électrique devient même indispensable lorsqu'il s'agit de traitements gynécologiques intimes : la présence d'un aide pourrait en effet gêner, et les autres genres de moteurs, à eau, à gaz, etc., ont l'inconvénient grave d'incommoder le malade par leurs émanations, leur bruit et leurs trépidations[1].

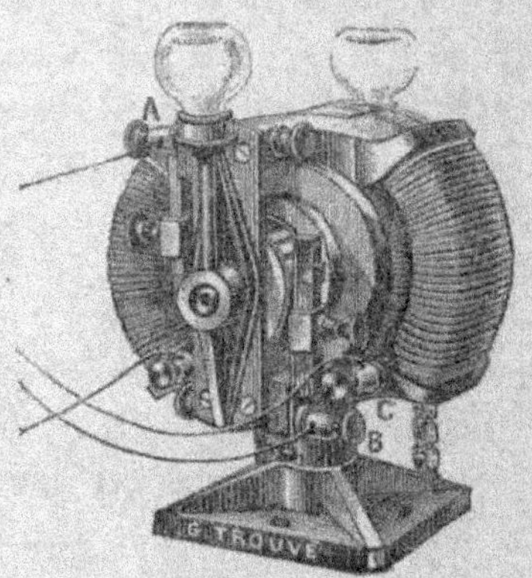

Fig. 53. — Moteur électrique Trouvé réversible.

Ce moteur que l'on voit en E sur les figures 49 et 56 n'est pas établi à demeure sur le socle de la machine. On peut l'en enlever et l'y remplacer rapidement, de sorte que, privée du moteur, cette machine peut fonctionner à la manivelle comme celles du modèle ordinaire. On peut aussi laisser ce moteur en

[1] C'est ainsi que les Drs Babinsky, Bardet, Blaise, Brézézinsky (de Varsovie), Brivois, Contaucin (de Montmorillon), Pertefax, Rouhier, Vigouroux entretiennent le mouvement de leurs machines statiques depuis de longues années.

place et se contenter de faire tomber la courroie qui le relie à la poulie solidaire du plateau de caoutchouc.

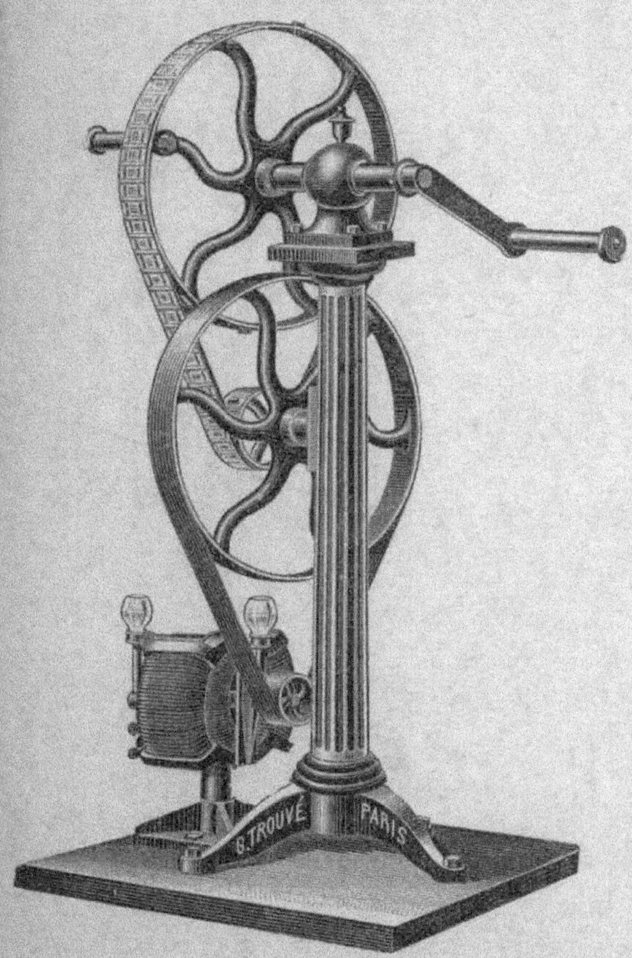

Fig. 54. — Machine dynamo-électrique Trouvé disposée au pied d'un manège pour actionner à distance les machines électro-statiques.

La batterie génératrice sera souvent remplacée avec avantage par une dynamo placée à distance du

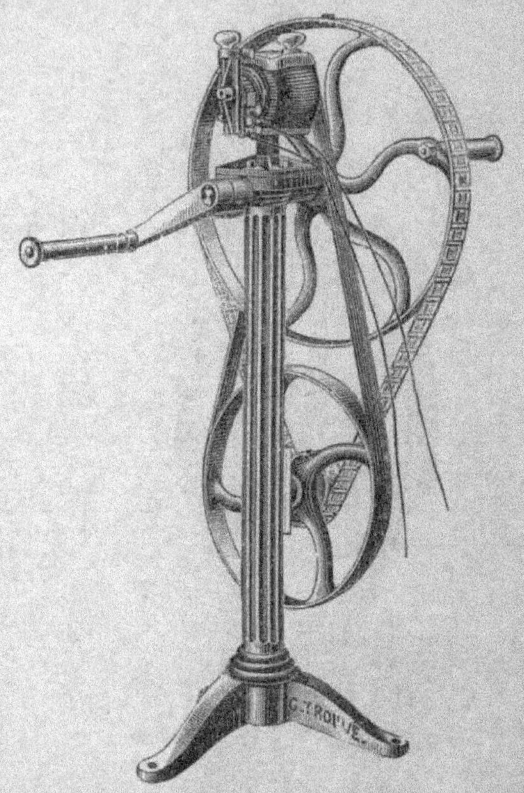

Fig. 55. — Machine dynamo-électrique Trouvé montée sur manège pour actionner à distance les machines électro-statiques.

moteur et mue elle-même soit par un moteur à eau, à gaz, etc., soit par un moteur à bras. Nous avons déjà vu l'emploi de cette dynamo comme dynamo-mètre physiologique pour la mesure, même à distance, de la puissance musculaire humaine (p. 63).

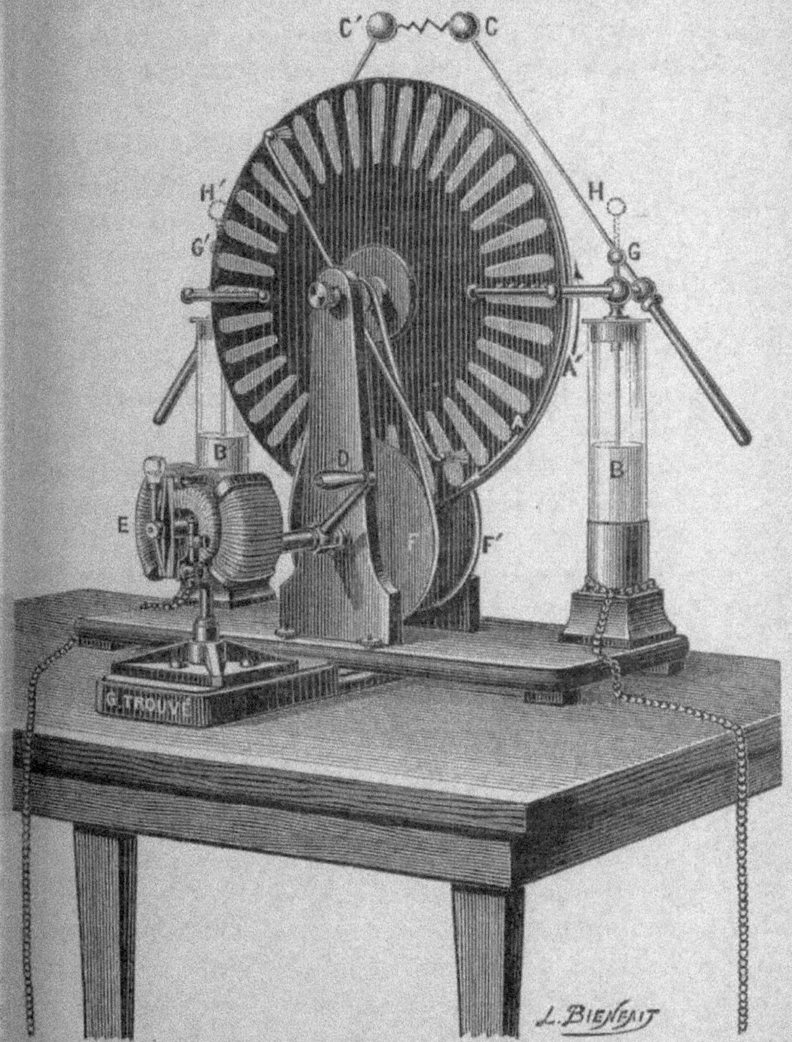

Fig. 56. — Machine électro-statique de Wimshurst.

Nous la retrouverons plus loin (p. 250) plus amplement décrite. Nous y renvoyons dès maintenant le médecin qui voudrait se faire une idée bien précise de sa structure comme de ses autres usages.

La machine Wimshurst, d'un fonctionnement très régulier, tient le milieu entre la machine de Holtz et celle de Carré. Les deux plateaux sont en verre ou en ébonite et les deux pôles sont munis de condensateurs.

« D'une façon générale, dit le Dr Larat, l'électricité statique est un mode commode d'application électrothérapique.

« Elle a l'avantage de permettre au patient de garder ses vêtements, et par sa diffusion instantanée à travers tout l'organisme, par sa localisation facile au moyen des différents excitateurs, enfin par sa réelle efficacité elle mérite d'occuper en thérapeutique une large part. Elle se trouve indiquée chaque fois qu'on s'adresse à un état général névropathique, quelle qu'en soit l'origine ; et, comme la plupart des malades qui ont recours à la thérapeutique électrique proviennent de troubles nerveux généraux ou en sont la cause, tels les accidents du rhumatisme, de la goutte, des douleurs névralgiques, etc., il y a très souvent lieu d'employer ce mode de traitement, soit isolément, soit concurremment avec les autres modes d'électrisation.

« Je tiens, à signaler un fait inédit. Il arrive parfois que, quelle que soit la faible durée du courant et de son intensité aussi faible que possible, certains névropathes ne le supportent pas.

« En pareil cas, on doit renoncer au courant négatif, le seul employé en électricité statique, et recourir au pôle positif. Il suffit pour cela de relier le tabouret au pôle positif de la machine et de réunir le pôle négatif à la terre.

« J'ai pu observer plusieurs cas où cette modification du pôle employé avait pour effet de calmer instantanément l'état nerveux et de permettre de continuer l'électrisation sans incident.

« En fait, le pôle positif donne une étincelle beaucoup plus courte, un souffle moins prononcé, on peut dire qu'il est d'un effet moins intense, ce qui est d'accord avec le fait que nous venons d'énoncer.»

2° Piles hydro-électriques.

Citons à titre historique la pile de Volta (fig. 57) qui n'appartient plus à l'arsenal médical. Elle consiste en une simple superposition dans un ordre invariable de disques de cuivre-zinc et de rondelles de drap imbibées d'eau acidulée. Le disque de cuivre inférieur correspond avec le socle. Dès que ce disque est relié par un conducteur métallique avec le zinc supérieur, un courant électrique s'établit du cuivre au zinc dans le circuit extérieur à la pile, du zinc au cuivre dans le circuit intérieur (fig. 58).

La disposition en colonne des éléments est très défectueuse, car leur poids comprimant le liquide excitateur entre les disques métalliques le chasse peu à peu, produit ainsi de fâcheuses dérivations

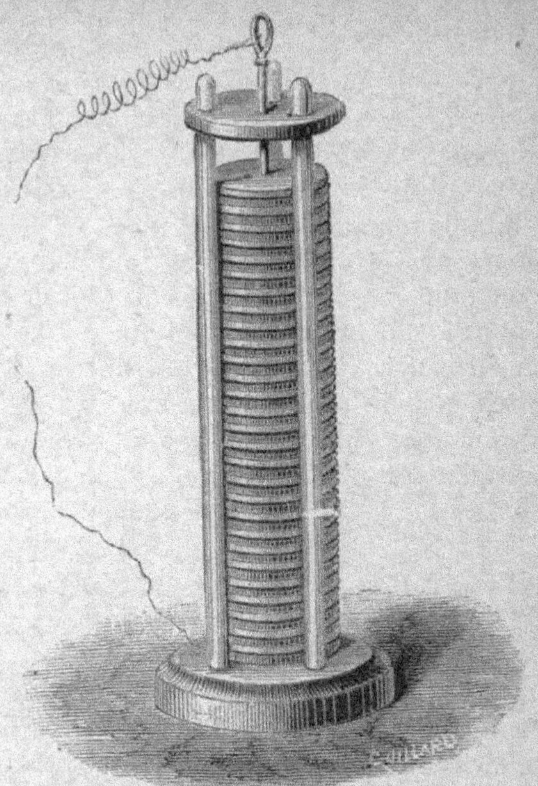

Fig. 57. — Pile de Volta.

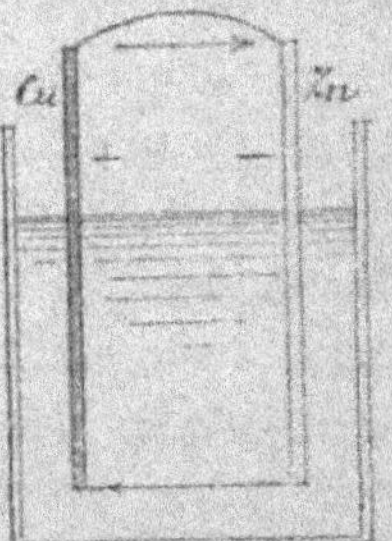

Fig. 58. — Marc   du courant dans le circuit intérieur et dans
le circuit extérieur.

contre-électromotrices et ne tarde pas à épuiser complètement la pile.

Aussi dans toutes les piles suivantes comme dans

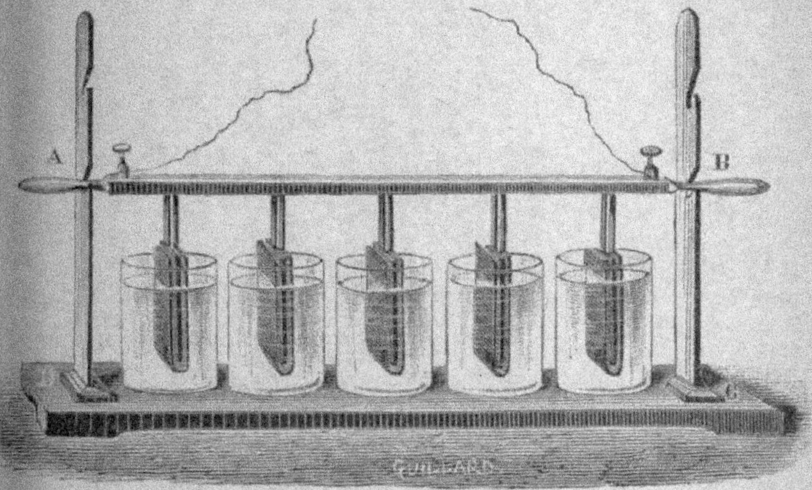

Fig. 59. — Pile à tasses.

la pile à tasses (fig. 59), les surfaces actives zinc et collectrices cuivre sont-elles disposées en regard les unes des autres au sein du liquide excitateur.

La réaction chimique qui donne ici naissance au courant se trouve expliquée par la formule

$$S\,O^4\,H^2\,Zn = S\,O^4\,Zn + H^2.$$

Le cuivre ne joue d'autre rôle que celui de collecteur du courant comme le montre la figure 60 d'un élément à diaphragme.

Le nombre des hydro-électromoteurs est évidemment indéfini : il y en a presque autant que de combinaisons chimiques, exothermiques, presque autant que de corps simples ou composés attaquables. Mais

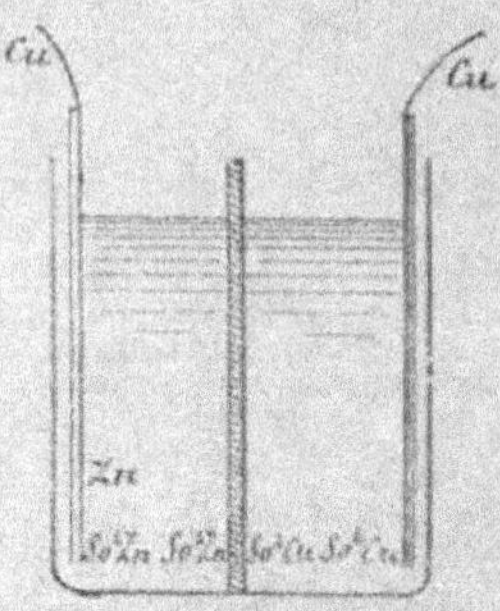

Fig. 60. — Détail de la réaction électro-chimique.

depuis les travaux de Faraday et de Joule qui ont assimilé d'une façon absolue les électromoteurs aux autres générateurs d'énergie et ont subordonné leur puissance à l'exacte équivalence des matériaux combinés, la bonté d'une pile doit être nécessairement caractérisée par le rapport de l'énergie chimique mise en œuvre, et de sa constance et de sa durée, au prix de revient.

Or, il arrive, dans la pratique courante, que ce rapport exclut immédiatement un très grand nombre de piles, nombre qui ne va qu'en croissant dès que l'on considère les exigences de la thérapie électrique.

Les piles ou réunion de piles (batteries) les plus employées en électrothérapie sont les suivantes qui remplissent cette qualité indispensable à toute pile médicale : *la constance.*

Plusieurs procédés ont été imaginés pour régula-
riser les courants voltaïques. Le premier est dû à
Becquerel et remonte à 1829. C'est cet habile physicien qui inventa, en effet, le couple au sulfate de

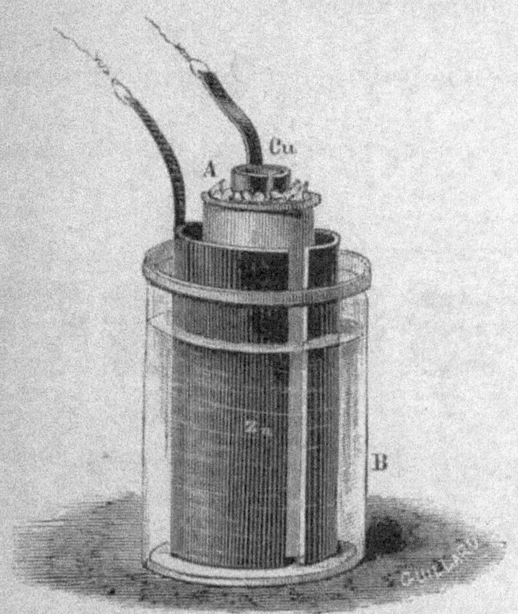

Fig. 61. — Elément Daniell.

cuivre. Daniell lui donna bientôt un agencement pratique et l'élément prit le nom du physicien anglais.

Dans la généralité, les constructeurs groupent les
éléments dans des boîtes ou dans des meubles élé-
gants constituant, par leur agencement, de véritables
appareils. Ces vêtements ont le double mérite d'écarter du malade l'aspect d'instruments qu'il ne connaît
pas et que, par suite, il redoute, et de le rassurer

par des dehors séduisants; mais surtout de placer sous la main du médecin les nombreux accessoires dont il a presque constamment besoin, ou encore de lui éviter d'ennuyeuses manipulations et les fatigues d'une constante attention.

Piles au sulfate de cuivre : type élément Daniell (fig. 61).

Une des plus pratiques, et dans le fait une des

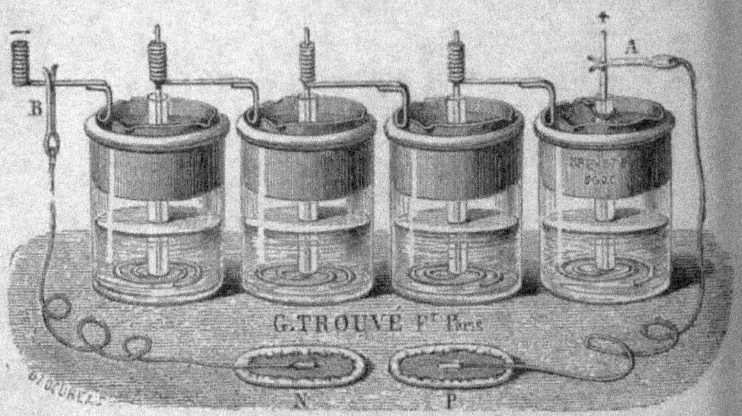

Fig. 62. — Pile Trouvé-Callaud au sulfate de cuivre.

plus répandues, est la *pile Trouvé-Callaud* au sulfate de cuivre d'une grande simplicité, la plus économique de toutes (fig. 62) ; sa force électromotrice est 1,06 volt environ.

$$S\,O^4\,Cu + Zn = S\,O^4\,Zn + Cu$$

Au fond d'un vase de verre plonge un fil de cuivre tourné en spirale ; ce fil nu émerge de la dissolution saline par une extrémité verticale isolée dans un tube de verre. La spirale sert donc seule de lame positive. Le zinc est circulaire et maintenu par des rabattements de métal à la partie supérieure du vase dans lequel il ne s'enfonce que jusqu'à la moitié.

Des cristaux de sulfate de cuivre sont toujours déposés au préalable dans le fond, et l'on remplit d'eau. Au bout d'un certain temps de fonctionnement, le liquide est saturé de sel de cuivre à la partie inférieure et de sulfate de zinc à la partie supérieure ; il faut éviter avec soin le mélange. En vieillissant, la pile devient de plus en plus constante, ainsi que le prouvent les données suivantes établies par le Dr Bardet :

Au commencement de la marche
la résistance est de . . . . 40 ohms.
Après un jour de marche . . . . 22 —
— deux jours de marche . . 12 —
— cinq — — . . 10 —
— dix — — . . 8 —
— vingt — — . . 6 —

A partir du vingtième jour, la résistance reste sensiblement constante et égale à 6 ohms en moyenne.

Il est bien entendu qu'on peut obtenir cette constance dès le premier jour en saturant l'élément de sulfate de zinc à la partie supérieure.

La *pile humide Trouvé* au sulfate de cuivre peut rendre également beaucoup de services en électrothérapie et en physiologie ; particulièrement dans les cas où une extrême constance jointe à un fonctionnement de longue durée serait nécessaire. Le

nombre et la grandeur de ses éléments varie suivant
la destination.

Deux rondelles épaisses de zinc et de cuivre sont
reliées entre elles par une couche de 5 à 6 centimètres de rondelles de papier filtre. Le tout (fig. 63)

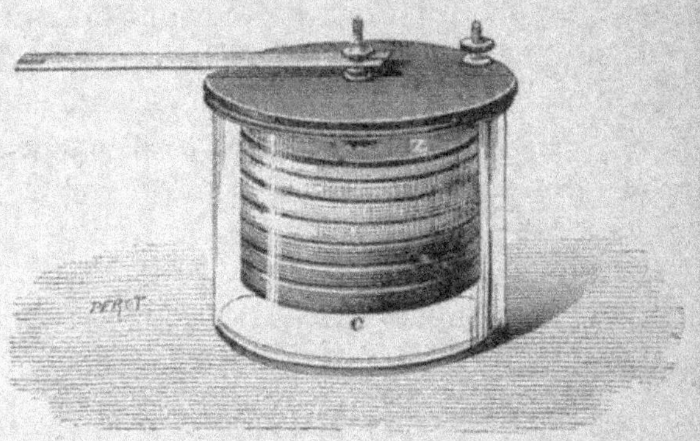

Fig. 63. — Pile humide Trouvé dans un vase de verre.

est maintenu en situation par un axe isolant muni
d'écrous. La moitié de l'épaisseur du papier correspondant au cuivre est imbibée d'une solution concentrée de sulfate de cuivre, et l'autre moitié correspondant au zinc d'une solution de sulfate de zinc.
On obtient ainsi une sorte de Daniell humide où
le papier fait diaphragme.

Un pareil élément peut durer un an, environ, sans
qu'il soit besoin d'y toucher. Au bout de ce temps, on
régénère le sulfate de cuivre usé en le trempant à
moitié, du côté du cuivre, dans une solution bouillante et concentrée de sulfate de cuivre.

Il existe trois dimensions courantes d'éléments de
cette force. Les plus grands ont 10 centimètres de

diamètre sur 7 à 8 centimètres de hauteur. Les moyens n'ont pas plus de 5 centimètres de diamètre sur une hauteur à peu près égale à celle du grand élément. Quant au petit modèle, il a exactement le diamètre d'un sou français, sur une hauteur de 5 à 6 centimètres.

Nous insistons sur le dispositif fondamental de la pile humide qui fait que les deux liquides restent séparés beaucoup mieux qu'ils ne le sont avec des vases poreux. Avec ce système, l'usure du sulfate de cuivre ne se produit plus guère que par suite du passage du courant. En d'autres termes, dans cette combinaison, il n'y a presque pas de travail intérieur perdu. Or, on sait que cette perte est le plus grand défaut de la pile Daniell. Dans les grands éléments (fig. 63), le disque de cuivre est maintenu au centre par une tige isolée des rondelles de papier et du zinc. Elle dépasse la table d'ardoise qui surmonte l'élément et qui sert de couvercle au vase de verre ou d'ébonite dans lequel l'élément est à l'abri des courants d'air et de la poussière. Le bord du vase est rodé et l'ardoise bien dressée, de sorte que tout se trouve dans une capacité hermétiquement close et, par conséquent, à l'abri de l'évaporation.

Ainsi agencé, l'élément peut fonctionner pendant plus d'une année, sans qu'on ait à s'en préoccuper en aucune façon. Cependant, il va sans dire qu'au bout d'un certain laps de temps, plus ou moins long et variable avec l'activité qu'on demande à la pile, elle finit par s'épuiser. Le sulfate de cuivre se réduit, et le courant, après s'être peu à peu affaibli, devient insensible.

9.

Il faut alors recharger l'élément. C'est une opération facile qui consiste à tremper dans une solution chauffée et saturée de sulfate de cuivre la partie inférieure de l'élément. On prépare cette solution dans une cuvette de cuivre faite exprès ; elle s'élève jusqu'à un niveau marqué. Le couvercle de l'élément porte sur le bord de la cuvette, de telle sorte que le papier s'imbibe jusqu'à la hauteur voulue, sans qu'on ait à la chercher.

Quant au sulfate de zinc, il se forme constamment par l'action de la pile : il n'y a donc jamais à en remettre. Mais le zinc lui-même s'use et, au bout d'un certain temps, devra être remplacé. On profite de ce moment pour renouveler le papier. Le cuivre, au contraire, débarrassé du cuivre pulvérulent déposé par l'action du courant, sert indéfiniment.

La pile humide est la seule qui souffre une résistance quelconque et *voulue*.

Elle convient particulièrement dans tous les cas où l'on traite des partis délicates comme l'œil, l'oreille, etc.

Lorsque nous présentâmes la pile humide à l'Académie de médecine, le Dr Gavarret déclara que c'était là le vrai élément électrophysiologique et qu'il devrait servir d'étalon dans tous les laboratoires. C'est qu'en effet par sa constance parfaite et sa longue durée, par la commodité qu'on a toujours d'augmenter ou de diminuer arbitrairement sa résistance intérieure en ajoutant ou retranchant simplement quelques rondelles de papier ou encore en faisant varier leurs diamètres, la pile humide possède des qualités réellement toutes spéciales qui la rendent susceptible d'applications scientifiques très précises. C'est la seule pile qui, bien que la plus constante pour une composition déterminée, présente ce caractère curieux de pouvoir varier en résistance de zéro à l'infini et cela par gradations voulues et infinitésimales. Rien n'est donc plus facile que de lui faire donner les unités électriques pratiques : ampère, volt, ohm, watt, etc.

« Tel est l'élément humide du nom que lui a donné M. Gustave Trouvé, dit encore Niaudet dans son *Traité des piles*. Cette dénomination est rigoureusement exacte ; tandis que le nom de *pile sèche*, qui a cours dans l'enseignement classique, n'est pas justifié, appliqué aux piles de Zamboni, qui n'agissent réellement que grâce à l'humidité qu'elles absorbent. L'élément humide de M. Gustave Trouvé possède la même force électromotrice que l'élément Daniell, dont il ne diffère que par la forme. Sa résistance varie avec le diamètre des rondelles de cuivre et de zinc et avec l'épaisseur de la colonne intermédiaire. Pour un diamètre donné des disques métalliques, on ne pourrait pas diminuer par trop la quantité de papier sans faire perdre à la pile les qualités de durée qui font l'un de ses principaux mérites. Par contre, à mesure que l'épaisseur du papier est augmentée, la durée possible du service actif est accrue, en même temps que la résistance.

« La pile humide de M. Gustave Trouvé présente tous les avantages connus de la pile Daniell, notamment la dépolarisation complète de l'électrode, et par suite une grande constance. Mais on peut même ajouter que, sous cette forme, la constance prend un caractère inaccoutumé. En effet, avec la forme ordinaire on remarque que la force électromotrice est absolument invariable, tandis que la résistance intérieure oscille d'une manière continuelle, surtout quand le courant est interrompu et rétabli. Chaque fois qu'on mesure à nouveau la résistance intérieure d'une pile Daniell, on trouve une valeur différente, et cependant ces valeurs changeantes conduisent à une valeur unique de la force électromotrice. Ce phénomène s'explique par les variations perpétuelles de la composition du liquide.

« On a fait à ce sujet l'expérience suivante. On laisse le soir une pile fermée sur un galvanomètre approprié, en notant au préalable la déviation de l'aiguille. Le lendemain matin, on retrouve la même déviation. De cette observation on est amené à conclure que, pendant douze heures de circuit fermé, la force électromotrice et la résistance intérieure de la pile n'ont pas varié. Si, alors, on ouvre le circuit, ne fût-ce qu'une seconde, et qu'on le referme aussitôt, on trouve une nouvelle déviation; et si l'on prend les mesures, on constate que la résistance intérieure a changé et a seule changé. Quelle que soit la cause de ces variations subites, il faut admettre qu'elles s'opposent à une constance absolue du courant que peut fournir la pile.

« Dans la forme donnée par M. Gustave Trouvé, la pile ne présente pas, du moins au même degré, de variations de résistance, et surtout ces variations ne sont pas aussi subites. Mais le principal avantage de la disposition nouvelle, c'est la suppression du travail intérieur de la pile quand le circuit est ouvert. On peut dire, en résumé, d'une pile Daniell qui ne fournit pas de courant, qu'elle est un cheval à l'écurie, c'est-à-dire qu'elle consomme sans produire. C'est là son inconvénient principal. Il n'existe plus dans la pile humide, parce que les liquides ne peuvent s'y mêler que très difficilement. Nous ajouterons que c'est la seule disposition connue qui permette de donner à la pile une résistance intérieure quelconque mais voulue...

« Cette pile humide au sulfate de cuivre atteint une constance remarquable et elle doit être considérée comme la plus constante des piles connues. »

Notre pile humide s'est propagée rapidement. L'Observatoire de Paris et celui de Cordoba (République Argentine) l'utilisent pour actionner les appareils d'enregistrement.

Dans un travail publié dans *le Génie civil* du 1er novembre 1880 sur l'*Unification de l'heure dans les grandes villes par le moyen de l'électricité*, M. Antoine Bréguet disait de la pile humide Trouvé.

« ...Après quelques recherches, ce fut à la pile humide au sulfate de cuivre que l'on s'arrêta, et les résultats qu'on put en obtenir furent tout à fait inespérés. Cette pile, inventée par M. Trouvé, est une forme particulière de celle de Daniell; mais au lieu de contenir des dissolutions complètement liquides de sulfates de cuivre et de zinc, elle les retient dans les pores de rondelles de papier buvard. Les transports causés par les électrolyses secondaires se trouvent alors contrariés et il s'ensuit une régularité presque absolue de l'intensité du courant. »

La pile humide donne en court circuit un courant

de 20 à 30 milliampères, intensité suffisante pour la majorité des applications. Comme sa résistance est considérable, l'intensité varie peu si l'on ajoute au circuit des résistances relativement faibles. Par suite, une batterie de ce genre employée pour les usages thérapeutiques fournira toujours un courant d'une intensité moyenne mais constante, en raison même de cette résistance de la pile. Ce genre d'appareil est celui qui offre, croyons-nous, le plus d'avantage pour le transport et la durée.

Pile au chlorhydrate d'ammoniaque. — Cette pile due à M. Leclanché a pour formule :

$$2 \, Az \, H^4 \, Cl + Zn = Zn \, Cl^2 + 2 \, Az \, H^3 + 2 \, H$$

Mais pour éviter le dépôt d'hydrogène sur le pôle négatif et la formation d'un contre-courant dit de *polarisation*, on ajoute au chlorydrate d'ammoniaque ou chlorure d'ammonium du bioxyde de manganèse qui absorbe l'hydrogène au fur et à mesure de sa production, et cette réaction secondaire dépolarisante est soumise à l'équivalence :

$$H + 2 \, Mn \, O^2 = H \, O + Mn^2 \, O^3.$$

La force électromotrice est d'environ 1,5 volt.

Bien que la pile au chlorhydrate ne s'use que pendant la seule durée de la fermeture du circuit, et qu'elle soit par conséquent, très économique, nous n'hésitons pas à lui préférer la pile au sulfate de cuivre si constante. L'électrode positif Leclanché est un charbon de cornue entouré de bioxyde concassé contenu dans un vase poreux ou mieux dans un sac de grosse toile, et l'électrode négatif un bâton ou un rectangle circulaire de zinc. Dans ces derniers temps, M. Barbier a aggloméré en un seul bloc le charbon et le

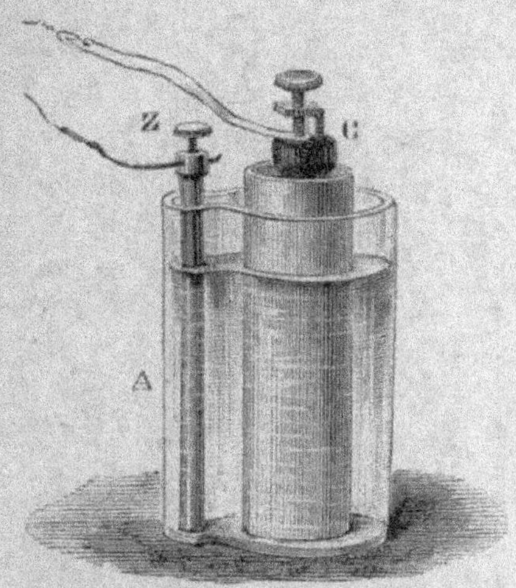

Fig. 64. — Élément Leclanché à vase poreux.

bioxyde, ce qui réduit la résistance intérieure au minimum (fig. 65). La Maison Goodwin a aussi créé des vases poreux en charbon d'un très bon rendement.

Grâce à tant de perfectionnements, la résistance intérieure de l'élément Leclanché est devenue si faible qu'il est possible d'utiliser une pile de ce genre pour l'éclairage intermittent ou de courte durée. C'est ainsi que nous avons pu construire pour les docteurs Tarnier et Champetier de Ribes deux batteries Leclanché propres à l'éclairage des spéculums.

Bien des praticiens qui ne se livrent aux opérations

d'électrothérapie que de loin en loin, emploient cette pile qui les dispense de manipulations et de surveillance.

Boudet de Pàris rapporte qu'il lui est arrivé une

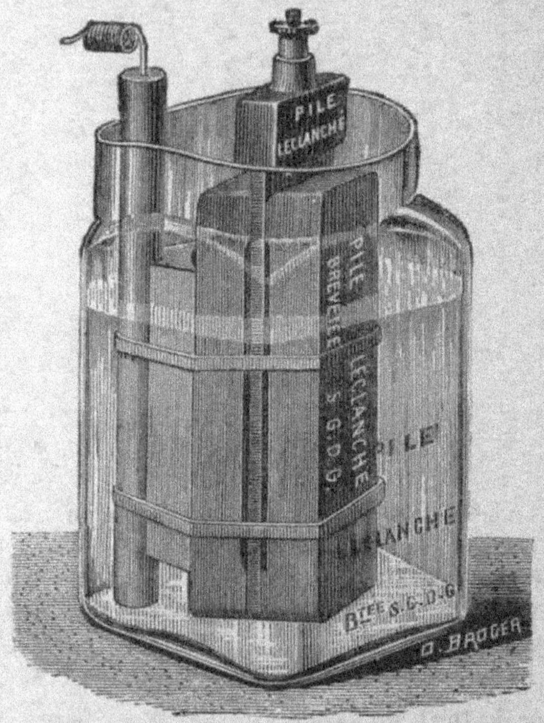

Fig. 65. — Élément Leclanché à aggloméré.

fois de traiter et de guérir un cas d'occlusion intestinale avec la pile d'une sonnerie de maison de campagne. Le même auteur rappelle qu'on parvient à atténuer beaucoup la formation des sels grimpants qui sont un des principaux inconvénients de cette pile en protégeant le liquide excitateur du contact de l'air par une couche d'huile d'une suffisante épaisseur. Dans le même but, on emploie également des vases paraffinés.

Afin de rendre vraiment portative la pile au chlorhydrate d'ammoniaque qui n'était utilisée que dans les appareils à demeure, nous avons combiné une pile humide où ce sel d'ammoniac fournit la réaction. L'humidité nécessaire est emmagasinée par l'entremise de substances absorbantes qui font partie du mélange. Cette pile humide, comme celle au sulfate de cuivre, pourra rendre quelques services aux médecins, d'autant qu'elle ne consomme et ne dépense qu'à circuit fermé.

Pile au bisulfate de mercure. — Cette pile a été imaginée par M. Marié-Davy qui a remplacé le

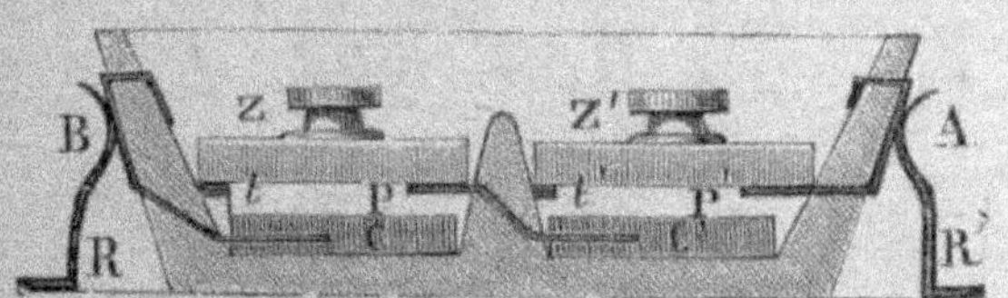

Fig. 66. — Élément Marié-Davy.

bioxyde de manganèse de l'élément Leclanché par le bisulfate de mercure. Les premières phases des réactions sont analogues, seulement c'est l'acide sulfurique qui ici, au lieu du chlorhydrate d'ammoniaque, attaque le zinc :

$$S\,O^4H + Zn = S\,O^4 Zn + H$$

Puis l'hydrogène mis en liberté réduit le bisulfate de mercure, l'acide sulfurique qui se reforme régé-

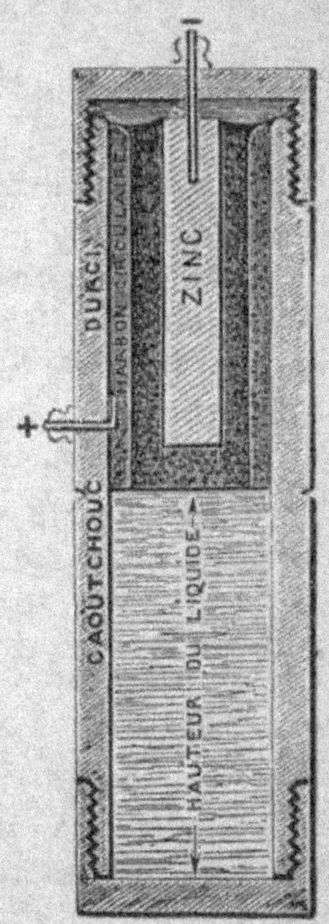

Fig. 67. — Pile Trouvé hermétique et à renversement, grandeur d'exécution.

nère la solution, et le mercure isolé maintient toujours les zincs amalgamés.

$$H + S\,O^7\,H_g = S\,O^7\,H + H_g$$

Nous avons basé sur cette double réaction une pile fort commode pour les praticiens : c'est notre *pile*

hermétique ou *pile à renversement* ou encore *pile-
étui* ou *pile de gousset*. Cette pile supprime radicalement les défauts adhérent à toutes les autres piles,
épanchements, émanations, etc. C'est la pile pratique et portative par excellence (fig. 67.).

Elle comporte trois formats et elle est formée d'un
couple zinc et charbon ou d'un couple zinc et platine.
Le charbon ou le platine garnissent les parois supérieures intérieurement, et le zinc est fixé au couvercle de l'étui. Le liquide excitateur remplit la moitié inférieure du fond. Tant que l'étui conserve sa
position ordinaire, le sommet en haut, le fond en
bas, l'élément ne plonge pas dans le liquide; il n'y a
ni dégagement d'électricité, ni usure de zinc, ni
dépense par conséquent. Mais dès que l'étui est renversé, ou placé horizontalement, le courant naît et
se continue tant que le bisulfate de mercure n'est
pas épuisé.

C'est ce couple qui, sous une forme un peu modifiée mais très amplifiée, est utilisé dans les grands
appareils à courant constant et continu (fig. 95 et 96).

La *pile de poche* (fig. 68) est un peu plus forte que
la pile de gousset, mais elle n'en diffère que par le
volume et le nombre des éléments : deux ou trois.

Une auge en ébonite A à deux ou trois compar-
timents contient la solution qui la remplit aux deux
tiers. Le couvercle, qui porte les éléments D,D, est
en caoutchouc durci. Il constitue avec une feuille de
caoutchouc souple une fermeture étanche à la
manière des soupapes de sûreté des machines à
vapeur, pressé qu'il est sur les auges par les deux
bracelets E,E', en caoutchouc très élastique. Pour

plus de sécurité, le tout est introduit dans une enveloppe simple ou double A,F, en caoutchouc durci, mince et légère, dans laquelle ou dans lesquelles se produiraient de légers suintements, si toutefois il pouvait s'en former.

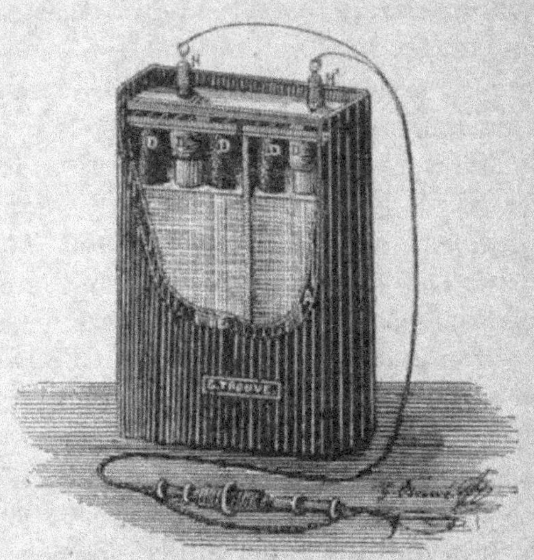

Fig. 68. — Pile de poche Trouvé.

Les deux boutons H,H' reçoivent les fils conducteurs qui se rendent aux appareils voulus. Un petit commutateur placé tantôt sur le couvercle de la pile, tantôt sur le trajet des cordons, sert à établir ou couper le courant à volonté.

Toutes ces piles légères fonctionnent également avec la solution au bichromate de potasse.

Pile au bichromate de potasse : f. e. m. : 2 volts. — Elle est due à Poggendorf et a été modifiée par Grenet. Celui-ci l'a mise sous la forme bien connue de *pile-bouteille* : le liquide excitateur et dépolarisateur est contenu dans une bouteille sphérique fermée à l'extrémité d'un assez long goulot avec un bouchon de caoutchouc durci dans lequel sont vissés deux

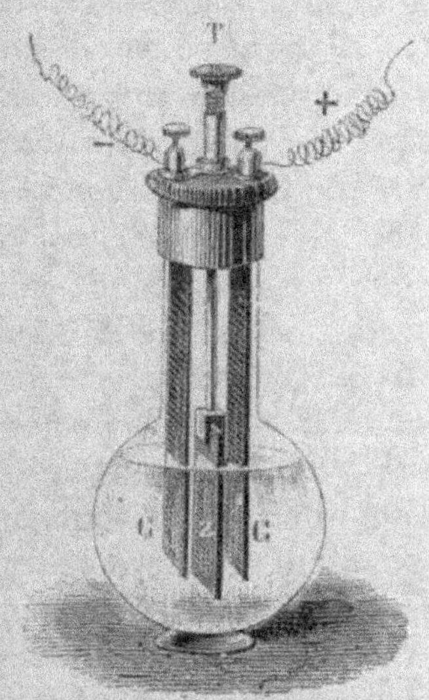

Fig. 69. — Pile-bouteille Grenet.

électrodes positifs en charbon C, C ; l'électrode négatif zinc étant placé entre eux dans le liquide, au bout d'une tige T, mobile au milieu du bouchou.

La réaction électrogénique et dépolarisatrice s'opère suivant la loi :

$$KO, 2\,Cr\,O^3 + 7\,SO^3 + 3\,Zn$$
$$= 3\,(Zn\,O,SO^3) + KO,\,SO^3 + Cr^2\,O^3,\,3\,SO^3$$

La pile au bichromate de potasse est celle dont la

force électromotrice est la plus élevée; longtemps éliminée, malgré cet avantage considérable, de la pratique médicale, elle a conquis enfin droit de cité, comme les autres ; grâce à la constance dont nous avons été assez heureux de la doter; elle le méritait par sa simplicité et sa puissance.

Le bichromate de potasse se dissout dans l'eau froide dans la proportion approximative de 100 grammes par litre, c'est-à-dire au dixième du poids de l'eau; mais à chaud, le coefficient de dissolution augmente beaucoup. Il se produit cependant un grave inconvénient : une fois le liquide refroidi le sel se dépose et forme des cristallisations tellement adhérentes aux parois des vases qu'elles le brisent souvent. De plus, quand la pile au bichromate de potasse a marché pendant un certain temps, il se forme de l'alun de chrome qui, à son tour, cristallise avec les mêmes inconvénients et encrasse les charbons qui sont à la fin recouverts d'une gaine tout à fait nuisible à la constance et au fonctionnement.

Nous avons modifié cette préparation du liquide de façon à éliminer toutes ces imperfections et nous avons communiuqé notre composition à l'Académie des Sciences le 19 mars 1883.

On jette dans de l'eau du bichromate de potasse réduit en poudre (125 à 150 grammes pour 1 litre) et on ajoute ensuite en versant lentement et en mince filet, et en agitant constamment le liquide, jusqu'à 450 grammes d'acide sulfurique par litre, soit un quart en volume. Le mélange s'échauffe peu à peu et le bichromate de potasse une fois dissous demeure limpide et ne dépose pas par cristallisation en se refroidissant. Pendant la fonction et même après épuisement complet, cette solution de bichromate de potasse acidulée ne laisse pas former des cristaux d'alun de chrome. On n'en trouve aucune trace, même après plusieurs mois, si on a soin d'éviter l'évaporation. On dirait que le liquide a été fait tout d'une pièce, et qu'on se trouve en présence d'une solution nettement définie. Il y a là, sans aucun doute, un maximum de saturation atteint une fois pour toutes, une sorte de point précis où, la saturation étant produite, il ne peut y avoir aucune oscillation ni en deçà ni au delà. Il devient donc inutile de constituer un réservoir d'acide ou de sel de chrome, comme le réservoir de sulfate de cuivre dans la pile Daniell, car le bichromate de potasse ajouté après le mélange ne se dissout plus dans le liquide déjà acidulé. Les proportions :

Eau.	1000 grammes.
Bichromate de potasse .	125 —
Acide sulfurique	450 —

sont bien définies et composent un liquide stable. La constance de la pile est assurée. Elle donne d'ailleurs des résultats si excellents qu'elle s'est très répandue dans les cabinets de physique et les laboratoires ; c'est qu'elle possède, en effet, tous les avantages des autres piles sans en avoir les inconvénients.

Pour rendre la manipulation plus commode et plus rapide, nous avons disposé au-dessus des cuves un treuil particulier qui, au moyen de la manivelle, relève les charbons et les zincs et empêche ainsi

tout contact inutile entre le liquide et les éléments.
Un petit arrêt en bois ou guide-âne que l'on peut
voir en X dans la figure 70 est destiné à empêcher
les éléments de remonter trop haut et de sortir des
vases et dispense ainsi de toute attention.

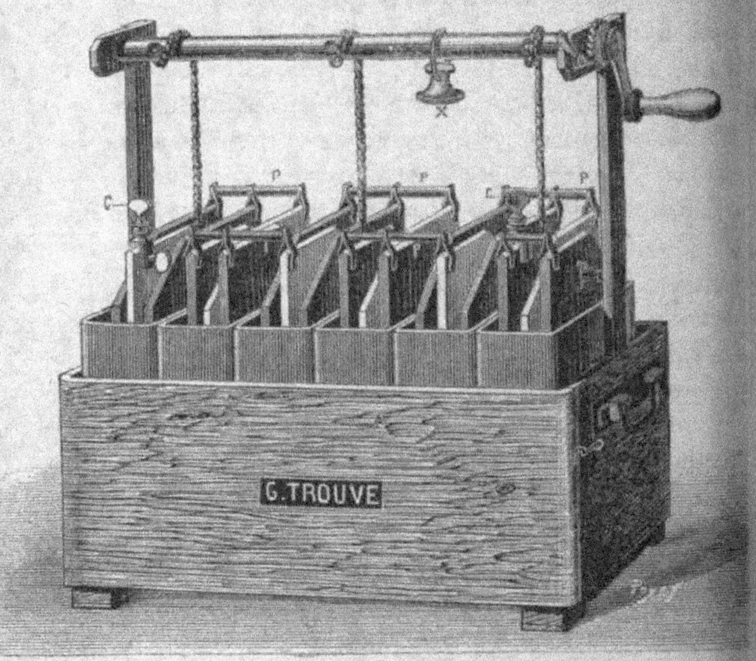

Fig. 70. — Pile à treuil Trouvé à solution de bichromate
de potasse sursaturée.

Cette pile se compose : 1° d'une auge en bois de
chêne, munie d'autant de cuves en ébonite, en verre
ou en porcelaine, qu'il y a d'éléments, et surmontée
d'un treuil avec rochet, encliquetage et point d'arrêt
automatique; 2° d'un nombre d'éléments, variant de

4 à 12, mais généralement de 6 pour la facilité du maniement ; 3° du liquide excitateur, défini plus haut.

L'auge est construite de telle manière qu'on peut, au moyen du treuil, plonger à volonté les éléments dans le liquide ou les en faire sortir complètement. Ainsi il est facile de varier la production d'électricité suivant le plus ou moins d'immersion, et de la faire cesser en élevant les éléments au-dessus du liquide sans toutefois les sortir complètement des cuves. L'arrêt de bois remplit d'ailleurs cet office ; en le supprimant, ou bien en le poussant de côté, à droite ou à gauche, la hauteur du treuil permet de rendre les éléments indépendants, et on peut vider ou remplir les cuves avec aisance. La face antérieure de l'auge est munie d'une charnière qui lui permet de s'abattre et de faire sortir les vases sans déranger les éléments. Il est alors facile de les nettoyer et de les remplir à moitié avec du liquide.

La figure 71 représente une seconde batterie, d'un emploi moins général il est vrai que la première, car il n'est destiné qu'aux petites opérations ou à l'éclairage des polyscopes électriques Trouvé. C'est un diminutif de la pile à treuil, mais il n'est composé que de deux grands éléments au bichromate de potasse, supportés par un treuil au-dessus de deux cuves en verre ou d'ébonite et le tout est renfermé dans une boîte en acajou ou en noyer verni.

Les éléments de la pile au bichromate de potasse sont formés d'une lame de zinc et de deux charbons cuivrés galvaniquement dans leur partie supérieure (fig. 72).

Ce cuivrage a pour but de consolider les charbons,

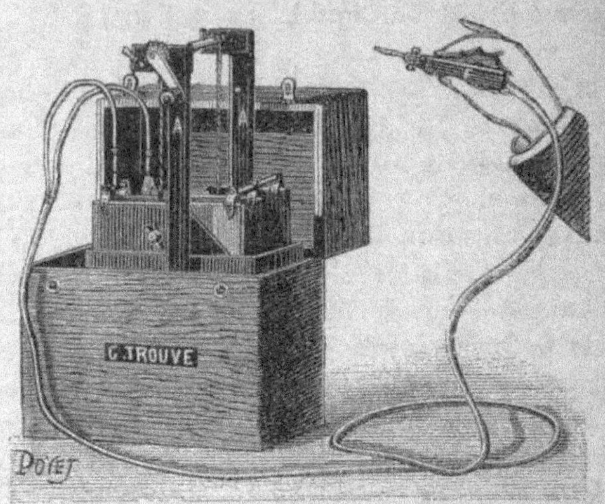

Fig. 71. — Petite batterie Trouvé pour les petites opérations
(galvanocaustie, etc.).

matière toujours un peu friable, et de diminuer con-

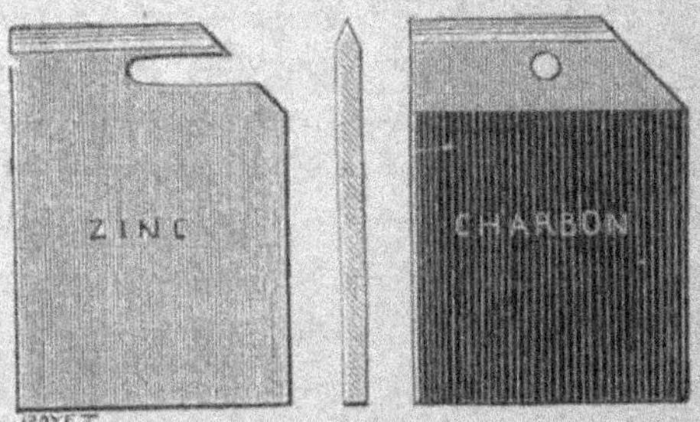

Fig. 72. — Élément Trouvé de la pile au bichromate
de potasse à solution sursaturée.

sidérablement la résistance du circuit extérieur de la
pile en augmentant la conductibilité du charbon.

Le zinc des éléments est amalgamé dans toute sa masse et il présente à sa partie supérieure une encoche qui sert à le fixer à l'axe métallique isolé et recouvert d'une chemise en caoutchouc sur lequel repose tout le système. Cette encoche permet de déplacer très rapidement les zincs, soit pour les amalgamer, soit pour tout autre motif. Enfin les contacts sont établis par des pinces mobiles d'un modèle spécial.

Il faut veiller à ce que les zincs soient toujours parfaitement amalgamés. L'amalgamation peut se faire facilement, car ces zincs sont placés à cheval sur l'axe qui les supporte par une fente transversale pratiquée dans leur partie supérieure. Il n'y a donc qu'à desserrer les écrous qui maintiennent tout le système et qui sont placés aux deux extrémités. L'opération s'effectue très facilement dans une assiette contenant de l'eau acidulée au $\frac{1}{20}$ seulement environ et un peu de mercure que l'on étale sur les zincs en les frictionnant énergiquement avec une brosse.

Si l'on veut se dispenser de cette opération un peu laborieuse, on se contente d'immerger les zincs dans une solution de mercure, dans l'eau régale, suivant la formule que voici :

Acide chlorhydrique .   750 grammes.
   — azotique. . . .   250   —

Dans le mélange on fait dissoudre à chaud 200 grammes de mercure, puis on ajoute 1 000 grammes d'acide chlorhydrique.

L'immersion du zinc ne doit pas durer plus d'une seconde et telle est l'énergie du liquide que ce temps suffit pour amalgamer et décaper l'élément, quelque sale qu'il puisse être.

Couramment, la batterie de la pile à treuil est composée de six éléments. Son courant est très intense et suffisant pour actionner des moteurs électriques; il peut aussi servir à animer les bobines d'induction, à éclairer des lampes à incandescence, etc. Elle est indispensable dans les cabinets de physique où elle est très répandue.

M. d'Arsonval a trouvé que sa force électromotrice est en moyenne de 2 volts par élément et la résistance 0,0016 ohm. En court circuit l'intensité peut atteindre une centaine d'ampères.

En débit normal, les constantes sont pour chaque couple :

> Force électromotrice. . .   1,9   volt.
> Résistance . . . .   0,08 ohm.

Dans ces conditions, on obtient d'une batterie de 6 éléments un courant constant de 20 à 25 ampères et de 11 à 12 volts, et cela pendant plusieurs heures.

Pour l'usage spécial de la galvanocaustique thermique, nous avons rassemblé sous une forme portative et sous un volume de 2 décimètres cubes, dix éléments de la pile au bichromate de potasse. Cette pile intensive si appréciée du monde médical est celle qui fournit la plus grande somme d'énergie à poids et volume égaux, si on fait emploi de la solution Trouvé. Son poids est d'environ 5 kilogrammes et, malgré son exiguité, elle a donné en court circuit, à M. d'Arsonval, au Collège de France, 118 ampères et 4 volts, avec une résistance de 0,0010 ohm.

La partie immergée représente un cube de 0^m,12 de côté. Elle est composée de 10 charbons et de 10 zincs.

La cage de cette pile est formée simplement par

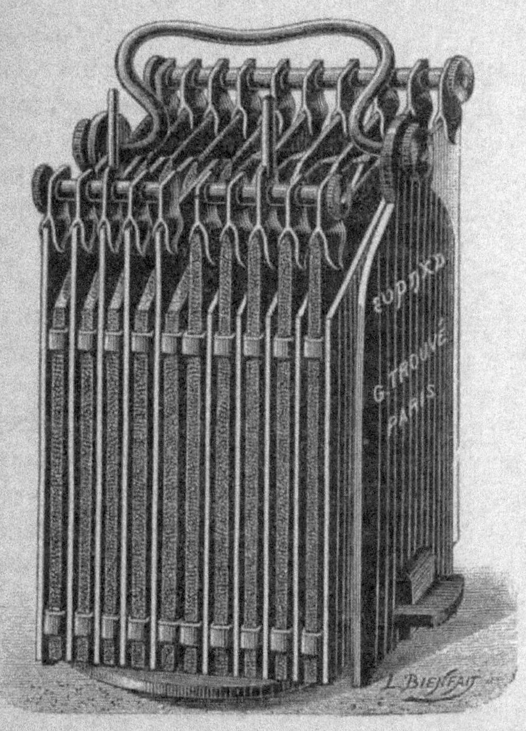

Fig. 73. — Batterie Trouvé portative et intensive au bichromate de potasse.

trois plaques d'ébonite. L'une sert de base et les deux autres constituent les montants. Le tout est maintenu à la partie supérieure par la poignée même.

L'écartement des éléments zinc et charbon est obtenu facilement au moyen de jarretières de caout-

10.

chouc élastique placées en haut et en bas des charbons. Ces jarretières ou bracelets, que l'on obtient
en sectionnant un tube de caoutchouc souple, servent
encore de coussins en cas de chocs violents et évitent
la rupture des charbons. Dans cette pile comme dans
celle à auge ou à treuil, les mêmes contacts mobiles
à pinces sont employés, et ils offrent, comme nous
l'avons vu, le grand avantage de se placer instantanément pour être nettoyés, et de faciliter l'amalgamation des zincs ; ils servent de plus à relier les éléments,
suivant le cas, en quantité ou en tension.

Une batterie de six éléments, soumise à des essais
au Collège de France sur un des moteurs Trouvé
pesant 3,3 kg. a développé au frein un travail mécanique de 3,75 kgm., par seconde.

Pour le moteur d'un demi-cheval pesant 8 kg., et
celui d'un cheval d'un poids de 16 kg., le rendement
obtenu a été de 60 à 65 p. 100 quand le nombre des
éléments variait de 24 à 40 et que les moteurs mar-
chaient à 2 400 tours par minute. La puissance
obtenue est 38,80 kgm.

Il va de soi que plus le moteur est puissant et grande
est la puissance de la pile électrique, plus aussi
augmente le rendement : il peut atteindre 90 ou
92 p. 100.

Il n'est pas inutile de rappeler, parmi les notions
qu'il est important d'acquérir pour la pratique des
piles, que les matières : sels, métaux, acides, qui
entrent dans la composition des éléments et des
liquides excitateurs et dépolarisateurs, sont plus ou
moins impures. Les corps étrangers donnent nais-

sance à des couples locaux qui vont souvent en sens inverse du courant principal. Plus la pile dure longtemps, plus ces actions contraires s'accentuent et produisent des résistances de plus en plus appréciables et nuisibles. Il faut donc dépenser le plus promptement possible l'énergie utile pour profiter du maximum de rendement. *On gagne en intensité ce que l'on perd en durée.* Une pile, en effet, ne contient toujours qu'une certaine somme d'énergie transformable sous forme d'électricité.

Si on consomme cette énergie avec une grande rapidité, les actions nuisibles peu variables en amplitude auront moins le temps de se produire et le travail utile de la pile sera plus élevé.

Il va sans dire que les appareils d'électrothérapie à courants constants et continus exigent au contraire des courants de faible intensité, mais de longue durée.

Il était important, dans la pratique médicale, de pouvoir transformer une pile à un grand débit en pile à moyen débit. Pour arriver à ce résultat, les zincs sont disposés en triangle (fig. 74), de façon que la surface croît à peu près dans le même rapport que l'affaiblissement du liquide tout en restant le tiers de la surface des charbons. En réglant convenablement à l'aide du treuil la pénétration du zinc dans la solution, on arrive à un rendement suffisant, mais qui s'écarte néanmoins de celui des piles à grand débit.

Dans une note présentée le 20 avril 1883 à la *Société française de physique*, M. Hospitalier communiqua les résultats de ses expériences sur

deux batteries Trouvé de six éléments au bichromate (fig. 70).

La batterie de six éléments pesait 33,4 kg. : soit
67 kg. environ pour les deux batteries. Les douze
éléments étaient montés en tension.

« Le débit a été réglé, dit M. Hospitalier, en manœuvrant le treuil de chaque batterie, de manière à
maintenir un courant constant de 8 ampères pendant

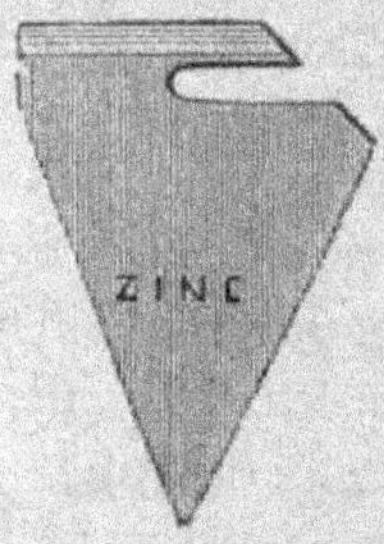

Fig. 74. — Élément zinc Trouvé pour pile à petit débit
au bichromate de potasse.

quatre heures un quart. Au moment de l'immersion,
le *coup de fouet*, dû à la grande force électromotrice
initiale de chaque élément, a fourni un courant de
12 ampères, bien que les zincs ne fussent plongés que
de 2 centimètres environ. Après quelques minutes, le
courant est revenu à son intensité normale de 8 ampères. Un léger échauffement du liquide a ensuite
provoqué une légère augmentation du débit, qui est
redevenu normal quinze minutes après la mise en
marche. La pile a fonctionné dans ces conditions
pendant une heure et demie sans qu'on ait dû abaisser les zincs. A partir de ce moment, on a compensé

l'affaiblissement du débit en augmentant graduellement la surface immergée. Les variations n'ont
jamais dépassé un demi-ampère et le courant moyen
a été très soigneusement maintenu à 8 ampères pendant quatre heures un quart, temps après lequel les
zincs se trouvaient complètement immergés et plon-
geaient de 15 centimètres environ dans chaque élé-

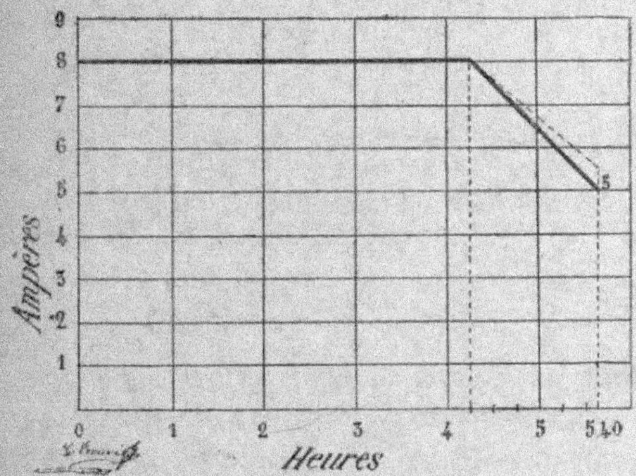

Fig. 75. — Diagramme de fonction de deux batteries Trouvé
au bichromate de potasse.

ment. A partir de ce moment, la décroissance a é
très régulière et l'expérience arrêtée en soulevant les
zincs et les retirant complètement du liquide lorsque
le courant a atteint 5 ampères.

« La décharge se divise en deux phases (fig. 75) :

« *Première phase*. — Débit maintenu constant
8 ampères pendant quatre heures un quart.

« *Deuxième phase*. — Débit régulièrement décrois

sant de 8 à 4 ampères pendant une heure et 25 minutes.

1° PHASE CONSTANTE

Différence de potentiel aux bornes des six lampes Swan éclairées. .	14,15 volts.
Différence de potentiel aux bornes des batteries.	16,70 —
Intensité du courant	8 ampères.
Débit, par seconde, dans le circuit extérieur	133,6 watts.
Ce qui équivaut à	13,5 kgm.
Durée de la phase constante. . . .	15 300 secondes.
Quantité d'électricité fournie. . . .	122 400 coulombs.
Energie disponible dans le circuit extérieur	206 550 kgm.

2° PHASE DÉCROISSANTE

« Pendant cette seconde phase, le courant moyen a été de 6,55 ampères pendant 1 heure 25 minutes ou 5 100 secondes; et l'énergie électrique moyenne disponible dans le circuit extérieur de 9 kgm. par seconde.

TRAVAIL TOTAL

« Lorsqu'on totalise les deux phases qui représentent le débit réel dans les conditions de l'expérience, on trouve les résultats suivants :

Quantité totale d'électricité fournie.	456 900 coulombs.
Energie totale disponible	253 350 kgm.

« Le cheval-heure étant égal à 270,000 kgm., ces

chiffres montrent que les deux batteries ont fourni ensemble 0,96 de cheval-heure, soit sensiblement un demi-cheval-heure par batterie de 6 éléments.

« Cinq batteries de 6 éléments, soit 30 éléments en tension, suffiraient donc pour alimenter une lampe à arc brûlant des charbons de 9 millimètres de diamètre, avec un courant de 7 ampères et 40 volts de différence de potentiel aux bornes de la lampe, pendant plus de cinq heures.

« *Consommation du zinc*. – Les zincs pesés avant et après l'expérience ont indiqué une consommation de :

Pour la première batterie. . .   754 grammes.
Pour la seconde   712   —
                    TOTAL . . .   1 463 grammes.

« Soit, en moyenne, 122 grammes par élément.

« La consommation *mínima* a été de 105 grammes et la consommation *maxima* de 133 grammes. La consommation théorique, déduite de la quantité d'électricité et des équivalents électro-chimiques, est de 53 grammes par élément, ou 636 grammes pour les deux batteries.

« Il résulte de ces expériences que 2 batteries Trouvé de 6 éléments chacune, chargées *à neuf*, représentent une énergie électrique disponible de 1 cheval-heure ou 270 000 kgm., sous un poids qui ne dépasse pas 67 kg. Il importe de remarquer ici qu'aucune disposition n'a été prise au point de vue de la légèreté et qu'il serait facile de réduire ce poids à 50 kg. Ce chiffre est inférieur à celui des accumulateurs ont pu fournir jusqu'à présent sous le même poids.

« La consommation est représentée par les chiffres suivants :

Zinc . . . . 1 463 grammes.
Bichromate de potasse . . 2 400 —
Acide sulfurique . . . . . 7 200 —

« Ces chiffres permettent de calculer facilement quel

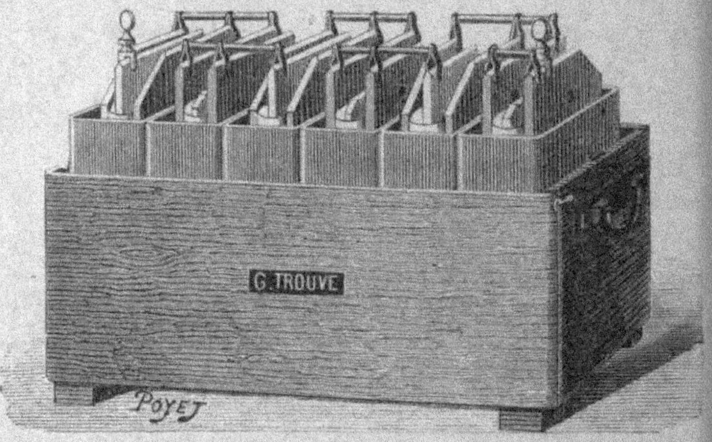

Fig. 76. — Pile Trouve à faible débit (bichromate de potasse).

est le prix du cheval-heure d'énergie électrique disponible, lorsqu'on se place dans les conditions moyennes de débit dont les résultats sont consignés ci-dessus. »

Nous avons également disposé notre pile au bichromate pour fonctionner à deux liquides et à petit débit. Dans ce cas, elle est munie de vases poreux dans lesquels plongent les zincs.

La composition de la solution est la suivante :

Bichromate. . . . . 1 kg.
Eau . . . . 5 —
Acide 1,800

et dans le vase poreux avec le zinc : eau acidulée au $\frac{1}{10}$.

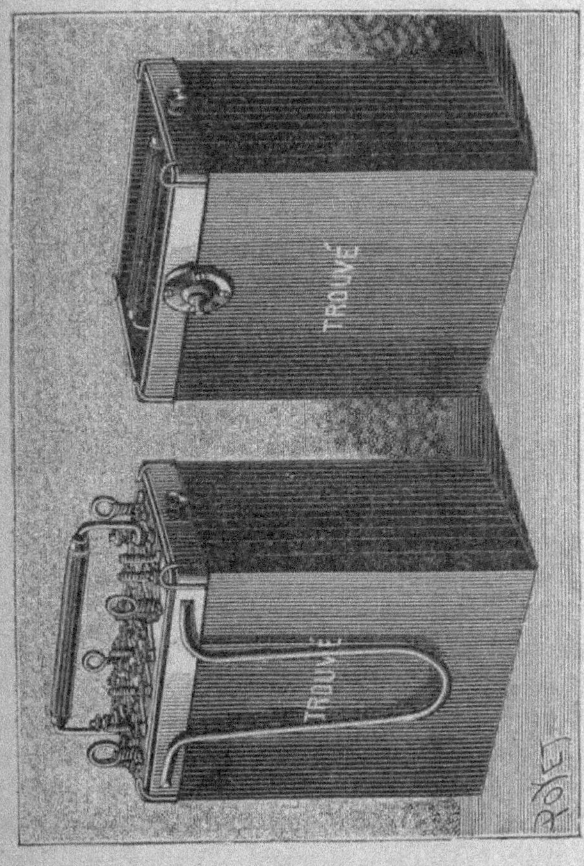

Fig. 77 et 78. — Batterie universelle automatique Trouvé représentée en fonction et au repos.

La série est complétée par une *batterie universelle*

automatique (fig. 77 et 78) d'un transport et d'un maniement des plus faciles. C'est un générateur d'électricité destiné aux expériences de laboratoire et à certains traitements à domicile. Elle pèse à peine 3 kilogrammes. Peu encombrante et malgré son poids relativement faible elle permet d'opérer avec une

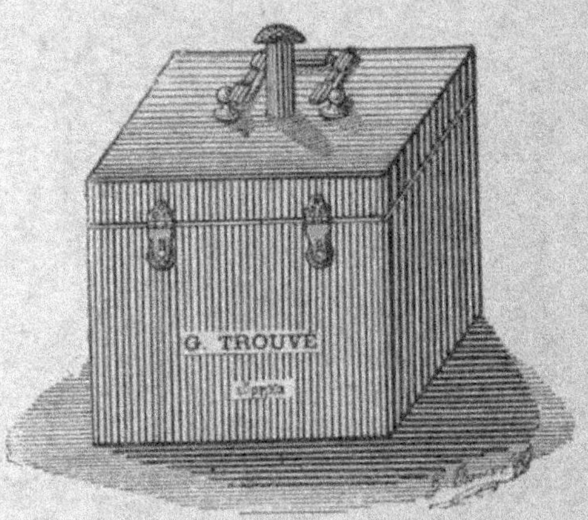

Fig. 79. — Batterie Trouvé à pédale sans sa tapisserie.

grande sûreté et de mettre en jeu les polyscopes et les photophores électriques ou encore les appareils d'éclairage pour l'étude des ferments et la micrographie. Elle est utilisée au Collège de France par M. Berthelot pour sa bombe calorimétrique. Un modèle fort luxueux (fig. 79) en a même été créé qui, bien que destiné plus spécialement aux cabinets des médecins-dentistes, ne sera pas sans rendre quelques services dans d'autres circonstances. Cette dernière disposition a l'avantage, et c'est à noter, d'éviter au sujet la vue de tout instrument inconnu, suspect par conséquent, et de lui enlever ainsi une frayeur à laquelle, bien souvent, il n'est que trop porté.

L'agencement intérieur de cet appareil est le même que ci-dessus ; seulement, la mise en fonction ne se fait plus avec la main, mais avec le pied. Une élégante tapisserie recouvre la boîte et lui donne l'ap-

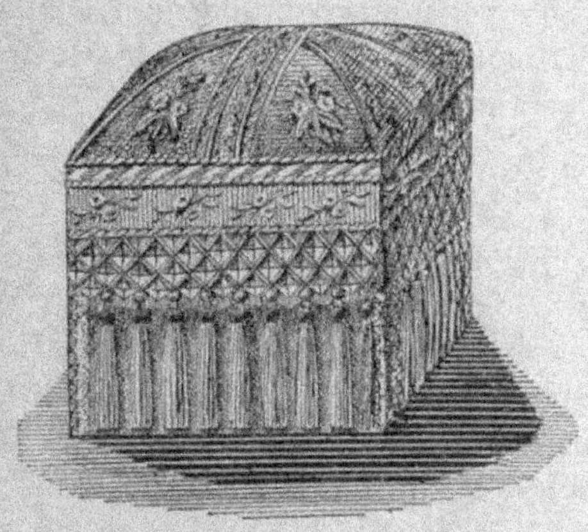

Fig. 80. — Batterie Trouvé à pédale recouverte de sa tapisserie.

parence d'un pouffe ordinaire de salon (fig. 80) et les rhéophores sont dissimulés dans une élégante corde-lière.

La batterie à pédale peut servir aussi à la galvano-caustie et à l'éclairage des polyscopes et photophores Trouvé.

Pile au chlorure de fer. — Cette pile, due à M. Figuier, ancien professeur à la Faculté de méde-cine et de pharmacie de Bordeaux est très écono-mique, car le fer est bien moins cher que le zinc.

Un grand vase de verre cylindrique contient une solution concentrée de perchlorure de fer dans lequel plonge une lame de fer et une lame de charbon platiné. Le fer se dissout dans le chlorure :

$$Fe + Fe^2 Cl^6 = 3 \, Fe \, Cl^2.$$

Quant à l'hydrogène provenant de l'électrolyse du liquide par le courant il réduit le perchlorure de fer pour former de l'acide chlorhydrique :

$$2\,H + Fe^2 Cl^6 = 2\,H\,Cl + 2\,Fe\,Cl^2.$$

Enfin, l'oxygène se porte sur le fer, forme avec lui de l'oxyde de fer soluble dans l'acide chlorhydrique. Ainsi il n'y a pas ou il y a peu de polarisation.

Si l'on possède un laboratoire, on retransforme facilement le chlorure de fer en perchlorure en faisant barboter un courant de chlore dans la solution :

$$2\,F\,e\,Cl^2 + Cl^2 = F\,e^2\,Cl^6.$$

La même matière peut donc servir indéfiniment.

Cette pile fournit d'ailleurs des courants intenses.

Pile au chlorure de chaux : f. e. m. = 1,6 volt. Elle a été trouvée en 1879 par M. Niaudet. Elle est préférable à celle de Leclanché tant au point de vue de l'énergie et de la constance qu'à celui de l'économie. Elle possède comme lui l'avantage de ne point s'user à circuit ouvert.

Dans un vase extérieur on met une solution de sel marin à 24 p. 100 dans laquelle plonge un bâton de zinc. L'électrode positive est composée d'un charbon de cornue qui, pour éviter la polarisation, est tassé dans un mélange de chlorure de chaux du commerce (chlorure et hypochlorite) et de fragments de charbon placés dans un vase poreux. L'hypochlorite est le dépolarisateur :

$$H + Ca\,O, Cl\,O = Ca\,O, HO + Cl.$$

On évite l'odeur du chlore en fermant l'élément avec un bouchon.

Piles secondaires ou accumulateurs.

Le contre-courant qui surgit dans les piles dès que celles-ci entrent en fonction et qu'on a nommé courant de polarisation n'est pas resté entre les mains des physiciens à l'état d'énergie de résistance.

Depuis longtemps ils avaient remarqué que les dépôts gazeux sur les électrodes des voltamètres (fig. 81) engendraient spontanément un nouveau courant dès que le courant direct ou primaire cessant le circuit était fermé.

Mais jusqu'à Planté cette remarque n'avait point donné de résultats pratiques, et il faut avouer que les accumulateurs ne se sont que bien peu améliorés depuis ce physicien.

L'élément Planté (fig. 82) se compose de deux lames C,C' de plomb, longues et roulées en spirales, mais isolées l'une de l'autre par deux ou trois rubans

de caoutchouc. Elles sont immergées dans un vase
de verre contenant de l'eau acidulée et communiquent à deux *prises de courant* MH et M'G ou électrodes en cuivre réservées sur le couvercle bien mas-

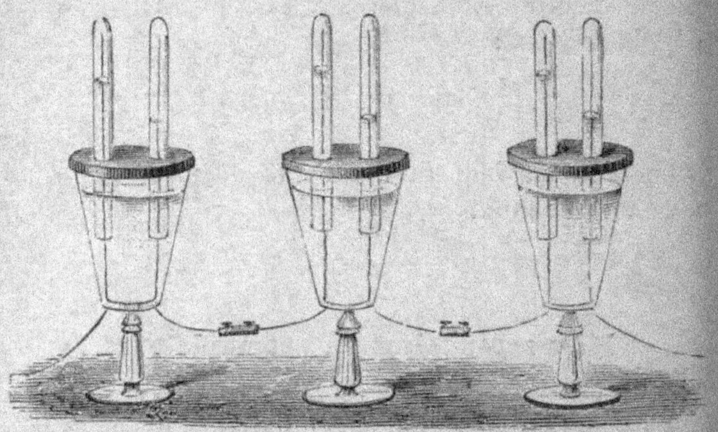

Fig. 81. — Pile secondaire à gaz.

tiqué et percé de quelques trous pour le libre échap-
pement des gaz.

A l'origine, M. Gaston Planté disposait les lames
des éléments parallèlement. En 1863, nous eûmes
l'honneur de faire sa connaissance, et construisîmes
pour lui un petit accumulateur dont nous avions
enroulé les lames sur elles-mêmes, afin de condenser sous le plus petit volume le maximum d'énergie.
C'est le principe de notre accumulateur de poche.
Depuis lors, M. G. Planté semblait préférer l'enroulement à la disposition parallèle, du moins pour les
accumulateurs transportables.

Si l'on réunit chacun des électrodes aux pôles d'une

batterie primaire, le liquide acidulé des éléments
Planté sera décomposé et l'hydrogène et l'oxygène se

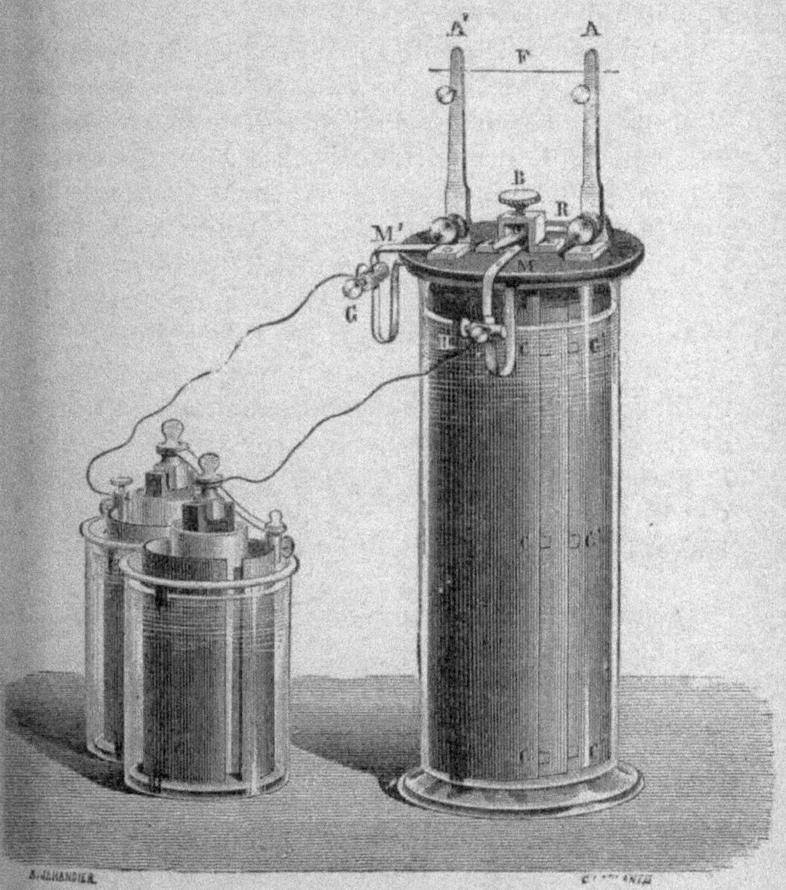

Fig. 82. — Élément secondaire Planté en charge.

porteront respectivement sur l'une et l'autre plaque de
plomb jusqu'à ce que la force électromotrice de la nouvelle batterie devienne égale à celle de la première.

Interrompant alors la communication et réunissant les électrodes de la batterie Planté par un conducteur, on obtiendra un nouveau courant.

La pratique a démontré qu'à la suite de plusieurs passages du courant dans l'un et l'autre sens les lames de plomb acquéraient la propriété de condenser les gaz dans des proportions beaucoup plus élevées, et conséquemment de fournir des courants beaucoup plus énergiques. Aussi les constructeurs ont-ils bien soin, avant de livrer leurs éléments au commerce, de les *former* ou *éduquer*, c'est-à-dire de rendre le plomb plus perméable aux gaz de l'électrolyse.

Plus les éléments Planté sont vieux, en général meilleurs ils sont. La seule attention qu'on devra avoir constamment présente à l'esprit pendant une même charge, c'est *de ne pas renverser le sens du courant primaire.* Autant vaudrait, dans le cas contraire, essayer de remplir le tonneau des Danaïdes.

L'expérience a montré qu'on a intérêt à décharger immédiatement la batterie; c'est qu'au repos celle-ci perd progressivement l'électricité accumulée et de telle sorte qu'au bout d'un certain temps on ne recueillerait aux bornes qu'une quantité d'électricité insignifiante.

La quantité d'électricité emmagasinée est proportionnelle à la masse éduquée des lames de plomb. Lorsque la formation de l'élément est bien faite, 1 kilogramme de plomb immobilise une énergie de 4 000 kilogrammètres environ.

La durée de la décharge varie selon la résistance du circuit extérieur : elle augmente et diminue avec elle. Quant à la force électromotrice elle diminue au fur et à mesure de la décharge : elle tombe de 2,53 volts à 1,95 vols : l'amplitude de la variation n'est pas, ainsi qu'on le voit, trop considérable.

Un des avantages les plus saillants des accumulateurs c'est le pouvoir qu'ils possèdent de se charger en quantité pour se décharger en tension.

En vue d'obtenir ce résultat, Planté avait adapté

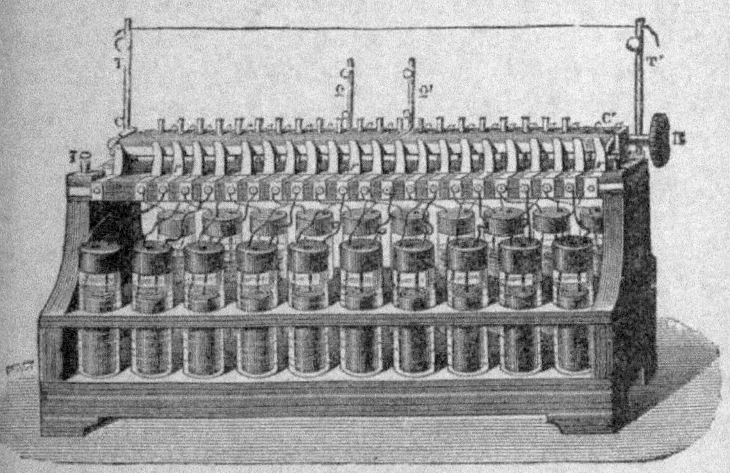

Fig. 83. — Batteries d'éléments secondaires Planté.

à sa batterie (fig. 83) un commutateur ingénieux CC'. C'est un arbre isolant sur lequel sont appliqués en longueur deux rubans métalliques diamétralement opposés, et isolés l'un de l'autre électriquement ; à 90° de ces rubans sont disposés des boutons de contact. La manœuvre s'opère à la main à l'aide de la tête de vis B. Par leur contact avec les rubans, toutes les lames r,r de même nom communiquent électriquement entre elles et les éléments sont réunis en surfaces; en basculant le commutateur d'un quart de tour, les lames de noms contraires sont mises successivement en relations par l'entremise des boutons du commutateur : les éléments sont montés en tension.

Planté avait adjoint à sa batterie fameuse de 800 couples secondaires un commutateur semblable. Il obtenait de cette puissante batterie des effets analogues à ceux que donnerait une machine statique où une grande intensité serait jointe à la haute tension. Avec ce bel instrument qu'il a nommé *batterie rhéostatique*, il est d'ailleurs parvenu à assimiler complètement l'électricité dynamique à l'électricité statique. Le courant continu des éléments est dirigé pendant la période de charge commandée par le commutateur sur des condensateurs qui sont isolés entre eux pendant cette durée. Pendant la décharge les condensateurs sont réunis en tout ou partie en tension. Dans ces conditions, les effets sont admirables et d'une haute importance pour l'étude des phénomènes de l'orage. Planté a reproduit avec cette machine toutes les expériences de Franklin, mais les étincelles qu'il obtenait n'avaient pas moins de 5 centimètres de longueur : il est même arrivé à produire l'*électricité en boule* dont l'existence était regardée comme chimérique par la science officielle.

Gaston Planté dont nous nous honorerons à jamais d'avoir été l'ami était la modestie même. Il n'a jamais recherché les honneurs qui étaient si bien dus à ses beaux travaux et à sa noble vie toute de labeur, ces honneurs qui ont tant tardé à venir pour lui, dont même il n'a vu que l'aurore, et dont l'impartiale postérité entoure de plus en plus sa mémoire.

Du premier coup, Planté semble avoir porté à la perfection dont elle paraît susceptible l'œuvre qu'il a créée. Depuis qu'il n'est plus, ses successeurs ne l'ont pas dépassé. On a sans doute obtenu des formations plus rapides, mais cet avantage a toujours été compensé par une infériorité en rendement des éléments nouveaux. Il faut dire cependant que l'industrie préférera toujours recourir à ceux-ci dont l'éducation ne demande pas plus de quelques jours quand celle des anciens exige plusieurs mois : M. Faure, en recouvrant de minium les lames, est celui qui, sous ce rapport, a ouvert la voie. Planté avait prévu ces inévitables perfectionnements pratiques, et nul doute que si la mort ne l'avait abattu dans toute la force de l'âge, il n'eût donné lui-même avec richesse les perfectionnements que lui dictait son génie créateur.

Comme auteur, Planté énonçait avec une rare clarté ce qu'il concevait si nettement. Son magistral traité : *Recherches sur l'Électricité* est un modèle de ce style scientifique, clair et concis, que notre illustre Pasteur manie avec tant de dextérité et qu'il *illustre* de la glorieuse façon que l'on connaît ; Cl. Bernard, lui aussi, était un maître du genre.

Pour la pratique très courante nous avons combiné et construit un petit accumulateur de poche (fig. 84) qui pourra remplacer en certains cas notre pile de poche de la figure 68. Comme il comprend deux éléments secondaires en tension, la différence de potentiel aux deux bornes est de 4 volts.

L'enveloppe est hermétiquement close et il n'y a à
redouter aucun épanchement.

La puissance de ce petit accumulateur est plus
grande qu'on ne serait spontanément porté à le

Fig. 84. — Accumulateur de poche Trouvé.

croire. C'est ainsi que six accumulateurs de ce modèle réduit, enfermés dans le flambeau d'Ascanio à
l'Opéra, suffisent pour l'illuminer avec éclat, à chaque
représentation pendant vingt minutes. L'Opéra pos-
sédant une installation électrique spéciale, il y avait
une petite économie à remplacer là la pile primaire
par l'accumulateur. On pourra trouver quelque léger
avantage à agir de même dans des circonstances
analogues.

Pour l'éclairage des polyscopes, par exemple, on
composera la batterie simple (fig. 140) ou double
(fig. 141), indifféremment avec des éléments de bichromate de potasse ou avec des éléments du genre
Planté.

3° **Piles thermo-électriques**.

Leur faible intensité et leur force électromotrice presque insignifiante les excluent des applications cou-

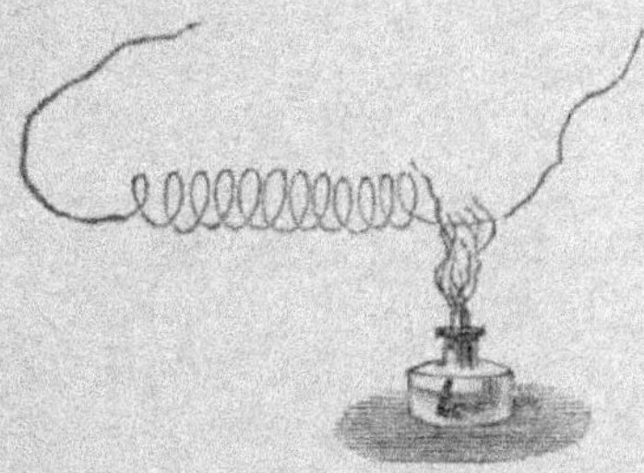

Fig. 85. — Production d'électricité au moyen de la chaleur.

rantes. Les physiologistes ne les emploient que dans des cas extrêmement rares, le plus souvent pour

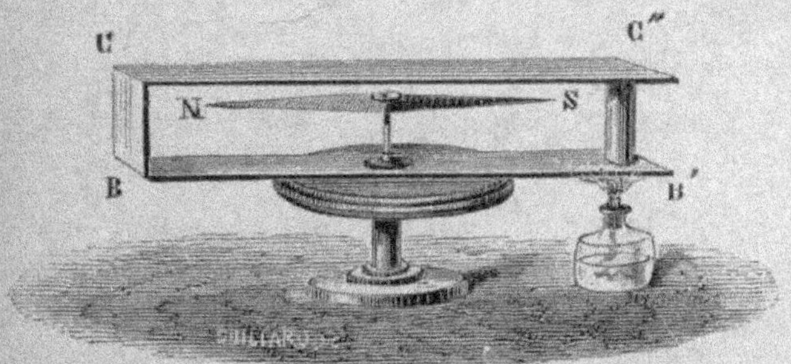

Fig. 86. — Expérience de Seebeck.

connaître la température des couches profondes de l'économie.

L'expérience montre que si l'on chauffe en un

point un conducteur métallique parfaitement symétrique par rapport à ce point, il ne se produit aucun *courant* électrique; mais s'il y a dissymétrie (fig. 85), un courant prend aussitôt naissance.

C'est à Seebeck que l'on doit la découverte des courants électriques engendrés dans de pareilles conditions (fig. 86).

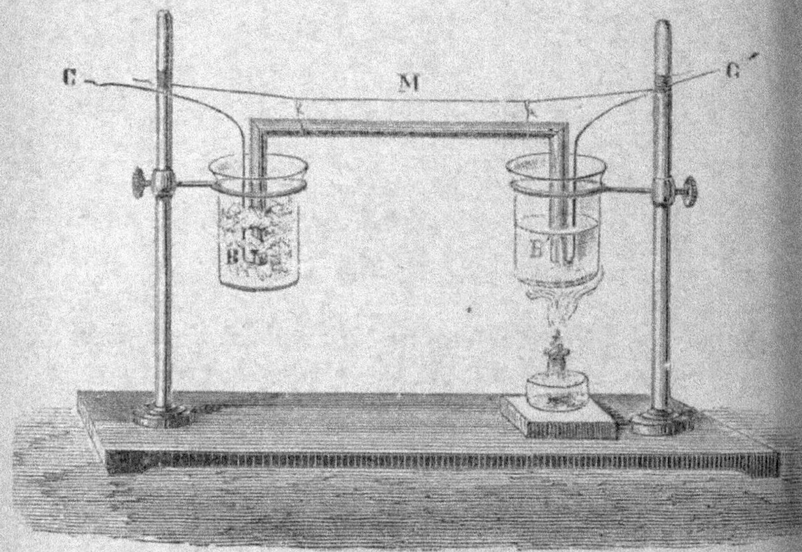

Fig. 87. — Élément thermo-électrique.

Une des conditions de dissymétrie les plus propres à engendrer l'électricité, c'est la soudure de deux métaux ou mieux une série de soudures consécutives et dans un ordre invariable de ces métaux ; les soudures d'ordre pair étant à une même température et les soudures d'ordre impair à une température différente (fig. 87).

Becquerel a démontré que dans ce cas *la force électromotrice résultante des couples ainsi formés est proportionnelle à la différence des températures des soudures.*

Cette loi est le principe d'appareils thermométri-

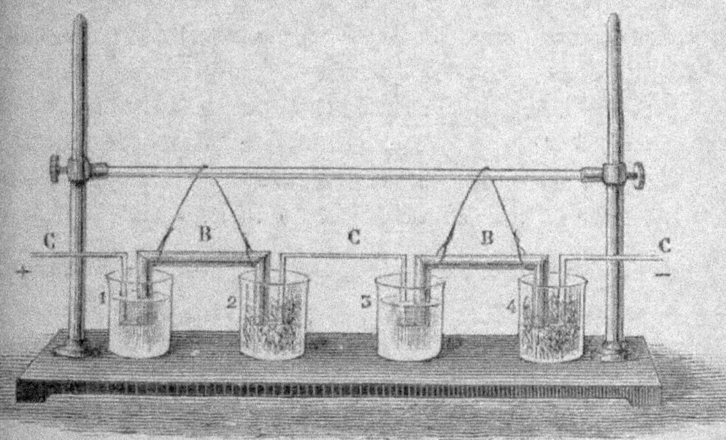

Fig. 88. — Batterie thermo-électrique.

ques, d'une grande utilité. Le Dr Jeannel, dans son *Arsenal du diagnostic médical,* les apprécie ainsi :

« Les thermomètres à liquide sont journellement employés en clinique à l'exclusion des autres. Ce n'est pas à dire pour cela que les piles thermo-électriques ne soient capables de rendre des services au clinicien; nous croyons, au contraire, qu'elles sont appelées à remplacer les thermomètres à liquide. Le temps n'est peut-être pas éloigné où l'on réussira à les adapter aux besoins de la clinique; alors en une minute et par la seule application d'une de leurs parties sur la peau du sujet, on obtiendrait la température cherchée; l'exactitude et la rapidité des observations y gagneraient également. Ce progrès est à réaliser; jusqu'à ce jour, en effet, les piles thermo-électriques et même le thermographe de Marey, qui est un thermomètre à air, n'ont pu servir qu'aux patientes et minutieuses expériences des physiologistes. Pour les piles thermo-électriques, le problème du reste est celui-ci : avoir toujours sous la main un milieu à température constante dans lequel on plonge la seconde soudure; disposer l'appareil de façon à ce qu'il soit solide et portatif. »

Les éléments les plus employés sont les éléments

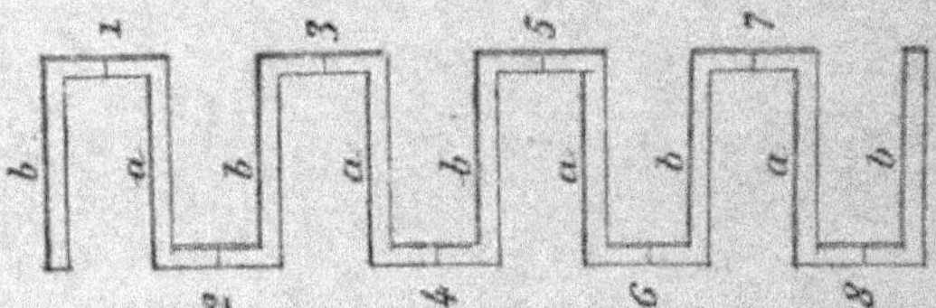

Fig. 89. — Éléments antimoine-bismuth.

antimoine-bismuth (fig. 89) qui, réunis en grand nombre sous la forme d'un cube dont une face est uniquement composée d'antimoine, et la face opposée de bismuth, constituent la pile de Melloni (fig. 90), l'instrument thermométrique le plus sensible que la physique ait présentement à sa disposition. La plus faible différence de température entre les deux faces produit une chute de potentiel qui, recueillie aux bornes P et P', va faire dévier un galvanomètre gradué une fois pour toutes, par expérience, en degrés centigrades.

On emploie souvent encore des fils de fer et de
cuivre soudés paralèllement et amincis en pointe à
leurs extrémités. C'est sous cette forme d'aiguilles que
les électrodes des piles thermo-électriques sont utilisées en cas général en physiologie [1].

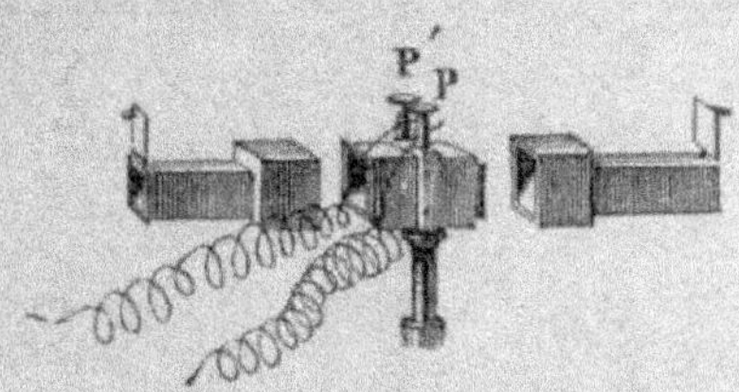

Fig. 90. — Pile de Melloni.

Nous ne nous y arrêtons pas. Néanmoins, dans les
villes qui jouissent d'une canalisation de gaz, on
pourrait avec quelque commodité, ce nous semble,
se servir de ces couples pour charger des accumulateurs.

[1] Par l'emploi de telles aiguilles, Cl. Bernard, entre autres, a
reconnu (*la Chaleur animale*) que la température du sang artériel reste constante dans toutes les parties de l'organisme, et
qu'au contraire celle du sang veineux varie. L'illustre expérimentateur tire même de ses délicates recherches une indication
clinique : c'est que la fièvre est un phénomène purement nerveux provenant des modifications, des troubles qui se passent du
côté du système nerveux. « Appuyé sur des investigations nombreuses, je crois, dit-il, qu'il existe des nerfs vaso-moteurs de
deux ordres, dilatateurs et constricteurs. La fièvre n'est que la
résultante de modifications profondes du côté de ce système,
résultante qui a pour effet principal l'élévation de la température. »

APPAREILS D'ÉLECTROTHÉRAPIE

A COURANTS CONSTANTS ET CONTINUS

Les électromoteurs à liquide et, plus généralement, les piles de tous genres étant connus, nous pouvons aborder la description des appareils qui utilisent spécialement ces éléments, et qu'on appelle pour cette raison appareils à courants constants, et continus. Comme nous l'avons dit plus haut, ils consistent en un groupement raisonné et facilement maniable d'un nombre déterminé d'éléments auxquels sont adjoints divers accessoires d'un emploi fréquent.

Chaque constructeur consciencieux s'efforce de perfectionner sans cesse ses appareils en les rendant de plus en plus commodes et, principalement, en assurant aux courants une constance et une gradation de plus en plus parfaites.

Mais là, comme partout ailleurs, le progrès ne consiste pas à bouleverser à tout propos, en saute-de-vent, des dispositions et des conditions fondamentales qu'une longue pratique a fait établir à bon escient, mais à mieux assurer leur jeu et à mieux les adapter aux fonctions plus spéciales que réclament des méthodes thérapeutiques de plus en plus diversifiées et d'une extension croissante.

Le système de collection, c'est-à-dire de groupement des éléments et de gradation du courant est,
disons-nous, la partie fondamentale de tout appareil
d'électrothérapie; on doit même dire que c'est ce
système collecteur qui fait d'une batterie de piles de
marche régulière un appareil médical bon ou mauvais.

Mais les générateurs employés étant de puissances
très variées, puisqu'ils comprennent de 4 à 80 éléments, et plus, de toutes intensités et de tous voltages, les collecteurs doivent également différer entre
eux de forme et de complexité.

Ceux-là qui sont placés entre des mains compétentes et sont destinés aux mesures précises doivent
satisfaire à tous les besoins, y compris ceux de l'élégance; ceux qui sont destinés aux malades seront
naturellement plus simples, mais aussi ils seront
moins chers et cette condition est prise en grande
considération par la clientèle peu fortunée.

C'est ainsi que lorsque la batterie doit uniquement
servir aux malades la disposition (fig. 91), pour ce
qui concerne nos appareils, est telle qu'on peut faire
entrer dans le circuit et en retirer tous les éléments par groupes de un ou deux sans couper le
courant; la gradation de la dose s'opère donc sans
choc voltaïque, comme avec un collecteur, et par
suite sans danger ni sensation désagréable, et ce
résultat est obtenu pour les appareils ordinaires
(fig. 91 à 93), soit à l'aide de simples contacts mobiles
placés à cheval entre les éléments (fig. 91), soit à

l'aide d'une seule bifurcation de l'un des conducteurs et d'un numérotage sur la boîte du nombre d'électromoteurs en service : 0, 2, 4, 6, 8, 10, 12, de telle sorte que le zéro représente le négatif et chacun des

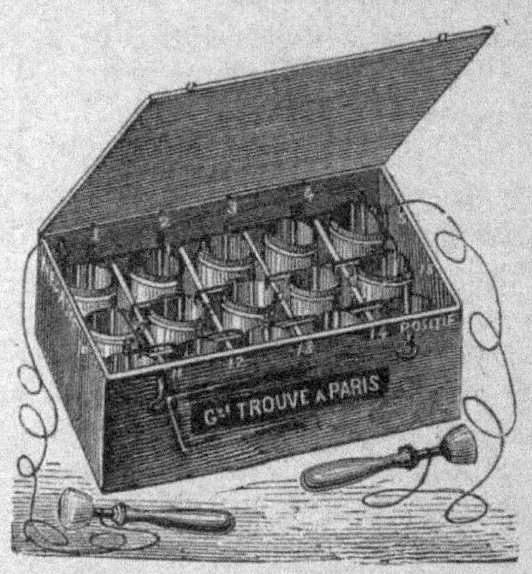

Fig. 91. — Batterie Trouvé-Callaud à courant constant et continu, à l'usage des malades.

chiffres suivants le positif (fig. 92 et 93), soit encore à l'aide d'un collecteur de petit modèle.

Nous verrons plus loin le jeu du collecteur, lors de la description des appareils un peu puissants, quant à la gradation du courant à l'aide du conducteur bifurqué elle s'opère ainsi : le conducteur non bifurqué étant immobilisé au 0 marqué sur la boîte, l'une des branches de l'autre est introduite dans le contact creux 2. Si l'on veut augmenter le courant par progrès insensibles, il suffit alors de fixer la branche libre du conducteur bifurqué dans le contact 4 et de libérer sa jumelle. Pour avoir 6 éléments on répète

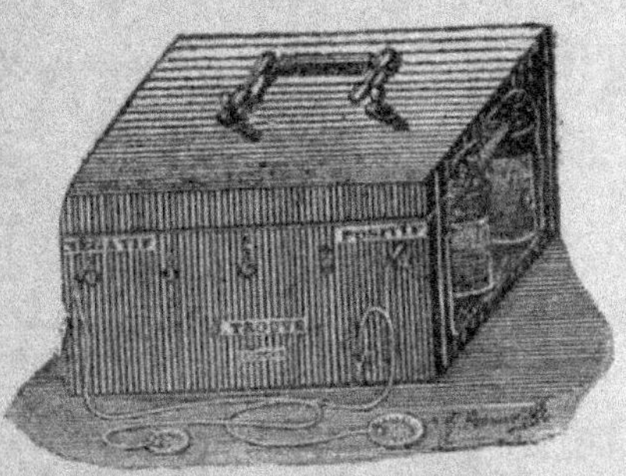

Fig. 92. — Appareil portatif à courant constant et continu de 12 éléments de la pile humide Trouvé au sulfate de cuivre.

la même opération en mettant la branche libérée au contact 6 et en détachant la branche du contact 4;

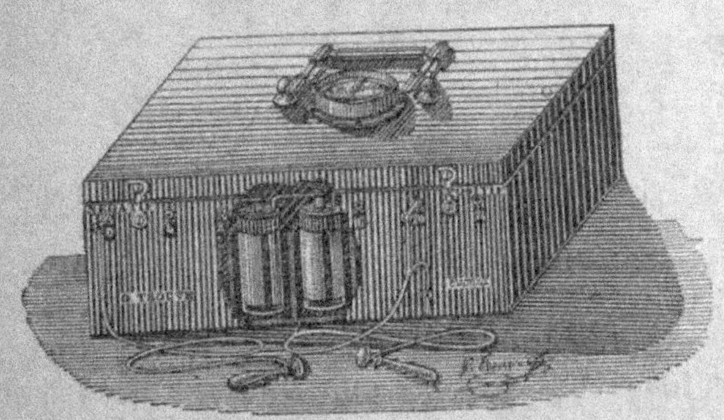

Fig. 93. — Appareil portatif Trouvé de 24 éléments de la pile humide au sulfate de cuivre ou au chlorhydrate d'ammoniaque. Cette pile est improprement appelée pile sèche.

et ainsi de suite jusqu'à la fin. — On opère de même, mais en sens inverse pour diminuer l'inten-

sité du courant jusqu'à extinction. La gradation de
ce courant s'opère donc dans les deux sens par progrès suffisamment insensibles.

Ces appareils peuvent enfermer ainsi jusqu'à 60 éléments.

Nous avons décrit plus haut la pile humide et ses

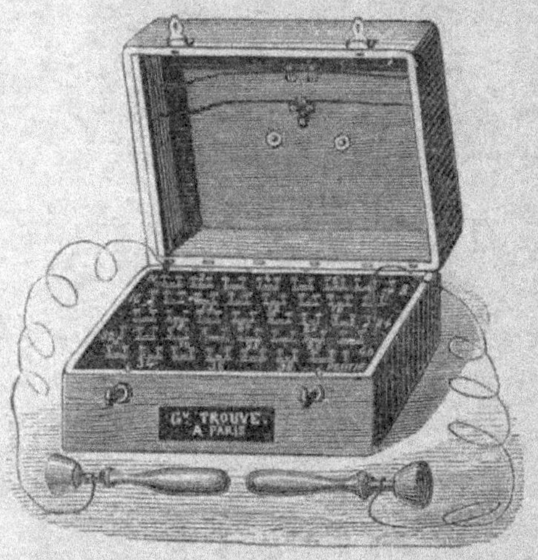

Fig. 94. — Appareil Trouvé très portatif à pile humide
de 40 éléments, sans collecteur.

principaux usages en dehors des applications médicales proprement dites (p. 151). Son emploi en thérapeutique était tout recommandé par la constance
pratiquement parfaite de son courant et la commodité si grande qu'elle présente pour le transport.

Les deux premières grandeurs sont logées dans des
vases hermétiquement fermés, disposés solidement
dans des boîtes élégantes par groupes de 2, 4, 6, 8,
10, 12, 15, 18, 24, 30, 42, 50 éléments. Le petit

modèle est monté sur un support spécial, par batteries de 40 ou 80 éléments. Ces petites batteries (fig. 94 et 99) ont l'avantage d'être extrêmement portatives; et comme elles possèdent une grande résistance intérieure on évite, en électrothérapie, une action chimique trop vive aux points d'application des courants.

Malgré les soins apportés dans la combinaison et la construction de ces petits appareils, nous nous sommes efforcé de faire mieux encore et de suivre les progrès de l'électrothérapie, en créant de nouveaux générateurs très parfaits dont la marche est contrôlée d'une façon très exacte par des appareils de mesure.

A l'origine de cette branche de la thérapeutique, les courants de faible énergie furent, en effet, seuls employés; puis, peu à peu on ne craignit point d'augmenter l'intensité au fur et à mesure que se développaient les méthodes et que croissait l'excellence et le nombre des mesures, seules bases de toute certitude et de toute science.

De quelques milliampères on est arrivé à employer couramment des intensités de 25, 30, 40, 50 milliampères. Quelques médecins même, dans certaines affections, ne reculent pas à employer l'électricité à des doses plus élevées encore. Mais leurs appareils doivent être très perfectionnés et susceptibles d'indications très sûres et très précises. Tels sont les appareils des figures 95 et 96 qui ne diffèrent entre eux que par le nombre des éléments (20, 30 ou 44) au bisulfate de mercure.

Celui de la figure 95 ne se compose que de 20 à 30 éléments seulement. Il est très portatif, son courant constant et continu est très énergique et il peut

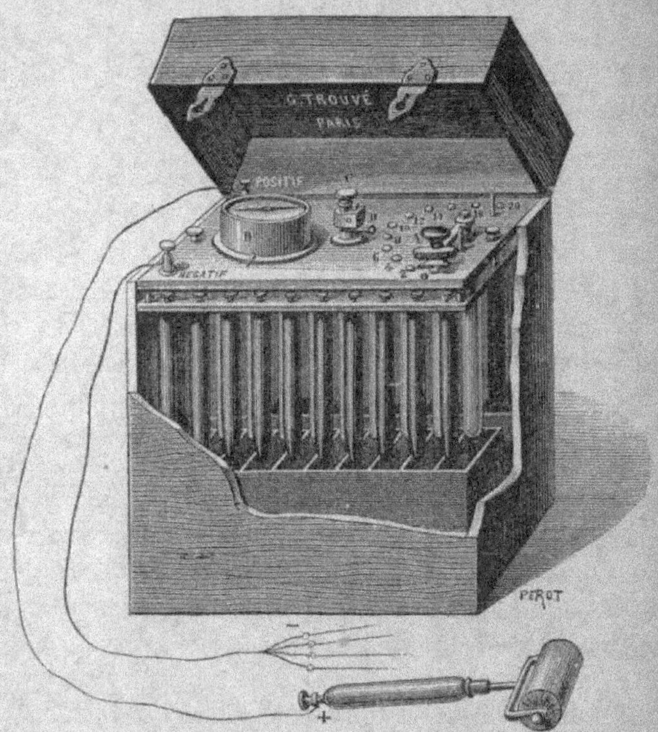

Fig. 95. — Petit appareil Trouvé à courant constant et continu, très portatif, de 20 à 30 éléments.

même servir à l'électrolyse des tumeurs. Le grand contient 44 éléments.

Les batteries de l'un et de l'autre sont surmontées d'un collecteur très parfait (fig. 97) muni d'un inverseur de courant et d'un galvanomètre, gradué dans le grand appareil de 0 à 350 milliampères. Elles peuvent s'enlever tout d'une pièce de l'enveloppe très élégante en bois noir verni.

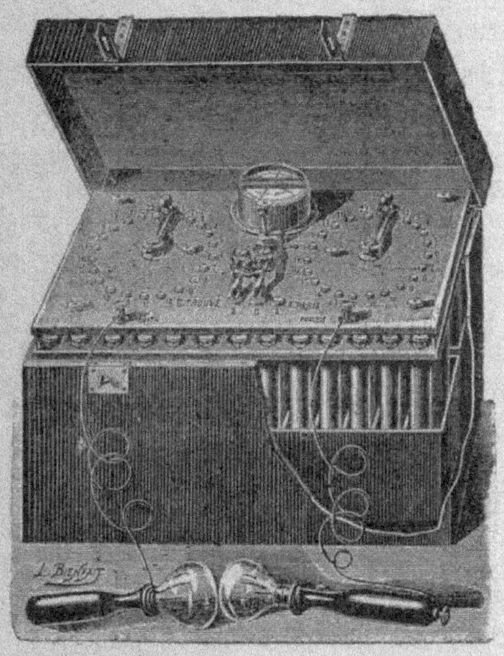

Fig. 96. — Grand appareil Trouvé à courant constant et continu portatif de 44 éléments au bisulfate de mercure.

Lorsqu'on emploie un grand nombre d'éléments, le *collecteur* de groupement, qui est toujours utile, devient, en effet, absolument indispensable.

Or, on peut considérer les collecteurs comme découlant de deux types principaux savoir : les curseurs, qui tiennent beaucoup de place et ne permettent pas d'utiliser d'une égale façon les éléments de la batterie, de sorte que les premiers éléments servent toujours et les derniers très rarement, et il en résulte une usure inégale de la batterie ; les collecteurs à manettes, au contraire, tiennent beaucoup moins de place et permettent par la combinaison de deux manettes, un groupement raisonné des éléments. Notre

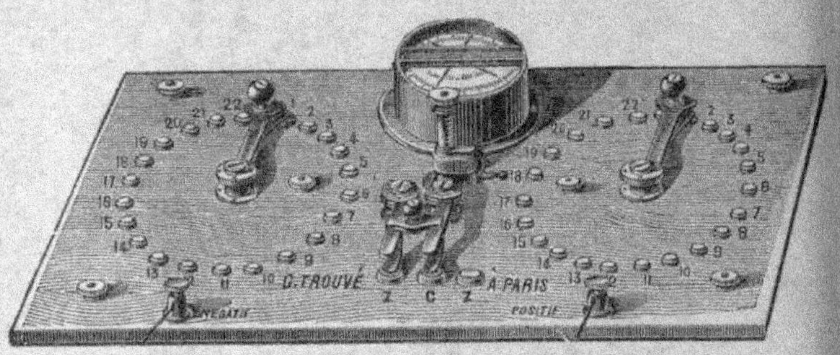

Fig. 97. — Collecteur de la pile Trouvé.

collecteur appartient à ce dernier type et permet d'utiliser les éléments les uns après les autres, dans l'ordre que l'on désire et sans choc voltaïque. Tous les appareils bien conditionnés en sont munis : il en constitue même la partie principale.

Ce collecteur est disposé de telle sorte qu'il permet de grouper les éléments de la batterie sans interruption dans le courant et sans que le patient ait à redouter le plus petit choc voltaïque, car la gradation se fait très progressivement de un en un élément jusqu'aux 20, 30, 44 composant l'appareil. Par le jeu des deux manettes qui commencent la gradation à partir du centre de la batterie pour aboutir, l'une au 10e, 15e, 22e élément *positif*, l'autre au 10e, 15e, 22e élément *négatif*, on n'a pas à craindre l'inversion involontaire du courant, ni l'usure inégale des éléments; ils peuvent au contraire être utilisés ainsi chacun leur tour de manière à ce qu'ils soient épuisés uniformément.

Les éléments sont formés de trois crayons, dont deux en charbon taillé dans un bloc et le troisième en zinc. L'appareil peut être mis en action ou au repos, à volonté, par le moyen d'une tige centrale graduée avec précision, qui permet de faire plonger les éléments, d'une quantité voulue, dans la solution bien déterminée de bisulfate de mercure.

Dans ces conditions, on peut faire varier le débit de la batterie, graduer sa force électromotrice et avoir avec précision, à l'aide du galvanomètre, l'intensité en milliampères.

C'est cette tige graduée qu'on aperçoit entre l'inverseur et le galvanomètre.

On peut donc obtenir avec ces deux appareils avec une force électromotrice voulue, donnée par l'interpolation dans le courant d'un nombre convenable d'éléments, une intensité voulue que la tige graduée gouverne et mesure.

Le *galvanomètre* peut être horizontal (fig. 36) ou vertical (fig. 37) : il est gradué en milliampères d'un côté et de l'autre en degrés.

Ce galvanomètre d'intensité (voir description à la page 93), placé entre les deux manettes du collecteur, sert à mesurer le courant, tandis que l'inverseur, placé au-dessous, sert à en intervertir le sens, suivant sa position, à gauche ou à droite sur le collecteur.

Cet inverseur est aussi disposé pour provoquer des

intermittences dans le courant, mais nous avons pensé qu'il est plus simple de produire ces intermittences au moyen de l'adjonction d'une petite

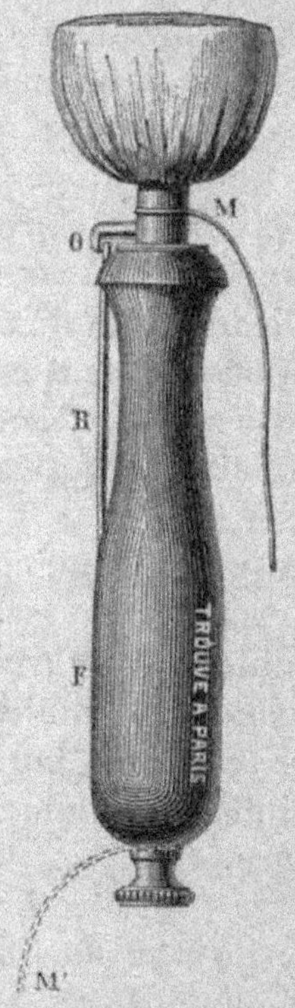

Fig. 98. — Électrode à manche interrupteur.

pédale B (fig. 98) ajoutée à un des manches F des électrodes : de cette façon, le médecin reste libre de ses mouvements et n'a pas besoin de se tourner vers l'appareil.

Par toutes ces combinaisons, les deux appareils

que nous venons de décrire constituent d'excellents instruments d'électrothérapie à courant constant et continu, et c'est sur eux que le médecin devra faire son choix quand il tiendra à posséder les meilleurs appareils d'une clinique bien entendue et complète.

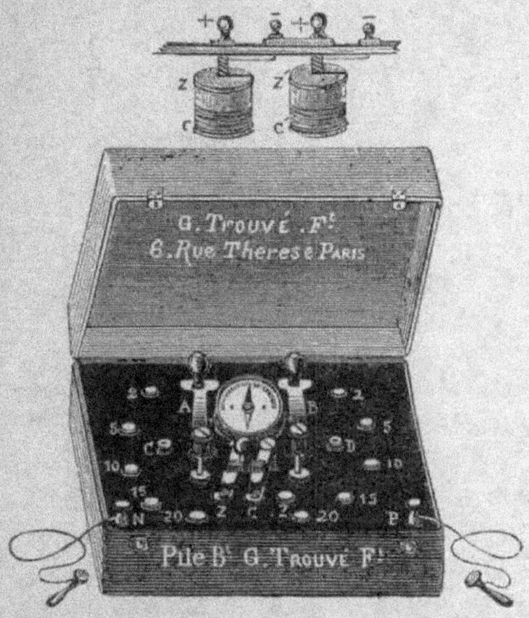

Fig. 99. — Appareil Trouvé très portatif, avec collecteur.

Mais il n'est pas toujours indispensable d'appliquer des courants aussi énergiques que ceux qu'ils fournissent. Dans ce cas, l'appareil très portatif, bien que très complet de la figure 99, est tout désigné. Il se compose de 40 ou 80 couples humides au sulfate de cuivre. Les éléments sont fixés au-dessous d'une tablette d'ébonite sur laquelle sont disposés un petit

12.

collecteur, le galvanomètre d'intensité et un inverseur du courant. Cet appareil est d'une grande légèreté et sert surtout dans tous les cas où le traitement doit se faire en dehors du cabinet du médecin, au domicile du malade. Deux éléments figurent dans le dessin au-dessus de l'appareil. Ils ont été longuement décrits à la page 151.

Tous les appareils ci-dessus ne sont pas évidemment d'une utilité égale.

Nous renvoyons le lecteur à l'Appendice pour la description des appareils vraiment indispensables à tout cabinet d'électrothérapie digne de ce nom. Disons cependant que pour la pratique journalière il n'est pas de rigueur de posséder une installation aussi complète que celle que nous donnons. L'appareil de la figure 100 est amplement suffisant dans ce cas.

Cet appareil est un véritable meuble de cabinet d'électrothérapie, dans l'armoire duquel sont renfermés 60 ou 80 éléments de la pile Trouvé-Callaud au sulfate de cuivre, ou 40 ou 50 éléments au chlorhydrate d'ammoniaque, reliés par des fils dissimulés dans l'appareil au collecteur F. Celui-ci est placé à la partie supérieure, dans un compartiment qui se ferme avec un couvercle pour le mettre, ainsi que les autres instruments nécessaires à l'application des courants, galvaniques ou faradiques, à l'abri de la poussière. Il est vissé verticalement sur la paroi du fond, et le galvanomètre d'intensité, gradué en milliampères, est fixé au milieu. La prise du courant se fait à gauche, sur un commutateur G, à deux directions et dont on voit les détails dans la figure 101, disposé de telle sorte que l'on puisse, sans changer

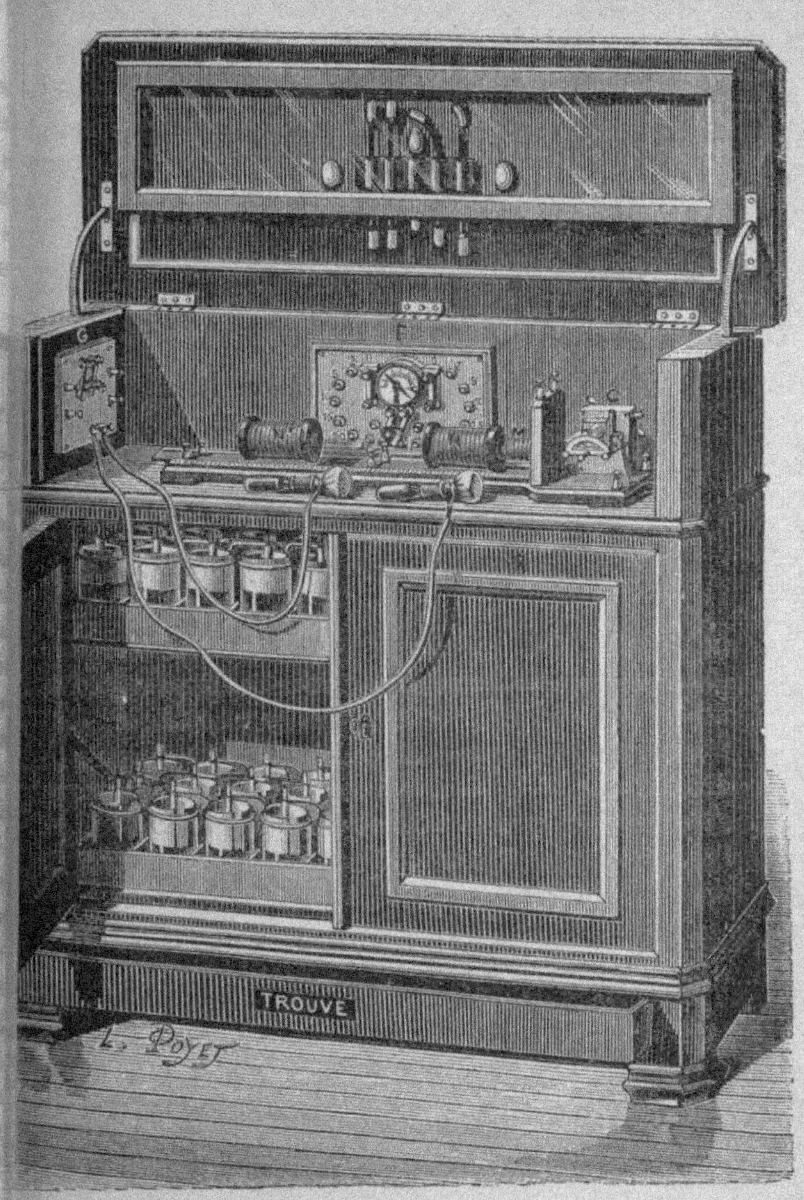

Fig. 100. — Grand appareil d'électrothérapie pour cabinet médical.

les fils de place, employer successivement les courants
de la pile ou les courants induits fournis par le grand
appareil d'induction C, disposé, comme on le voit sur

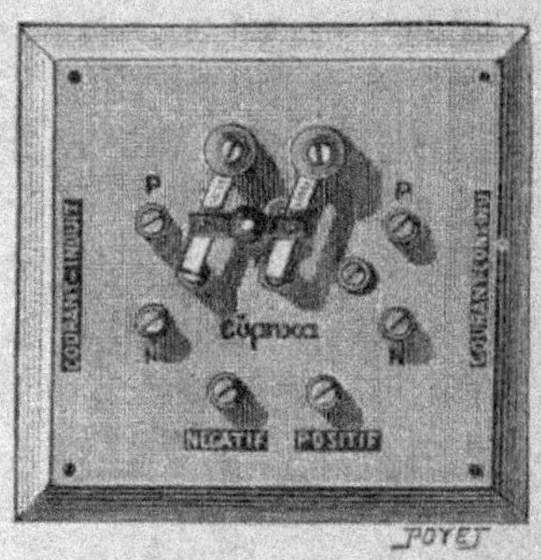

Fig. 101. — Commutateur Trouvé à deux directions.

la tablette. Cet arrangement a l'avantage de réunir
sous la main de l'opérateur tous les appareils d'un
usage indispensable et fréquent, y compris les électrodes les plus usuels. Bien entendu, la forme et la
décoration de ce meuble varient à volonté pour
s'harmoniser avec le cabinet du médecin et bien que
l'aspect de la figure 100 soit un peu sévère, le
meuble peut être aussi luxueux qu'on le désire.

4° **Appareils d'induction**.

Les appareils d'induction sont très nombreux, mais peuvent se classer tous dans les trois groupes suivants :

1° *Appareils volta-faradiques*, dans lesquels l'induction est développée par le courant de la pile. Type : bobine de Ruhmkorff.

2° *Appareils magnéto-faradiques*, dans lesquels l'induction est développée à l'aide d'aimants permanents. Types : machines de Pixii, de Clarke, de Gramme (type de laboratoire).

3° *Appareils dynamo-électriques*, dans lesquels l'aimant permanent est l'aimant hypothétique terrestre. On eût pu, pour rappeler leur origine, leur attribuer la dénomination d'appareils telluro-faradiques, mais comme l'induction terrestre est pour ainsi dire occulte et que ostensiblement ils ne transforment que l'énergie mécanique nécessaire à leur mise en mouvement on leur a donné le nom de *dynamos* (δύναμις). Leur mise en marche est quelquefois due aussi au magnétisme rémanant des inducteurs ou à une excitation extérieure.

Appareils volta-faradiques. — Les appareils de la première classe peuvent s'animer avec toutes les piles, à la condition que la résistance de l'élément soit faible. Nous avons déjà vu qu'une faible intensité, mais à haut potentiel, est suffisante pour la généralité des appareils électro-médicaux à courant constant et continu ; mais pour faire marcher tous les appareils faradiques il n'est pas nécessaire d'avoir du potentiel, mais de l'intensité, et pour cela un ou deux éléments ordinaires suffisent.

Cependant, pour actionner les bobines de Ruhmkorff un peu puissantes, il faut employer de grands couples réunis en tension ; au nombre de quatre à douze, par exemple.

La bobine de Ruhmkorff se compose de deux bobines concentriques, bobine inductrice et bobine induite, disposées sur un socle de bois. Pour renforcer l'induction, on loge habituellement dans le socle un condensateur formé d'une couche de nombreuses feuilles d'étain et de mica ; l'axe de la bobine induite est également occupé par une pièce de fer doux ou mieux par un faisceau de fil de fer.

Le courant d'une pile auxiliaire arrive à la borne D, met en vibration l'interrupteur de Foucault qui est indépendant des circuits de la bobine, et sort par la borne C. Le courant primaire entre en F, traverse un commutateur, l'interrupteur, le circuit inducteur de la bobine et rentre à la pile par la borne E. Le fil inducteur a été choisi gros afin de mieux utiliser le débit de la batterie voltaïque. Le fil fin de la bobine induite vient aux bornes A et B.

Dès qu'on ferme le circuit voltaïque, il se produit un courant inverse dans l'induit : on peut le recueillir aux bornes A et B. Mais en même temps l'électro de l'interrupteur s'aimante, attire le marteau et le courant se trouve interrompu : nouveau courant direct aux bornes de l'induit.

Par le contact de l'électro et du marteau le circuit se trouve de nouveau fermé et les phénomènes précédents se reproduisent dans le même ordre, et ainsi de suite. L'intermittence est automatique.

L'emploi d'une telle machine n'est rien moins que

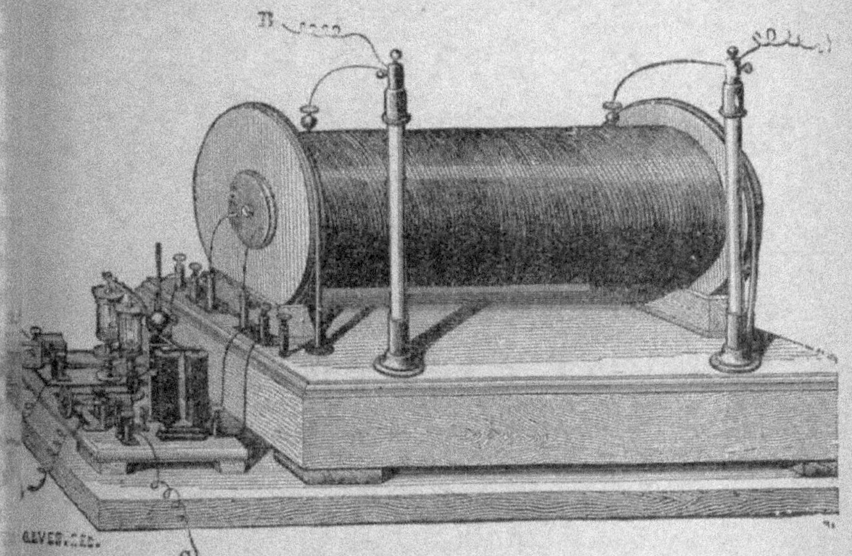

Fig. 102. — Bobine de Ruhmkorff.

dangereux aussi bien pour le médecin que pour le malade, car les étincelles que l'on peut obtenir sont très puissantes. La bobine de Ruhmkorff, très précieuse en physique, doit être rejetée d'une façon absolue dans la pratique médicale. Aussi tous les constructeurs se sont-ils ingéniés à la modifier et à l'approprier aux sévères exigences de l'électrothérapie.

Siemens et Halske ont été des premiers à construire,

sur les indications de Dubois-Raymond, un instrument pratique (fig. 103) qui fournit à volonté l'extra-
courant ou l'induit.

La bobine inductrice A est fixée à une planchette
verticale montée sur un socle de bois. Elle est ren-
forcée par le faisceau C. La bobine induite B glisse,

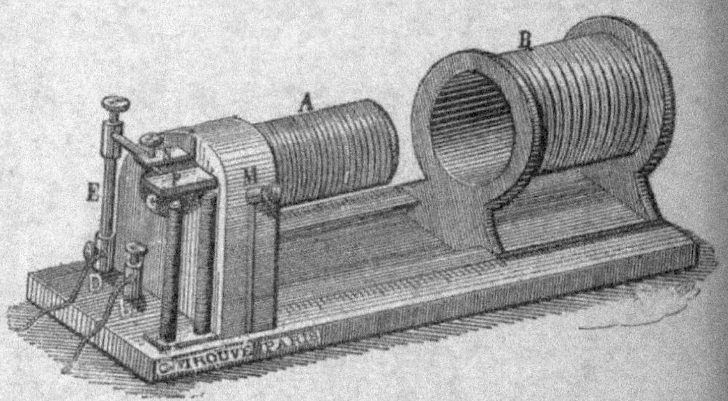

Fig. 103. — Appareil à chariot Siemens et Halske.

comme le montre la figure, dans la coulisse réservée
dans le socle et peut venir recouvrir partiellement ou
totalement son inductrice. Le courant arrive à la
borne L, circule dans l'électro et dans la bobine A, puis
revient par N, le trembleur et la colonne E à la borne D.
L'extra-courant se prend aux bornes M et N et le courant induit à deux bornes ménagées sur la bobine
mobile B. La division métrique de la glissière permet
de graduer le courant d'une façon toujours semblable.

L'appareil Siemens et Halske est défectueux, car
si la gradation du courant induit y est rendue facile
par un recouvrement plus ou moins grand de l'induc-

teur par l'induit, la gradation du courant d'influence ou de l'extra-courant ne s'y obtient qu'en retirant un à un du faisceau C les fils de fer doux de renforcement. Il ne donne pas non plus le nombre des intermittences par seconde.

En 1860, le Dr Tripier auquel la science électro-physiologique doit tant de précieuses méthodes et une ample récolte de découvertes faisait construire un appareil semblable, mais où il recueillait non plus les extra-courants, mais les courants induits.

A la suite d'expériences sérieuses, *il concluait qu'à tension et intensité sensiblement égales, les courants exercent sur la contractilité musculaire les mêmes effets immédiatement appréciables qu'ils soient d'une orientation constante ou inverse;* que les différences constatées par de nombreux observateurs entre les effets des extra-courants qu'on peut regarder comme de direction invariable, et ceux des courants induits de directions alternativement contraires provenaient simplement de ce que les premiers courants circulent dans des fils gros et courts, les seconds dans des fils fins et longs. Ceux-là ont de l'intensité et peu de tension, ceux-ci beaucoup de tension et peu d'intensité.

D'après lui, il était donc indifférent pour la clinique d'utiliser les courants induits aux lieu et place des extra-courants, et c'est pourquoi il remplaçait la bobine induite de Dubois-Raymond, qui n'est là que pour renforcer les extra-courants, par un jeu de bobines dont le calibre des fils varie selon les besoins : fil fin pour la tension, gros fil pour la quantité, fil moyen pour une quantité et une tension moyennes.

La gradation s'opérait, comme dans l'appareil précédent, par le recouvrement plus ou moins parfait des deux bobines en présence, ou même par leur distance. Cette gradation allait de o, position limite de la bobine mobile où l'induction devient sensiblement nulle, au maximum qui correspond à l'exacte concentricité et juxtaposition des bobines inductrice et induite.

Comme on le voit, l'appareil Tripier marquait un progrès sur l'appareil Siemens-Halske ; mais, comme lui, il ne savait donner exactement le nombre des intermittences par seconde : ces intermittences variant seulement entre des limites plus ou moins étendues, fixées par le trembleur de Neef ; et cependant quelques physiologistes, surtout Duchenne (de Boulogne), avaient entrevu la nécessité de contrôler le nombre des passages successifs du courant par chaque seconde de temps. Cet éminent savant avait fait disposer à cet effet un pendule dont le balancier marquant la demi-seconde, lui donnait à volonté une interruption ou deux par seconde, et ce système avait rendu de grands services à ce physiologiste dans ses applications d'électrisation localisée à la thérapie par courants induits et par courants galvaniques intermittents. On avait également utilisé dans le même but le *métronome* ou système pendulaire à mouvement d'horlogerie et même la roue de Masson.

Le métronome est un appareil bien connu sur lequel il serait oiseux d'insister si peu que ce soit si le système de contact électrique que nous y avons introduit ne lui avait apporté un petit perfectionnement.

Ce contact s'établit et se rompt très vivement, grâce à l'engagement tangentiel de la came du pendule sur les deux ressorts en communication avec les pôles de l'électromoteur. Cette disposition assure

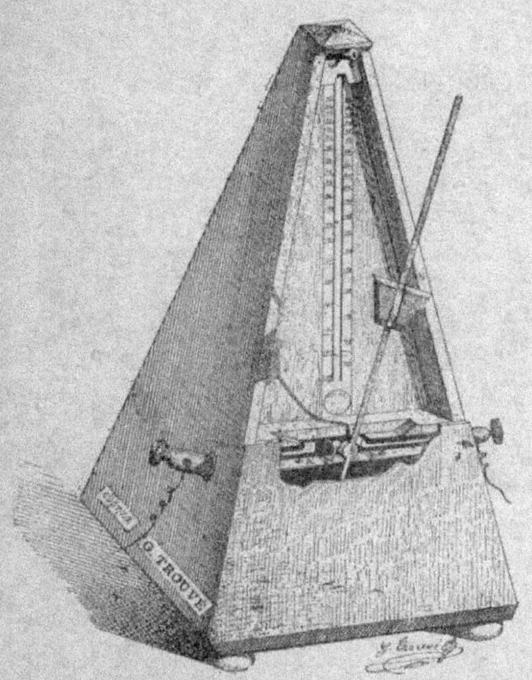

Fig. 104. — Métronome à interrupteur Trouvé.

le parfait établissement du courant qui, en croissant presque instantanément, provoque des chocs musculaires ou nerveux bien caractérisés. On sait qu'un courant qui croît ou s'éteint par degrés insensibles, ne donnerait rien de semblable, Nous revenons un peu plus loin d'ailleurs (fig. 107 et 108), sur le détail de ce mécanisme. Mais ces divers systèmes d'interrupteurs avaient pour principaux inconvénients d'avoir un champ de variations trop restreint et d'être peu transportables.

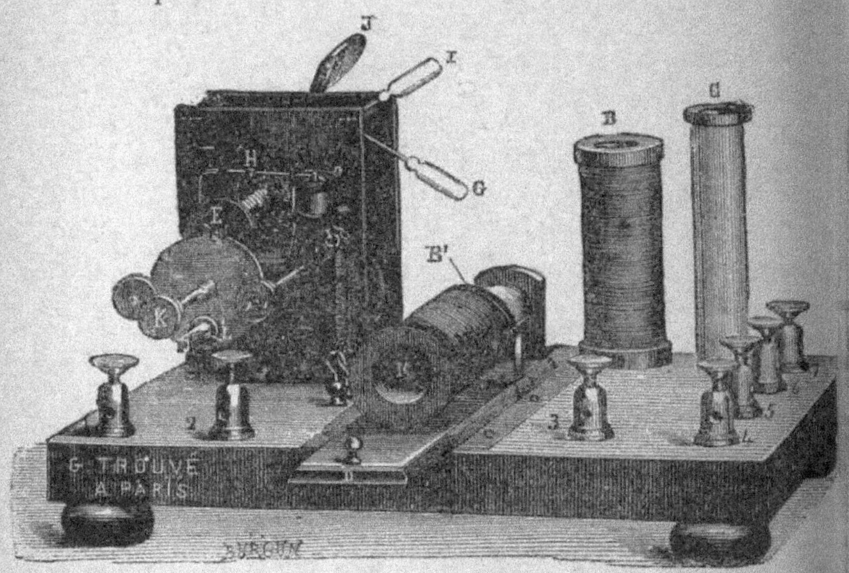

Fig. 105. — Grand appareil d'induction à chariot Trouvé-Onimus avec interrupteur à mouvement d'horlogerie.

Le Dr Onimus voulant apprécier d'une façon plus précise l'influence des intermittences lentes ou rapides sur les mouvements du cœur et sur la contractilité du tissu musculaire chargea M. Trouvé de lui construire un appareil approprié à la précision de sa méthode.

Les appareils, de tous modèles, réalisés sur ces données ont été présentés à l'Académie des sciences, à l'Académie de médecine, à la Société française de physique, dès avril et juillet 1878, puis au Congrès international des électriciens tenu à Paris en 1889 pendant l'Exposition du Centenaire.

Les services que tous ces appareils rendent à la physiologie expérimentale et à la clinique sont quotidiens et importants, car on peut, avec eux, déterminer instantanément et toujours le nombre d'intermittences du courant et les mettre synchrones avec les fonctions physiologiques normales de manière à en tirer les meilleurs résultats.

Le grand appareil d'induction Trouvé-Onimus à chariot, que le Dr Gavarret a présenté à l'Académie de médecine, se compose d'une bobine inductrice indépendante des bobines induites, de la pile hermétique Trouvé, des différents accessoires d'un usage fréquent en électrothérapie et d'un interrupteur spécial qui en forme la partie principale et caractéristique.

On recueille les courants induits en plaçant les cordons des électrodes en 5 et 6 pour l'extra-courant; en 6 et 7, on recueille les induits; en 5 et 7, l'extra-courant et les induits réunis.

L'interrupteur (fig. 106) se compose d'un cylindre divisé en vingt-cinq parties dans le sens de sa longueur. Chaque partie est munie suivant la circonférence du cylindre d'un certain nombre de touches ou chevilles dont le nombre croît comme la série des nombres entiers; c'est-à-dire qu'à la première division, il y a 1 touche ou cheville; à la deuxième, 2; à la troisième, 3, etc... ; à la vingt-cinquième, 25.

Le cylindre est mû par un mouvement d'horlogerie dont la vitesse se règle au moyen d'un régulateur ou volant, à vitesse variable, ce qui permet de donner

au cylindre le nombre de tours que l'on désire par
seconde. Un style se meut à volonté parallèlement à
l'axe du cylindre et peut être mis successivement en

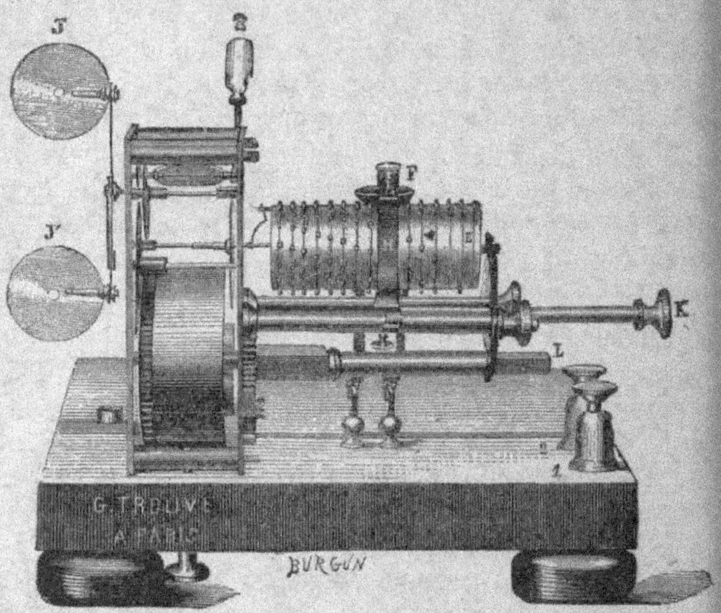

Fig. 106. — Interrupteur Trouvé à mouvement d'horlogerie.

Légende explicative des figures 105 *et* 106.

M, bobine inductrice et C son tube graduateur. — B,B', bobines induites
se remplaçant à volonté sur le chariot. — D, chariot pour graduer les
courants. — E, cylindre muni de touches ou chevilles, mû par un mouvement
d'horlogerie. — FH, interrupteur à mercure. — K, bouton pour déplacer le
style. — J,J', ailettes du volant à résistance variable. — L, remontoir du
mouvement d'horlogerie. — IG, même levier en positions différentes : I est
pour la mise en mouvement du cylindre et G pour l'arrêt instantané. —
1 et 2, serre-fils pour recevoir les rhéophores d'une pile à courant continu.
— 3 et 4, serre-fils pour ceux de la pile à produire les courants induits.

relation avec les différents nombres de touches, ce
qui a pour but d'interrompre le courant autant de
fois qu'il y a de touches à la position qu'il occupe.

Supposons que le style se trouve à la première division, où il n'y a qu'une touche ; voici ce qui va se passer. Si le cylindre ne fait qu'un tour par seconde, le courant est interrompu toutes les secondes, et si on lui fait occuper successivement toutes les positions jusqu'à la vingt-cinquième, on aura 2, 3, 4, ... 25 interruptions du courant par seconde. Si l'on donne ensuite au cylindre une vitesse de 1, 2, 3, 4, 5, ... tours par seconde, chaque touche sera pour ainsi dire multipliée par ce même nombre de tours. On obtiendra ainsi, avec la plus grande précision, depuis une jusqu'à cent vingt interruptions et au delà, en passant par les intermédiaires, et l'on aura, dans un temps donné, un nombre d'interruptions donné.

Pour faciliter, pendant la marche du cylindre, la lecture des divisions, une petite règle en ivoire divisée aussi en vingt-cinq parties, correspondant aux divisions du cylindre, est placée parallèlement à celui-ci, et une petite aiguille, fixée en regard du style, permet de lire le nombre d'intermittences donné par l'appareil.

Voici maintenant comment M. Trouvé est parvenu à obtenir que les passages successifs du courant principal ne varient pas en durée, quel qu'en soit le nombre dans un temps donné. Cette précision dans la durée du passage successif du courant a une importance capitale ; autrement, quelle comparaison établir entre des phénomènes qui varieraient entre eux justement comme la source qui les produirait ?

Or, l'appareil Trouvé est le seul qui donne des courants d'égale durée, quel qu'en soit le nombre par seconde.

A cet effet, le style E, représenté dans le schéma de la figure 107, comporte deux contacts flexibles A et B, en platine, superposés l'un à l'autre sur une plaque d'ébonite. Ces derniers sont mis directement et à volonté dans le circuit au moyen d'un ressort à boudin.

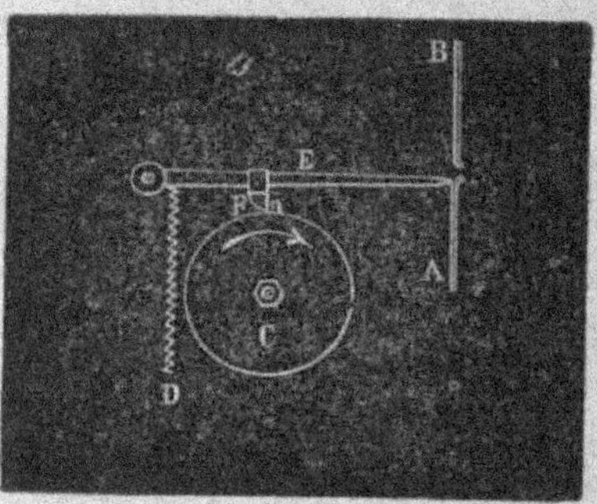

Fig. 107. — Schéma du style indicateur des intermittences de l'interrupteur d'induction Trouvé.

On conçoit, dès lors, que, si le contact supérieur B est dans le circuit, le passage du courant sera établi au moment même où le style sera soulevé par une touche du cylindre C, pour cesser immédiatement lorsque la touche sera passée.

A l'encontre de ce que l'on peut croire, le contact électrique ne se fait pas par les touches.

Comme, d'un côté, toutes les touches du cylindre ont les mêmes dimensions et la même vitesse, et que, de l'autre, le style E et le ressort antagoniste D restent invariables, il en résulte que le temps du soulèvement du style reste lui-même invariable, quel que soit le nombre de soulèvements pour une révolution du cylindre. Il en est de même du passage du courant qui est lié au soulèvement du style.

Les choses se passent autrement si la communication électrique a lieu par le contact A ; car le passage du courant aura lieu pendant toute une révolution du cylindre, si le style est placé sur la première division, soit une seconde, par exemple, tandis que, le style étant placé sur la vingt-cinquième division du cylindre, le temps du passage du courant n'atteindra pas $\frac{1}{25}$ de seconde. En un mot la durée des passages successifs du courant variera comme le nombre même des intermittences, et c'est là le fait de tous les autres interrupteurs.

Il résulte des deux dispositions que nous avons expliquées que, pour produire des courants induits successifs rigoureusement égaux, ce qui ne peut avoir lieu qu'avec cet appareil, il faudra établir la communication électrique avec le contact B ; et, avec le contact A, pour produire des courants continus intermittents ou des courants induits variant en durée.

Les deux serre-fils 1 et 2 ont été disposés pour placer le patient et l'interrupteur dans le circuit d'une batterie à courant constant et continu. Dans ces conditions, l'interrupteur au repos, le patient reçoit des courants *voltaïques* constants, continus et permanents; il suffit alors de mettre l'interrupteur en mouvement pour avoir des intermittences.

L'interrupteur Trouvé peut encore servir à un autre usage : il est essentiellement propre à déterminer d'une manière précise le nombre des vibrations que doit donner le trembleur d'une bobine de Ruhm-

korff pour qu'on en obtienne le maximum d'effet.
Dans ce cas, les contacts, au lieu de se produire par
les deux lames métalliques A et B, se font dans des
auges à mercure, comme dans l'interrupteur bien
connu de L. Foucault.

Si l'on examine avec soin le schéma (fig. 107), on
aperçoit facilement que les contacts du style E avec
les deux ressorts frotteurs A et B se font à glissement

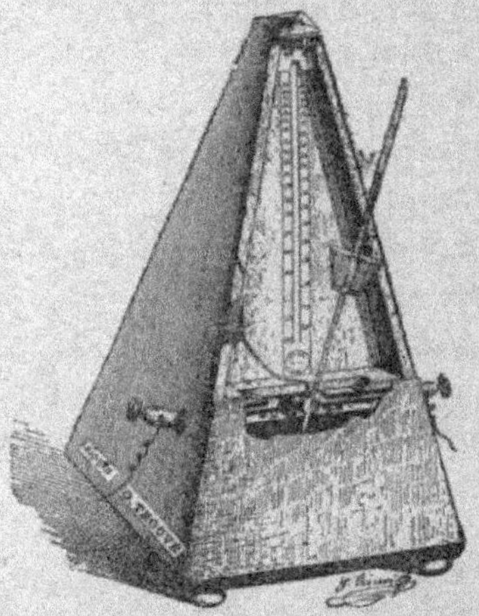

Fig. 108. — Métronome à contact et rupture brusques.

et tangentiellement, et que, par conséquent, la fermeture et l'ouverture du courant s'exécutent brutalement, sans passer par une progression insensiblement graduée de variations de pression. Cette
condition est la plus favorable à la production des
courants induits et des chocs musculaires isolés,
nets et bien tranchés.

C'est ce même dispositif que nous avons adapté
au métronome pour obtenir de cet appareil des cou-

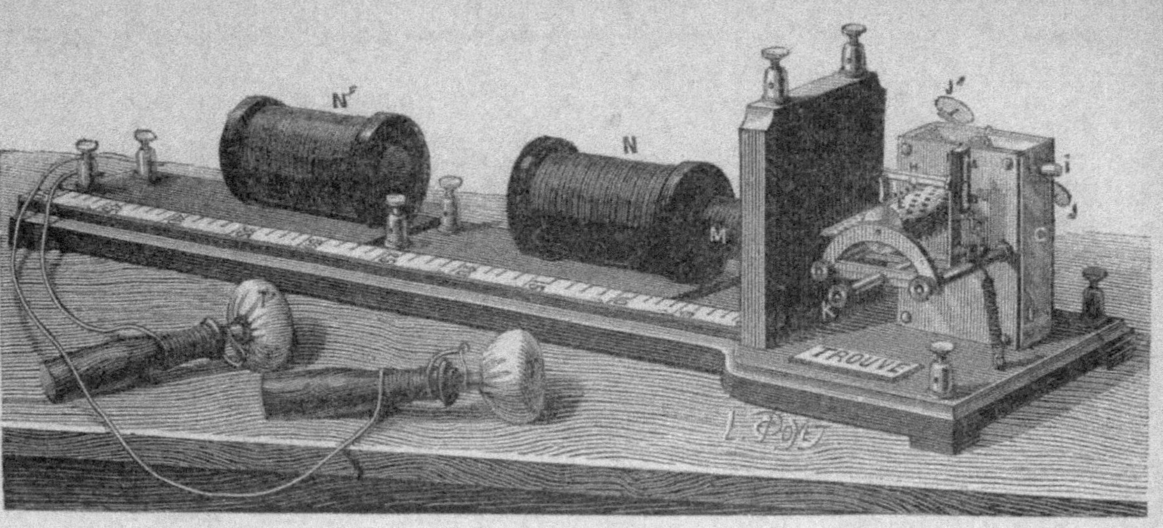

Fig. 109. — Grand appareil d'induction Trouvé à chariot. Nouveau modèle.

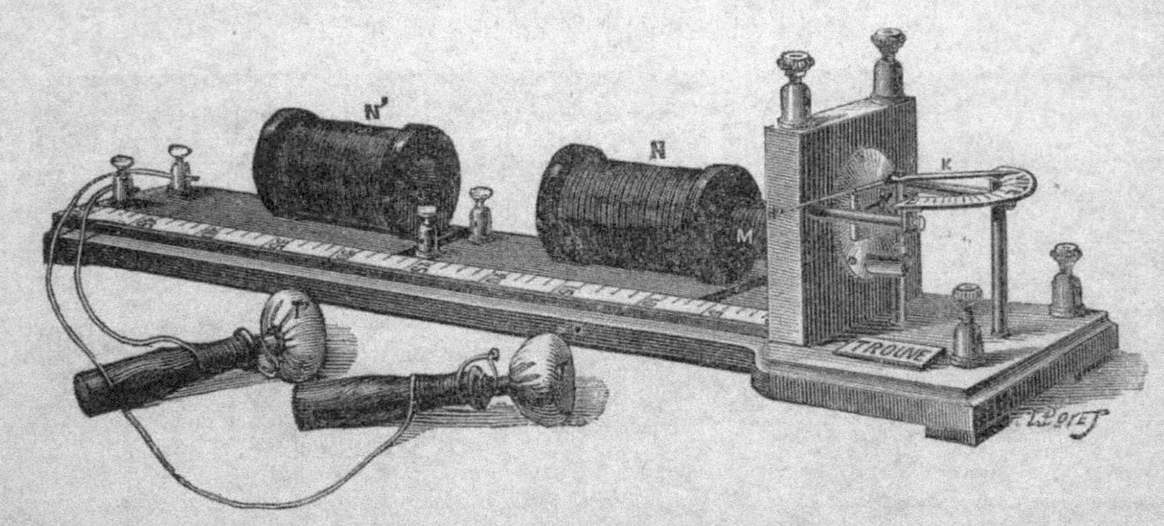

Fig. 110. — Grand appareil Trouvé avec régulateur des intermittences à pendule horizontal extensib'e et à limbe gradué.

rants d'ouverture et de fermeture bien déterminés.

Nous avons encore établi, à une époque plus récente, un grand modèle (fig. 109) de l'appareil que nous venons de décrire. Il est monté sur une tablette longue munie de coulisses et d'une règle divisée, permettant de faire glisser un jeu de bobines à fil gros ou à fil fin N et N' sur la bobine inductrice. Celle-ci même peut servir de bobine à très gros fil, en prenant l'extra-courant aux bornes qui se trouvent sur la planchette verticale soutenant l'inducteur. Cet appareil est également muni de l'interrupteur à mouvement d'horlogerie. Il constitue l'un des meilleurs et des plus beaux instruments d'induction qui puissent être employés en médecine ou en physiologie expérimentale. Il fonctionne comme celui des figures 105 et 106.

Les figures 110 et 111 représentent deux autres appareils à chariots semblables, dont un de petit modèle (fig. 111). Ils sont portatifs et munis d'un interrupteur spécial.

Cet interrupteur, qui est d'une simplicité et d'une solidité difficiles à dépasser et qui, cependant, donne une gradation du courant presque aussi parfaite que l'interrupteur à mouvement d'horlogerie, utilise les lois des oscillations des pendules horizontaux et le théorème de géométrie *la perpendiculaire abaissée d'un point sur une droite est plus courte que toute oblique menée du même point à la droite.*

Sur l'armature du trembleur, pivotée sur un axe vertical, s'ajustent, en effet, des prolongements métalliques de longueurs déterminées expérimenta-lement ou calculées pour ralentir dans une mesure voulue le nombre des oscillations par seconde.

Ces prolongements peuvent atteindre une longueur de 50 centimètres ; ils donnent alors des oscillations d'une extrême lenteur, moins d'une par seconde.

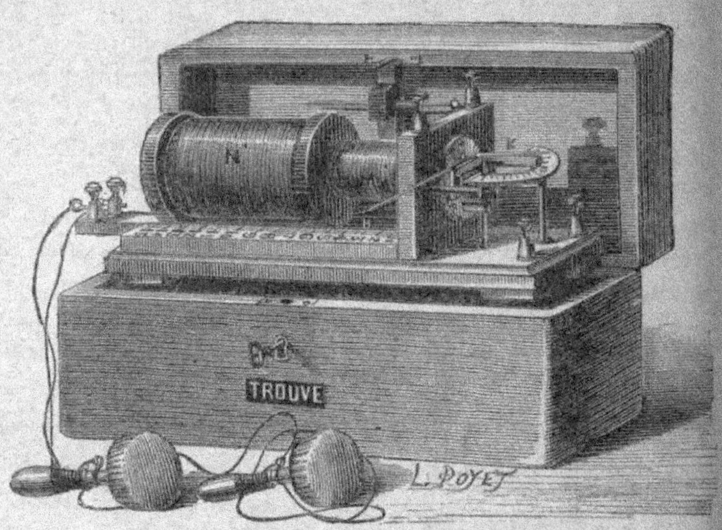

Fig. 111. — Appareil d'induction Trouvé portatif et à chariot.

Une lame de ressort en platine, placée parallèlement à l'armature, joue d'ailleurs le rôle habituel des ressorts antagonistes des trembleurs ordinaires. Mais elle n'est en rapport avec l'armature que par son extrémité libre, et comme elle n'en porte pas le poids, ce trembleur est assurément le moins susceptible aux chocs de tous les trembleurs ; il peut subir des chutes sérieuses sans éprouver de ce côté les moindres détériorations.

Il est certain qu'avec un jeu de rallonges de

moments d'inertie gradués, ou ce qui revient au même
pour des rallonges semblables et de même composition, de longueurs croissant suivant la loi bien connue
de Galilée, on pourrait obtenir d'une façon très pré-

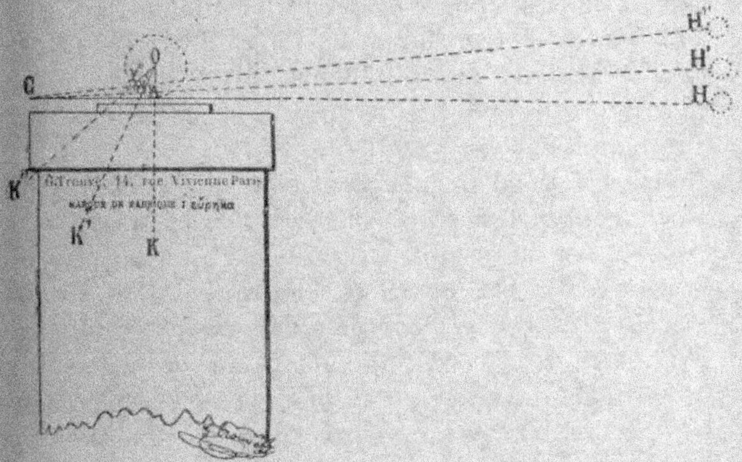

Fig. 112. — Principe de l'interrupteur Trouvé à pendule
horizontal extensible.

cise une série de nombres déterminés d'oscillations.
Cependant, une telle loi serait pratiquement insuffisante, car il faudrait, pour avoir une gradation de
vitesse du trembleur par progression insensible,
changer à chaque instant les rallonges, ce qui amè-
nerait des pertes de temps et d'ennuyeux tâtonnements.

Aussi tous ces embarras ont-ils été évités par l'application auxiliaire d'une seconde loi : les obliques
menées d'un point fixe à une droite sont d'autant plus
grandes qu'elles s'écartent davantage du pied de la
perpendiculaire menée de ce point à la droite. L'appli-

cation de cette loi se fait par l'adjonction d'une came en platine (fig. 112) qui est fixée sur le pivot O d'une aiguille parcourant un limbe gradué et restant constamment parallèle à cette came. On peut donc faire occuper à celle-ci toutes les positions v,v',v'', que l'on veut dans son champ de 180°; elle s'écarte de la perpendiculaire au trembleur, soit à droite, soit à gauche, de la quantité qu'on veut et, si on le désire, jusqu'à lui devenir parallèle.

On comprend que, suivant cette disposition, plus la came s'écartera et plus l'amplitude et la durée de l'oscillation du trembleur, qui vient alternativement butter contre la came et contre l'aimant, seront grandes, et, comme conséquence, moins élevé sera le nombre de ces oscillations dans une seconde.

Si on place l'aiguille aux points extrêmes de rotation, le trembleur ne fonctionne plus, puisque la came étant parallèle, il n'y a plus de contact.

Mais, si nous plaçons l'aiguille à la première division du limbe au moment où la came arrive à être en contact, le trembleur muni de ses rallonges donnera, par exemple, un battement ou une intermittence par seconde, et la deuxième division du limbe en donnera deux, la troisième trois, la dixième dix, etc., et les intermittences augmenteront jusqu'au moment où l'aiguille et par cela même la came, arriveront à être perpendiculaires OK au trembleur CH.

Otons successivement la première et la deuxième rallonge, qui ont été calculées pour doubler et quadrupler exactement les nombres des vibrations inscrites sur le limbe, on obtient ainsi les nombres suivants de vibrations pour chaque seconde de temps.

1° Trembleur muni de deux rallonges.   1   2   3   4 ... 10
2°   —   —   d'une seule —   2   4   6   8 ... 20
3°   —   sans rallonge.   4   8 12 18 ... 40

Les chiffres inscrits sur le limbe sont déterminés
préalablement au moyen d'un petit chronographe
électrique et enregistreur Trouvé, imaginé et construit spécialement dans ce but dès 1870.

Un autre appareil de poche (fig. 113), sans chariot,

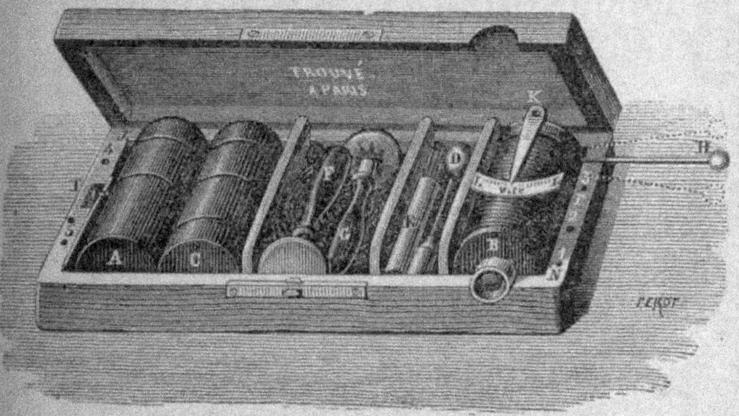

Fig. 113. — Appareil d'induction Trouvé très portatif.

d'un modèle plus réduit, est également armé de ce
trembleur pour la notation des intermittences.

M. le Dr Gavarret l'a présenté à l'Académie de médecine le 5 juin 1877, dans les termes suivants :

« Ce nouvel appareil d'induction est destiné par
M. Gustave Trouvé, par son prix et son volume, à la
pratique médicale. Il réalise un perfectionnement
considérable. Il est de la plus haute importance dans

les applications thérapeutiques de pouvoir régler à
volonté le nombre des émissions du courant induit.
Un seul appareil a jusqu'ici permis d'atteindre ce but :
c'est le régulateur des intermittences de MM. Gustave
Trouvé et Onimus, que nous avons autrefois présenté
à l'Académie de médecine. Mais cet appareil est d'un
prix un peu élevé et ne peut guère être employé que
dans le cabinet même du médecin.

« Au moyen d'une disposition très simple, M. Gustave Trouvé est parvenu à construire un régulateur
qui permet au praticien de faire varier à volonté, et
avec une grande exactitude, le nombre des émissions
du courant induit entre 3 et 50 par seconde de temps.
Ce nouveau régulateur est très portatif, d'un maniement très simple, et son prix ne dépasse pas 30 fr.

« Ce nouvel appareil peut aussi être employé à la
recherche des projectiles dans les plaies par armes à
feu. Dans la pratique, il peut donc remplacer le grand
appareil régulateur des émissions du courant induit
de MM. Trouvé et Onimus, en même temps que l'explorateur-extracteur électrique de M. Trouvé, qui a été
présenté à l'Académie en 1867. »

Ce sont tous ces appareils de haute précision que les
Drs Onimus et Legros ont recommandé aux médecins
pour tous les cas d'asphyxies. Lorsqu'on agit avec les
courants induits sur les organes cardiaques et respiratoires, la rapidité des intermittences est, en effet,
bien plus nuisible que l'intensité des courants. Les
battements de l'appareil doivent être exactement
synchrones des diastoles et systoles (voir *Asphyxies*,
chap. VI) et tels qu'ils ne sauraient tétaniser aussi le

pneumo-gastrique. Hallé et Sue ont prôné l'usage des appareils électriques dans tous les postes de secours aux noyés et MM. Onimus et Legros ont désigné nos

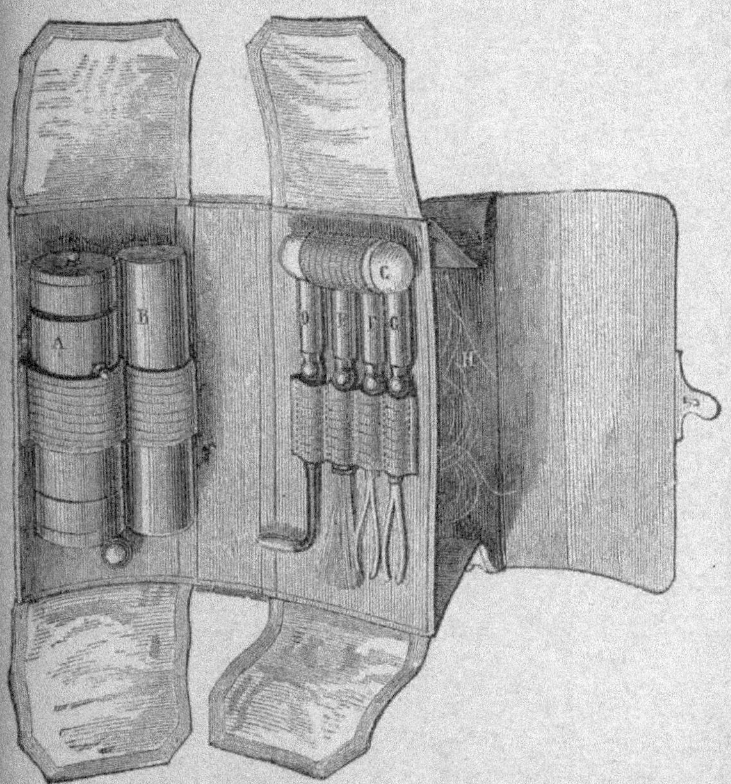

Fig. 114. — Trousse électro-médicale Trouvé.

appareils pour cet usage; c'est qu'en limitant le nombre des intermittences, ils ne présentent aucun danger, même entre des mains non exercées.

Pour terminer et à titre historique nous deman-

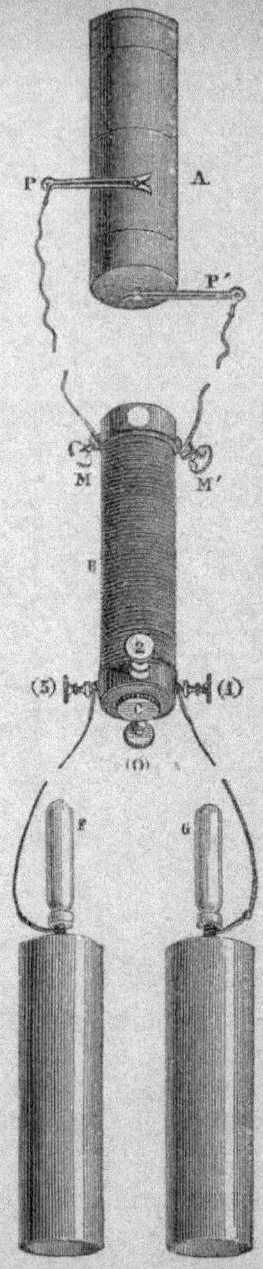

Fig. 115. — Développement de la trousse électro-médicale Trouvé.

dons à citer également l'appareil de la figure 114 que nous combinâmes tout à nos débuts, en 1865. Comme les préférences se portaient alors sur les courants de moyenne intensité, nous pensâmes que les cliniciens des villes et des campagnes, qui ne peuvent toujours transporter avec eux des piles et des appareils un peu volumineux, seraient heureux de posséder un instrument d'induction pratique qui comme les trousses médicales, chirurgicales, dentaires, pharmaceutiques, pût rendre des services journaliers. Aujourd'hui, nous ne saurions plus recommander notre trousse électro-médicale, maintenant que les appareils très simples quoique puissants que nous venons de décrire, et d'une grande précision, lui ont enlevé tout intérêt thérapeutique[1].

5° Appareils magnéto-faradiques.

L'induction y est engendrée par des aimants permanents. En général, les courants induits de cette famille possèdent une tension et une intensité moyennes. Ils sont d'ailleurs continus ou alternatifs, selon les dispositions adoptées par le fabricant.

Pixii, constructeur d'instruments de physique à

[1] Néanmoins, comme les Facultés, les Laboratoires de Physiologie et les Musées nous redemandent assez souvent cet appareil, nous échangerons volontiers ceux qui peuvent être encore en circulation contre des appareils nouveaux et plus perfectionnés.

Paris, fut le premier, en 1832, qui réalisa une machine magnéto-électrique.

C'était un système (fig. 116) d'une double bobine fixe de fils de cuivre en forme d'électro-aimant, et d'un gros aimant permanent mobile disposé pour tourner

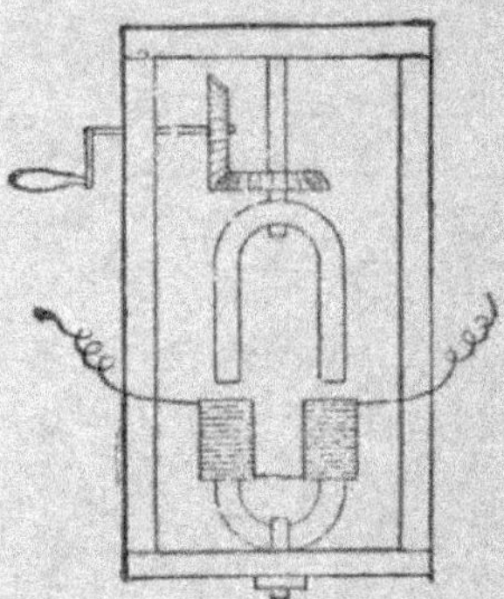

Fig. 116. — Principe de la machine magnéto-électrique de Pixii.

devant les noyaux des bobines. Un commutateur redressait le sens des courants. Saxton perfectionna la machine Pixii en augmentant la puissance de l'aimant permanent qui à cause de sa masse devint fixe : la bobine induite, par contre, fut rendue mobile.

Enfin Clarke rendit la machine de Saxton plus facile à actionner. Dans la machine de Clarke (fig. 117) telle qu'on la construit aujourd'hui l'aimant inducteur est fixé sur une planchette verticale; il est composé d'un faisceau aimanté recourbé en fer à cheval. Jamin a reconnu, nous l'avons dit, qu'un faisceau d'aimants est plus puissant qu'un seul aimant de même poids.

Devant les pôles tourne la double bobine induite dont l'axe horizontal traverse la planchette de soutien et communique avec une poulie à laquelle une grande roue à manivelle transmet le mouvement au moyen d'une courroie sans fin. La partie

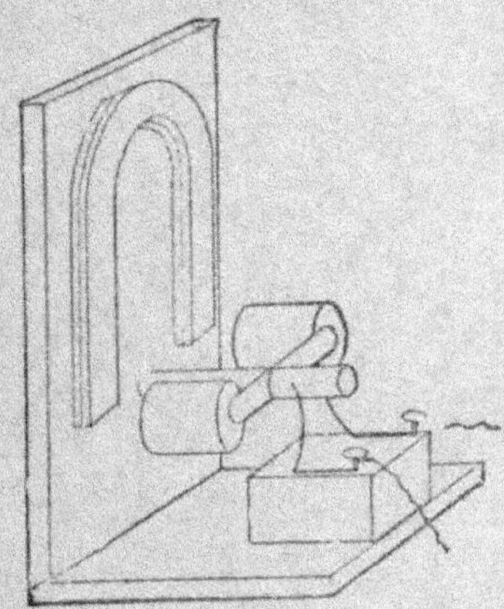

Fig. 117. — Machine de Clarke.

antérieure de cet axe est enveloppée d'une virole de cuivre, fixée à la plaque de fer doux qui réunit les pôles des bobines, et porte le commutateur.

Sur chaque bobine est enroulé un fil très fin recouvert de soie, et bien isolé, qui fait sur lui-même jusqu'à 1500 tours. Les deux bouts antérieurs sont reliés à l'axe de cuivre et les deux bouts postérieurs à la virole de cuivre qui est bien isolée de l'axe par un cylindre d'ivoire ou de buis.

On a eu la précaution d'enrouler les fils en sens contraires, c'est-à-dire *a dextrorsum* et *a sinistrorsum*, pour que les courants induits soient de même sens dans les bouts réunis. (Voir la note de la page 23.)

Comme les courants induits dans chaque bobine sont simultanément de sens contraires, mais qu'ils s'interchangent alternativement, selon qu'ils s'approchent ou s'éloignent des pôles fixes N et S de

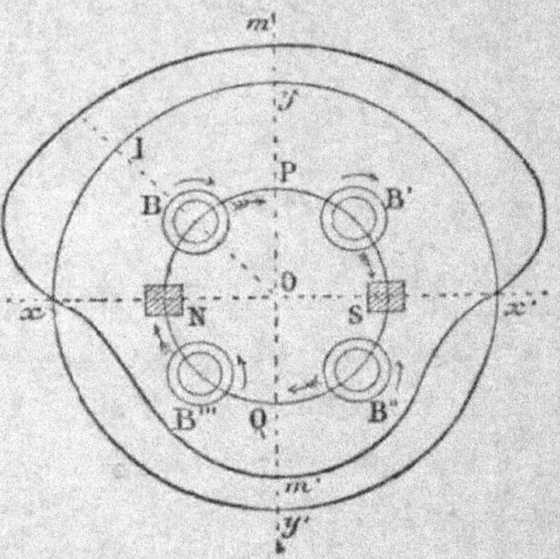

Fig. 118. — Changements alternatifs du sens des courants dans les machines magnéto-électriques.

l'aimant ainsi que le montre l'examen attentif de la figure 118, un commutateur dû à Clarke change les *courants alternatifs* induits en courants continus et on dit qu'il les *redresse*. Voici en quoi il consiste (fig. 119 et 120) :

Sur la chemise isolante d'ivoire ou de buis est fixée une bague de cuivre et deux demi-bagues complètement isolées entre elles, mais dont l'une est reliée à la bague entière par une languette conductrice et l'autre à l'axe par une vis métallique. Deux ressorts de pression, montés sur un bloc de bois et communi-

quant par deux lames de cuivre aux rhéophores du
circuit extérieur, frottent constamment et alternativement à l'une et à l'autre de ces demi-viroles. Or
celles-ci, qui correspondent à chacun des bouts des
fils des bobines, sont aussi alternativement positives

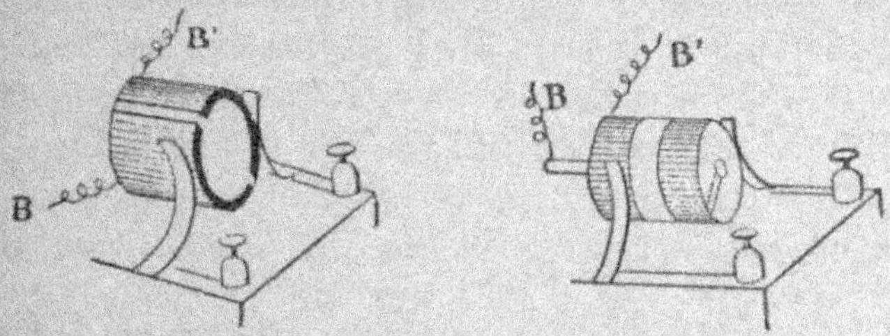

Fig. 119 et 120. — Principe du commutateur de Clarke.

et négatives et les dispositions prises sont telles
qu'elles ne sont positives que pendant la seule durée
de leur contact avec l'une des lames, négatives que
pendant leur contact avec l'autre; et les courants
qui circulent dans les rhéophores sont ainsi toujours de même sens; quand le mouvement de rotation est assez accéléré, ils sont pour ainsi dire continus.

Par l'adjonction d'un interrupteur, on obtient des
courants intermittents assez puissants.

Siemens et Halske, en 1854, ont substitué leur
bobine à celles de Clarke. Cette bobine mesure de
$0^m,50$ à $1^m,50$ suivant la puissance de la machine. Le
noyau est un cylindre de fer doux entaillé dans toute
sa longueur, et parallèlement à l'axe, d'une profonde
et large rainure où est enroulé un grand nombre de
fois un fil de cuivre recouvert de soie.

L'appareil est muni d'un commutateur, et son champ magnétique très concentré donne le maximum d'intensité.

Parmi les machines magnétos rentrant dans le même ordre d'idées, mais que la mode a fait également un peu délaisser pour les dynamos proprement dites, il convient de classer notre moteur magnéto-dynamo électrique (fig. 121) qui est réversible.

Les armatures se composent d'un aimant permanent sur lequel est enroulé du fil, comme dans les électro-aimants.

Une bobine f, genre Siemens, est pivotée entre deux armatures de fer doux a,a, échancrées en ellipsoïde. Les armatures font partie d'un électro-aimant E, situé à la partie inférieure de l'appareil et dont on voit la bobine en F. La bobine f tourne entre deux tourillons. Le courant de la pile entre par les bornes P, S. Il actionne d'abord l'électro-aimant en circulant dans l'électro-aimant en acier trempé F. Il pénètre ensuite dans la bobine f par des balais en contact avec les bornes P,P' frottant sur un collecteur de construction très solide. Par suite des actions réciproques des courants magnétiques des branches de l'électro-aimant et de la bobine f, il se produit des répulsions et attractions très énergiques, qui déterminent la mise en rotation rapide de l'appareil. On voit en D le cadre en cuivre qui entoure et protège l'électro-aimant qui est fixe et dont les pôles sont en a, a. Le pied ou châssis de bois B est indépendant.

Grâce à cette combinaison d'un système magnétique et d'un circuit électrique, l'amorçage est des plus faciles et une machine de ce modèle, d'une puissance de 25 à 30 watts environ fonctionne à la main comme dynamo, quelle que soit la vitesse qu'on lui imprime.

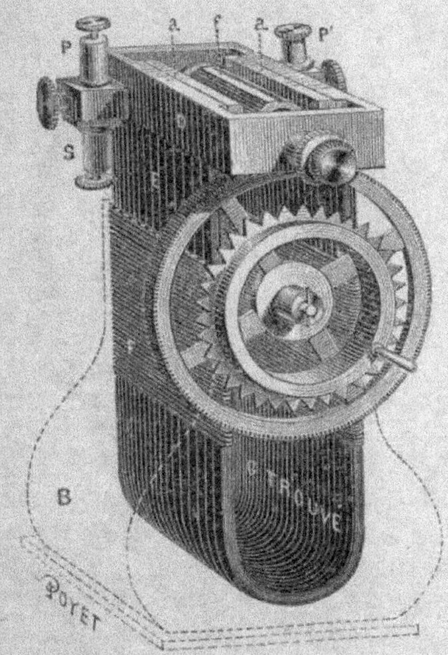

Fig. 121. — Moteur magnéto-dynamo-électrique Trouvé réversible, à bobine Siemens excentrées.

Ce moteur disposé comme figure 129 est aussi propre que celui du genre Gramme, décrit plus haut (p. 140), pour actionner les machines électro-statiques, et plus loin (p. 251).

Construit sur un tout petit modèle, il est encore capable de fournir une force relativement élevée représentée par quatre, cinq et même six fois son poids en kilogrammètres. Une machine de 5 centimètres de long et pesant 220 grammes produit 1200 grammètres de travail.

C'est un petit moteur de ce genre que MM. les doc-

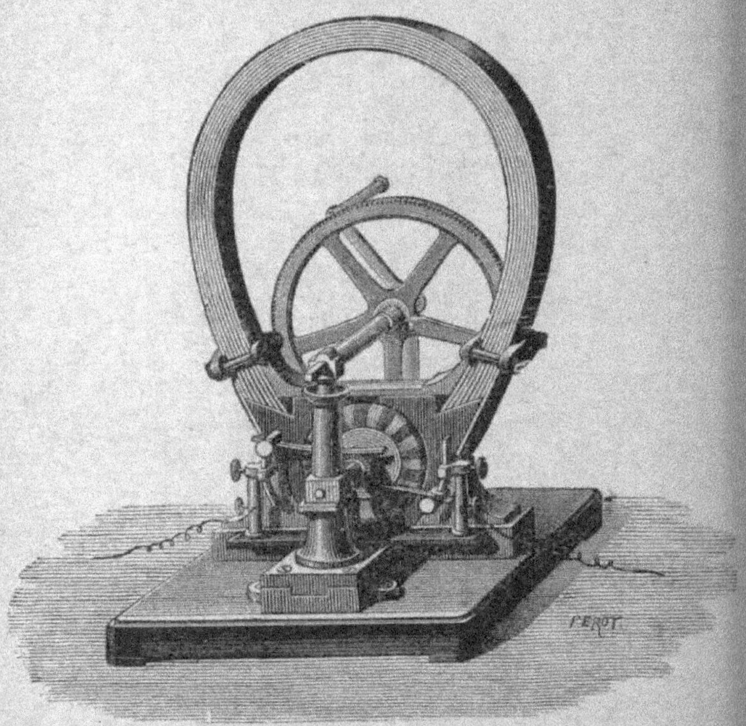

Fig. 122. — Machine magnéto-électrique de Gramme.

teurs Weiss et Mergier emploient à la Faculté de médecine de Paris pour entretenir en mouvement bien uniforme les cylindres des appareils automatiques enregistreurs.

La machine magnéto-électrique de Gramme (dite *type de laboratoire*) diffère de la machine Clarke-Siemens-Halske par la puissance de son aimant permanent, construit d'après les derniers procédés Jamin, et surtout par son anneau dû à Gramme.

Ici le noyau n'est plus un cylindre de fer doux, mais un faisceau formé par un fil de fer de $\frac{9}{10}$ de millimètre enroulé sur lui-même un très grand nombre de fois. Les bobines de l'induit, montées en bague sur ce faisceau, sont toutes reliées entre elles, et chacune d'elles à des secteurs de cuivre rouge qui, parfaitement isolés les uns des autres et montés radialement sur l'arbre, constituent le *collecteur Gramme*.

Les secteurs sont frottés par deux pinceaux ou *balais* de fils de cuivre rouge encastrés dans deux bornes.

Cette machine est excellente. Sa force électromotrice est à peu près proportionnelle à la vitesse moyenne, à partir d'un certain minimum, pourvu qu'on atteigne de 10 à 40 tours à la seconde. A 10 tours par seconde la force électromotrice est encore d'une dizaine de volts.

6° Appareils dynamo-électriques.

Bien que certains médecins, et non des moins autorisés, tels que le Dr Tripier, se plaignent de voir disparaître peu à peu les appareils magnéto-électriques devant les dynamos, nous n'hésitons pas à penser comme tout le monde, et à préférer ces dernières. C'est qu'à poids et à volumes égaux les dynamos sont bien plus puissantes que les magnétos. Depuis la remarque de Siemens, elles ne demandent plus aucune excitatrice indépendante. Jusqu'à lui on pouvait reculer devant l'embarras d'une machine auxiliaire ; maintenant l'amorçage est spontané. Une autre cause de supériorité des dynamos, c'est leur parfaite réversibilité. Si au lieu de les mettre en mouvement pour recueillir de l'électricité on fait passer, au contraire, un courant électrique dans leurs bobines, la machine se mettra d'elle-même en mouvement et l'on possédera un excellent moteur. C'est donc une sorte de transformation d'électricité en mouvement.

Bien plus, on aura quelquefois l'occasion, comme on a pu le constater plus haut (p. 140), de transporter de la force à distance.

Deux dynamos sont séparés par une assez longue distance ; mais elles sont reliées pôles à pôles par un double conducteur : fil d'aller et fil de retour. Si l'une est actionnée par une force quelconque, naturelle, animale ou artificielle, elle engendre de l'électricité dans le circuit extérieur dont fait partie la seconde machine. Celle-ci tourne aussitôt et on peut utiliser le travail qu'elle développe. Ce procédé de transmission de travail à distance a été employé dans certains cas par nous pour actionner les machines électro-statiques.

C'est ainsi que chez M. le Dr Vigouroux trois machines de Wimshurst indépendantes, du plus grand modèle, sont mises en mouvement, soit individuellement, soit collectivement, par trois moteurs Trouvé auxquels le courant a été fourni pendant plusieurs

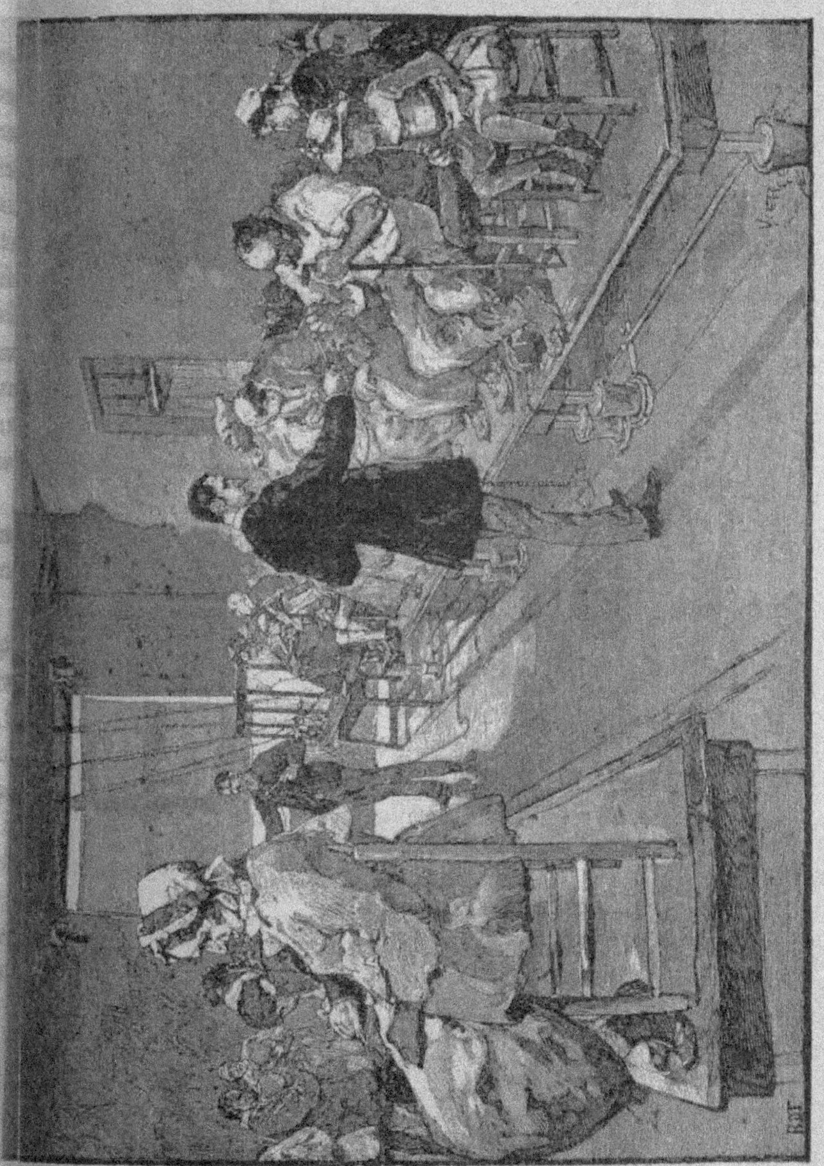

Fig. 123. — Service d'électrothérapie à la Salpêtrière. — Bains électriques.
Électrisation localisée.

années par la pile à treuil (fig. 70) puis par une seule dynamo Trouvé actionnée par un moteur à gaz logé loin des appareils. Ces trois moteurs sont aujourd'hui branchés sur la canalisation d'une usine centrale, et il nous a suffi d'une simple substitution de fil fin à l'ancien gros fil pour équilibrer leur puissance à la grandeur de l'énergie débitée par le circuit urbain. Des rhéostats intercalés dans chacune des trois dérivations, permettent d'ailleurs de régler la vitesse à volonté.

Le magnifique service d'électrothérapie, créé en 1875 à la Salpêtrière, sous l'initiative du Dr Vigouroux avec l'appui du professeur Charcot, et qui est devenu le service central des hôpitaux de Paris, est ainsi composé dans sa partie centrale d'un système combiné de dynamos et de moteurs électriques destinés à actionner les machines statiques.

Nos figures 123 et 124 donnent quelque idée de cette belle installation où l'électrisation tant statique que dynamique est appliquée, soit généralement, soit localement, à un ensemble de deux cent cinquante ou trois cents malades à chaque consultation.

Le Dr Vigouroux apprécie, dans notre index alphabétique, les résultats qu'il a obtenus dans cette clinique. Nous renvoyons le lecteur à ces notes inédites.

Les dynamos bien connues et les plus employées dans l'industrie sont celles de Gramme, de Siemens, d'Edison, de Brush, etc., mais ni les unes ni les autres ne sont susceptibles, tout au moins dans les dimensions qu'on les construit, d'être employées en physiologie.

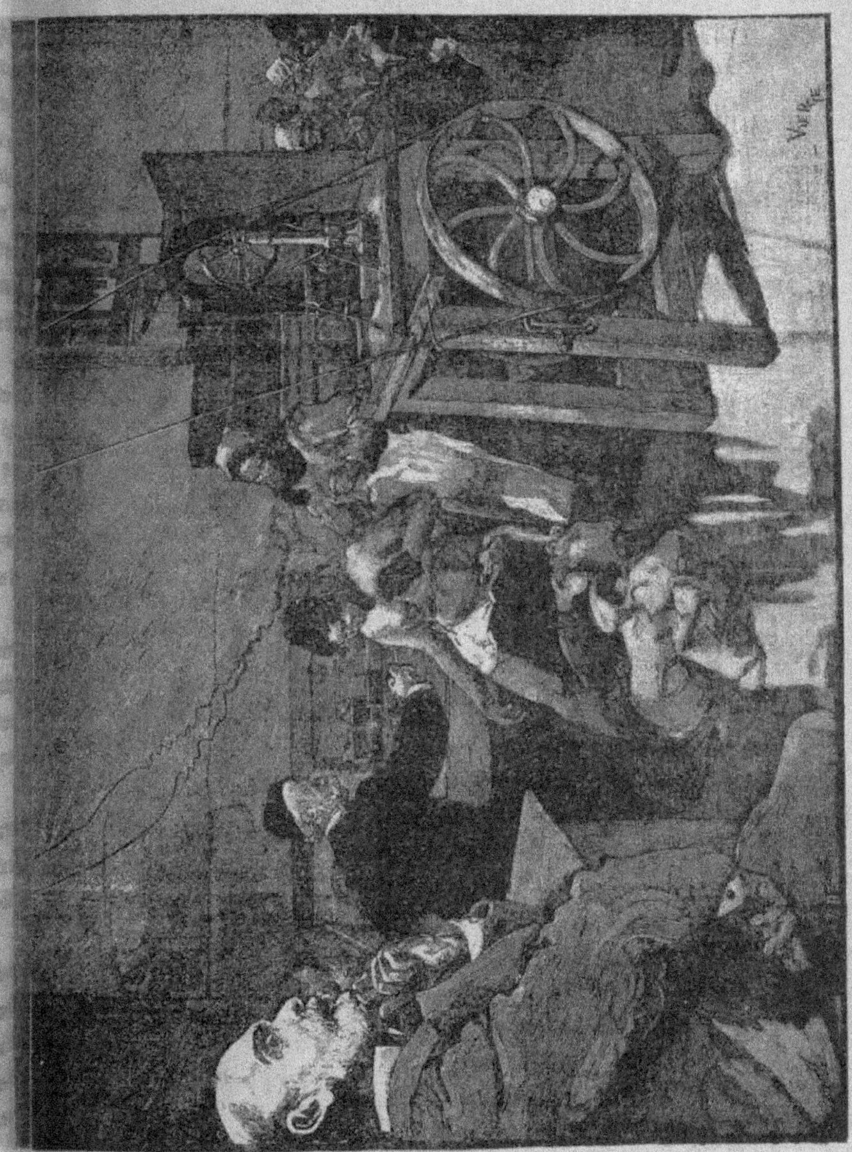

Fig. 124. — Service d'électrothérapie à la Salpêtrière. — Électro-diagnostic
par le Dr Vigouroux.

L'induit et le collecteur de la première dynamo de Gramme, et ce collecteur est le type fondamental de tous les autres construits actuellement, sont les mêmes que ceux de sa machine magnéto-électrique. Son inducteur est formé de deux électro-aimants à branches horizontales et disposées l'une au-dessus de l'autre dans un même plan vertical de part et d'autre de la bobine induite.

Dans le nouveau type, dit *type supérieur*, les branches de l'électro-aimant sont verticales et l'anneau tourne entre les armatures en forme de mâchoires qui les surmontent.

Comme d'autre part les pôles de l'induit dont les secteurs sont couplés en surface sont aussi de noms contraires de part et d'autre de la ligne polaire et à 90° de chacun des pôles de l'inducteur, ce couplage des secteurs de l'anneau rappelle une batterie de deux piles montées en surface, chacune d'elles étant elle-même une batterie dont chaque secteur correspondrait à un élément. Les circuits se montent à volonté en série ou en dérivation.

La dynamo Trouvé (fig. 125), qui répond à tous les besoins très spéciaux de la médecine, présente une modification importante de la machine Gramme et elle possède sous un très petit volume et avec un faible poids un champ magnétique d'une grande puissance relative.

L'induit du moteur, ou bobine centrale, est constitué par un noyau de fer doux, composé d'un grand nombre de disques très minces, en tôle de fer, ayant deux dixièmes de millimètre d'épaisseur et séparés

par des rondelles de papier. Si la substitution rencontra des critiques quand M. Trouvé en fit part à
la Société de Physique, et si M. d'Arsonval lui-
même la condamna alors, elle est aujourd'hui universellement adoptée, depuis que feu M. du Moncel,
se prononça catégoriquement pour elle, dès 1875,
dans son célèbre traité des *Applications générales
de l'électricité.*

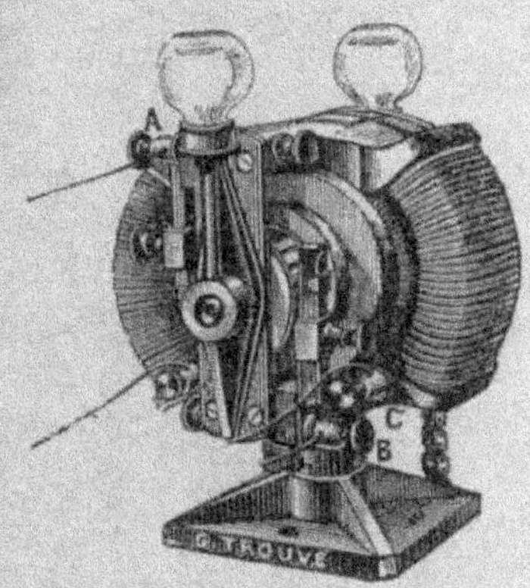

Fig. 125. — Dynamo Trouvé.

Les inducteurs recouvrent l'induit concentriquement, et, pour qu'on atteigne le maximum d'intensité du champ magnétique, l'entrefer, c'est-à-dire
l'espace compris entre l'inducteur et l'induit, est
réduit à sa plus extrême limite.

Dans ces conditions, la puissance développée est
remarquable, car le travail d'un demi-cheval-élec-
trique est produit par une dynamo de 8 à 10 kilogrammes, et le cheval-électrique de 75 kilogrammètres ou 736 watts par une dynamo de 20 à 25 kilogrammes.

Ce sont des dynamos combinées d'après ces principes que M. Trouvé dispose sur un manège à

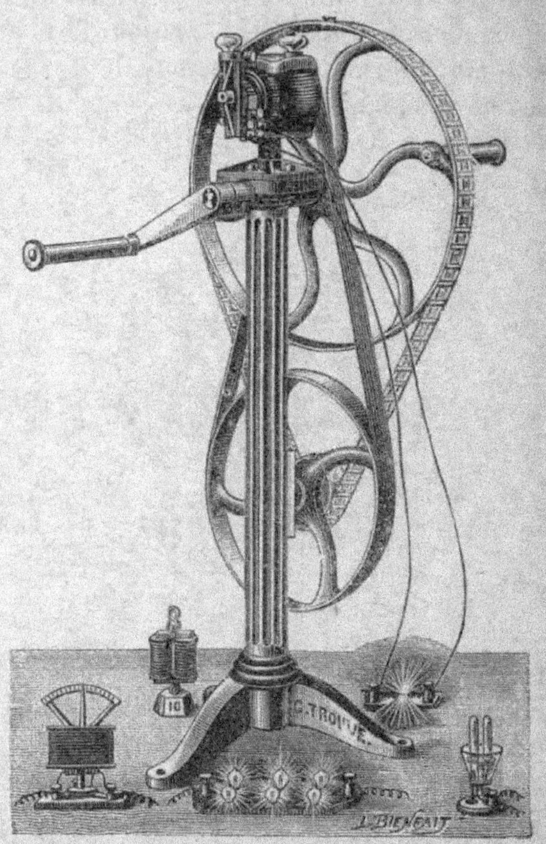

Fig. 126. — Dynamo Trouvé montée sur manège.

bras. On possède ainsi une excellente et très légère petite machine dynamo de démonstration (fig. 126). Un seul homme peut la manœuvrer aisément et la déplacer à sa guise pour toutes les expériences à faire dans les cours et les cabinets de physique.

En présentant cet appareil au Congrès international d'électricité de 1889, nous passâmes en revue les moyens usités jusqu'à ce jour pour mettre en mouvement les machines d'électricité statique, et qui sont les suivants :

1° Les moteurs à gaz, qui ont le désagrément de produire de la vapeur d'eau ;

2° Les moteurs à eau, qui ne peuvent être employés que dans les grandes villes ;

3° La transmission par le prolongement de l'axe de la machine, qui détériore l'appartement et place dans le voisinage du malade un voisin importun ;

4° Les moteurs électriques actionnés par une pile qu'il faut surveiller et entrenir ;

5° Les moteurs électriques mis en mouvement par de la force motrice transportée à distance.

Puis nous mîmes en mouvement, avec deux hommes seulement, la petite dynamo que nous venons de décrire et dont le travail pouvait être transmis à une longue distance. Avec cette petite dynamo, on mit en mouvement, séance tenante, un moteur électrique attelé sur une forte machine électro-statique de Carré, on porta à l'incandescence un galvanocautère et on alluma un ensemble de 12 lampes. Les résultats furent si frappants et si décisifs que deux médecins étrangers l'adoptèrent immédiatement et n'ont pas cessé de s'en servir dans leur cabinet de consultation. Le salaire des hommes employés chez eux est en effet si peu élevé (1 franc par jour), qu'ils ont trouvé éco-

nomie à supprimer la pile pour y substituer la nouvelle dynamo Trouvé, soit pour éclairer, soit pour
chauffer les cautères ou actionner le moteur électrique qui met en mouvement la machine statique.
Dans ce dernier cas, on peut l'actionner facilement
par un homme ou deux loin de la réceptrice.

Comme ce transport de force à distance n'absorbe
pas plus de 40 à 50 p. 100 du travail développé, il
en résulte que l'homme produisant facilement 8 à
10 kilogrammètres par seconde, pendant quelques
heures que durera la consultation médicale, il restera
de disponible sur l'arbre du moteur récepteur un travail correspondant à 4 à 5 kilogrammètres, c'est-à-
dire plus qu'il n'en faut pour entretenir la machine
statique en plein fonctionnement.

Deux manivelles ont été adjointes à cette dynamo
à manège pour qu'on puisse avoir recours à deux
aides, ou même à quatre si cela est nécessaire.

La dynamo réversible est placée sur le sommet
du manège qui est composé de deux manivelles, de
deux grandes poulies et de deux plus petites en y
comprenant celle de la dynamo. Le tout est monté
sur une colonne cannelée et terminée à sa base par
un trépied. Le rapport des poulies entre elles est tel,
qu'à un tour de manivelle correspondent 50 tours à
la bobine de la dynamo petit modèle, et 40 tours à
celle du grand modèle.

Ce rapport dans les vitesses est nécessaire, sans
quoi les aides chargés de maintenir la machine en
plein fonctionnement seraient obligés d'accélérer
excessivement leurs mouvements, ce qui épuiserait
leur force avec rapidité. Un homme, en effet, ne peut

produire un travail utile de 8 à 10 kilogrammètres par seconde, pendant un temps un peu prolongé, qu'en ne dépassant pas le chiffre de 40 tours à la manivelle, par minute. Ces conditions se trouvent remplies dans les manèges combinés par M. Trouvé, et qui se manœuvrent aisément et sans fatigue.

Nous trouvons dans un de nos journaux scientifiques hebdomadaires (*Cosmos*, 28 mars 1891) les renseignements méthodiques suivants sur le travail que peut développer un homme, soit d'une façon passagère seulement, soit normalement. Elle confirme précisément les données sur lesquelles nous tablons :

« Le travail que l'homme peut fournir dans un court espace de temps, dit ce journal, est bien supérieur à ce qu'on suppose généralement d'après le travail moyen. Le *Bulletin de la Société des Ingénieurs civils* cite à ce propos d'intéressants détails fournis par l'*American Society of mechanical Engineers*. Le travail de l'homme agissant sur une manivelle, dépend non seulement du temps pendant lequel il est fourni, mais de bien d'autres conditions dont quelques-unes sont inhérentes au sujet. L'auteur a constaté qu'un vigoureux manœuvre, travaillant pendant un court espace de temps, peut produire bien près d'un cheval-vapeur. Un homme qui travaille avec de fréquents intervalles de repos développe facilement un demi-cheval. Dans le travail courant, on obtient de 10 à 50 p. 100. Le fait suivant, rapporté par O'Niell, de New-York, est intéressant:

« Dans l'atelier de cet ingénieur, la réparation d'une chaudière arrêtait la marche du moteur. On

ajouta à chaque extrémité de l'arbre de la machine
une manivelle de 0,380 de rayon. Avec un homme à
chaque manivelle, à raison de 100 tours par minute,
on obtint 3 chevaux-vapeur. Les hommes travail-
laient trois minutes et se reposaient autant, et les
quatre manœuvres ont travaillé ainsi douze heures
par jour pendant les douze jours qu'a exigés la réparation de la chaudière. Il est vrai qu'à la fin de cette
période les hommes étaient absolument éreintés,
rapporte M. O'Niell, mais il croit que si la journée
avait été de dix heures seulement, ils auraient pu
continuer indéfiniment.

« Le travail ressort ainsi pour chaque homme et
pour la journée entière à 3/4 de cheval-vapeur. Dans
la discussion qui a suivi la communication, un
membre a cité des expériences faites par lui sur le
travail déployé par deux hommes agissant sur les
manivelles d'une grue.

« Ces manivelles avaient 0,355 de rayon, un poids
de 906 kilogrammes (2 000 livres) était élevé à 0,305
en vingt secondes, ce qui représente $13^{kg},8$ élevés à
1 mètre par seconde, soit 1/5 de cheval-vapeur pour
les deux ouvriers. Il faut ajouter que la transmission
s'opérait par une vis sans fin, une roue dentée,
un tambour de 0,28 de diamètre et un câble en fil
de fer, ce qui absorbait une notable partie du travail. L'effort exercé sur chaque manivelle a été
mesuré par une balance à ressort et trouvé égal à
30 livres, soit $13^{kg},6$. »

Pour réduire au minimum les pertes dues au frottement et au glissement des courroies, à leur pression sur les axes, pour faciliter dans une large

mesure la manœuvre de nos machines, nous avons combiné divers artifices de transmission :

1° Sur la première commande dont la vitesse est modérée, on emploie une chaîne Galle, à longs maillons, engrenant uniquement par quatre ou six dents rapportées sur les poulies. La seconde transmission, dont la vitesse est plus accentuée, se fait par une courroie légère ou avec une corde à boyau dans des poulies à gorge. Cette transmission convient très bien au grand et au moyen modèle.

2° Le petit modèle s'accommode de la courroie pour la première transmission et de la simple corde à boyau pour la seconde transmission.

Lorsque la dimension et le poids de la dynamo arrivent au point qu'un seul homme ne puisse plus la transporter facilement, elle n'est plus placée sur la tête du manège, mais au bas de ce manège, sur une petite plate-forme, ainsi que le montre la figure 127.

Dans un cas comme dans l'autre, la dynamo sert de générateur d'électricité. Pour s'en rendre compte, on peut répéter facilement les expériences classiques, en mettant le manège en mouvement et en dirigeant le courant dans les divers appareils représentés au pied des deux dessins 126 et 127.

Le courant électrique engendré manifeste sa présence en déviant de la verticale l'aiguille du galvanomètre de démonstration de Bourbouze, qui est placé à droite (1) (fig. 127). L'action magnétisante est rendue visible sur un électro-aimant (3) dont l'armature, attirée violemment, supporte un poids minimum de 10 kilogrammes. A gauche de la même figure, le courant volatilise une spirale de fil de fer (4) et décompose l'eau en ses deux éléments (2 vol. d'hydrogène

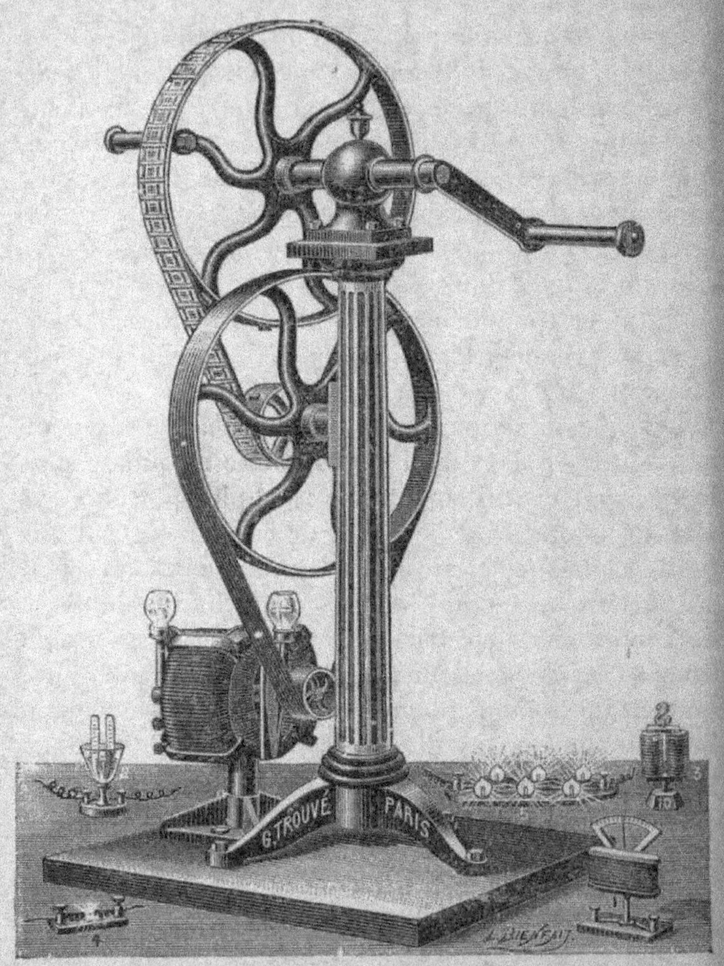

Fig. 127. — Dynamo Trouvé à manège.

et 1 vol. d'oxygène) dans un voltamètre (2). En dirigeant le courant sur les six petites lampes à incandescence (5) visibles au bas du dessin, on les voit répandre tout de suite une éclatante lumière.

Si l'on cesse d'agir sur le manège, de façon à ne plus employer la dynamo comme générateur d'électricité, mais comme moteur, c'est-à-dire si on lui fournit de l'électricité au lieu de lui en demander, le manège entre en mouvement.

On a ainsi une démonstration frappante de la réversibilité des moteurs électriques, en même temps qu'une idée de la transmission de la force à distance, puisque le générateur et le moteur, réunis par des fils conducteurs, peuvent être éloignés l'un de l'autre autant qu'on le désire.

La réunion de toutes ces qualités fait de la petite machine (fig. 126) un appareil de démonstration destiné à être placé dans tous les laboratoires et à rendre de grands services dans les démonstrations et les expériences courantes. Elle est légère, mobile, transportable à bras d'homme ; elle s'amorce immédiatement et avec la plus grande facilité, même sur les circuits les plus résistants. Elle est réversible et créatrice de transmission de force à distance. Elle possède, en un mot, toutes les qualités et toutes les propriétés désirables pour un bon appareil d'utilité et de démonstration.

Nous avons vu plus haut, à la page 63, que cette dynamo peut servir de dynamomètre. Quand on intercale dans son circuit un ampèremètre et un voltmètre, on a à tout moment la quantité d'énergie dépensée. Le produit des ampères par les volts donne les watts, et la puissance développée à tout instant, exprimée en kilogrammètres, est égale au quotient du nombre de watts par $g = 9,8088$ ou approximativement par 10.

Lors de sa présentation à la Société de Physique de Paris, tous les membres furent surpris en voyant qu'elle s'amorçait sur une seule lampe à incandescence, consommant 0,5 ampère seulement placée dans le circuit, et qu'avec la même facilité elle pouvait éclairer de 8 à 10 lampes identiques.

Nous attribuons cette grande facilité d'amorçage, ainsi que la puissance relative que développent ces machines, au champ magnétique d'abord qui est ici très puissant, puis à la disposition concentrique des circuits inducteurs et induits. L'induction qui s'exerce entre les deux circuits n'est certainement pas nulle dans cette machine.

Pour le démontrer, nous avons eu l'idée de remplacer dans un de ces spécimens les inducteurs en fonte de fer par le modèle même, en bois, qui avait servi à couler ces derniers, en les enroulant d'une même quantité de fil conducteur. Un courant lancé dans ce système, sans pièces polaires magnétiques, le mit en mouvement avec une certaine vélocité. Le travail développé était encore assez considérable, suffisant même pour activer une machine à coudre, un tour d'amateur. La preuve expérimentale était assez concluante.

Outre nos moteurs à anneau du genre Gramme, nous avons construit, dès 1880, des moteurs dynamo-électriques reversibles à *bobine Siemens à joues excentrées* (fig. 128).

Ici, nous nous le rappelons, le fil de l'induit n'est plus disposé sur un anneau de fer doux comme dans la bobine de Gramme, mais il est logé dans une longue rainure entaillée parallèlement à l'axe, dans toute la longueur du noyau.

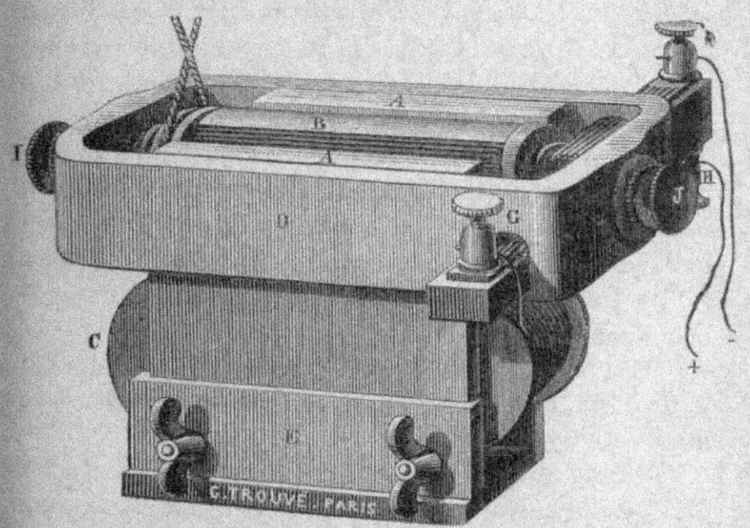

Fig. 128. — Moteur Trouvé à bobine Siemens à joues excentrées.

« Lorsqu'on trace le diagramme dynamique d'une bobine Siemens, disions-nous dans notre communication de juillet 1880, à l'*Académie des sciences*, d'une bobine à laquelle on fait opérer une révolution complète entre les deux pôles magnétiques qui réagissent sur elles, on observe que le travail est presque nul pendant deux périodes assez grandes de la rotation. Ces deux périodes correspondent aux temps pendant lesquels les pôles cylindriques de la

15.

bobine ayant atteint les pôles de l'aimant défilent devant eux ; durant ces deux fractions de la révolution, qui sont chacune de 30° environ, les surfaces magnétiques destinées à réagir l'une sur l'autre restent à la même distance ; la bobine n'est donc pas sollicitée à tourner. Il en résulte une perte notable de travail. J'ai supprimé ces périodes d'indifférence et accru l'effet utile de la machine en modifiant ainsi la bobine : les faces polaires, au lieu d'être des portions d'un cylindre dont l'axe coïncide avec celui du système, sont en forme de limaçon, de telle sorte qu'en tournant elles approchent graduellement leurs surfaces de celles de l'aimant. L'action de répulsion commence alors, de sorte que le point mort est pratiquement évité. »

Cet appareil est représenté en perspective par la figure 129. Il mesure en réalité 20 centimètres de hauteur sur 25 centimètres de longueur.

Il est capable de développer une puissance de 3 à 4 kilogrammètres, puissance plus que suffisante pour la mise en action de la machine elle-même et la production d'électricité.

Nous avons renoncé, pour ce moteur, à l'emploi de l'aimant permanent et l'expérience démontre clairement la supériorité en rendement, pour un même poids du moteur dynamo sur les similaires magnétos.

Avec ce moteur, un courant, quelle que soit sa force, peut faire marcher la machine, tandis qu'avec les autres moteurs à aimant, il faut, au contraire, si on veut obtenir une rotation vraiment efficace, que l'énergie magnétique développée par le courant soit

proportionnée à celle de l'aimant naturel et encore
faut-il qu'il soit toujours dirigé dans le même sens.

En augmentant le nombre des éléments, on arrive,
avec le moteur à joues excentrées, à des vitesses non

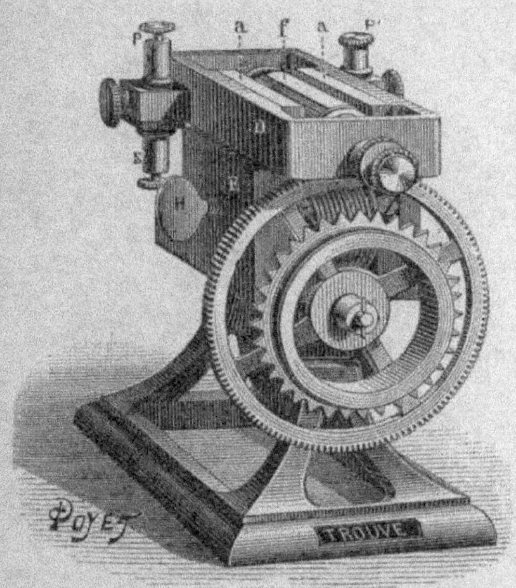

Fig. 129. — Moteur électrique Trouvé réversible à bobine
Siemens excentrée, vu en perspective. Dernier type.

seulement croissantes, mais aussi bien régulières,
sans arrêt, sans point mort. Cette vitesse peut atteindre jusqu'à 12 000 et même 18 000 tours par minute.

Il est tout aussi facile d'augmenter la puissance du
moteur, sans rien changer aux dimensions des
organes ; deux bobines, au lieu d'une, sont placées
entre les pôles d'un double électro-aimant et peuvent
être montées en quantité ou en tension suivant la
source d'énergie électrique dont on dispose.

L'axe de la bobine porte une gorge que l'on peut utiliser directement, si une grande vitesse est nécessaire. Une roue taillée recevra une chaîne Galle

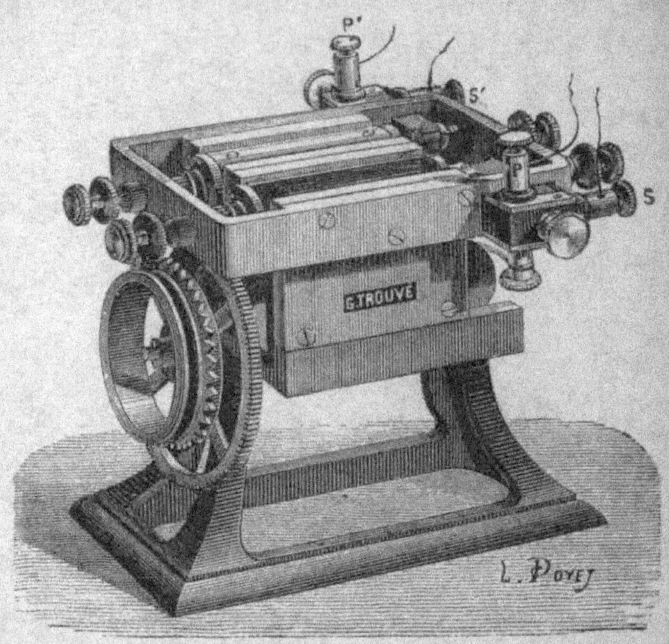

Fig. 130. — Moteur dynamo-électrique Trouvé à deux bobines Siemens à joues excentrées, vu en perspective.

pour actionner une machine quelconque quand le travail réclamera plus de force que de vitesse.

Ces moteurs sont bien inférieurs en rendement, cela va sans dire, à ceux du genre Gramme de la figure 125.

Néanmoins on peut encore, avec lui, actionner les fraiseuses. D'un module très réduit il est alors ren-

fermé dans une petite boîte de verre ou de métal :
l'axe se prolonge à l'intérieur d'une tige qui sert à
tenir l'appareil à la main ; il se termine par une
fraise. En laissant arriver le courant que fournit
une petite dynamo, placée au besoin à distance, l'induit se met à tourner rapidement à quelques centaines de tours à la seconde. On peut donc avec
cette fraise percer des os, des dents, des tissus à
consistance dure ; c'est ainsi qu'on s'en trouvera bien
dans l'opération de la réfection des os, dans le grat-
tage, dans la trépanation, etc.

Les dentistes l'ont déjà fort utilisé. M. Serres,
ancien élève de l'Ecole polytechnique, professeur de
mécanique à l'Ecole dentaire de Paris, l'a cité avec
éloges dans une de ses conférences à la Société d'o-
dontologie. Nous extrayons de l'*Odontologie* (avril-
juin 1888) un passage de cette conférence entièrement consacrée à la description des appareils Trouvé
appliqués à l'art dentaire :

« Je viens vous présenter de nouveaux appareils,
construits par M. Trouvé, déjà bien connu par ses
inventions en électricité médicale.....

« Voici, messieurs, la source d'électricité qui va
nous servir à faire marcher tous les appareils.

« C'est une pile à bichromate de potasse, construite par M. Trouvé, et présentée en 1885 à l'Académie des sciences par M. Jamin.

« Elle se compose de six éléments réunis dans une
boîte en ébonite, dont le couvercle portant les pôles
peut être à volonté maintenu soulevé ou enfoncé dans
la boîte, les éléments plongeant dans le liquide. Elle
est très portative, peu encombrante, et pèse, toute

chargée, environ 3 kilogrammes. Chaque élément a
pour constantes :

> Force électromotrice. . .   1,9 volt.
> Résistance intérieure. . .   0,09 à 0,10 ohm

« La pile entière coûte 50 francs. Pour les usages
auxquels nous l'emploierons, les éléments sont
réunis par deux en tension, et les trois piles ainsi
formées en quantité. Une charge coûte 0 fr. 25.
Nous verrons pendant combien de temps elle peut
faire fonctionner cet appareil.

« Voici maintenant les moteurs. On a construit, à
l'origine, des moteurs électriques fondés sur les propriétés des électro-aimants, comme les moteurs bien
connus de Froment ; mais aujourd'hui, les moteurs
électriques sont toujours des machines dynamos à
commutateur sur l'axe, c'est-à-dire à courants
continus.

« C'est qu'en effet ces machines sont réversibles :
en les faisant tourner, elles produisent de l'électricité ; inversement, en faisant passer un courant électrique dans le fil de l'induit, elles se mettent en mouvement et ces machines deviennent des moteurs.

« Je vais vous montrer cette réversibilité avec les
grosses machines dynamos qui sont sur cette table.
Ce sont des machines du genre Gramme. Elles sont
formées de deux anneaux concentriques : l'anneau
extérieur fixe est l'électro-aimant inducteur ; l'anneau intérieur mobile est l'induit, dont les extrémités du fil communiquent avec les bornes (fig. 125).

« Faisons passer dans l'induit un courant électrique, en reliant les deux bornes aux pôles de la

pile; vous le voyez, la machine tourne. Elle peut servir de moteur et est munie à cet effet d'une poulie.

« Réunissons maintenant par une courroie les poulies des deux machines, et faisons de nouveau passer dans la première le courant de la pile. Elle tourne et entraine l'autre dans son mouvement.

« Mais alors l'induit de la seconde machine est traversé par un courant électrique; et la preuve c'est que, si nous rapprochons l'un de l'autre deux fils communiquant avec les bornes, il se produit entre eux une étincelle. La seconde machine est alors une source d'électricité.

« Il est bon de remarquer qu'en général, si l'on veut employer la machine comme moteur, l'induit est à gros fil afin de ne pas trop diminuer l'intensité du courant de la source; si l'on veut au contraire, l'employer comme machine électrique, l'induit est à fil fin, et le courant est alors de plus grande tension.

« Ces machines, dont je viens de vous montrer la réversibilité, sont destinées à la navigation électrique et sont trop fortes pour la plupart des usages auxquels vous voulez les employer. La plus grande pèse 15 kilogrammes et donne un cheval-vapeur; la seconde, sous un poids de 8 kilogrammes, donne un demi-cheval.

« Mais M. Trouvé en a construit d'autres, plus propres aux applications dentaires.

« Voici d'abord un petit moteur de même forme que les précédents, mais de moindres dimensions. Il pèse 2 kilogrammes et demi et donne 10 kilogrammètres, ce qui est plus que suffisant pour le tour à fraiser. Son prix est de 200 francs. La pile peut le faire marcher pendant une heure, en dépensant une charge de 0 fr. 40.

« M. Trouvé a construit, en vue de cette conférence, un petit appareil qui me paraît résoudre de la

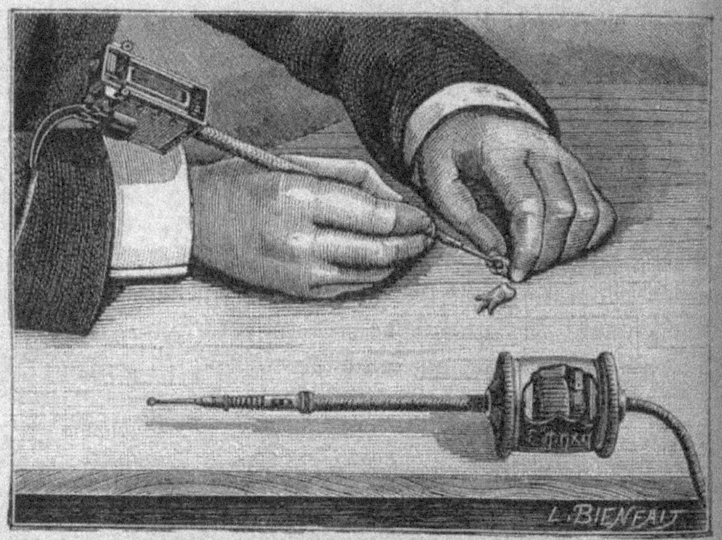

Fig. 131. — Electro-fraise Trouvé.

façon la plus satisfaisante le problème de la rotation de la fraise par l'électricité. Le petit moteur, dont l'induit est une bobine Siemens, a déjà été employé par lui pour des expériences de navigation aérienne. Il pèse 90 grammes et peut fournir un travail de 2 kilogrammètres, ce qui est parfaitement suffisant. Enfermé entre deux plaques, il forme une sorte de boîte de très petit volume (fig. 131).

« L'axe du moteur se prolonge par une tige qui porte le support de la fraise. Le tout ne pesant pas plus de 150 grammes se tient facilement à la main et se manie comme un crayon. M. Trouvé appelle cet appareil l'*Electro-fraise*.

« Voici également une électro-fraise dont le moteur est rond (fig. 131).

« Une charge de la pile peut faire fonctionner les électro-fraises pendant deux heures.

« Pendant que je vous parle du moteur, permettez-moi de vous montrer un petit appareil qui n'a rien d'électrique, mais qui peut vous rendre quelque service. C'est le *fraiseur à archet* de M. Gustave Trouvé.

« Autour d'un arbre de rotation qui supporte la fraise et qui est muni d'un petit volant, passe une corde : ses deux bouts sont reliés à une tige que l'on fait mouvoir à la main comme un archet. En imprimant un mouvement de va-et-vient à cet archet, on peut faire tourner la fraise d'un mouvement régulier. La corde n'est pas tendue : en relevant la main, on la rapproche de l'appareil, de façon que la corde ne frotte pas sur l'axe ; on abaisse la main en l'éloignant, la corde frotte et fait tourner l'axe (fig. 132).

« L'appareil construit d'abord pour le Dr Laillier, de l'hôpital Saint-Louis, était destiné à faire mouvoir une fraise pour enlever les lupus dans les maladies de la peau. Il a été abandonné parce que la consistance molle des tissus ne permettait pas l'emploi de la fraise. Mais le moteur était bon et peu coûteux, et il méritait d'être signalé aux dentistes.

« En résumé, messieurs, vous voyez là des moteurs électriques d'un emploi avantageux.

« ..... Nous allons maintenant nous servir de la

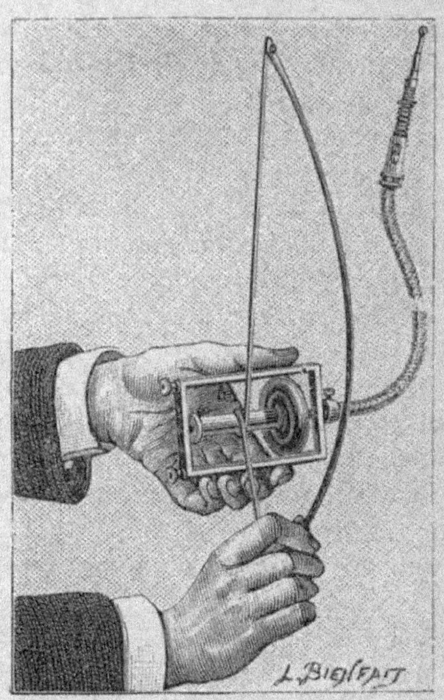

Fig. 132. — Fraiseur Trouvé à archet.

source d'électricité pour faire fonctionner d'autres appareils.

« Voici d'abord un maillet électrique de M. Gillard. Il nous suffit d'employer deux éléments de M. Trouvé, et vous voyez qu'il marche d'une façon satisfaisante.

« Au lieu d'utiliser, comme dans les machines

dynamos, les phénomènes d'induction pour élever la température des conducteurs on peut le faire par un courant direct.

« Les fils longs et fins s'échauffent plus que les

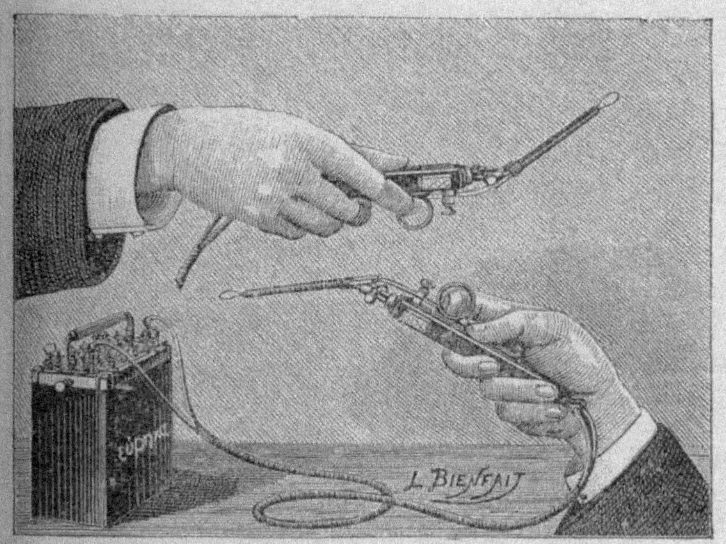

Fig. 133. — Appareil galvanocaustique en fonction, système Trouvé.

fils gros et courts, les fils de platine plus que les fils de cuivre.

« C'est la propriété utilisée dans les galvanocautères. On fait passer un courant électrique dans un fil de platine assez fin, ce fil rougit et peut alors servir à cautériser. Mais, pour essayer de le volatiliser, ou, comme on dit, de le brûler, ce qui exigerait son remplacement, on ne prend qu'une source peu énergique.

« En voici un pour lequel deux éléments de la pile
suffisent. Dans cette boîte est une collection de cautères de formes variées. On les adapte à un manche
que l'on peut tenir dans diverses positions; il est

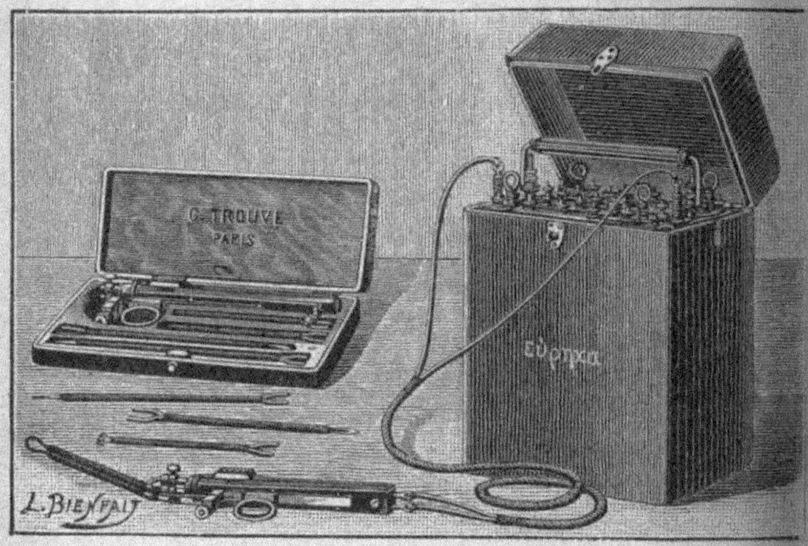

Fig. 134. — Appareil galvanocaustique au repos, système
Trouvé.

muni d'un anneau permettant de tirer progressivement le fil (fig. 133 et 134).

« M. Trouvé se propose de construire prochaine-
ment un nouvel appareil spécialement destiné, nous
a-t-il dit, à la chirurgie dentaire [1].

« Voici encore une poire à air chaud du modèle
de M. Barbe, pour sécher les cavités; l'air qui circule,

[1] Voir la description de cet appareil à la page 182 et à la
page 427.

quand on presse la poire, est chauffé par un fil de platine rougi. Avec un seul élément, vous voyez qu'elle fonctionne bien.

« L'incandescence du conducteur peut devenir suffisante pour être employée comme éclairage. On a alors une lumière fixe, sans odeur, très intense, conservant aux objets leur coloration naturelle, et pour toutes ces raisons infiniment supérieure à toutes les lumières d'huile, de pétrole ou de gaz.

« Je vais vous montrer maintenant des appareils d'éclairage employés en histoire naturelle, en médecine, en chirurgie et qui, dans l'art dentaire, pourraient rendre de grands services... »

Vient enfin la description des polyscopes, photophores, appareils divers d'éclairage, auxanoscopes.

Ce sont ces mêmes appareils que nous allons voir dans le chapitre qui suit.

CHAPITRE IV

APPAREILS ET INSTRUMENTS ÉLECTRIQUES

DE DIAGNOSTIC

D'UN USAGE FRÉQUENT EN ÉLECTROPHYSIOLOGIE
ET EN ÉLECTROTHÉRAPIE

Polyscopes et photophores électriques. — Appareils pour l'éclairage des liquides, des bouillons, des cristallisations. — Auxanoscopes électriques. — Explorateur-extracteur électrique. — Téléphones et microphones. — Muscle artificiel. Myophone. — Pont différentiel. — Sthétoscope. — Balance d'induction de Hughes. — Appareils enregistreurs Marey. — Galvanocaustique thermique et chimique. — Électrodes divers.

Il est certain que chaque maladie doit avoir son traitement distinct, suivant la nature même du mal et la partie du corps atteinte. Mais il est bien des cas qui présentent entre eux des rapports si étroits et si nombreux, qu'un ensemble de soins communs, les mêmes procédés de diagnostic sont forcément exigés.

De là l'introduction en médecine, comme dans les autres arts, de procédés généraux d'investigation.

Par réaction, il est arrivé que des méthodes médicales très générales ont encore trouvé, en dehors du domaine biologique, une foule d'utiles applications.

Les *polyscopes* et les *photophores*, dont le but n'était primitivement que d'éclairer d'une façon parfaite et directe des cavités organiques inaccessibles, en sont arrivés peu à peu à éclairer jusqu'aux couches géologiques fouillées par des sondes, jusqu'aux tonneaux, aux cavernes et même aux canons, aux obus et aux tiroirs des machines à vapeur, etc.

Il n'existe pas, croyons-nous, d'appareils électriques susceptibles d'applications plus fréquentes dans les recherches biologiques [1].

Polyscopes et photophores électriques.

Les polyscopes et les photophores sont des appa-

[1] On peut d'ailleurs juger de leur utilité par ce fait vrai, bien que si invraisemblable qu'il n'est pas d'année qu'un et même plusieurs Allemands et Américains ne prétendent avoir inventé le polyscope électrique, instrument que nous avons combiné dès 1869, et qui ayant été décrit, souvent à plusieurs reprises, par une foule de journaux français et étrangers — et les grands journaux scientifiques allemands et américains sont du nombre — a figuré dans de multiples expositions où il a constamment obtenu les plus hautes récompenses. En 1873, il était honoré à Vienne de la médaille du Progrès.

Le plus fantastique de toutes ces prétendues inventions, prétendues nouvelles, c'est qu'elles donnent lieu aux revendications de priorité les plus divertissantes. Il n'y a que quelques mois que le *New-York médical Journal* enregistrait une de ces revendications engagées entre un médecin américain et un médecin teuton ! La priorité restait, paraît-il à l'Américain ! Gloire soit à lui !

Qu'on nous excuse cette petite digression, mais nos lecteurs s'apercevront bientôt qu'elle est d'une incessante actualité.

reils similaires, comme la lunette astronomique et le télescope.

Pour nous servir du langage anglais, fort précis dans la circonstance, nous dirons que les polyscopes sont des *réfracteurs*, et les photophores des *réflecteurs*. Leur destination est peu différente.

Polyscopes. — Le polyscope comporte deux classes génériques différenciées par la nature de la source lumineuse.

1° *Polyscope à essence combustible.*

2° *Polyscopes électriques, soit à incandescence à l'air libre d'un fil de platine, soit à lampe à incandescence dans le vide.*

Les polyscopes à essence combustible (fig. 135) sont les plus âgés, ils sont de 1868, mais ils ont dû céder le pas aux polyscopes électriques, beaucoup plus parfaits, beaucoup plus puissants. Les polyscopes à essence combustible ont été décrits par M. le docteur Ménessier, dans le *Sud médical* du 15 juin 1870 ; on pouvait les employer comme laryngoscope, rhinoscope, otoscope, utéroscope (adjoint au spéculum), ophtalmoscope, uréthroscope. Nous ne nous y arrêterons point.

Nous avons déjà dit qu'il y a deux sortes de polyscopes électriques : le polyscope à fil de platine, c'est le plus ancien, et le polyscope à lampe à incandescence.

Ils sont basés sur le même principe : l'incandescence d'un fil de très petite section parcouru par un courant voltaïque.

La loi de l'échauffement des fils est due à Joule,

ainsi qu'il a été rapporté dans le chapitre des mesures électriques :

La quantité de chaleur dégagée, dans l'unité de

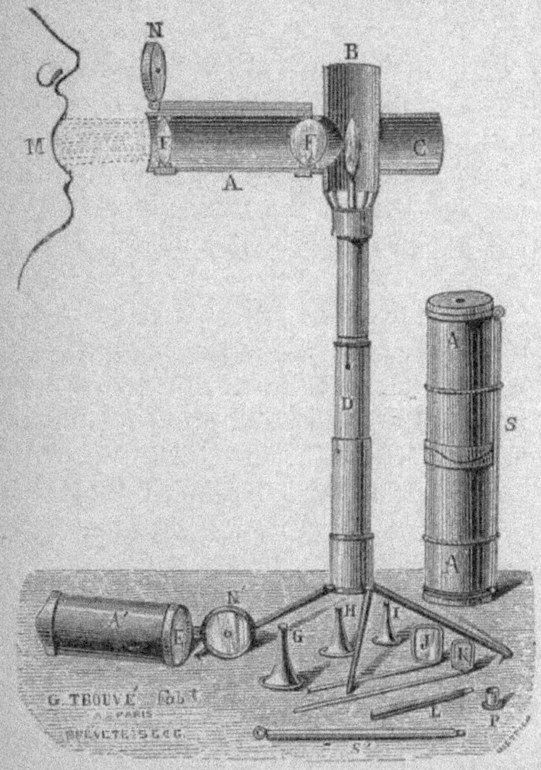

Fig. 135. — Polyscope Trouvé à essence de pétrole, en fonction et reployé dans son enveloppe.

temps, dans un fil homogène traversé par un courant voltaïque est proportionnelle : 1° à sa résistance, 2° au carré de l'intensité.

Les deux genres de polyscopes ne diffèrent que par

quelques modifications de détail, nécessitées par le volume un peu supérieur de la lampe à incandescence sur le fil de platine et par la différence des quantités de chaleur émise. Leur dispositif optique est commun.

La propriété du courant électrique de pouvoir porter à une vive incandescence des fils métalliques, avait été utilisée pour la première fois, en chirurgie, par Heider, à Vienne (1845) et par Crusell, à Saint-Pétersbourg, puis par John Marschall (1850) et enfin par Middeldorpf (1854) qui l'appliquèrent à la galvanocaustie.

L'idée d'utiliser non seulement la chaleur, mais aussi la lumière qui accompagne l'incandescence devait se présenter spontanément à l'esprit, et cependant il ne parut aucune publication à ce sujet avant 1867, année où M. Bruck, de Breslau, construisit son stomatoscope, et où M. le Dr Millot faisait des essais de diaphanoscopie sur les animaux, à l'École de médecine de Paris.

M. le Dr Lazarevic, de Karkoff, qui employait le principe de la transparence en gynécologie, semble avoir le premier publié un article dans la presse en 1868.

Tous ces efforts restaient infructueux, la méthode de la transparence étant elle-même défectueuse ; car si vivement éclairée à l'intérieur que nous supposions une cavité organique, l'estomac, par exemple, comment voir avec netteté, au travers du corps, ce qui se passe à l'intérieur de cet organe? De plus, les piles étaient inconstantes, et l'on ne savait régler l'intensité du courant avec précision et promptitude.

Tantôt le fil ne rougissait pas, tantôt il entrait en fusion.

De plus, la chaleur dégagée était si intense que ce mode d'exploration fut considéré comme inapplicable.

On eut recours, il est vrai, à des réfrigérants à circulation d'eau pour neutraliser le plus possible le dégagement de la chaleur ; mais alors les appareils devinrent si compliqués et si volumineux qu'on les eût pris plutôt pour des instruments de supplice que pour des instruments destinés à rendre des services à l'humanité. Aussi ne passèrent-ils jamais dans la pratique.

Le découragement survint, et le principe fut momentanément délaissé.

Nous reprîmes la question en 1869 ; au lieu de nous arrêter à la diaphanoscopie, dont nous saisissions les inconvénients, nous nous proposâmes d'introduire directement la lumière dans l'intérieur de l'organe à éclairer, et de l'amener aussi près que possible des tissus pour obtenir toute la puissance d'éclairement disponible.

L'instrument à réaliser devait être simple, commode et d'une propreté minutieuse. L'emploi de l'électricité paraissait ainsi tout désigné. Toute autre lumière que la lumière électrique eût été nuisible en dérobant l'oxygène atmosphérique qui baigne l'organe et en lui substituant des émanations désagréables et malsaines. Un seul inconvénient était à craindre : le rayonnement calorifique ; mais on sait qu'il est très faible avec la lumière électrique et assez facilement éliminable par les conducteurs et l'air ambiant. Si nous employâmes au début des réfrigérants à circulation d'eau, nous les reconnûmes bientôt inutiles et nous les supprimâmes. C'est pour prouver l'innocuité à ce point de vue de la lumière électrique que nous eûmes recours à l'expérience aujourd'hui classique des *poissons lumineux*. Elle a été successivement répétée à la salle Gerson, à l'Observatoire, à l'Ecole centrale. Le Dr Gariel la produisit à l'Académie de médecine, M. Jamin à la Sorbonne, M. le professeur Hardy à la Charité, et M. le Dr Stein, à Francfort-sur-Mein, devant la Société allemande de Physique et la Société médicale de la ville. Les derniers doutes s'évanouirent.

Le polyscope électrique Trouvé s'est répandu rapidement dans les laboratoires de physiologie, chez les dentistes, les gynécologistes et dans la grande chirurgie. Il a été employé avec succès, depuis 1874, à Necker, par MM. les professeurs Guyon, Hervé de Lavaur, Mallez, pour montrer dans leur clinique l'état des muqueuses de l'arrière-gorge du rectum, de la vessie, du vagin, etc. ; à l'hôpital Saint-Louis, par M. le Dr Laillier, et par M. le Dr Péan, pour éclairer les cavités profondes où l'on doit pratiquer l'extraction des tumeurs.

M. le professeur Le Dentu, et M. le Dr Maurice Raymond ont introduit son usage à l'hôpital Lariboisière pour montrer l'œsophage et l'entrée de l'estomac d'un homme ayant eu des accidents syphilitiques avec un rétrécissement du pharynx.

M. Collin (d'Alfort) s'en est servi pour éclairer l'estomac d'un taureau, assister à la digestion d'une botte de foin, ou faire voir à ses élèves les accidents

causés par des animaux susceptibles de s'y introduire, comme une grenouille, une sangsue, etc.

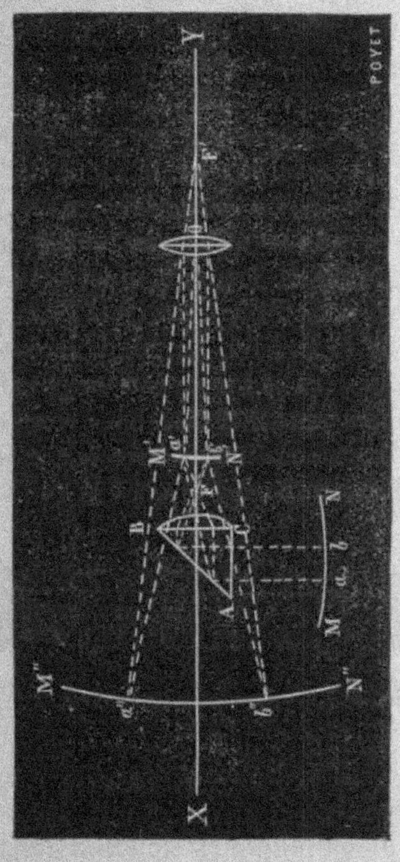

Fig. 136. — Principe optique des polyscopes électriques Trouvé.

ABC, prisme-loupe. — F, foyer de la loupe. — O, oculaire. — F', foyer de l'oculaire. —
YY', axe optique de l'instrument. — MN, objet examiné. — M'N', image réelle, très petite et
renversée de l'objet MN. — M''N'', image virtuelle très agrandie et renversée de MN. —
$a\,a'\,a''\,b\,b'\,b''$, marche des rayons.

Il est, en un mot, entré définitivement dans la pratique courante.

A priori, on doit bien penser que si le polyscope
électrique Trouvé conserve dans toutes ses applica-

16.

tions sa disposition fondamentale sa forme doit
varier suivant celle de l'organe à explorer.

Il prend alors le nom de l'organe à l'usage spécial duquel il est adapté par des modifications de
détail, et c'est ainsi qu'il devient *rhinoscope, otoscope,
stomatoscope, laryngoscope, gastéroscope, cystos
cope, uréthroscope, gynécoscope, rectoscope*, etc.

Le dispositif invariable est le système optique,
composé, dans sa partie essentielle, d'un prisme à
réflexion totale combiné avec une lentille plan-con-
vexe ABC (fig. 136) et formant ainsi prisme-loupe.
Ce prisme-loupe présente un grand avantage sur le
prisme séparé de la lentille, parce qu'avec ce dernier
la buée et la poussière rendent à la longue, sinon impossible, du moins plus difficiles les observations, et
avec le prisme-loupe ces inconvénients sont évités.

En se servant comme oculaire d'une petite lunette

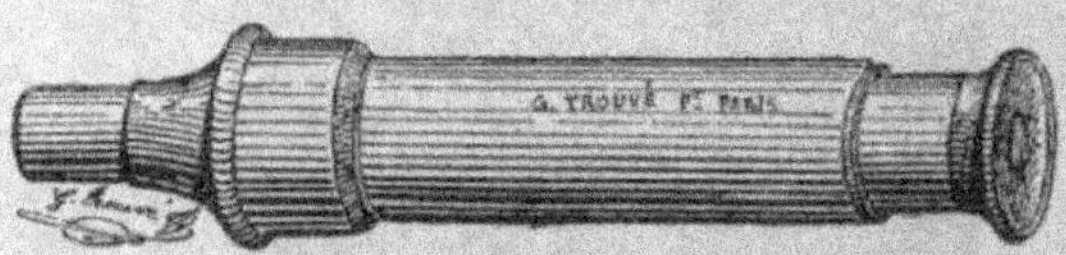

Fig. 137. — Lunette de Galilée.

de Galilée (fig. 137), l'image virtuelle est considérablement agrandie.

Tout ce système optique est contenu dans un tube
ab (fig. 138), T (fig. 139).

A la partie inférieure de ces tubes étanches est
réservée une minuscule fenêtre *ef* (fig. 138) ou B
(fig. 139), en face de l'aire réfléchissante du prisme-
loupe, pour le passage des rayons du fil de pla-

tine *c* incandescent ou de la lampe à incandescence C.
La substitution fréquente de la lampe à incandes-

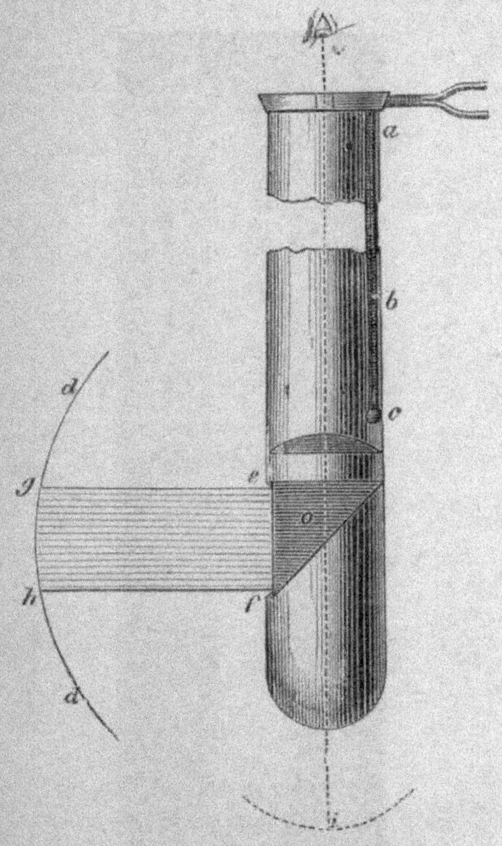

Fig. 138. — Système optique des polyscopes électriques Trouvé
à fil de platine.

cence au fil de platine implique évidemment quelques
légères différences entre les deux genres de polyscopes ; toutes les fois que l'instrument n'est pas intro-

duit dans le sein des liquides, la lampe à incandescence rendrait par sa chaleur son usage impossible,

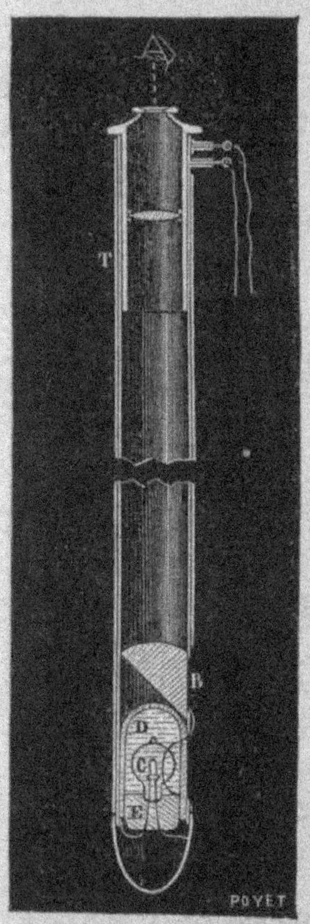

Fig. 139. — Vue en coupe des polyscopes électriques Trouvé à lampe à incandescence.

si je n'étais revenu à l'emploi du réfrigérant DE (fig. 139) que j'avais pu supprimer dans mes polyscopes à fil de platine, en mettant des fils très tenus.

La lampe à incandescence exige également une position C au-dessous du système optique B et cette position restreint nécessairement l'usage de l'appareil à l'exploration exclusive des cavités extensibles ; le fil de platine, au contraire, se place aussi bien au-dessus qu'au-dessous du système optique et rend ainsi l'appareil apte à l'examen de toutes les cavités, extensibles ou inextensibles, comme à celui du rectum, du canal de l'urèthre dont les parois sont souvent en contact.

Les polyscopes à fil de platine et les polyscopes à incandescence ne s'excluent donc point réciproquement ; en réalité, ils se servent, au contraire, l'un et l'autre de complément.

Les générateurs de l'électricité qui alimentent les polyscopes sont la batterie secondaire Planté, pour ceux de la première classe, et la batterie automatique Trouvé (fig. 77), pour ceux de la seconde classe. La petite pile à treuil (fig. 74) ou la pile à pédale (fig. 80) peuvent aussi être utilisées pour ce dernier usage.

L'accumulateur Planté est renfermé dans une boîte (fig. 140 et 141) qui est agencée pour un seul ou un double usage, comme, par exemple, éclairage et cautérisation. Pour cette raison, l'ensemble de l'appareil est dit *simple* ou *double*, selon le cas.

Nous employons de préférence, pour les charger, soit deux éléments Bunsen, soit quatre éléments de la pile Trouvé-Callaud (fig. 62) au sulfate de cuivre.

Le courant électrique donné par la pile Planté est assez intense pour porter à l'incandescence ou même fondre des fils de platine d'un demi-millimètre à un

millimètre de diamètre. Au moyen d'un petit régulateur Trouvé (fig. 20), on gradue facilement la force
du courant, de manière à ce que le fil arrive seulement à l'incandescence et non à la fusion. On se sert

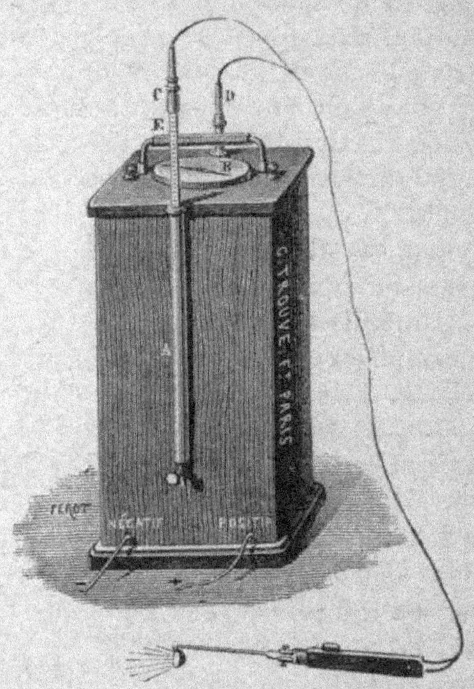

Fig. 140. — Polyscope simple Trouvé.

encore du même régulateur pour modérer le courant
de la batterie automatique des lampes à incandescence.

En manœuvrant convenablement ce régulateur
qui est placé en A, sur un des côtés de la boîte du
polyscope, on peut se livrer à de longues expériences
d'éclairage.

Cette boîte, qui renferme l'accumulateur, est très transportable ; elle porte à son extérieur un ou deux rhéostats A ou A et A', suivant que le polyscope est simple (fig. 140), ou double (fig. 141), et deux

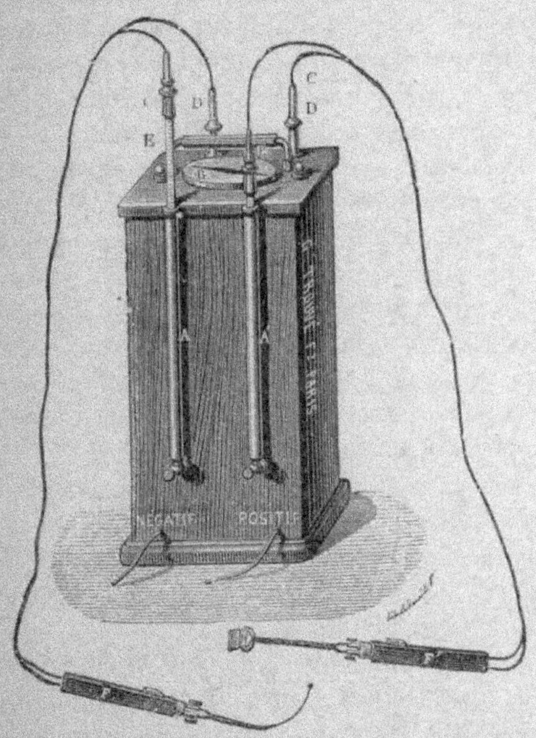

Fig. 141. — Polyscope double Trouvé.

contacts C, D, où viennent s'assujettir les rhéophores destinés à amener le courant jusqu'aux polyscopes ; elle est, de plus, munie à sa partie supérieure d'une poignée et d'un galvanomètre B à deux circuits qui indique le passage du courant et son intensité pour chaque instant.

Si, du reste, par une inadvertance dans la manœuvre du rhéostat, le fil de platine venait à se volatiliser ou le fil de la lampe à incandescence à se brûler, le fil ou la lampe pourrait être remplacé immédiatement par l'opérateur; les polyscopes ayant été disposés pour cette éventualité, et des fils et des lampes étant toujours préparés d'avance.

Nous sommes loin, comme on le voit, des appareils primitifs à circulation d'eau, des lourdes et encombrantes batteries dégageant des odeurs méphitiques d'acide hypoazotique.

Le mode d'emploi des polyscopes électriques est très simple. Prenons, par exemple, le gastéroscope que les figures 142 et 143 représentent vu extérieurement (gastéroscope à fil de platine) et en coupe (gastéroscope à lampe à incandescence).

Ces deux gastéroscopes sont tous les deux absolument étanches et la lumière sort par les fenêtres ménagées à cet effet; seulement, le gastéroscope à lampe à incandescence n'est propre qu'à l'examen de la cavité stomacale distendue.

Le sujet prend donc une position convenable qui laisse pénétrer facilement l'instrument dans l'œsophage et dans l'estomac. Si le malade en est d'abord incommodé, il s'y habitue après quelques exercices; au besoin le médecin aurait recours aux substances qui émoussent la sensibilité de la luette.

Si on établit la communication électrique, le fil de platine ou le filament de charbon devient incandescent et éclaire vivement l'intérieur de l'estomac. L'opérateur, l'œil à l'oculaire (lunette de Galilée) aper-

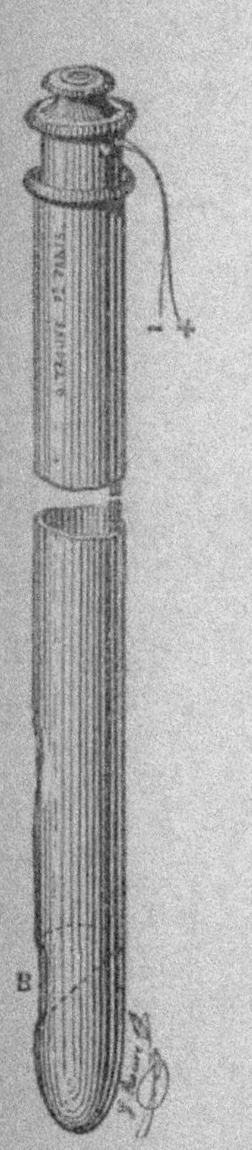

Fig. 142. — Polyscope Trouvé à fil de platine. Gastéroscope.

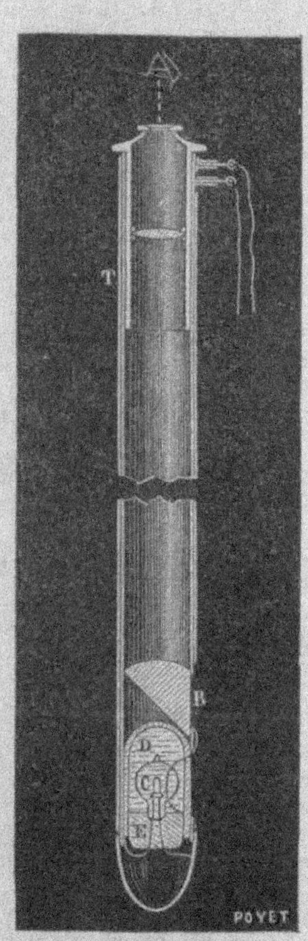

Fig. 143. — Polyscope Trouvé à lampe à incandescence. Gastéroscope.

çoit directement et nettement l'image grossie de toute la partie éclairée des parois de l'estomac. En

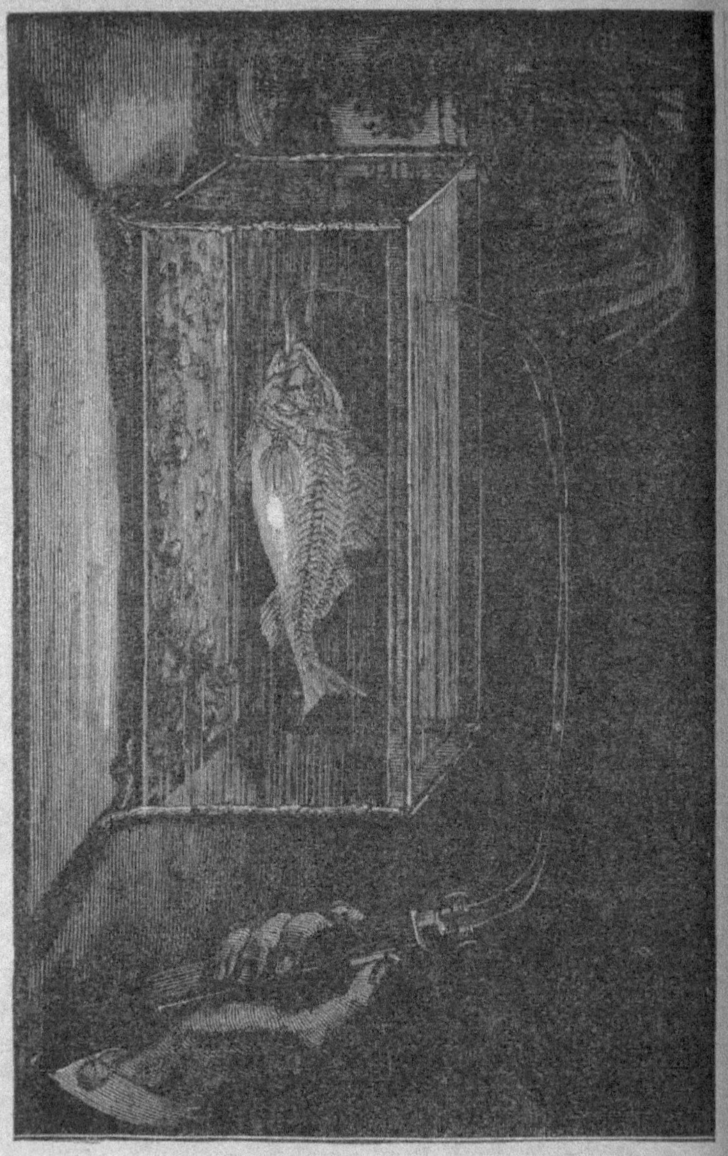

Fig. 144. — Expérience des poissons lumineux, instituée par M. Trouvé en juin 1879 pour la fête du cinquantenaire de l'École centrale.

faisant décrire au tube, et par conséquent au système optique, un lent mouvement de rotation, il aperçoit successivement tout l'intérieur de l'estomac qu'il veut examiner.

Afin d'éviter l'échauffement, on peut interrompre le courant au bout d'une minute. Cela n'est d'ailleurs pas absolument nécessaire, comme le prouve l'expérience bien connue des poissons lumineux (fig. 144).

On sait, en effet, que les animaux à sang froid sont très affectés par les variations de température les plus faibles. Or, si on introduit le polyscope électrique Trouvé dans l'estomac d'un poisson et qu'on lâche celui-ci dans un aquarium, on observe qu'il ne paraît nullement incommodé par la chaleur. Cette expérience, que nous avions instituée, a été reproduite à maintes reprises, en France et à l'étranger, à la Sorbonne, à la Société médicale de Francfort-sur-Mein, etc., sur des perches, des brochets et d'autres poissons et les résultats sont très concordants. L'animal se prélasse dans l'eau et ressemble à une boule de feu ; le spectacle ne manque pas d'imprévu.

Quant au gastéroscope à lampe à incandescence il est certain qu'on n'a pas à redouter davantage sa chaleur, car nous avons vu que sa lampe est entièrement noyée dans l'eau.

Pour l'éclairage de la vessie le polyscope électrique (qui prend le nom de *cystoscope*) est semblable au gastéroscope ; mais il est recourbé à la partie inférieure (fig. 145 et 146) pour la facilité de l'introduction dans la vessie. Il est indifférent, pour cet organe, de se servir du polyscope à lampe à incandescence sans réfrigérant, ou du polyscope à fil de platine.

Les liquides dispensent de toute précaution anticalo-
rifique.

La grandeur du champ éclairé varie suivant le plus

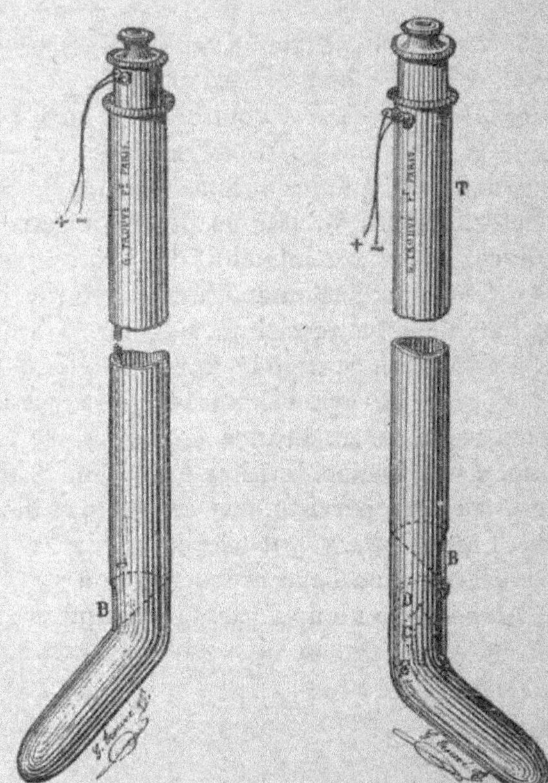

Fig. 145. — Cystoscope
Trouvé à fil de platine.

Fig. 146. — Cystoscope Trouvé
à lampe à incandescence pour
l'examen de la vessie *distendue*.

ou moins d'éloignement de la paroi à examiner. Il
permet donc d'inspecter la vessie avec ses cavités et
ses colorations propres et d'y découvrir les plus

faibles débris de calculs : il la montre même de dimensions plus grandes que nature.

Un appareil identique au cystoscope à fil de pla-

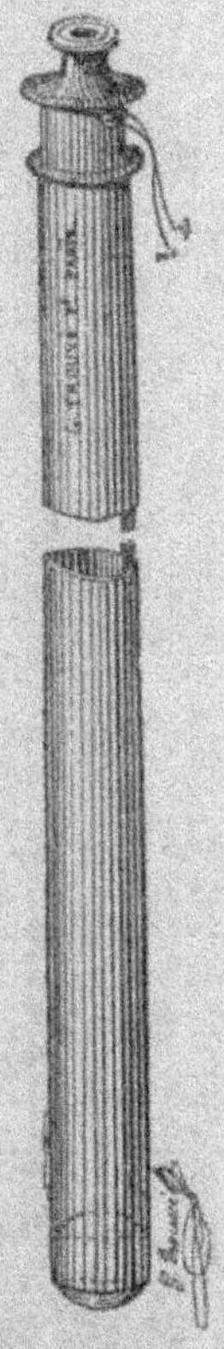

Fig. 147. — Utéro-uréthroscope Trouvé à fil de platine.

tine, mais droit, sert à l'examen de l'urèthre et de l'utérus; d'où son nom d'*utéro-uréthroscope* (fig. 147).

Avec cet instrument, on se rend compte de l'état des petits vaisseaux gonflés de sang, rougis et congestionnés, on découvre les polypes utérins et on peut rechercher le siège des blennorrhées, des rétrécissements, etc.

Un autre polyscope à fil de platine, le *rectoscope*

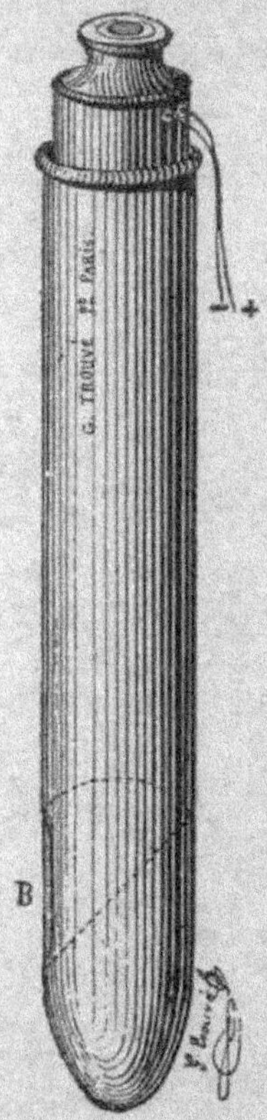

Fig. 148. — Rectoscope Trouvé à fil de platine.

sert à l'examen du rectum et s'emploie sans l'adjonction du speculum (fig. 148).

Quand l'organe à explorer est d'un accès facile, le

polyscope se réduit : il n'est plus alors constitué que par un réflecteur, éclairé par un fil ou filament incandescent, et muni ou dépourvu d'un miroir articulé.

Il est monté sur un manche et réuni à la batterie primaire ou secondaire par des conducteurs souples ; le manche est armé, sur le côté, d'une pédale-commutateur à verrou qui permet à l'opérateur d'établir ou de couper à volonté le courant ; en engageant le verrou avec le pouce on évite toute interruption du flux électrique.

Ces polyscopes sont très variés ; ils sont construits de façon à pénétrer facilement dans les cavités les plus restreintes et sont émaillés sur leur face postérieure. On peut donc les tenir longtemps en contact avec les muqueuses, sans qu'elles soient incommodées par leur échauffement, échauffement presque nul d'ailleurs.

Leur système optique est composé d'une lampe à incandescence ou d'un fil de platine placés entre un réflecteur et un miroir. Le réflecteur éclaire directement les tissus qui font image dans le miroir et sont vus parallèlement à la tige de l'instrument.

Dans certains cas très simples, ce miroir est supprimé et la partie examinée est vue directement.

Citons ceux de ces instruments qui sont les plus employés.

Le *laryngoscope électrique* à fil de platine (fig. 149) ou à lampe à incandescence (fig. 150), armé ou privé de miroir, sert à l'exploration de la bouche, de la gorge et de l'arrière-gorge. Les dentistes l'emploient

pour voir les dents par derrière sans faire prendre au
patient une position désagréable (fig. 151). Les dents

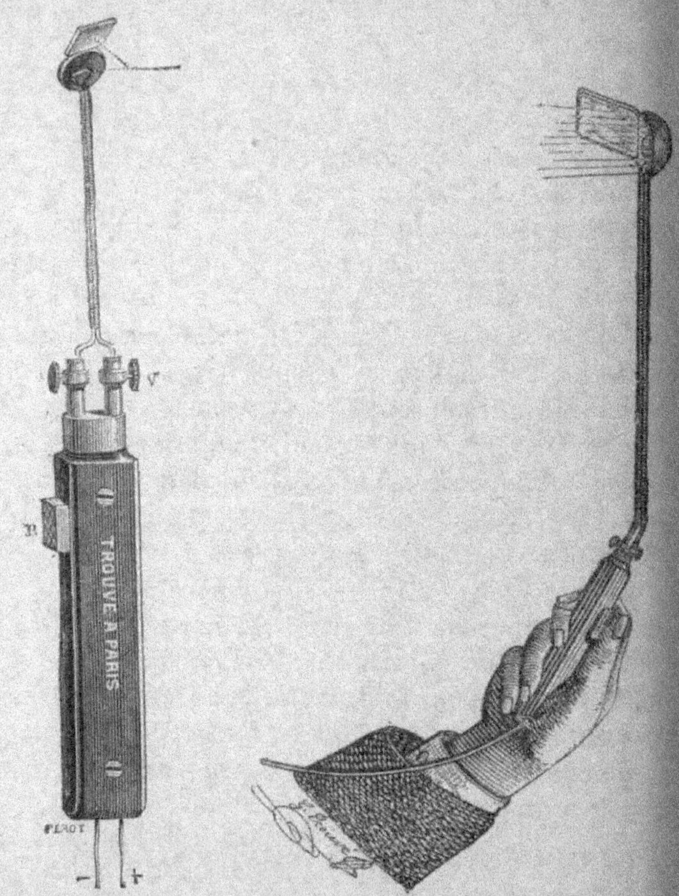

Fig. 149 et 150. — Stomaco-laryngoscope Trouvé à fil de platine et à lampe à incandescence.

deviennent aussi complètement transparentes et on
ne perd aucun détail de leur état (fig. 152).

On peut encore l'utiliser à la rhinoscopie ; il porte alors le nom de *rhinoscope électrique*.

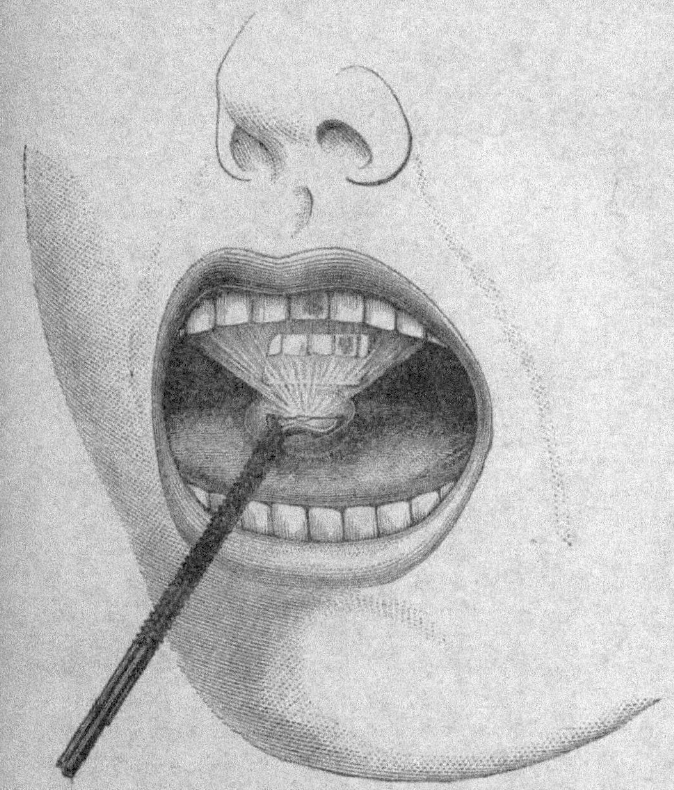

Fig. 151. — Polyscope Trouvé à fil de platine pour l'examen de la bouche et des fosses nasales ou rhinoscope.

Les figures 153, 154, 155, 156, 157 montrent d'autres modèles du polyscope réflecteur destiné aux cavités organiques facilement accessibles comme la bouche ou le vagin.

17.

Le réflecteur est parabolique et la lampe située au foyer de la parabole, de sorte que les rayons lumineux réfléchis sont parallèles.

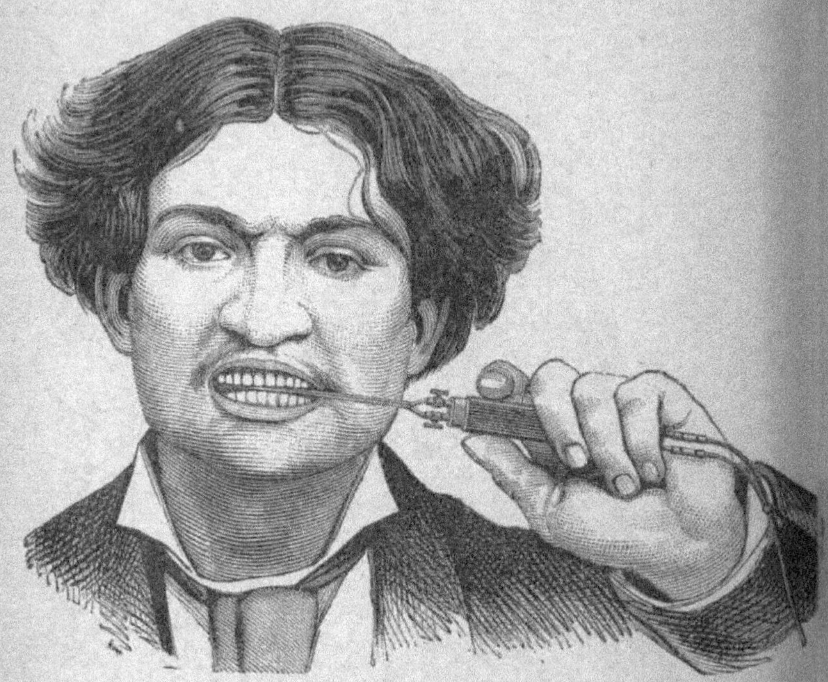

Fig. 152. — Application du stomatoscope électrique Trouvé à voir les sinus maxillaires et les dents par transparence.

Comme l'opérateur pénètre librement dans l'organe, avec ou sans le secours du speculum, un miroir serait superflu ; l'observation directe est d'ailleurs toujours préférable quand elle est possible.

Le dernier modèle de polyscope réflecteur est parfaitement étanche et peut par conséquent être introduit dans le sein des liquides.

Les polyscopes de tout modèle peuvent d'ailleurs

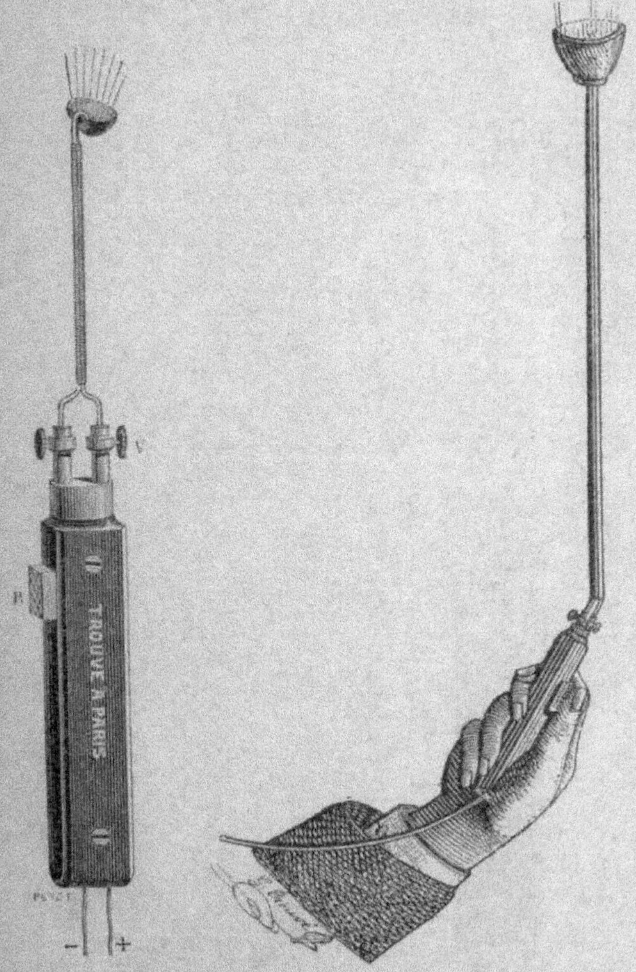

Fig. 153 et 154. — Polyscopes Trouvé à fil de platine et à lampe
à incandescence pour l'examen des cavités organiques facilement accessibles.

être, tels qu'ils sont décrits, rendus parfaitement

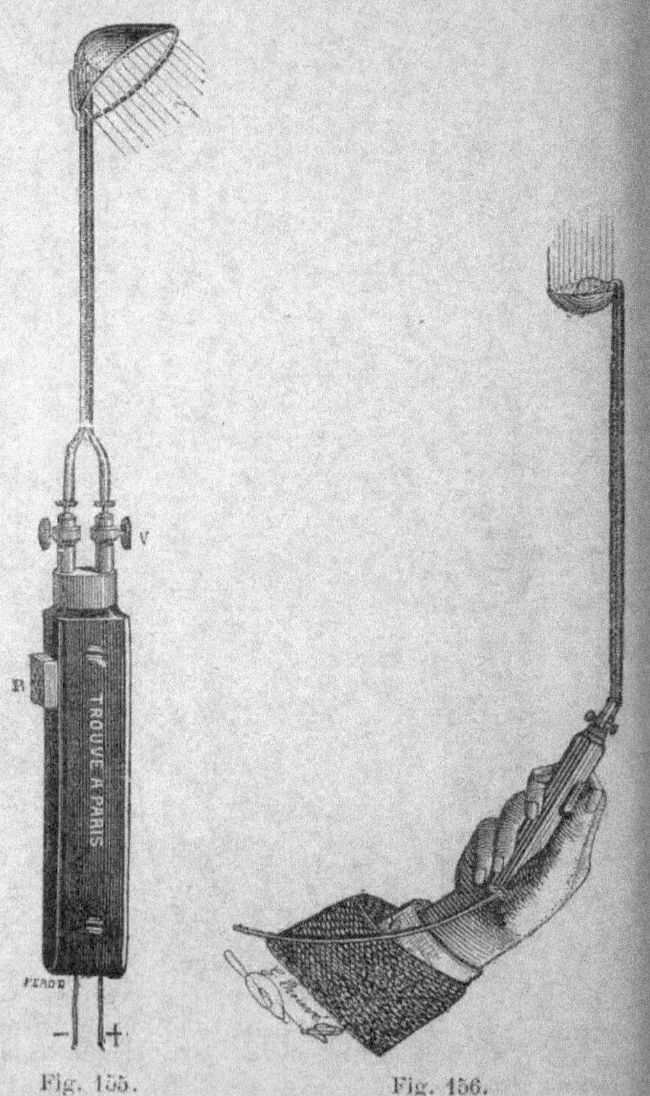

Fig. 155.   Fig. 156.

aseptiques par une immersion faite avant emploi

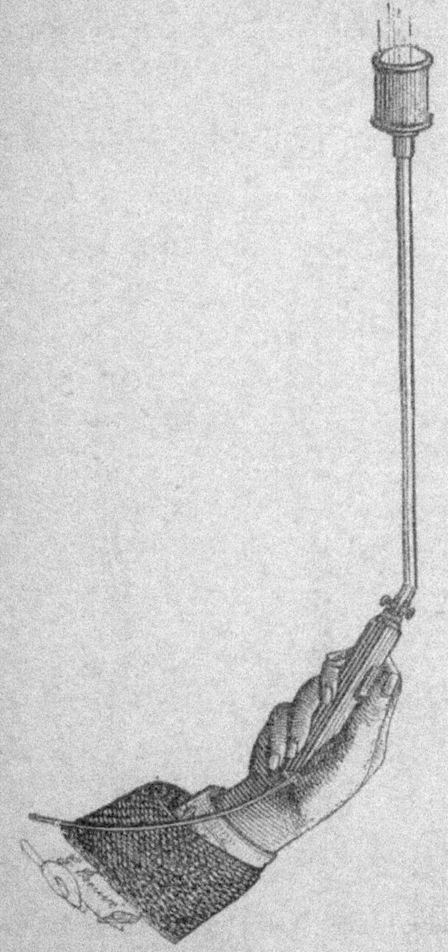

Fig. 157.

dans une liqueur convenable ou par un séjour dans
l'étuve. Pour plus de sûreté cependant, nous avons,

dans ce but, luté les polyscopes à réflecteur à une
chemise de verre et protégé les conducteurs souples
par un chapelet de perles de même nature (fig. 158
et 159); ils peuvent être du reste stérilisés en les flam-
bant à l'alcool.

L'asepticité de ces polyscopes nous avait été de-

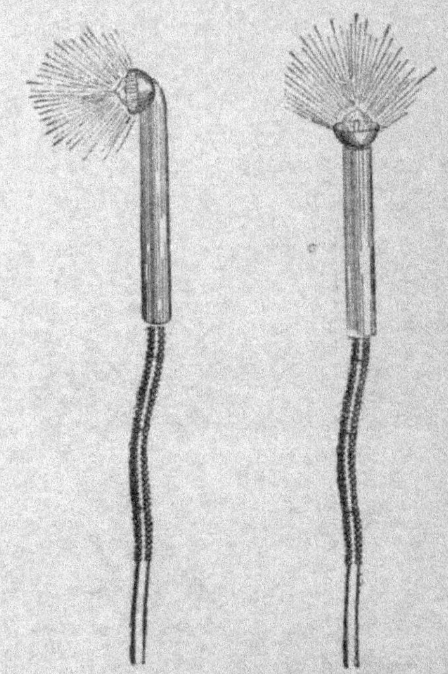

Fig. 158 et 159. — Polyscopes aseptiques.

mandée par le Dr Mally qui a étendu sa méthode
aux électrodes (voir *Sonde utérine*) (fig. 244) et aux
galvanocautères (fig. 222 à 224) que nous avons construits pour lui à cette fin.

Tous ces instruments peuvent être renfermés, pour

le transport en ville, dans un tube de verre bouché au coton stérilisé (fig. 245).

Photophores électriques. — Les derniers modèles du polyscope Trouvé rentreraient aussi bien, d'après les définitions données, dans la classe des photophores électriques que dans celles des polyscopes.

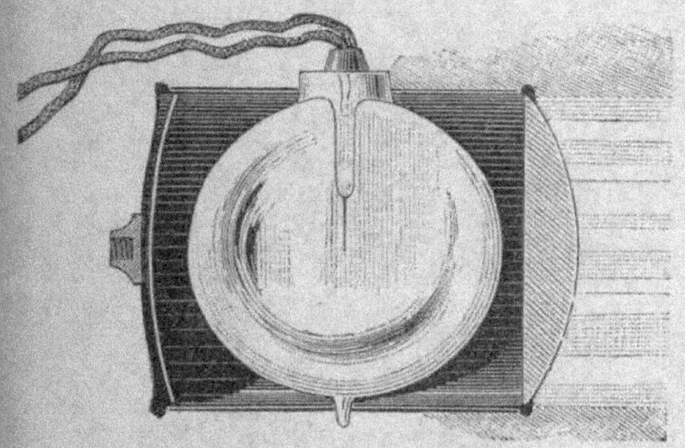

Fig. 160. — Photophore électrique de MM. Hélot et Trouvé; vu en coupe (grandeur naturelle).

Toutefois nous avons plus spécialement réservé le nom de photophores à des appareils frontaux d'éclairage réalisés avec le concours de M. le Dr Hélot, de Rouen, et, par extension, à ce même appareil monté sur branche et sur pied à coulisse pour les études micrographiques.

Le photophore a été présenté à l'Académie des sciences le 16 avril 1883, par M. Bouley, et à l'Académie de médecine, le lendemain 17 avril, par M. le professeur Dujardin-Beaumetz.

La partie fondamentale du photophore est une lampe à incandescence renfermée dans un cylindre métallique (fig. 160), dont les bases sont occupées l'une par un réflecteur, l'autre par une lentille convergente.

Le *photophore frontal* est articulé en tous sens

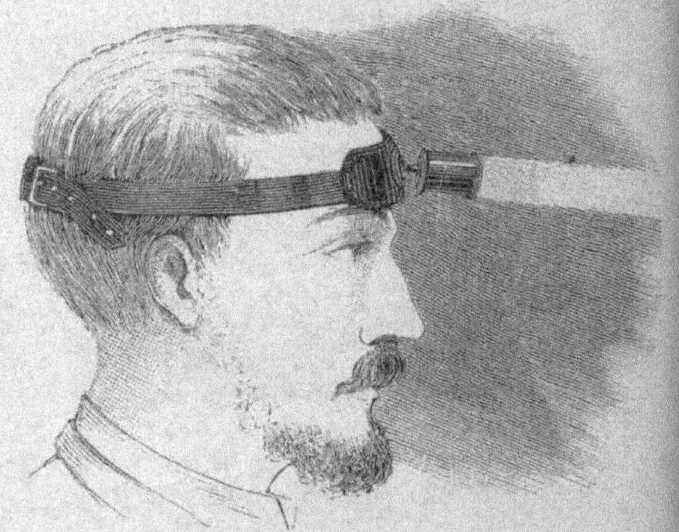

Fig. 161. — Photophore électrique frontal de MM. Hélot et Trouvé. Premier modèle.

au centre d'une plaque frontale maintenue au moyen d'un ruban et d'une boucle sur le front de l'opérateur (fig. 161). Les fils conducteurs, cousus dans le ruban, passent derrière la tête pour se rendre à la pile automatique Trouvé (fig. 77).

Le photophore électrique a conquis sa place, dès son apparition, dans les cabinets d'opérations chirurgicales et chez les naturalistes, où un éclairage intense et continu est indispensable.

C'est ainsi que M. le professeur Péan nous fait appeler souvent pour l'éclairer au photophore dans ses magistrales opérations de l'ablation des fibrômes, la laparotomie, la trachéotomie, etc.

Dans le transport, le photophore électrique et ses

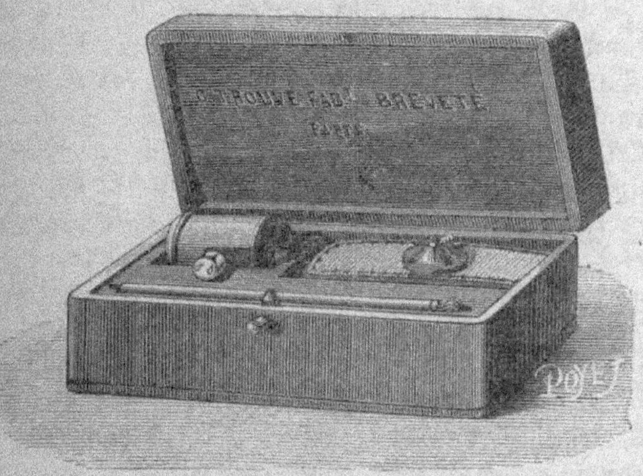

Fig. 162. — Photophore électrique de MM. Hélot et Trouvé, dans sa boîte.

accessoires sont placés dans une boîte aussi légère qu'élégante (fig. 162).

M. L. de Wecker a publié sur le photophore Hélot-Trouvé, dans la *Revue clinique d'oculistique* (10 octobre 1883), un article que nous demandons à transcrire :

« Dans un travail[1] paru vers la fin de 1882, j'ai

[1] Quelques perfectionnements apportés à l'extraction de la cataracte. *Ann. d'ocul.*, t. LXXXVIII, p. 215.

insisté sur l'utilité de rendre l'emploi de la lumière concentrée, c'est-à-dire l'éclairage oblique (que M. Knapp avait le premier utilisée en chirurgie oculaire, pour l'opération des cataractes secondaires), à l'opération de l'extraction de la cataracte, principalement au temps de la toilette de l'œil, nettoyage de la pupille, réduction de l'iris et de la capsule.

« Pour rendre pratique ce conseil, dont l'utilité ne souffre pas de discussion, j'ai recommandé l'emploi d'une lampe ajustée au fauteuil d'opération et pouvant être placée en quelque sorte instantanément. Cette lampe, munie d'une cheminée et d'un tube portant une loupe, dont la direction et l'inclinaison pouvaient être changées à volonté, nous a rendu de réels services et nous a permis d'étendre nos investigations à la capsule du cristallin, terrain qui, jusqu'alors, n'avait guère été exploré et utilisé. En dépit des inconvénients d'un appareil dont l'ajustage exige toujours un peu de temps et qui réclame, pour être constamment en état de service et de propreté, une certaine surveillance, nous nous trouvions cependant très satisfaits, lorsque nous apprîmes que l'on disposait d'un mode d'éclairage infiniment plus puissant et plus maniable, outre qu'il pouvait être mis instantanément à la disposition du chirurgien.

« Les appareils de *M. Trouvé*, principalement le photophore qu'il a construit avec le concours de *M. le D*r *Hélot* (de Rouen), sont connus de tout le monde ; mais, chose curieuse, ceux qui avaient le plus d'intérêt à posséder une puissante source d'éclairage, les ophtalmologistes, n'y ont jusqu'à présent prêté aucune attention ; la raison en est sans doute que, surchargés d'un outillage des plus vastes et des plus coûteux, ils ne voulaient pas s'encombrer encore des batteries nécessaires pour l'éclairage électrique.

« Pourtant l'installation des appareils de M. Trouvé est de la plus grande simplicité : une petite caisse avec batterie à immersion, placée dans la cheminée ou sous un meuble, dans un coin de la salle d'opération, des fils dirigés le long des murs et du plafond et qui descendent au-dessus de l'endroit où se trouve le fauteuil ou lit d'opération ; enfin le photophore si portatif de *Hélot* et *Trouvé*, qu'on peut ajuster avant l'opération (fig. 163 et 164) et accrocher au mur ou faire tenir par un assistant, voilà une installation que tout le monde peut se procurer aisément et que l'on préférera, sans aucun doute, à une lampe qui, quelque bien tenue qu'elle soit, a toujours l'inconvénient d'offenser l'odorat, d'énerver par la chaleur désagréable qu'elle fournit pendant la saison chaude, et d'encombrer et d'incommoder le malade et l'entourage.

« Ayant lu la description et vu le dessin du photophore de *Hélot* et *Trouvé*, je m'étais aussitôt proposé d'opérer la cataracte avec un bandeau garnissant le front (fig. 161) et permettant de répandre ainsi directement la lumière sur le champ opératoire, en devenant soi-même photophore. Après essai, je vis que, dans l'espèce, la chose n'était guère pratique ; car, pour une aussi délicate opération, on n'a pas de trop de toute son attention, et il est difficile d'en distraire une partie pour maintenir une fixité absolue de la tête et éviter une déviation de l'éclairage, hors du champ opératoire.

« Toutefois, cet essai m'a appris quel merveilleux
éclairage nous avions à notre disposition, et quels

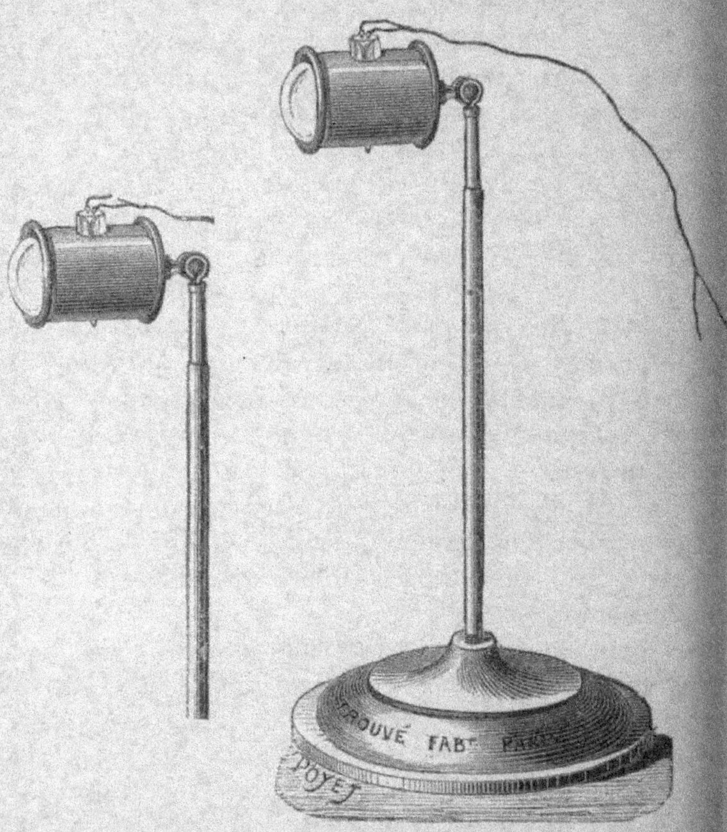

Fig. 163 et 164. — Photophore électrique de MM. Hélot
et Trouvé, monté sur tige et sur pied.

services on pouvait en tirer, en faisant simplement
tenir, à côté, le photophore par un assistant, qui, lui,
peut, *avec la plus grande facilité, maintenir fixe*

*ce léger appareil et suivre tous les mouvements de
l'opérateur, de façon à éviter que jamais il ne se*

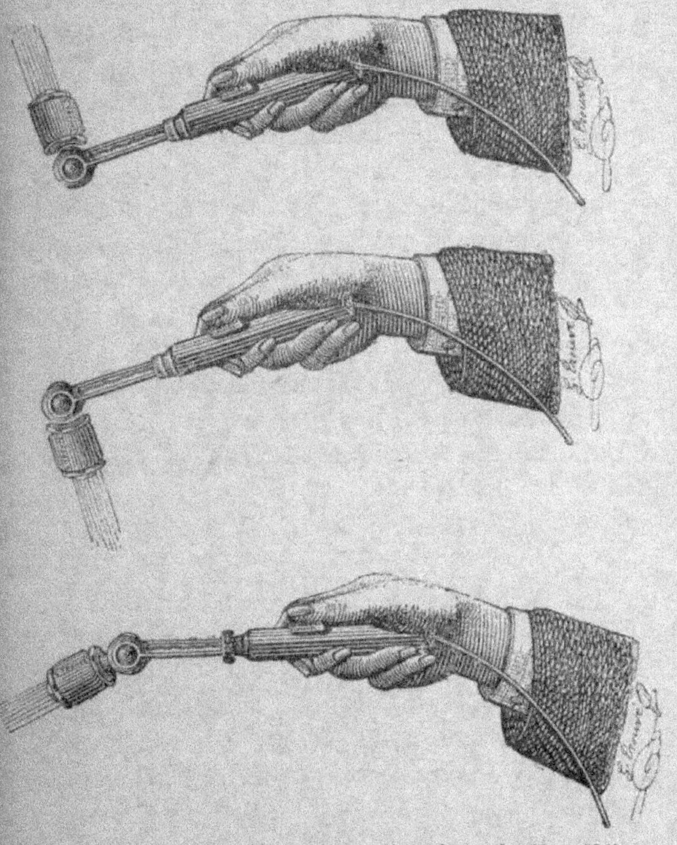

Fig. 165, 166, 167. — Photophore électrique de MM. Hélot
et Trouvé, monté sur manche à pédale, et articulé.

fasse ombre avec un instrument quelconque
(fig. 165, 166, 167).

« Suivant la position de la lentille du photophore,

qui fournit à volonté des **rayons** parallèles, convergents ou divergents, nous avons un champ vivement et uniformément éclairé de 8 à 12 centimètres; ce qui est bien plus que suffisant pour la chirurgie oculaire. L'inclinaison de la lumière peut être instantanément produite par l'obliquité donnée au photophore fixé par une charnière à boule à son manche et mobile dans tous les sens.

« Bien que la lumière soit infiniment plus vive que celle d'un appareil à huile ou à gaz, elle n'a *absolument rien d'offensant* pour le malade et elle est mieux supportée par l'opéré que l'éclairage diffus du jour.

« Il est presque inutile de dire quels services un pareil éclairage peut rendre en ophtalmologie; par exemple, pour explorer avec la loupe les détails des parties antérieures de l'œil, pour enlever des corps étrangers très fins, ou pour étudier un corps vitré trouble, ou encore pour un examen à l'ophtalmoscope lorsqu'il s'agit en particulier de reconnaître ce qui se trouve derrière une rétine peu transparente et détachée.

« Dans aucun établissement important, un pareil éclairage ne doit faire défaut, car, ainsi que nous l'avons dit, l'installation n'est nullement encombrante; les appareils sont d'un entretien facile et peu coûteux et mettent à notre disposition un moyen d'investigation dont jusqu'à présent on ne pouvait se douter de l'utilité pratique, ainsi que nous avons pu nous en convaincre par les diverses opérations que nous avons déjà pratiquées avec cet éclairage. »

La grande puissance lumineuse du photophore élec-

trique destine tout particulièrement cet instrument
à toutes les recherches et à toutes les opérations minutieuses. A toutes les opérations, M. de Wecker vient
de l'expliquer ; à toutes les recherches, et surtout
aux recherches micrographiques, c'est M. le Dr Henri
van Heurck[1], le savant directeur du Jardin bota-
nique d'Anvers, universellement renommé, c'est
M. Alfred Truan, à Gijon, en Espagne, c'est M. de
Lacaze-Duthiers, membre de l'Institut qui l'affirment.

M. Henri van Heurck a reconnu que, *objectivement*,
la lumière électrique est beaucoup plus blanche que
la lumière des lampes ordinaires et du gaz d'éclairage ; qu'elle renferme plus de rayons blancs et violets
et, par suite, laisse voir des détails invisibles avec les
autres genres d'éclairage ; que son intensité spécifique est beaucoup plus grande que celle des autres
lumières artificielles, et permet l'emploi de rayons
plus obliques ; qu'enfin on peut s'en servir sans l'aide
du miroir et même au contact, ce qui va jusqu'à lui
assurer une supériorité incontestable sur la lumière
solaire.

« *Subjectivement*, la lumière électrique fatigue
beaucoup moins la vue que tout autre éclairage.....

« Je suis tout disposé, dit encore M. van Heurck, à
me rallier à l'opinion exprimée dans *The English
mecanic*, par Edward Nelson, qui passe, à juste titre,
pour un des observateurs les plus habiles de l'époque.
« Une heure de travail difficile à la lumière diffuse
« du jour fatigue plus l'œil qu'une journée entière

---

[1] Auteur de : *Synopsis des diatomées de Belgique* ; *Types du
Synopsis des diatomées* ; *Le Microscope*, etc.

« de travail à la lumière artificielle dans une chambre
« noire. »

La figure 168 représente le photophore micrographique, dont la lanterne A peut glisser le long du

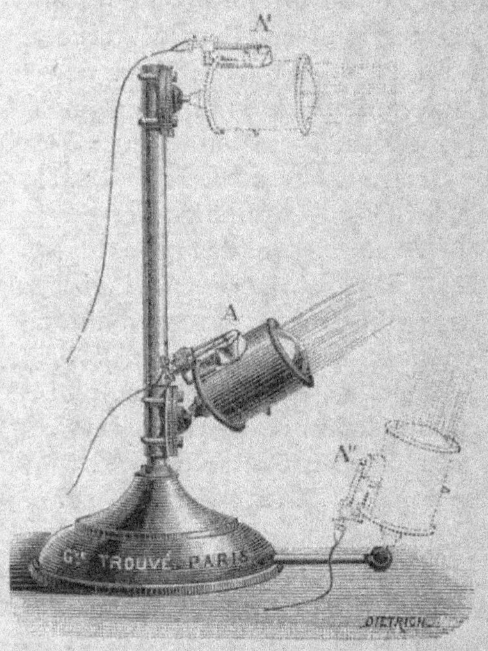

Fig. 168. — Photophore micrographique de MM. Hélot et Trouvé.

pied de support et prendre toutes les positions, horizontales, verticales ou obliques indiquées par les
lettres A', A", A.

Le photophore convient non seulement à la micrographie générale, mais aussi à la photomicrographie.
M. Henri van Heurck a obtenu ainsi les photographies

de superbes diatomées entre autres la *Pleurosigma angulatum* (fig. 169), la *Navicula fusca* (fig. 170), et la résolution en chapelets de l'*Amphipleura pellu-*

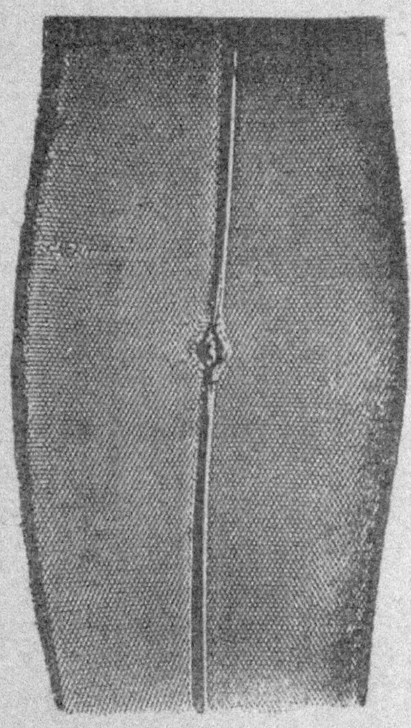

Fig. 169. — Diatomée : *Pleurosigma angulatum*, obtenue par la photomicrographie à l'aide du photophore de MM. Hélo et Trouvé. Épreuve reproduite directement par la photogravure.

cida dont le grossissement est de 3 000 diamètres. Les perles sont distantes d'environ $\frac{1}{4000}$ de millimètre ou de $\frac{1}{4}$ μ. L'obtention de cette photomicrographie est un vrai chef-d'œuvre d'habileté et de patience.

La figure 171 est la *Stochia admirabilis*, exécutée sous un grossissement de 600 diamètres par M. Alfred Truan, à Gijon (en Espagne).

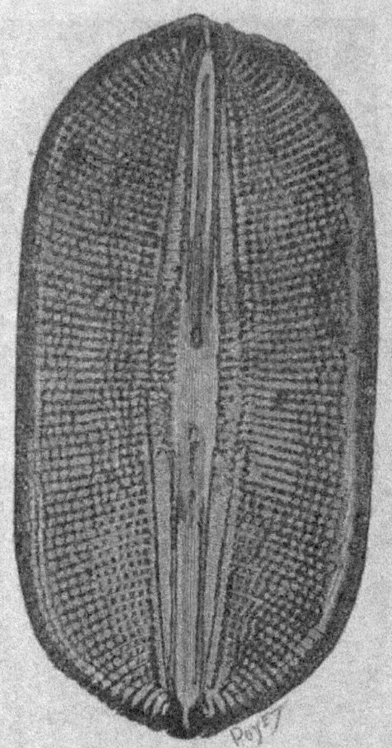

Fig. 170. — *Navicula fusca*.

Le Dr Hélot et M. Trouvé ont perfectionné ces dernières années leur photophore électrique.

« Le dernier modèle (fig. 172), dit le *Journal mensuel des travaux* de l'*Académie nationale* de mai 1891, ne laisse plus rien à désirer.

« Ce nouveau photophore est une merveille d'ingéniosité et de légèreté : ingéniosité, parce que les précautions les plus scrupuleuses ont été prises pour soustraire le sujet et le chirurgien aux effets désagréables et pernicieux de la chaleur; légèreté, parce

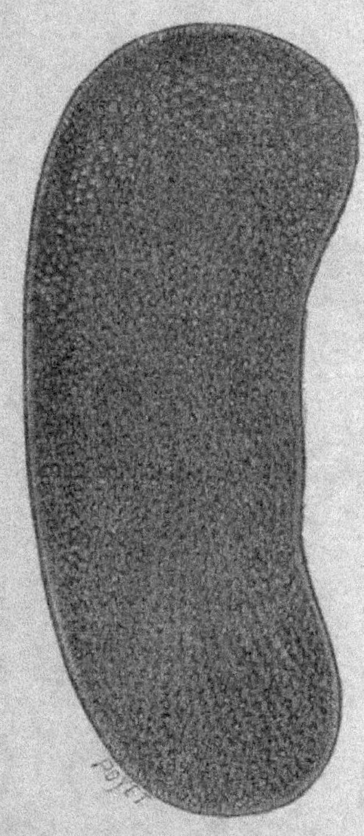

Fig. 171. — *Stochia admirabilis*.

que lampe et son enveloppe, plaque et bandeau frontal, tout l'appareil en un mot ne pèse pas plus de 50 à 60 grammes !

« Au lieu de se porter sur le front, comme le premier, ce second photophore est campé sur la naissance du nez, dans la ligne des yeux (fig. 173 et

174), et cette disposition présente ces avantages que
les rayons de la lampe restant toujours parallèles
aux rayons visuels du médecin, celui-ci n'a plus à

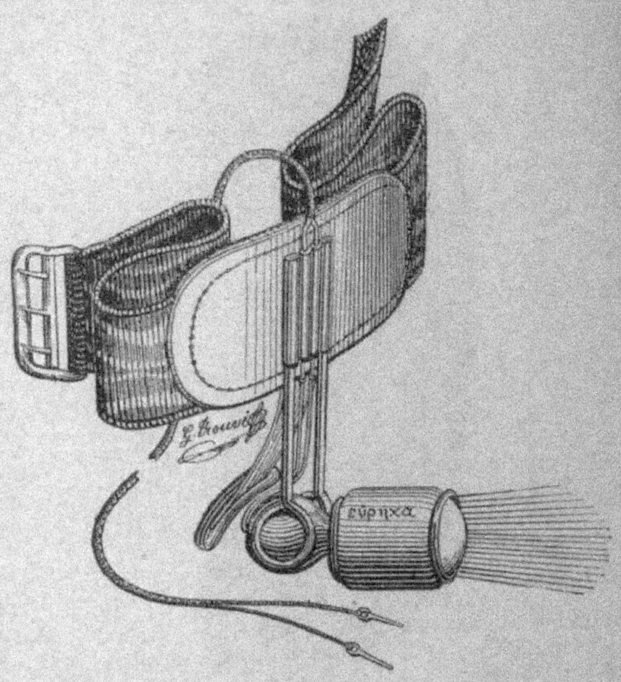

Fig. 172. — Photophore électrique frontal Hélot-Trouvé.
Dernier modèle ; grandeur d'exécution.

faire d'efforts pour éclairer la partie à opérer, et que
l'agencement rotulaire apporté dans l'articulation
évite d'une façon absolue toute communication calorifique avec le front de l'opérateur. La lampe, en
effet, au lieu d'être fixée sur la plaque frontale, est
articulée, à frottement dur, dans une genouillère, à

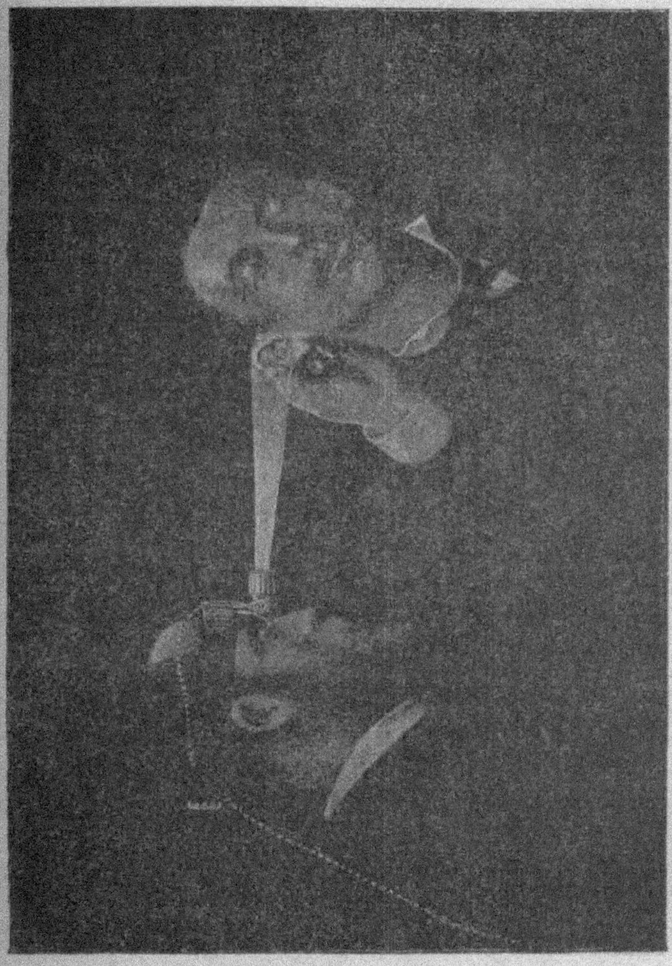

Fig. 173. — Photophore électrique frontal de MM. Hélot et Trouvé. Dernier modèle. Le dessin le représente employé comme otoscope.

18.

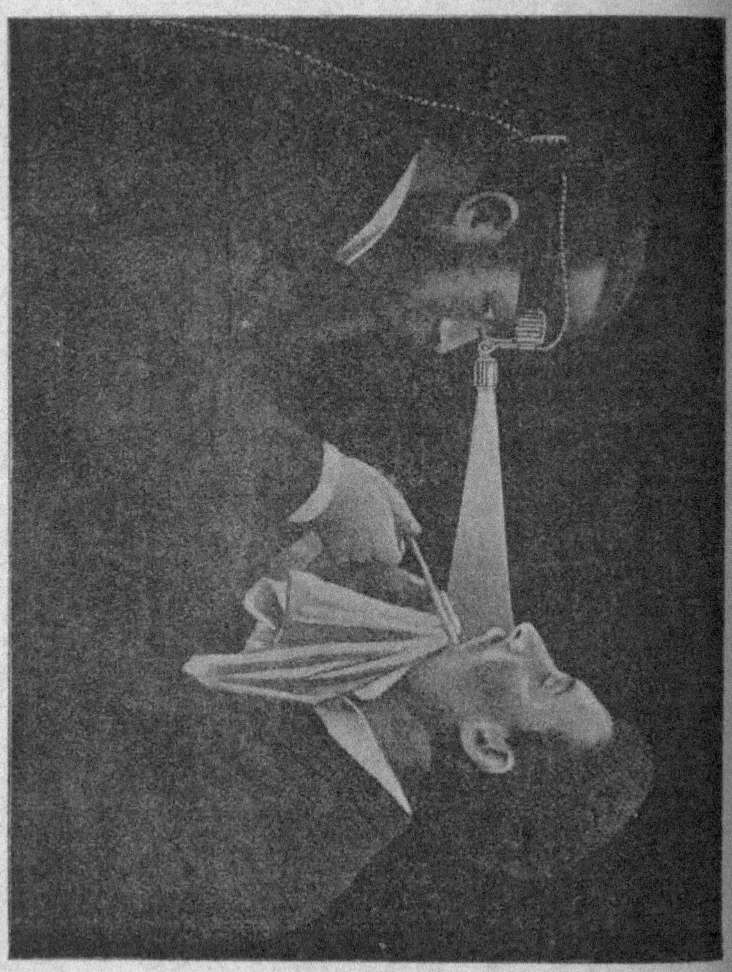

Fig. 174. — Photophore électrique frontal de MM. Hélot et Trouvé. Dernier modèle. Le dessin le représente employé comme laryngoscope.

l'extrémité de deux longues tiges de maillechort très mauvais conducteur de la chaleur ; et le cylindre contenant la lampe électrique est enveloppé d'une chemise très mauvaise conductrice, permettant de le toucher sans être brûlé. Le photophore peut donc servir aux plus longues opérations.

« Les précautions, on le voit, ont été si bien prises, qu'elles semblent même exagérées, et, malgré cela, nous le répétons et l'admirons, le poids total du nouveau modèle de photophore électrique frontal de MM. les Drs Hélot et Gustave Trouvé ne dépasse jamais 60 grammes.

« Enfin, nous est-il permis en terminant de rappeler les paroles si élogieuses du Dr Bardet (*loc. cit.*, p. 274)?

« *M. Trouvé, auquel on doit tant de découvertes précieuses autant qu'ingénieuses, est certainement celui des électriciens qui a le plus fait pour la médecine. Ses appareils ont été copiés plus ou moins servilement à l'étranger ; mais, c'est à lui seul que revient l'honneur d'avoir, le premier, réussi à éclairer les cavités profondes de l'économie en portant le foyer lumineux au sein même de l'organe, marquant ainsi un grand progrès sur tous les autres appareils précédemment imaginés.* »

D'autres appareils dont le principe n'est autre que celui des photophores électriques, ou plutôt des polyscopes à réflecteur, ne sont pas sans rendre quelques services à la physiologie.

M. de Lacaze-Duthiers, professeur à la Faculté des sciences et membre de l'Institut, les a présentés en

ces termes à l'Académie des sciences de Paris, dans
la séance du 3 août 1885.

« J'ai l'honneur de présenter à l'Académie, de la
part de M. Gustave Trouvé, disait l'éminent natura-
liste, divers appareils d'éclairage électrique, que j'ai
expérimentés dans mon laboratoire de la Sorbonne
et qui sont appelés à rendre de réels services dans
mes stations zoologiques de Roscoff et de Banyuls,
pour lesquelles ces instruments ont été construits. Il
n'est pas douteux que les chimistes, les botanistes et
les minéralogistes ne puissent, comme les zoologistes,
en tirer grand profit. Ces appareils se composent,
comme le montre la figure 175, d'un vase cylindrique
en cristal, au-dessous duquel est un miroir en glace
argentée. Le vase est recouvert d'un couvercle réflecteur argenté, à surface parabolique, au centre duquel
est suspendue une lampe à incandescence. Il est
rempli d'eau de mer dans laquelle s'agitent des coma-
tules, des térébelles avec leurs longs tentacules, des
lucernaires que je mets sous les yeux de l'Académie
en y ajoutant une branche de corail dont les polypes
sont épanouis. Entre le couvercle parabolique et le
miroir du fond il s'opère un renvoi de rayons dans
une direction parallèle aux parois verticales du vase.
L'éclairage ainsi dirigé permet d'étudier ces animaux délicats jusque dans leurs détails les plus
minutieux, avec une netteté surprenante, et de suivre
tous leurs mouvements avec la plus grande facilité.
A l'aide de la loupe, les résultats de l'observation
sont vraiment remarquables, si l'on considère la
simplicité des organes mis en jeu. A Roscoff, comme

au laboratoire Arago, la lumière électrique produite
avec les appareils simples de M. Trouvé nous aidera

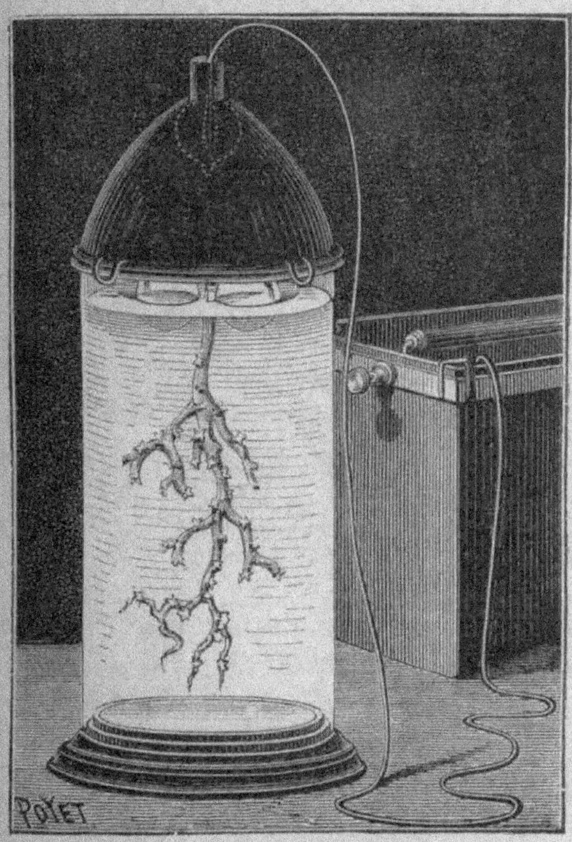

Fig. 175. — Appareil Trouvé d'éclairage électrique des liquides
et des corps qui y sont en suspension.

beaucoup pour l'observation des animaux délicats et
transparents qui flottent à la surface de la mer et

que nous recueillons dans nos pêches pélagiques.

« Pour étudier les fermentations, l'appareil est un

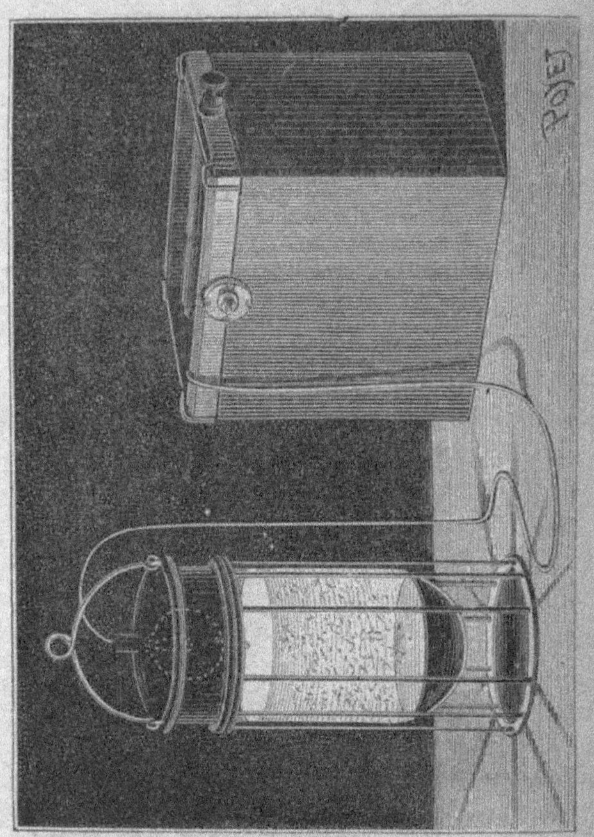

Fig. 176. — Appareil Trouvé d'éclairage électrique pour l'étude des ferments.

peu modifié ; le couvercle réflecteur est vissé sur une
garniture métallique scellée sur le bord supérieur du
vase de cristal, pour mettre les préparations à l'abri
de l'air (fig. 176). Une chemise métallique en forme

de lanterne met l'appareil à l'abri de tout choc extérieur.

« Voici un second appareil (fig. 168), qui n'est autre
que le photophore électrique de MM. Hélot et Trouvé,
modifié pour l'usage auquel je l'ai employé. Il permet d'opérer les dissections les plus fines en éclairant
vivement les préparations. Il sera d'un grand secours
(fig. 167) dans les journées sombres qui sont fréquentes à Roscoff en été et même à Banyuls en hiver,
quand le manque de lumière interrompra un travail
déjà commencé. Sa lumière n'altère en rien la couleur des animaux, qui apparaissent tels qu'ils sont au
jour. Ce qu'il faut apprécier dans le photophore de
M. Trouvé, c'est son petit volume et surtout son maniement très facile, qui permet de le placer comme
on le désire, d'éclairer obliquement ou dans tout
autre sens l'objet à examiner. Il est, par exemple,
possible, en posant sur un pied un bocal rempli d'eau
de mer où vivent des animaux, de rester plongé dans
l'obscurité, tandis qu'on promène le pinceau éclatant
de lumière sur telle ou telle partie du bocal qu'on
examine à la loupe.

« En faisant varier les incidences de l'éclairage
sous une loupe très grossissante, j'ai disséqué avec
beaucoup de facilité des filets nerveux de la plus
grande délicatesse et très difficiles à voir en plein
jour.

« Le générateur d'électricité qui met en jeu les
organes des appareils que je viens de montrer à
l'Académie est peu encombrant ; il pèse à peine
3 kg. ; néanmoins il m'a permis d'opérer avec une
grande sûreté : c'est du reste la batterie universelle

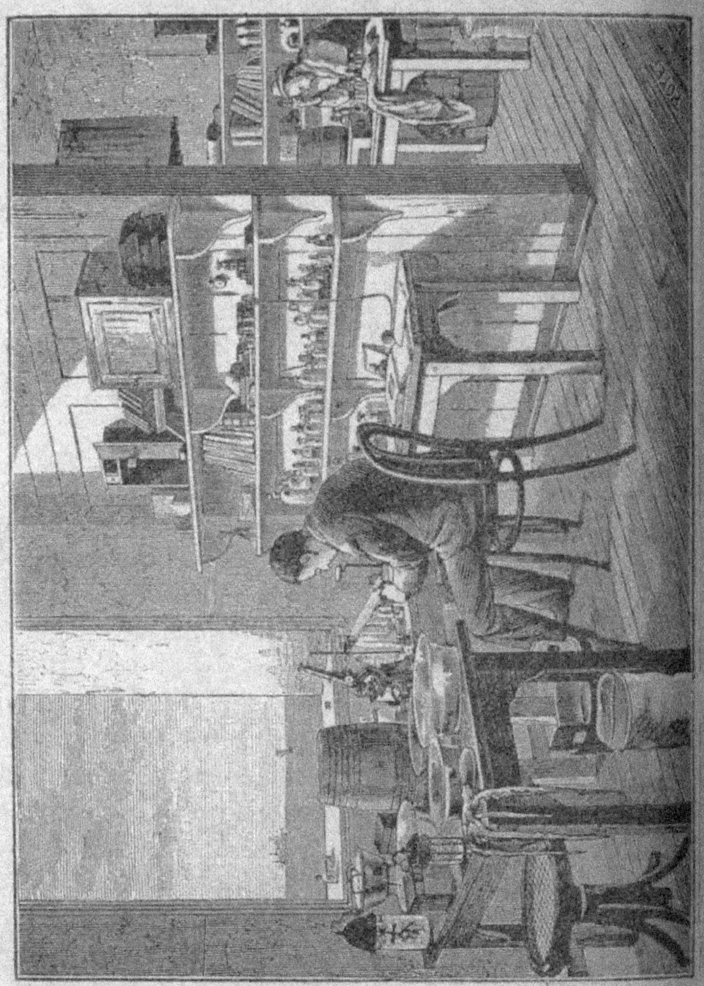

Fig. 177. — Appareils d'éclairage électrique de M. G. Trouvé
au laboratoire de Roscoff.

automatique (fig. 77) que notre confrère, M. Jamin, vous a présentée récemment. »

Puis M. Peligot fait remarquer qu'ayant expérimenté les appareils Trouvé dans son laboratoire de la Monnaie, il a acquis la conviction que ces appareils seront d'un grand secours dans l'enseignement pour faire assister les élèves aux phénomènes de cristallisation.

Joignons à ces appareils d'éclairage les *auxanoscopes électriques* Trouvé qui, sans doute, ne servent pas directement à la physiologie, mais qui cependant sont utiles aux conférenciers.

Leur but est de projeter, en les agrandissant, des objets quelconques, tant opaques que transparents, dessins, photographies, fruits, insectes, plantes, et *jusqu'aux pièces anatomiques* avec leurs colorations propres, etc.

La combinaison d'un ou de plusieurs foyers lumineux concentrés (incandescence à air libre ou dans le vide), avec un ou plusieurs réflecteurs paraboliques, donne une mise au point plus prompte et plus facile qu'un éclairage artificiel au gaz ou aux huiles minérales.

Les auxanoscopes Trouvé sont simples, doubles ou combinés.

L'*auxanoscope simple* (fig. 178) est composé de deux tubes cylindriques se raccordant sous un angle déterminé et dont l'un porte à son extrémité supérieure le foyer lumineux et le réflecteur parabolique, et l'autre l'objectif photographique ordinaire. Au sommet de l'angle formé par les deux cylindres, on place l'objet à projeter sur l'écran, par réflexion.

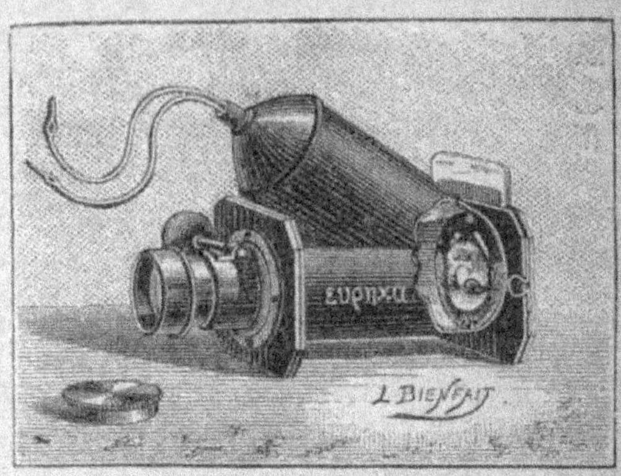

Fig. 178. — Auxanoscope électrique simple de Trouvé.

L'auxanoscope à double foyer lumineux (fig. 179)

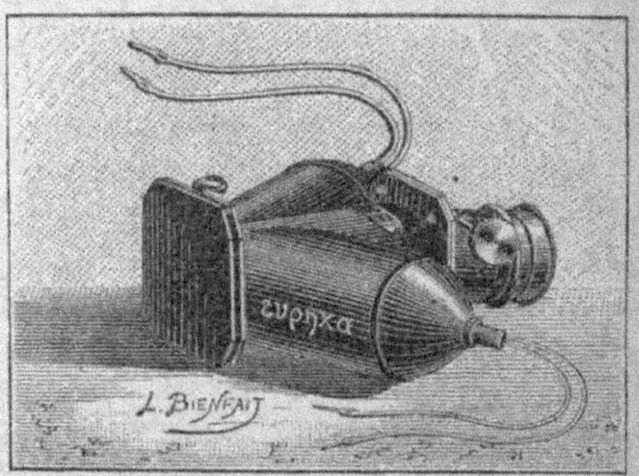

Fig. 179. — Auxanoscope électrique double de Trouvé.

diffère du premier par l'adjonction d'un second corps
de cylindre, armé, comme l'autre, d'une lampe à

incandescence placée au foyer d'un second réflecteur parabolique.

L'*auxanoscope à projections combinées* (fig. 180) réalise par son agencement tout aussi bien la projection des corps opaques que celle des sujets photographiques sur glaces transparentes.

Les projections peuvent se faire d'une façon suc-

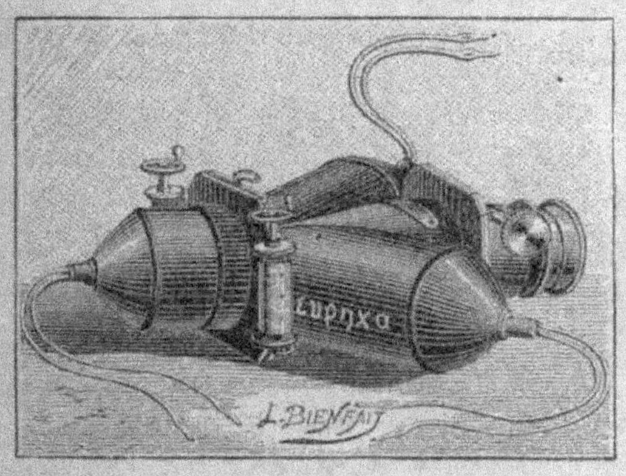

Fig. 180. — Auxanoscope électrique Trouvé à projections combinées.

cessive ou continue. Les projections continues s'obtiennent par l'adjonction de petits rouleaux de papier ordinaire ou de glycérine transparente sur lesquels les sujets sont imprimés, collés ou photographiés.

Pour les corps opaques, la lumière est émise par les deux réflecteurs d'avant. Pour les sujets transparents, elle est reportée au réflecteur d'arrière opposé à l'objectif.

Les auxanoscopes électriques Trouvé ont été présentés en 1887 au Congrès de Toulouse de l'Association française pour l'avancement des sciences, à la Société internationale des électriciens et à la Société de physique.

On obtient avec cet instrument des projections fort bien réussies de pièces de monnaie, de médailles, etc.

Pour les besoins de l'enseignement, l'appareil est légèrement modifié.

Il ne se compose plus que d'un seul tube (fig. 181)

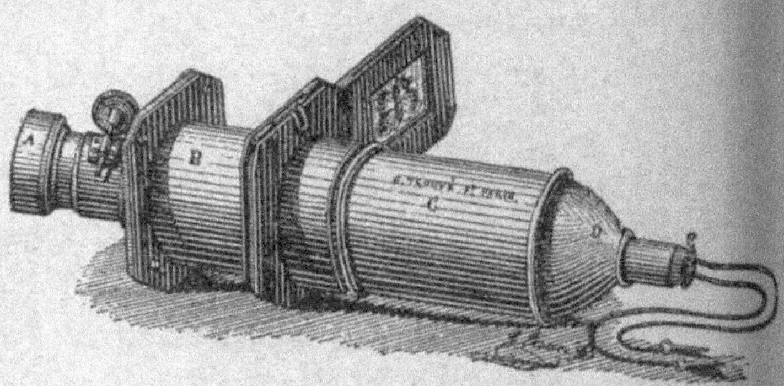

Fig. 181. — Auxanoscope électrique Trouvé. Modèle adopté par la Ligue de l'Enseignement.

et forme une lanterne de projection où la lampe ordinaire est remplacée par une lampe à incandescence.

Le tout se trouve ainsi beaucoup simplifié, bien que l'éclat soit pour ainsi dire augmenté.

Cet appareil a été adopté par la *Ligue de l'Enseignement*. La lampe qui l'éclaire absorbe 60 ou 70 watts.

On comprend de suite l'avantage d'un pareil système, pour la Ligue de l'enseignement, sur ceux plus encombrants à la lumière oxydrique ou au pétrole, lorsqu'il s'agit de voyager presque continuellement d'une ville à l'autre, de village en village, afin d'y répandre l'instruction.

Le conférencier n'a pas besoin de se séparer de son appareil en le remettant aux bagages ; il le garde avec lui dans son compartiment de chemin de fer ou en voiture. Le champ utile de projection atteint 4 mètres de superficie et l'éclairage est d'une intensité très voisine de celui de la lumière oxydrique.

Un coulisseau à double compartiment permet la succession sans interruption des projections.

Quant au générateur, c'est une pile portative et automatique, mais on peut prendre également les éléments Bunsen ou autres que la plupart des établissements ont à leur disposition.

L'auxanoscope est destiné à devenir un instrument usuel entre les mains des professeurs pour la projection des minéraux, des insectes morts ou vivants, des pièces anatomiques naturelles ou artificielles très grossies et que l'on voit sans aucune modification des détails, ni altération des couleurs.

Exploration des plaies faites par des armes à feu et extraction du projectile.

ANALYSE DE LA NATURE DU PROJECTILE; SONDE EXPLORATRICE DES PLAIES, RÉVÉLATEUR, EXTRACTEUR

Observations de MM. les professeurs Berger, Guyon, Périer, Perrin, Polaillon.

Quand un projectile n'a pénétré dans les tissus qu'à une faible profondeur, on tente de reconnaître sa position par la *méthode digitale*. Le médecin introduit son doigt dans la plaie et dès qu'au toucher il en a trouvé la position exacte, il procède à l'extraction. Malheureusement ce procédé simple n'est pas toujours applicable. Pour peu que la balle soit de petit calibre et qu'elle se soit logée un peu profondément, qu'elle ait dévié de la ligne droite, ou soit enkystée dans un os, il est nécessaire de recourir à des méthodes artificielles plus précises et plus scientifiques.

Des praticiens n'ont pas craint de proposer d'introduire de l'acide azotique dans les chairs à vif. Au contact du plomb, il doit se former de l'azotate de plomb qui est noir, et la présence de la balle est ainsi dénoncée. Mais quel moyen barbare, même au cas douteux où il réussirait! Quelles souffrances pour le patient!

Le célèbre Nélaton avait inauguré au sujet de la

blessure de Garibaldi une méthode dite *à friction*, beaucoup plus recommandable. Elle lui a rendu des services dans quelques circonstances. Son appareil est un stylet métallique terminé par une petite boule rugueuse de porcelaine. On l'introduit dans la plaie, dans la direction de la balle, et l'on frotte la petite boule avec précaution contre les obstacles qu'on rencontre. Si l'on parvient ainsi au contact de la balle et que l'on ramène le stylet, les rugosités de la petite sphère auront détaché de très légères parcelles de métal qui les auront noircies. Après quelques contre-expériences et plusieurs tâtonnements, le chirurgien possédera des renseignements suffisants pour conduire son opération et extraire le projectile. C'est ainsi que Nélaton put retrouver la balle dont le grand patriote Garibaldi avait été atteint au pied le 29 août 1862.

Mais le procédé Nélaton, depuis les progrès incessants apportés aux armes de guerre, n'est plus ni assez général, ni assez complet, ni assez précis. Seule la *méthode électrique* fournit avec célérité et sans souffrance la vraie solution du problème.

Elle remonte à 1867 et nous l'avons fait présenter en juillet 1869 à l'Académie de médecine par le regretté M. le professeur Gavarret ; elle a reçu depuis la sanction de milliers d'expériences.

Pendant la guerre franco-allemande et la guerre russo-turque, on l'a souvent employée ; aujourd'hui l'*explorateur Trouvé* fait obligatoirement partie de toutes les trousses chirurgicales des régiments et des équipages de la flotte.

Son utilité est établie à l'étranger comme en France : on peut même dire que cet instrument sert, jusqu'à un certain degré, d'étalon symptomatique aux mauvaises relations entre les Etats. Dans les moments de crise, en effet, dans ces périodes où les relations internationales viennent à se tendre, l'explorateur électrique recouvre immédiatement son actualité. Cet appareil ne semblait fait que pour la guerre ; malheureusement il rencontre aussi en temps de paix un emploi fréquent ; les suicides, dont le nombre va sans cesse croissant, ne le laissent pas inactif. On en jugera d'ailleurs par les observations caractéristiques qu'on trouvera quelques pages plus loin.

Son but très général est d'*indiquer à coup sûr la présence dans les tissus (ou dans tout autre milieu inaccessible par les moyens ordinaires) d'un objet quelconque métallique ou non ; sa nature : plomb, fer, cuivre, esquille, pierre ou bois, et la direction qu'il a suivie ; sa profondeur, que la plaie soit ouverte ou fermée, que cet objet soit recouvert ou non d'une membrane ou d'un morceau de vêtement, et d'en produire l'extraction de façon que toute méprise soit impossible.*

Son principe fondamental repose sur la conductibilité électrique des métaux, infiniment supérieure à celle des parties constituantes de l'organisme humain, et sur la connaissance bien précise des manifestations électriques différentes qui se produisent au contact du stylet avec les différents métaux.

L'*explorateur Trouvé* se compose de :

1° Une pile,

2° Une sonde exploratrice,

3° Un révélateur muni de stylets souples ou rigides,

4° Un extracteur ;

Comme complément :

5° Une boussole astatique très sensible.

La *pile* est au bisulfate de mercure. C'est une pile de poche à fermeture hermétique (fig. 182).

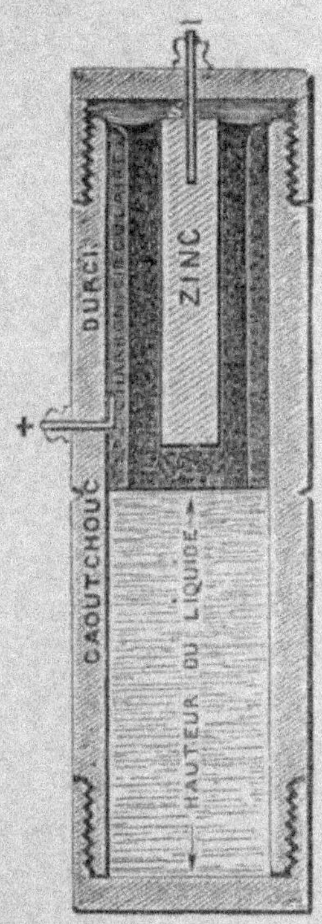

Fig. 182. — Pile hermétique Trouvé à renversement
(grandeur d'exécution).

Elle est formée d'un couple zinc-charbon renfermé dans un étui en ébonite (caoutchouc durci). Le zinc et le charbon n'occupent que la moitié supérieure de l'étui; l'autre moitié contient le liquide excitateur

19.

(sulfate acide de mercure). Tant que la pile reste debout, il n'y a pas d'électricité produite, mais dès qu'elle est renversée, l'immersion du couple a lieu et le courant s'établit. Il cesse dès qu'on la redresse.

La *sonde exploratrice* (fig. 183) est une canule rigide ou souple, à mandrin mousse ; elle sert à

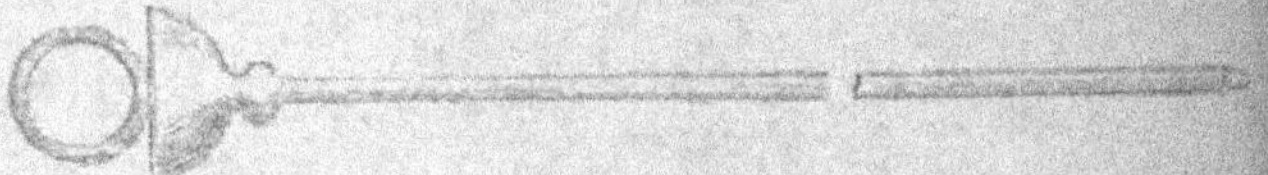

Fig. 183. — Sonde exploratrice Trouvé.

explorer préalablement la plaie et à introduire le stylet du révélateur.

L'*explorateur électrique Trouvé* (fig. 184) est composé du révélateur et du stylet. Le révélateur, très solide, est renfermé dans une petite boîte en argent en forme de montre, munie de chaque côté d'une glace transparente épaisse. Les fils conducteurs de la pile aboutissent à deux anneaux par deux petits mousquetons créés dans ce but.

Le stylet, partie essentielle de l'explorateur, s'ajuste à frottement au révélateur qu'il complète. Il est formé de deux tiges d'acier isolées électriquement et terminées en pointes acérées.

La forme du stylet varie beaucoup suivant les parties à explorer : c'est une tige droite, rigide ou flexible, qui peut devenir *pince*, *brise-pierre*, ou même *sonde œsophagienne*.

Quand la plaie est fermée, le stylet est simplement composé de deux aiguilles ordinaires à acupuncture, reliées au révélateur par des fils conducteurs.

Les choses étant ainsi disposées et la pile chargée
et renversée, le circuit sera fermé quand un corps

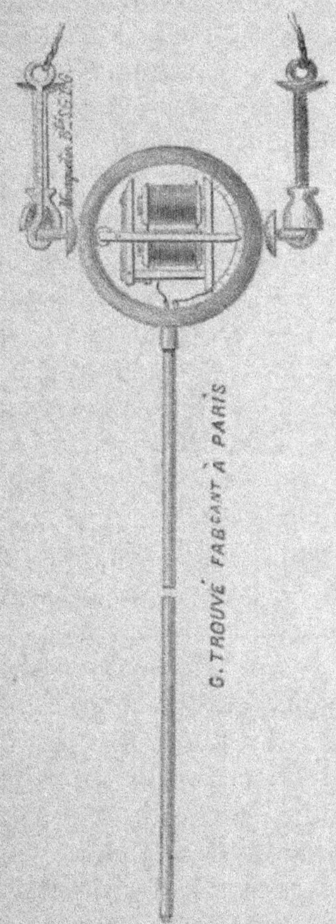

Fig. 184. — Explorateur électrique Trouvé (grandeur d'exécution).

métallique s'interposera aux pointes du stylet et
jouera le rôle du bouton d'appel d'une sonnette

électrique ordinaire, en mettant le révélateur en vibration. *Tout autre corps ne produirait rien de semblable*. Ainsi, dès la première inspection, l'opérateur connaît la nature métallique ou non métallique de l'objet dont il est en présence.

Si le révélateur entre en vibration, c'est un corps métallique; s'il garde le silence, c'est un corps non métallique.

On peut mieux préciser encore. Dans certains cas, il peut être utile de pousser plus loin le diagnostic et de *connaître la nature du métal*, car s'il n'y a pas grand danger à laisser séjourner dans la plaie du fer ou de l'acier, il est indispensable, au contraire, d'en extraire le cuivre immédiatement.

Le plomb est dénoncé par sa malléabilité qui permet aux pointes du stylet d'y pénétrer et de donner un contact parfait, malgré les balancements imprimés volontairement à l'appareil. Les crépitements se produiront donc sans interruption.

Le fer, le cuivre, le nickel, l'acier résistent à la pénétration et, pour ces métaux durs, le contact simultané des deux pointes n'aura lieu que dans la position normale du stylet. Si l'on fait osciller l'appareil, les crépitements seront alternativement interrompus et rétablis, suivant que le métal sera touché d'une seule pointe ou des deux.

On distingue encore le fer, le nickel et l'acier du cuivre par leurs propriétés magnétiques ou diamagnétiques différentes, révélées par une petite boussole astatique très sensible (fig. 188, n° 1).

Les substances magnétiques produiront sur elle des perturbations violentes, même à plusieurs décimètres de distance, et le cuivre n'en produira aucune.

Quand il s'agit non plus de métaux, mais de bois, de pierre, d'esquilles, on se fonde pour les attaquer sur leur mobilité dans l'organisme, déduite de leur peu de densité et de ce qu'ils n'y pénètrent que par ricochet. On retire alors l'explorateur électrique de sa canule exploratrice et on l'y remplace par une petite tarière (fig. 185) à laquelle on imprime un

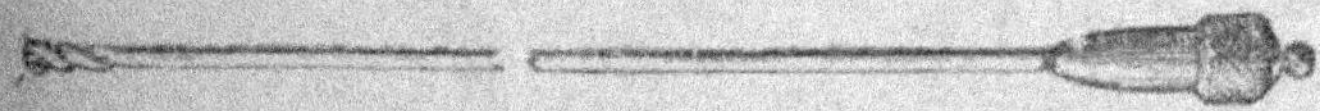

Fig. 185. — Tarière exploratrice.

léger mouvement de rotation ; quelques parcelles se détachent ainsi et on les retire emprisonnées dans le pas de vis, puis on les porte dans le champ du microscope.

On sait tout de suite si l'on a affaire à des cellules végétales animales ou à des parcelles minérales.

Ainsi, dans tous les cas, le diagnostic est infaillible.

Si la plaie est fermée et que le signe douleur reste le seul guide, on fait l'exploration à l'aide de deux aiguilles à acupuncture. Elles vont toucher le projectile oublié là peut-être depuis plusieurs années et le dénoncent. Le projectile reconnu, le chirurgien peut alors en tenter l'extraction.

L'*extracteur Trouvé* est tout aussi parfait que l'explorateur. Dans bien des cas, la tarière elle-même sert d'extracteur pour le plomb, dans lequel elle pénètre comme dans un bouchon de liège.

L'extracteur électrique (fig. 186) est une longue pince d'acier dont les deux branches sont isolées électriquement l'une de l'autre, à la manière du

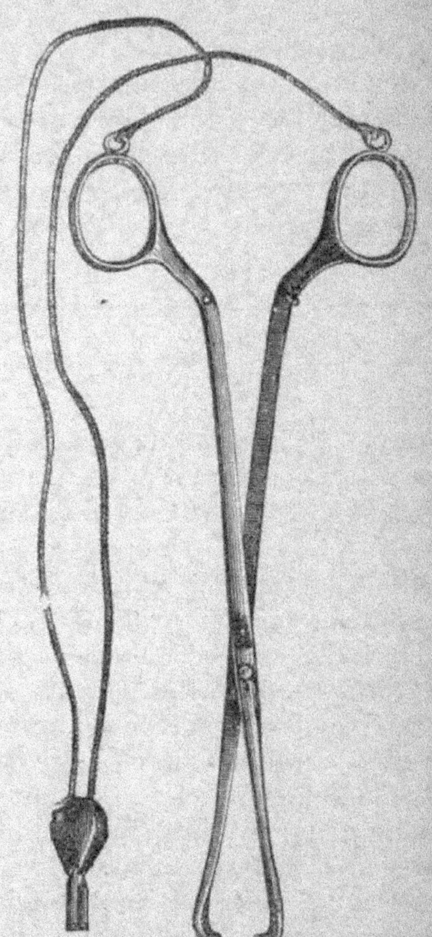

Fig. 186. — Extracteur électrique Trouvé.

stylet dont elle prend la place. Avec cet appareil on est sûr que l'objet saisi est métallique et l'on n'est pas exposé à prendre un tissu voisin, un os par exemple. Toute méprise devient impossible à ce sujet, car on se trouve prévenu si on pince à la fois le projectile et un muscle, un os, un nerf, etc.

On rend aseptique l'explorateur et ses accessoires par une simple immersion dans une liqueur convenable ou par le procédé du flambage ; mais, sous la forme que nous venons de décrire, certaines précautions doivent être prises. On ne peut, par exemple, aseptiser facilement que le stylet et la canule.

Avec le modèle suivant, d'une robustesse à toute épreuve et d'une étanchéité absolue, ces précautions deviennent superflues. Tout l'appareil peut être immergé et flambé comme nos polyscopes et nos galvanocautères des figures 158 et 159 sans qu'on ait à redouter de les détériorer.

Pour cela nous l'avons réduit au maximum de simplicité : il ne se compose plus que de ces trois pièces nécessaires, et en quelque sorte indispensables :

1° *Le révélateur avec son stylet fixe* ;

2° *La pile* ;

3° *La canule exploratrice.*

Encore est-il qu'à la rigueur on pourrait se passer de la canule.

Le principe et la description de ce modèle nouveau sont les mêmes que pour le précédent. Seulement l'électro-trembleur, au lieu d'être placé entre glaces, est enfermé hermétiquement dans un manchon métallique soudé de toutes parts (fig. 187). Le stylet lui-même est soudé à cette armature métallique et sa gaine sert de fil de retour au courant ; le fil d'aller est isolé dans l'intérieur et parfaitement à l'abri de la chaleur et de l'humidité.

On comprend qu'avec de telles dispositions, on ait toute liberté pour aseptiser l'explorateur et sa canule et à cette fin les rhéophores se détachent aisément du révélateur.

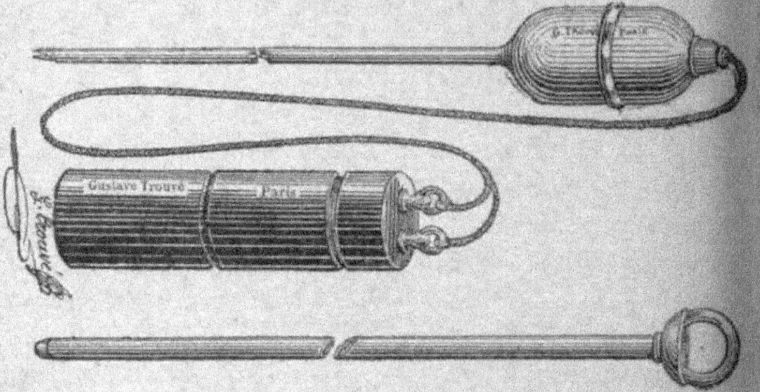

Fig. 187. — Explorateur électrique Trouvé très robuste disposé spécialement pour l'aseptisation.

Nous pourrions citer ici plus de cinq mille observations où l'explorateur électrique a été employé dans le service hospitalier de Paris, sans compter les autres cas. Son intervention a toujours été des plus utiles. Beaucoup de ces observations ont été publiées et l'importance de quelques-unes les a fait même présenter aux diverses Sociétés médicales : Académie de médecine, Société de chirurgie, etc.

Nous nous bornons à transcrire ici celles qui, par leur caractère particulier et le nom des opérateurs, avaient ici leur place toute désignée.

Nous laissons à MM. les professeurs Berger, Guyon,

Perrier, Perrin et Polaillon la tâche de décrire les observations qu'ils ont faites à l'aide de l'explorateur-extracteur électrique Trouvé[1] et qu'ils ont publiées.

Communication à la Société de chirurgie de Paris (séance du 10 octobre 1888), sur la recherche et l'extraction des balles de revolver logées dans les cavités de l'oreille.

PAR M. PAUL BERGER.

« L'abus vraiment effroyable que l'on fait du port et du maniement du revolver rend malheureusement de plus en plus fréquentes les occasions que l'on a d'observer et de traiter les plaies produites par les armes de cette espèce. Aussi le besoin de préciser les indications qui résultent de ces plaies se fait-il vivement sentir, et s'est-il traduit déjà par la discussion approfondie à laquelle s'est livrée, à plusieurs reprises, la Société de chirurgie, lorsqu'elle a cherché à préciser la conduite que devait tenir le chirurgien dans les blessures de l'abdomen et dans celle du crâne, par projectiles de petit calibre.

« On ne peut, évidemment, pour des lésions aussi différentes par leur siège et par les accidents auxquels elles exposent, établir des indications communes. Aussi, la Société qui s'est nettement prononcée contre les recherches et les tentatives d'extraction des projectiles perdus dans la cavité crânienne a-t-elle accueilli avec plus de faveur l'intervention par la laparotomie proposée dans les cas de plaie de l'abdomen, ayant intéressé manifestement

---

[1] Voir aussi l'étude remarquable sur les projectiles affectant le rocher, par M. William Binaud, interne des hôpitaux, service de M. le Dr Duplay à la Charité. (Thèse inaugurale.)

l'intestin, surtout lorsque la blessure de l'intestin est révélée par les accidents initiaux de la péritonite septique par perforation. Et pourtant même dans ce genre de blessure, où la nécessité et l'efficacité de l'intervention sont bien mieux établies que dans la plupart des autres, le précepte qui a paru se dégager de la considération des faits observés pourrait être formulé de la sorte :

« Dans les plaies par coup de revolver intéressant même des cavités splanchniques et des organes importants, en l'absence d'accidents dépendant de la blessure ou de complications, l'on doit, en général, s'abstenir de toute recherche et de toute tentative d'extraction du projectile.

« Voici pourtant une variété de blessures, certainement moins profondes et moins graves que celles dont il vient d'être question, importante cependant par les lésions qu'elle détermine, et surtout par ses conséquences possibles, mais où la règle qui vient d'être énoncée, l'abstention en l'absence d'accidents, doit faire place à une détermination plus active. Il s'agit des plaies par coup de revolver intéressant les cavités de l'oreille.

« Ces plaies résultent, on le conçoit, presque toujours de tentatives de suicide, malgré les dénégations des blessés, qui les attribuent parfois à un accident. Dans un certain nombre de cas, la balle a pu fracturer la paroi supérieure du rocher et est allée se perdre dans le crâne, ce dont on est averti par des accidents cérébraux, et presque toujours par l'issu de matière cérébrale mélangée à du sang par le conduit auditif externe. Dans une semblable blessure, la lésion de l'appareil auditif n'est plus qu'un accessoire presque négligeable; elle doit être traitée comme une plaie pénétrante du crâne par coup de feu.

« Mais en laissant de côté les cas où le coup mal dirigé n'a fait que blesser les parties superficielles de l'organe de l'ouïe, le pavillon, la coque, et est allé se perdre dans les parties molles environnantes, il arrive souvent que le projectile, suivant à peu près la direction du conduit auditif externe, traversant et détruisant la membrane du tympan et la chaine des osselets, se trouve arrêté par la paroi interne de la caisse, où il se loge à un niveau et à une profondeur qui varient avec sa force d'impulsion et avec la direction qu'il a suivie.

« C'est dans ces cas qu'il me paraît indiqué de déterminer la position du corps étranger, d'aller à sa recherche et de l'extraire. Les raisons sur lesquelles s'appuie mon expérience sont les suivantes :

« Le projectile logé dans les cavités de l'oreille n'est pas, comme les projectiles perdus dans la profondeur des parties molles ou des organes, dans des conditions qui permettent d'espérer son enkystement. Enclavé au milieu des débris du rocher, il baigne dans le sang qui, aussitôt après la blessure, a rempli les cavités de l'oreille, et qui, au contact de l'air, doit inévitablement subir la décomposition putride. Il en résulte que la caisse du tympan et les espaces qui communiquent normalement ou accidentellement avec elle, seront envahis par la suppuration qu'on voit se développer les jours qui suivent l'accident, avec son cortège ordinaire de phénomènes douloureux et fébriles. Cette suppuration est entretenue par la présence du projectile, et, comme on ne peut compter sur l'élimination spontanée de celui-ci, ni même l'espérer, on doit craindre la persistance indéfinie des accidents inflammatoires dans une région où ceux-ci sont particulièrement redoutables. En effet, si l'on n'a pas à compter avec la conservation du sens de l'ouïe, qui est irrémédiablement perdu dès l'abord, on peut voir l'inflammation envahir les cellules mastoïdiennes, déterminer la nécrose des esquilles osseuses produites par l'action du projectile, et même, à la longue, l'altération des parties avoisinantes du rocher, d'où la possibilité d'une paralysie faciale se développant plus ou moins longtemps après l'accident (ce phénomène s'est produit chez le malade qui fait le sujet de notre dernière observation), d'hémorragies dues à l'ulcération de la carotide interne ou de la jugulaire, et surtout le danger d'une méningite ou d'une encéphalo-méningite de voisinage. Même alors que le blessé ne succomberait pas à quelqu'une de ces complications dont les écrits des chirurgiens militaires rapportent de nombreux exemples, il resterait condamné à une interminable suppuration dont les inconvénients se passent de tout autre commentaire.

« En voilà, je le pense, assez pour légitimer la recherche et la tentative d'extraire le projectile, et la seule considération qui pourrait retenir le chirurgien serait la crainte de provoquer des accidents plus graves encore par des manœuvres conduites à l'aveugle et sans indications précises. Or, nous avons, dans l'appareil électrique de M. Trouvé, un appareil aussi simple que fidèle pour reconnaître la présence et pour déterminer, de la façon la plus rigoureuse, la situation des balles et de leurs fragments. Au milieu des éclats de la caisse tympanique et du rocher, on ne peut retirer aucune indication utile de l'exploration faite avec les styles ordinaires. On ne peut guère mieux attendre du stylet muni d'un bouton de porcelaine dont s'est servi Nélaton, en raison de la petitesse du projectile, dont la surface échappe au frottement du bouton de porcelaine sur lequel il devrait laisser son empreinte. Quant à l'inspection directe du conduit auditif et de la caisse par la vue aidée du spéculum et d'un éclairage suffisant, elle est rendue le plus souvent impossible les premiers jours par le sang qui obstrue l'oreille, puis par les granulations bourgeonnantes qui remplissent le conduit auditif et la caisse dès que la suppuration a commencé à se faire jour.

« Avec l'appareil de M. Trouvé, il n'y a guère d'erreur possible : à peine les deux pointes métalliques que porte le stylet ont-elles rencontré le corps métallique, que la sonnerie de l'avertisseur indique, de la manière la plus indubitable, que c'est bien sur la balle, et non sur un fragment osseux, que le stylet est parvenu, et, en déterminant rigoureusement la direction qu'avait le stylet au moment où la sonnerie s'est fait entendre et la longueur de l'instrument qui était engagé dans l'oreille, on peut savoir, à un millimètre près, quelle est la situation de la balle. De même, en promenant le stylet électrique sur la surface du projectile, on peut se rendre compte assez exactement de l'étendue dans laquelle il se présente à l'examen, et, par conséquent, se faire une idée des difficultés plus ou moins grandes que présentera son extraction.

« Cette exploration du reste ne présente aucun inconvénient puisqu'elle se fait, bien entendu, sous le couvert des précautions antiseptiques nécessaires, au travers d'un chemin largement ouvert où l'on n'a à redouter de détruire aucune adhésion protectrice, aucun travail de réparation commençant. L'on s'arrêterait, bien entendu, dans ces recherches, si le stylet, remontant du côté du crâne, venait à s'enfoncer profondément; une exploration étendue au delà des limites du rocher est sans but, et elle peut n'être pas sans inconvénient. L'examen négatif que l'on a fait en pareil cas prouve au moins que le projectile ne s'est pas arrêté dans l'oreille et qu'aucune tentative d'extraction n'est à faire.

« Dans le cas, au contraire, où l'exploration faite avec l'appareil de M. Trouvé donne un résultat positif, il faut entreprendre l'extraction du projectile, et, ici encore, l'appareil en question va nous rendre les plus grands services. Il faut d'abord s'ouvrir une voie directe et commode et diminuer, autant que possible, la distance qui sépare le corps à enlever de la main du chirurgien. Pour cela, le meilleur moyen m'a paru de détacher, dans sa demi-circonférence supérieure et de rabattre le pavillon de l'oreille ainsi que l'a fait M. le professeur Verneuil dans une observation dont il a donné le résumé à la Société de chirurgie. La section se fait jusqu'à l'union du cartilage de la conque avec le conduit auditif osseux. On diminue ainsi de moitié la longueur du conduit auditif externe ; on supprime l'inflexion qu'il présente normalement dans sa partie externe et on permet aux rayons lumineux d'y pénétrer en plus grande abondance. L'hémorragie qui résulte de cette section est, d'ailleurs, facilement arrêtée par l'application de quelque pince à pression.

« Mais la voie ainsi créée n'est, le plus souvent, pas suffisante encore pour aborder aisément le projectile ; il faut inciser en arrière le conduit auditif et attaquer avec le ciseau le bord antérieur de l'apophyse mastoïde ; on pourrait peut-être, si cela semblait donner plus de facilité, faire ce débridement en avant et réséquer avec des pinces coupantes une partie de la lame tympanique, mais cela paraît moins commode et moins sûr.

« Le reste de l'opération se conçoit aisément : avec le stylet de M. Trouvé, on détermine à nouveau la situation de la balle, puis on guide sur elle les instruments, leviers, élévateurs, pince tire-balle, qui doivent la mobiliser et l'extraire. Ce n'est pas une besogne facile, d'autant qu'il faut agir avec une extrême prudence pour ne pas compléter certaines fractures qui n'existent qu'à l'état de simples fissures et dont l'écartement ouvrirait la cavité crânienne. Il peut même arriver, et il m'est arrivé dans le second cas que je rapporte, que l'extraction ne soit pas possible et qu'il faille détruire le corps étranger sur place en l'évidant avec des curettes. J'ai pu, de la sorte, enlever la presque totalité d'une balle de revolver qui ne se laissait pas ébranler. Ici surtout, l'emploi constant de l'appareil Trouvé me rendit un important service, forcé que j'étais de contrôler à chaque instant la nature des parties sur lesquelles j'agissais avec la cuiller tranchante. Au cours de l'opération, le stylet qui était en communication avec la pile étant venu en contact avec le nerf facial, la contraction qui se produisit dans les muscles de la face m'avertit de ne pas pousser davantage mes recherches dans cette direction.

« Enfin, après avoir bien observé le fond de l'oreille, l'éclairage direct permet de contrôler les données fournies par l'exploration électrique et de reconnaître qu'il ne reste plus rien du corps étranger. Le pavillon de l'oreille est alors remis en place et fixé par une double suture, dont l'une profonde, au catgut, comprend les cartilages, dont l'autre superficielle, au crin de Florence, affronte la peau. L'opération entière ayant été conduite avec de strictes précautions antiseptiques, on fait un tamponnement des cavités de l'oreille avec de la gaze iodoformée et on entoure toute la région de coton hydrophile antiseptique et d'un bandage modérément serré.

« Je m'attendais, dans les deux cas où j'ai eu l'occasion de pratiquer des recherches de ce genre, à voir une réaction assez vive être la suite des violences exercées dans une région assez sensible. Non seulement il n'en a rien été, mais les opérés n'ont même pas souffert après l'opération. Le pansement, laissé une huitaine de jours en place, n'était pas souillé quand on le retira, la température étant restée constamment normale, et la suppuration qui était fort abondante avant l'opération fut supprimée complètement dans le premier cas et réduite à presque rien dans le second. Quant au pavillon de l'oreille, il s'était réuni par première intention, et rien ne pouvait faire reconnaître qu'il eût été plus qu'à moitié séparé de la tête. L'ouïe, naturellement, ne peut se rétablir, mais je suis convaincu que l'extraction du corps et la régularisation du foyer traumatique permirent à mes opérés d'échapper aux conséquences pénibles, peut-être dangereuses pour la vie, et, dans tous les cas, interminables de leur blessure.

« Je crois donc que la recherche des projectiles de petit calibre logés dans la cavité de l'oreille et leur extraction pratiquée avec toutes les précautions nécessaires, facilitées par l'instrument perfectionné que nous avons à notre disposition, doivent passer dans la pratique ordinaire. J'ajoute que je ne vois aucune raison pour différer, en pareil cas, l'intervention, et qu'il y a, au contraire, tout avantage à débarrasser le blessé du corps étranger qu'il porte, avant que l'inflammation suppurative se soit développée. On évitera peut-être, en le faisant, de voir se développer certaines complications, comme cette paralysie faciale, qui chez mon second malade se produisit une quinzaine de jours après la blessure.

PREMIÈRE OBSERVATION

« Au commencement du mois de juillet de l'année dernière, on apportait dans mon service à l'hôpital Tenon, un jeune homme qui avait reçu quelques jours auparavant une balle de revolver du calibre de 7 millimètres à l'oreille droite, un peu en avant du conduit auditif externe. Le blessé, qui n'avait pas perdu connaissance, attribuait sa blessure à un accident causé par sa maladresse : il est présumable néanmoins que nous avions affaire aux suites d'une tentative de suicide.

« Quoi qu'il en soit, il n'existait aucun des caractères qui peuvent faire croire à la pénétration du projectile dans la cavité crânienne; mais la direction de la plaie devait faire admettre que le projectile, ou tout au moins qu'une partie du projectile y était restée engagée, car on avait retiré du conduit auditif externe, peu après l'accident, un fragment de balle de plomb représentant à peu près la moitié de son volume.

« Quelques jours après l'entrée du malade à l'hôpital, l'exploration de la région blessée, faite avec beaucoup de précaution et de douceur, donna les résultats suivants : l'examen de l'oreille fait constater à quelques millimètres en avant du conduit auditif externe, dans la cavité de la conque et à moitié cachée par le tragus, une perforation à bord contus d'où s'écoule un peu de pus. Une abondante suppuration remplit également le conduit auditif externe. Le stylet introduit dans la plaie de la conque, chemine presque directement de dehors en dedans et vient bientôt heurter contre un corps solide et rugueux : introduit par le conduit auditif externe, le stylet donne également la sensation du contact rugueux en plusieurs points situés à diverses profondeurs. Après avoir débarrassé, au moyen d'une injection phéniquée, le conduit auditif de la suppuration qui le remplit, on pratique l'exploration de l'oreille externe avec le spéculum : on trouve de la sorte un fragment osseux très visible, appartenant à la lame tympanique qui fait saillie à la partie supérieure et antérieure du conduit auditif et au delà duquel il est difficile de distinguer nettement quelque chose, bien que le stylet se heurte encore contre des corps durs donnant un contact sonore.

« Le mercredi 20, assisté de M. Trouvé qui est venu mettre son appareil explorateur à ma disposition, je répète cet examen :

« La tige de l'appareil, introduite dans le conduit auditif, dépasse la saillie osseuse qu'on y découvre, et, un peu plus loin, arrivant sur un corps dur, elle donne la notion d'un contact métallique qui se révèle par une sonnerie continue; on obtient de même le contact métallique en introduisant la tige par le canal traumatique. Le corps métallique ainsi reconnu se trouve placé vers la partie inférieure de la caisse du tympan, à plus de trois centimètres de l'entrée du conduit auditif : il donne un contact assez étendu qui se révèle par le fonctionnement de la pile. Au-dessus de ce corps, la tige de l'instrument rencontre encore des parois dures et rugueuses, mais celles-ci ne donnent plus la réaction caractéristique du métal.

« Ainsi, l'exploration avec l'appareil de M. Trouvé nous a permis de déterminer avec certitude la présence et la situation du projectile, ou d'une de ses parties. En répétant, aussitôt après, l'examen de l'oreille au spéculum, je puis apercevoir très profondément une saillie noirâtre, à reflet métallique évident, occupant la place indiquée, c'est-à-dire la partie la plus inférieure et la plus profonde de la caisse tympanique ; c'est le projectile qui, pour arriver à cet endroit, a dû traverser la lame tympanique, et rompre bien entendu la membrane du tympan.

« Une tentative très modérée d'extraction par les voies naturelles échoue absolument : on ne peut saisir le projectile, encore moins le déplacer ; d'ailleurs, le conduit auditif est obstrué en partie par un gros fragment osseux qu'on ne peut déplacer, et, au bout d'un instant, l'écoulement sanguin empêche de rien voir de ce que l'on fait.

« Le blessé ayant mangé le matin, la tentative d'extraction est remise à un autre jour ; en attendant, des injections phéniquées sont pratiquées dans le conduit auditif externe que l'on remplit de gaze iodoformée. Sous l'influence de ce traitement la suppuration diminue notablement.

« Le 27 juillet, je procède à l'*extraction du projectile*, avec l'aide de mon collègue, M. le Dr Gérard Marchant, et avec le concours de M. Trouvé.

« Le malade étant endormi, l'intérieur de l'oreille soigneusement lavé, la situation du corps étranger est encore déterminée avec l'aide de M. Trouvé.

« Après avoir vainement tenté de l'attirer avec des pinces dentées, je détache la demi-circonférence supérieure du pavillon de l'oreille, en intéressant le cartilage dans toute sa moitié supérieure, à deux millimètres environ de son insertion au conduit auditif osseux : l'écoulement sanguin que l'incision détermine est arrêté avec des pinces ; le pavillon de l'oreille étant renversé et fortement attiré en bas avec un écarteur, il devient alors beaucoup plus facile de pénétrer dans le conduit auditif et de l'explorer ; ce n'est néanmoins que grâce à l'appareil Trouvé qu'il est possible de distinguer, parmi les contacts multipliés que les instruments donnent avec les parois osseuses à nu et les fragments osseux, le relief déterminé par les projectiles. Malgré des essais réitérés, ce dernier ne peut être saisi, ni retiré par le conduit auditif.

« J'incise alors avec le thermocautère (pour n'être pas gêné par le sang dans mes recherches) le pont de parties molles qui sépare la perforation déterminée par la balle, de l'entrée du conduit auditif externe. J'arrive de la sorte sur les fragments de la lame tympanique ; fortement enclavés, ils ne peuvent être enlevés au davier, il faut les attaquer avec le ciseau et faciliter ainsi l'accès vers le projectile. A chaque instant, d'ailleurs, il faut contrôler, avec l'appareil Trouvé, les notions que donne le doigt ou l'introduction des instruments ; on peut enfin, avec une pince, arriver jusqu'au projectile, le saisir et l'extraire. C'est un fragment de plomb, irrégulier, creusé d'une gouttière sur un de ses bords et qui représente à peu près la moitié d'une balle du calibre 7 ; les recherches les plus minutieuses et les plus multipliées pour découvrir le reste du projectile demeurent inutiles. La cavité où l'on se meut est limitée par les parois du rocher, la base de l'apophyse mastoïde, l'articulation temporo-maxillaire ; nulle part on n'y trouve des corps étrangers mobiles, ou de surface métallique, l'appareil de M. Trouvé l'indique de la manière la plus certaine. On est dans le proche voisinage du nerf facial, *ainsi que le prouve la contraction des muscles de la face que produit à de certains moments la manœuvre de l'explorateur électrique dans la plaie;* d'autre part, comme un fragment du projectile a été retiré peu après l'accident, il est permis de croire qu'il n'en reste plus dans la plaie. Si le contraire a lieu, il est certain que la partie de la balle qui n'a pu être extraite est allée se loger au loin, soit vers la base de l'apophyse ptérygoïde, soit en dedans de l'apophyse mastoïde, ou vers la colonne vertébrale. Il est en tout cas inutile de continuer les recherches.

« On remet en place le pavillon de l'oreille et on le fixe au moyen de points de suture profonds, au catgut, intéressant le cartilage, et de points superficiels au crin de Florence. Le conduit auditif, la caisse, le foyer traumatique, soigneusement débarrassés de caillots sanguins, lavés avec la solution phéniquée à deux et demi pour cent, sont saupoudrés d'iodoforme et modérément bourrés avec de la gaze iodoformique. Une compression légère est exercée sur la région avec de l'ouate salicylée.

« Je m'attendais à ce que cette opération, qui avait nécessité des manœuvres prolongées et parfois violentes dans l'intérieur de l'oreille moyenne, serait suivie d'une réaction plus ou moins intense et, en tout cas, de douleurs vives. Il n'en fut rien; l'opéré ne souffrit ni de céphalalgie, ni de fièvre; il ressentit tout au plus, le premier jour, une douleur tensive dans l'oreille, douleur qui se dissipa dès le lendemain.

« Le pansement put être laissé en place une huitaine de jours; quand on le renouvela, on constata qu'il existait à peine un peu de pus dans le conduit auditif externe, quoique l'opération eût été pratiquée en plein foyer de suppuration. Les points de suture qui fixaient à sa place le pavillon de l'oreille furent enlevés vers le dixième jour; la guérison était alors parfaite. Le peu de suppuration qui s'était reproduite dans le conduit auditif externe disparut promptement, et, un mois après l'opération, le blessé pouvait quitter l'hôpital; la perforation produite par la balle et les incisions nécessitées par son extraction étaient parfaitement cicatrisées; il n'y avait aucune espèce de sensibilité douloureuse de l'oreille, ni des régions avoisinantes; mais je n'ai pas besoin d'ajouter que l'ouïe était, de ce côté, complètement et définitivement abolie.

DEUXIÈME OBSERVATION

« Un jeune homme de vingt-six ans avait tenté de se tuer, le 5 septembre de l'année dernière, en se tirant un coup de revolver dans l'oreille droite. L'arme était du calibre de 7 millimètres, elle avait été tenue horizontalement de la main droite, le canon étant appuyé contre le conduit auditif externe; un seul coup avait été tiré, le blessé ayant aussitôt perdu connaissance.

« Il revint bientôt à lui, une hémorragie assez abondante s'était faite par la plaie; le blessé fut aussitôt transporté à l'hôpital.

« Le lendemain, il se plaignait surtout d'une douleur excessivement vive dans les alentours de l'oreille, douleur s'irradiant dans les régions mastoïdienne et temporale, mais ayant son maximum dans l'oreille elle-même; cette douleur, caractérisée par des élancements très vifs, persista plus d'un mois, malgré les calmants et les narcotiques; à l'époque où je vis le malade pour la première fois, au commencement de novembre, elle revenait encore par accès assez fréquents, et elle restait à l'état de douleur sourde, permanente.

« Dès les premiers jours, la suppuration s'était fait jour par le conduit auditif externe; très abondante au début, elle avait depuis lors diminué sous l'influence des injections et des pansements antiseptiques; jamais, d'ailleurs, il n'y avait eu de fièvre, ni de phénomènes généraux.

« Une quinzaine de jours après l'accident, le blessé

s'aperçut que sa bouche se déviait, que la commissure labiale droite s'abaissait; en même temps, il remarquait qu'il ne fermait plus l'œil droit qu'avec difficulté *et qu'il avait perdu le goût des aliments dans la moitié droite de la langue;* cette perte du goût, qui fut constatée à plusieurs reprises, dura un mois et demi environ; puis ce trouble s'atténua et finit par disparaître. Il n'en fut pas de même de la paralysie faciale qui ne fit que s'accentuer davantage. Au commencement de novembre, le malade ne pouvait contracter l'orbiculaire des paupières; à droite, la joue était flasque, la commissure labiale droite déviée, mais il n'y avait pas de déviation de la langue.

« Depuis l'accident, l'ouïe du côté droit était absolument abolie, même au contact des corps sonores avec le crâne. L'exploration plusieurs fois répétée du conduit auditif externe, avec un stylet, n'avait pu faire reconnaître l'endroit où s'était logé le projectile; l'examen pratiqué avec le speculum ne donnait pas davantage de renseignements, car le conduit auditif était obstrué par des bourgeons charnus suppurants. Ces explorations étaient d'ailleurs peu douloureuses; mais on pouvait constater une sensibilité manifeste avec un peu d'empâtement de la région mastoïdienne qui présentait un point particulièrement douloureux en arrière du conduit auditif externe.

« Le 12 novembre dernier, muni de l'appareil Trouvé, j'allai à la recherche du corps étranger que la direction du canal traumatique et les commémoratifs devaient faire considérer comme engagé dans la partie profonde de la plaie. Après avoir heurté plusieurs fois contre des parois osseuses, dénudées et rugueuses, l'instrument, transversalement enfoncé, rencontra environ à 3 centimètres de profondeur un contact métallique assez étendu en surface. En réitérant cette exploration, je pus arriver à reconnaître que la balle ou l'un de ses fragments devait être engagée à la partie postérieure et inférieure du labyrinthe, à peu près vers l'orifice des cellules mastoïdiennes. Ainsi que je l'ai dit, l'obstruction du conduit auditif par les granulations suppurantes ne me permit pas de confirmer par l'examen au speculum les notions résultant de l'exploration électrique de l'oreille.

« Le 17 novembre j'endormis le blessé et je pratiquai l'extraction du projectile. Après avoir, comme dans l'observation précédente, détaché la demi-circonférence supérieure du pavillon de l'oreille et rabattu le dernier de manière à pénétrer aisément dans le conduit auditif externe, je reconnus que la balle, logée derrière la saillie du bord antérieur de l'apophyse mastoïde ne pourrait être abordée et saisie si l'on n'élargissait la voie qui donnait accès vers elle; j'incisai donc en arrière le conduit auditif externe jusqu'à l'apophyse mastoïde et j'attaquai celle-ci au ciseau de manière à élargir le diamètre antéro-postérieure du conduit auditif osseux. Ayant alors constaté derechef la situation du projectile qui était plus directement accessible, je cherchai à le saisir avec des pinces, un tire-balles, à engager derrière lui un stylet, à le soulever et à le faire basculer avec un levier; toutes ces tentatives faites avec beaucoup d'insistance et pour lesquelles je fus obligé de déployer de la force, n'amenèrent aucun résultat utile et je fus obligé de m'arrêter devant le saignement abondant qu'elles déterminaient et devant la crainte que j'avais de produire quelque fracture de la partie supérieure du rocher. Il ne me restait plus d'autre ressource que de chercher à fragmenter et à détruire sur place la balle et d'en extraire les morceaux; c'est ce que je fis en l'attaquant avec des cuillers tranchantes et de petites curettes. J'eus la satisfaction d'en détacher, copeau par copeau, la presque totalité, et je ne m'arrêtai que lorsque l'instrument explorateur, introduit à plusieurs reprises dans la cavité de l'oreille et promené dans toutes les directions, ne donna plus de contact avec aucun corps métallique : à ce moment la quantité de plomb extraite représentait la plus grande partie du volume d'une balle du calibre 7, et l'examen de l'oreille pratiqué au speculum après que l'écoulement sanguin eut été arrêté par le tamponnement, permit d'affirmer que nul part, sur les parois osseuses de la caisse, il n'était possible de constater un corps noirâtre ou un reflet métallique. Tout me portait à croire que le projectile avait été enlevé en totalité.

« Je ne saurais trop insister sur les services que l'appareil de M. Trouvé m'a rendus à chaque instant pendant cette longue opération qui a duré près d'une heure et demie ; c'est lui seul qui me permit non seulement de constater la situation précise du projectile, mais de diriger sur lui les instruments avec certitude, de retrouver les fragments de plomb que j'en avais séparés, enfin d'affirmer qu'il ne restait plus en ce point de corps étranger à extraire.

« L'opération terminée, le pavillon de l'oreille fut recousu, les cavités auditives furent saupoudrées d'iodoforme et bourrées avec de la gaze iodoformée.

« Comme dans le cas précédent, il n'y eut ni réaction, ni fièvre, ni douleur. Le pansement ne fut renouvelé que le 26 novembre ; les sutures du pavillon de l'oreille furent enlevées le 7 décembre. Quoiqu'il se soit reproduit un peu de suppuration par le conduit auditif externe, celle-ci resta très peu abondante et finit par tarir presque complètement vers le 15 décembre. Le malade quitta l'hôpital à la fin de ce mois, portant pour tout pansement un peu de salol et un tampon d'ouate dans l'oreille, n'ayant plus aucune sensibilité spontanée ou provoquée par les explorations au niveau de l'oreille ou aux environs, mais conservant une paralysie faciale presque complète et une surdité absolue du côté droit.

« Le blessé vint me trouver à l'hôpital Lariboisière au

mois d'avril ; il avait depuis sa sortie négligé de faire régulièrement son pansement, et la suppuration du conduit auditif externe s'était reproduite. En pratiquant l'examen de l'oreille externe, je constatai qu'un gros bourgeon charnu faisait saillie dans le conduit auditif, à la paroi supérieure duquel il semblait avoir pris naissance. Au centre de ce bourgeon se trouvait une tache noirâtre ; en examinant celle-ci de plus près, je vis qu'elle était constituée par une pointe qui devait appartenir à un fragment du projectile que j'avais cru enlever en totalité. Je pus, en effet, saisir avec des pinces et extraire sans difficulté un fragment de plomb représentant un tiers environ de la balle. Ce fragment était logé dans la partie supérieure du conduit auditif, beaucoup plus superficiellement que la partie que j'avais extraite quelques mois auparavant ; tout me porte à penser que le projectile s'était fragmenté sur le rebord osseux du conduit auditif externe ; que la partie la plus importante de la balle, continuant son chemin, était allée se loger dans le rocher d'où je l'avais extraite, tandis que le fragment le moins volumineux était resté aplati sur le rebord supérieur de l'orifice de ce conduit. Ainsi, ma première opération, tout en débarrassant complètement la caisse du tympan et le rocher, avait laissé dans les parties molles un fragment qui avait échappé à mes recherches, grâce à sa situation superficielle. Je pense que le malade guérit complètement à la suite de l'extraction de ce dernier. — Je ne l'ai plus revu, et il n'est plus venu se faire panser dans le service.

« Un détail de cette observation concorde entièrement avec un fait observé par M. Thiéry, interne des hôpitaux, dans un cas analogue, et communiqué par lui à la Société anatomique : un blessé qui avait reçu une balle dans l'oreille présentait une perte totale de la sensibilité gustative de la langue du côté lésé ; l'autopsie permit de constater que la corde du tympan avait été rompue par le projectile. Chez le deuxième de nos blessés également, il existait une perte de la sensibilité gustative de la langue du côté correspondant à la blessure; cette abolition ne fut que temporaire. La guérison du malade ne nous permit pas de constater directement la liaison de la corde du tympan ; mais celle-ci était au moins probable, en raison de la destruction étendue du tympan et même des parois de la caisse qui existait de ce côté. *Nous pouvons donc considérer que ce cas, de même que celui qu'a fait connaître M. Thiéry dans son intéressante communication, est confirmatif de l'opinion de Lussana et d'Inzani qui font de ce rameau nerveux un nerf de sensibilité gustative.* »

DISCUSSION

M. Terrillon. — « J'ai, il y a huit ou neuf ans, observé un fait presque absolument semblable à ceux dont M. Berger vient de nous parler. L'observation a été publiée. Je la résume en peu de mots.

« Il s'agissait d'un jeune homme de vingt-huit ans qui s'était tiré un coup de revolver dans l'oreille. Les premiers phénomènes furent presque nuls : l'exploration du trajet faite avec soin ne m'apprit pas non plus, tout de suite, grand'chose; le stylet me conduisait sur un corps dur, mais je ne savais si je touchais l'os ou la balle; le stylet de Nélaton ressortit intact. Au bout de quelque temps, la plaie ne se fermant pas et fournissant une suppuration venant évidemment des parties profondes, je résolus de renouveler mes tentatives. Je fis d'abord quelques expériences sur le cadavre pour me rendre compte de la profondeur à laquelle pénétrait le stylet chez mon blessé. Puis, avec l'aide de mon collègue et ami M. Terrier, et le concours de M. Trouvé, j'explorai à nouveau le trajet avec le stylet électrique de ce dernier. La sonnerie nous avertit immédiatement que nous étions sur la balle. Il ne s'agissait plus que de l'extraire. Pour cela, j'appliquai sur l'apophyse mastoïde, immédiatement à côté de l'orifice d'entrée, une petite couronne de trépan ; je pénétrai ainsi dans les cellules mastoïdiennes ; peu à peu, brisant et enlevant des parcelles osseuses avec un stylet, je finis par arriver jusque sur le corps étranger ; je parvins non sans efforts à le faire basculer et à l'amener au dehors.

« La guérison fut rapide. Au bout de cinq semaines, elle était absolument complète. Mon malade est resté sourd de cette oreille, mais il n'y a eu, depuis lors, trace d'accidents cérébraux. »

M. Berger. — « Je n'ai rien à répondre à M. Terrillon. Son intéressante observation vient absolument à l'appui de la thèse que je défends. »

OBSERVATION DE M. LE PROFESSEUR GUYON

« Le 10 février 1874, à l'hôpital Necker, service du Dr Guyon, entre une jeune fille de dix-huit ans. Elle est présentée par le Dr Curtis, son médecin, pour une balle qu'elle s'est tirée dans la tête avec un revolver.

« Par suite des troubles du premier moment, on peut chercher le projectile. Le 21, les Drs Guyon et Curtis prièrent M. Trouvé de les assister avec son appareil explorateur-extracteur électrique.

« Le projectile est découvert à plusieurs reprises ; il était fortement enclavé dans le rocher, à 4 centimètres environ de l'entrée d'introduction.

« M. le Dr Guyon tente alors l'extraction au moyen de la tarière ; rien ne peut bouger. Il ne réussit pas mieux avec une pince.

« Le 26, après quelques jours de repos, M. le Dr Guyon, toujours muni de l'explorateur, retrouve le projectile, en présence de M. le baron Larrey qui avait bien voulu assister à cette expérience.

« L'extraction qui fut tentée ne réussit pas mieux que la première fois.

« Le D Guyon ne crut pas devoir faire l'opération dans un organe aussi délicat. Le malade resta à l'hôpital pendant plusieurs mois et en sortit en n'ayant conservé que quelques douleurs de tête.

« Deux ans après, rentrée de cette jeune fille à l'hôpital Necker par suite de violentes douleurs de tête.

« Nouvelles recherches avec l'explorateur Trouvé; cette fois, par le tube auditif directement, la plaie étant cicatrisée.

« Même succès dans les recherches, même insuccès dans l'extraction; la balle étant toujours fortement incrustée dans le rocher.

« En présence de cette difficulté d'extraction, et M. le D Guyon redoutant une opération, M. Trouvé proposa de faire un amalgame de mercure.

« Voici comment on opéra : on introduisit dans l'oreille la sonde non métallique de l'explorateur. La position du projectile bien déterminée, on mit du mercure dans la sonde, après avoir, au moyen de la tarière, nettoyé la surface du projectile afin de faciliter l'amalgame.

« L'opération ayant été renouvelée plusieurs fois de suite, on s'aperçut, au bout de peu de temps, que des parties de plomb détachées sortaient avec le mercure, grâce aux efforts que faisait continuellement la patiente avec une épingle à cheveux. Les douleurs commencèrent à devenir supportables, et la malade sortit de l'hôpital pour reprendre son métier de mécanicienne pour machine à coudre.

« Depuis lors, M. le D Guyon n'en a plus entendu parler. »

Extrait d'une observation recueillie dans le service de M. le professeur Perrin, par M. le Dr Cerviotti, aide-major stagiaire.

EXTRACTION D'UN CORPS ÉTRANGER DE LA VESSIE PAR LA TAILLE MÉDIANE

« Divers moyens sont employés pour constater la nature du corps étranger, avant d'en opérer l'extraction. Le seul qui ait donné de bons résultats est l'explorateur galvanique de M. Trouvé; l'habile constructeur ayant disposé, pour cette circonstance, les deux pointes métalliques en façon de petit brise-pierre, M. Perrin put saisir le corps étranger entre les mors, dont la face interne était pourvue d'arêtes tranchantes destinées à pénétrer à travers les concrétions qui pouvaient masquer la nature véritable de l'obstacle.

« Les choses étant ainsi disposées, les deux branches de l'explorateur furent mises en communication avec les deux pôles de la pile. Le circuit était ainsi fermé et le courant devait traduire son passage si le corps interposé était bon conducteur. Le *petit trembleur* resta silencieux. Contrairement aux prévisions, ce n'était donc pas un projectile, à moins d'admettre qu'il fût recouvert d'une croûte assez dure, assez épaisse, pour résister à l'action de l'instrument.

« L'événement donne pleinement raison à l'explorateur. Le corps étranger, extrait par la taille, était un calcul pourvu d'un noyau formé de plusieurs petites esquilles agglutinées. »

TAILLE STOMACALE POUR L'EXTRACTION D'UNE CUILLER A CAFÉ LOGÉE DANS L'ESTOMAC DEPUIS DIX-HUIT JOURS

Communication faite le 29 avril 1890
à l'Académie de médecine par M. le professeur Périer.

« Un homme de trente-six ans, dans un moment d'aberration, avala le 26 janvier dernier une cuiller à café en ruolz, qui franchit aisément l'œsophage et tomba dans l'estomac. Depuis ce moment, cet homme éprouva dans les régions de l'épigastre et de l'hypochondre gauche de vives douleurs qui s'exaspéraient pendant le travail de la digestion. Il demanda à en être délivré par un moyen quelconque. Son médecin, le Dr Bourret, de Ribécourt, me l'adressa à l'hôpital Lariboisière le 12 février, dix-huit jours après l'accident.

« Le malade a tous les attributs d'une bonne santé habituelle, il est d'un embonpoint moyen. La palpation de l'abdomen détermine de la douleur dans la région de l'estomac, mais ne révèle pas l'existence du corps étranger, masqué par l'épaisseur des parois.

« L'ingestion de la cuiller n'était pas douteuse ; une observation attentive permettait d'affirmer qu'elle n'avait pas été expulsée. Le siège de la douleur faisait supposer qu'elle était encore dans l'estomac, mais ne suffisait pas à en établir la preuve. L'observation rapportée ici par M. Le Dentu des migrations d'une cuiller de bois justifiait mon doute. Pour acquérir une certitude, j'employai le cathéter à résonnateur de Collin ; j'eus tout de suite la sensation d'un contact avec un corps dur, mais il me fut impossible d'éviter le choc de l'instrument contre les dents molaires, et mon embarras restait le même. M. Trouvé voulut bien m'apporter son explorateur électrique. A peine l'instrument avait-il pénétré dans l'estomac, que la sonnerie nous avertissait du contact avec un métal, la cuiller était donc bien dans l'estomac.

« Je ne m'arrêtai pas un instant à l'idée de l'extraction par la voie naturelle au moyen d'instruments introduits dans l'œsophage, et me décidai tout de suite pour la taille stomacale qui fut pratiquée le 19 février avec l'assistance de mes collègues MM. Berger et Peyrot.

« L'estomac fut d'abord copieusement lavé à l'eau de Vichy, puis la paroi abdominale incisée suivant la ligne indiquée par M. L. Labbé. Je traversai les deux tiers externes du muscle grand droit de l'abdomen et j'empiétai au dehors sur la couche musculo-aponévrotique dans une étendue de 2 ou 3 centimètres. J'arrivai sur la partie moyenne de l'estomac, un peu au-dessus de la grande courbure ; j'attirai la paroi antérieure au dehors, et passai tout de suite dans son épaisseur, à quatre centimètres l'un de l'autre, deux catguts liés en anses et destinés à empêcher la retraite à l'intérieur. Toutes les précautions ayant été prises pour éviter l'épanchement de liquides dans la cavité péritonéale, j'incisai l'estomac parallèlement à la grande courbure et assez loin d'elle pour éviter des vaisseaux trop importants. Les lèvres de l'ouverture furent maintenues avec des pinces à forcipressure ; j'introduisis le doigt dans l'estomac et reconnus la présence de la cuiller, qui reposait sur la grande courbure, le bec tourné vers le pylore. A l'aide de pinces, j'essayai de la saisir par l'extrémité du manche, mais sans pouvoir la faire basculer ; je changeai de manœuvre et saisis le bec, auquel j'eus assez de peine à faire franchir la boutonnière musculo-aponévrotique de la paroi abdominale que traversait déjà la portion d'estomac que j'avais ouverte. Enfin, après un certain effort, l'obstacle fut franchi, le corps étranger apparut entre les lèvres de la plaie stomacale et fut extrait sans autre difficulté.

« J'appliquai tout de suite un surjet en fil de soie très fin sur la muqueuse de l'estomac, puis je fis par-dessus deux plans superposés de suture en bourse entrecoupée, l'un de cinq points, l'autre, le superficiel, de quatre. Je n'entre pas dans le détail descriptif de cette suture qui m'est personnelle et que j'ai déjà eu l'honneur de vous décrire ici, dans la séance du 18 mai 1886, à l'occasion de lésions intestinales. — L'occlusion de la plaie stomacale bien assurée, l'estomac fut réduit et laissé libre dans l'abdomen. Le péritoine pariétal fut réuni par un catgut, près la couche musculaire; et enfin je fis une suture de la peau au crin de Florence.

« Le pansement fut des plus simples : la poudre de salol, gaze et ouate salolées.

« L'opération n'eut aucun retentissement sur l'estomac, ni sur le péritoine. Dès le premier jour, il fut donné au malade de l'infusion de coca, en alternant avec de petites quantités de champagne glacé. Il prit du bouillon le 22 février (l'opération était du 19). On ajoute un jaune d'œuf au bouillon le 25; deux œufs le 26; trois œufs le 27; ce même jour 27, j'enlève les sutures, la plaie paraît bien réunie, mais il y a un peu de gonflement et de douleur à son niveau.

« Le lendemain 28, cette douleur a augmenté, et je constate l'existence d'un phlegmon sous-cutané avec fluctuation. Je désunis la plaie et je donne issue à une grande quantité de pus qui avait décollé la peau dans une certaine étendue. — Le foyer est soigneusement lavé au sublimé et touché dans tous ses points au naphtol camphré.

« Le soulagement est immédiat; le soir même le malade mange du poulet, et à partir de ce jour la température, qui venait de monter à 39 degrés, oscille entre 36°,8 et 37°,2. Les pansements sont faits toujours au salol, mais de temps à autre on touche la surface au naphtol camphré.

« Cette poussée phlegmoneuse n'a pas eu le plus petit retentissement sur l'appareil digestif; j'en ai cherché la cause et ne puis l'expliquer que par ce fait que, contrairement à ma recommandation habituelle pour les laparotomies, la paroi abdominale n'avait pas été savonnée, lavée dès la veille et recouverte en permanence, pendant dix à douze heures, de compresses trempées dans la solution de sublimé.

« Le malade a quitté le service le 5 avril, en excellent état de santé; son appétit est bon, ses digestions se font sans le moindre trouble; il en est de même aujourd'hui, comme vous pourrez l'apprendre du malade lui-même que j'ai l'honneur de vous présenter. »

L'explorateur-extracteur électrique possède, outre l'infaillibilité de son diagnostic, une influence morale considérable sur le sujet, influence dont le médecin peut user soit pour donner courage au vrai malade, soit pour effrayer le maître-chanteur.

M. le professeur Périer nous racontait, en effet, tout dernièrement encore, le fait suivant :

Un contremaître de la Compagnie des chemins de fer du Nord avait été remercié à la suite de la dernière grève des chemins de fer. Il réclamait à la Compagnie une indemnité, disant ressentir des souffrances assez vives dans le côté : il les attribuait à un accident qui lui était arrivé dans le service quelques années avant, et il prétendait porter dans la partie malade un éclat d'acier ou de fer. La Compagnie l'adressa à M. le Dr Périer, son médecin, qui admit notre homme dans son service hospitalier, tout en remarquant qu'il n'y avait à l'endroit aucune cicatrice. Une palpation très soigneuse faite le lendemain ne décéla non plus rien d'anormal. Ces deux résultats négatifs étaient singuliers ; mais M. Périer mis rapidement au courant du motif du remerciement comprit ce dont, au fond, il s'agissait et informa le contremaitre qu'il procéderait le lendemain avec le concours de M. Trouvé à l'exploration électro-magnétique de la région. Il lui expliqua que s'il n'avait rien, l'instrument resterait silencieux, mais que, s'il y avait la moindre trace de fer, l'appareil se cramponnerait à lui et dénoncerait avec certitude la place d'élection du morceau de métal.

Dans la crainte, sans doute, d'être convaincu de chantage, le malade imaginatif ne voulut pas se prêter à l'expérience et quitta immédiatément l'Hôpital. La réclamation en resta là.

EXTRACTION D'UNE FOURCHETTE DE L'ESTOMAC PAR LA TAILLE STOMACALE

Communication faite par M. le professeur Polaillon à l'Académie de médecine le 24 août 1886.

« J'ai l'honneur de présenter à l'Académie une fourchette que j'ai retirée hier par la taille stomacale.

« Le nommé Albert C..., âgé de vingt-cinq ans, exerçant la profession de bateleur, exécutait spécialement un tour qui consistait à avaler des sabres et des cannes.

« Le 8 août dernier, étant à Luchon où il donnait des représentations, il s'amusait à faire disparaître une fourchette dans son pharynx et son œsophage, lorsque étant sur le point de suffoquer, il fit une profonde inspiration et lâcha la fourchette qu'il tenait par l'extrémité de ses piquants. Ayant repris haleine, il chercha, à plusieurs reprises, à saisir la fourchette en enfonçant profondément les doigts dans le pharynx. Mais il ne put y parvenir. La fourchette descendit peu à peu dans l'œsophage et pénétra dans l'estomac.

« Notre homme eut seulement quelques crachats sanguinolents dus à des excoriations des muqueuses pharyngiennes et œsophagiennes, et le lendemain il continua ses exercices de gymnaste.

« Au bout de quelques jours, il éprouva de la gêne au creux épigastrique et consulta plusieurs médecins. Le Dr Lavergne l'engagea à venir à Paris et eut l'obligeance de me l'adresser. Il entra dans mon service, à la Pitié, le 14 août, six jours après son accident. Albert C... a une taille au-dessus de la moyenne. Il est bien musclé, quoique ses membres soient assez grêles. Son ventre est aplati, sans aucune surcharge graisseuse, et on voit se dessiner sous la peau les saillies et les méplats des muscles abdominaux.

« Il explique très bien que la fourchette a pénétré dans l'estomac par son extrémité arrondie, et qu'il la sent à la partie supérieure du ventre. D'après lui, elle est placée obliquement suivant une ligne qui passerait un peu au-dessus de l'ombilic et qui se dirigerait de gauche à droite et de haut en bas; son extrémité piquante serait profondément cachée dans l'hypochondre gauche, et son extrémité arrondie logée un peu au-dessus et en dehors de l'ombilic dans la région hypochondriaque droite.

« Cette fourchette est en fer étamé et de grande dimension.

« Le patient a remarqué qu'il souffrait dans l'intervalle des digestions, lorsque l'estomac revenu sur lui-même s'applique sur le corps étranger.

« Aussi est-il obligé de manger très souvent pour diminuer ses douleurs. Les fonctions stomacales et intestinales

se font, d'ailleurs, normalement. Il n'y a eu ni crache-
ment de sang, ni vomissement.

« En explorant l'abdomen aplati, mince, dépourvu
d'embonpoint de notre patient, je fus surpris de ne point
sentir distinctement un corps étranger aussi volumineux
qu'une fourchette. En déprimant la paroi abdominale à
droite, un peu au-dessous et en dehors de l'ombilic, on
arrivait bien sur un point un peu dur, mobile, profondément situé, que le malade disait être la queue de la fourchette. En outre, la pression sur ce point déterminait bien
chez lui une sensation douloureuse du côté du cœur,
comme si les piquants de la fourchette venaient irriter cet
organe. Mais ce n'étaient là que des phénomènes subjectifs, incapables de nous donner une conviction sur l'existence d'un corps étranger dans l'estomac.

« L'introduction de la sonde œsophagienne avec alène
métallique et résonateur ne nous donna point de résultat. Cette sonde, imaginée par M. Colin, est destinée à
transmettre à l'oreille de l'explorateur un bruit très distinct dès que son alène vient à toucher un corps étranger
situé dans l'estomac. Comme cet instrument ne nous
avait fait rien entendre, nous conçûmes quelques doutes
sur l'existence d'une fourchette dans l'estomac. Ces doutes
paraissaient confirmés par le malaise et l'angoisse que
l'introduction de la sonde œsophagienne procurait au
patient. Il nous paraissait invraisemblable qu'un homme
habitué à avaler des sabres supportât avec autant de
peine le passage d'une petite sonde œsophagienne.

« Pour dissiper mes doutes, j'eus recours à M. Trouvé
qui, avec sa complaisance bien connue, fit construire une
sonde œsophagienne, d'après le principe de son stylet avec
sonnerie électrique, pour révéler la présence du corps
étranger métallique dans les tissus. Au moment où l'extrémité de cette sonde pénétra dans l'estomac, un de mes
internes, M. Trouvé et moi, entendîmes le bruit révélateur

de la pile électrique pendant une fraction de seconde. Mais ce bruit, qu'il fut impossible de reproduire, à cause des spasmes violents, avait été si fugitif que ma conviction n'était pas faite.

« Cependant, le diagnostic fut complétement établi par les explorations suivantes que M. Trouvé imagina et voulut bien organiser lui-même :

« 1° Une aiguille aimantée (fig. 188) d'une extrême délicatesse s'orientait vers la région stomacale du malade, lorsque ce dernier s'approchait d'elle. Le malade faisait-il quelques mouvements, l'aiguille aimantée suivait ces mouvements;

« 2° Un gros électro-aimant, placé à quelques millimètres de la paroi abdominale, déterminait tout à coup, lorsqu'on faisait passer le courant électrique, une petite voussure de la peau comme si un corps intra-abdominal se précipitait vers l'électro-aimant.

« Suspendait-on l'électro-aimant à une corde, de manière à ce qu'il fût placé en face de l'estomac de notre homme, on voyait l'électro-aimant osciller et s'appliquer sur la peau toutes les fois qu'on établissait le passage du courant.

« Ces curieuses expériences indiquèrent clairement qu'un corps étranger en fer existait à la partie supérieure de la cavité abdominale.

« En rapprochant cette notion expérimentale positive du dire et des sensations du patient, de nos explorations par le palper abdominal et par l'introduction de la sonde œsophagienne électrique, nous acquîmes la certitude de la présence d'une fourchette de fer dans l'estomac.

« Le diagnostic une fois acquis, restait la tâche d'extraire ce corps étranger. Comme les chirurgiens n'ont jamais réussi à retirer un corps étranger aussi volumineux avec des pinces ou d'autres instruments introduits par l'œsophage, je ne m'arrêtai pas à faire de tentatives dans ce sens, et je me déterminai à pratiquer la taille stomacale.

« L'opération a été faite hier, 23 août, à l'hôpital de la

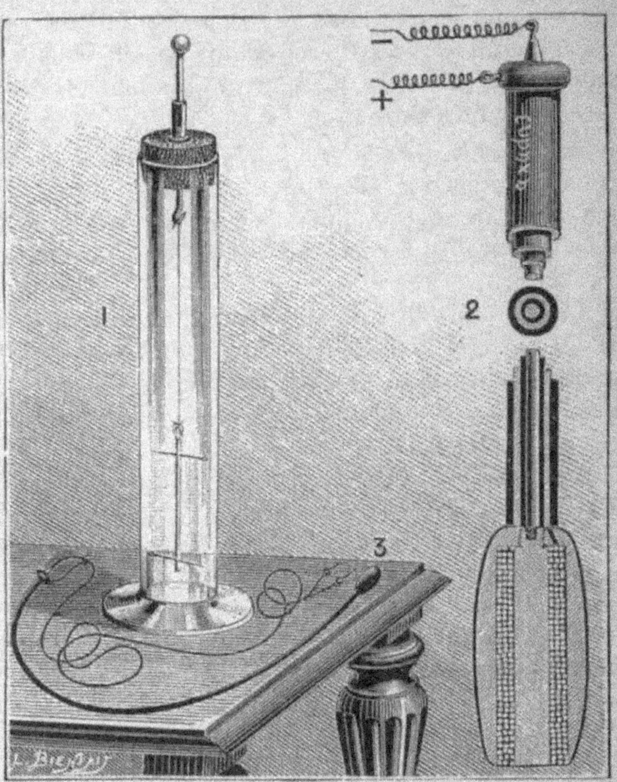

Fig. 188. — 1, Système d'aiguilles astatiques Trouvé très sensible. — 2, Électro-aimant extracteur Trouvé pour la recherche des objets métalliques, mais magnétiques, tombés dans l'œsophage et l'estomac; il est vu en perspective, en projection et en coupe. — 3, *Sonde exploratrice ou révélatrice* de l'œsophage et de l'estomac.

Pitié, en présence des docteurs Ladreit de Lacharrière,

médecin en chef des Sourds et Muets, et Claudot, médecin en chef de l'École Polytechnique. Mes internes, MM. Dumoret et J. Récamier, me servaient d'aides, ainsi que mes externes MM. Basset, Cornet, Renault, Vinson, et mon interne en pharmacie, M. Roche. M. Trouvé, M. Toupet et plusieurs élèves de la Pitié assistaient à l'opération.

« M. Mariaud avait prêté les instruments et le lit spécial qui sert pour les ovariotomies.

« Le patient est endormi par le chloroforme.

« Toutes les précautions antiseptiques pour les instruments et les mains des aides sont prises; spray phéniqué dans la salle.

« A partir de la neuvième côte gauche et à 1 centimètre en dedans du rebord des cartilages costaux, je pratique une incision qui se dirige vers l'appendice xyphoïde dans l'étendue d'environ 7 centimètres. Cette incision est exactement celle que notre confrère M. Léon Labbé a indiquée le premier comme permettant d'arriver sûrement à l'estomac. Les tissus sont coupés couche par couche. Les muscles sont très épais. Une partie du grand droit est intéressé dans l'incision.

« Il faut pincer trois ou quatre vaisseaux qui seront liés plus tard.

« L'incision du péritoine donne issue à un paquet d'épiploon, que je réduis immédiatement et que je maintiens dans le ventre avec une éponge phéniquée.

« Le doigt, introduit de bas en haut, rencontre facilement l'estomac et le corps étranger qu'il contient. On n'éprouve aucune difficulté à attirer une portion de sa paroi antérieure entre les lèvres de la plaie et à former avec cette paroi, qui est très épaisse, un pli que je fixe au niveau de l'incision en traversant sa base avec deux broches de fer.

« L'incision abdominale étant bien protégée avec des éponges, j'incise la partie saillante du repli stomacal dans l'étendue d'environ 3 centimètres. Un doigt plongé dans la cavité stomacale me permit de reconnaître la fourchette qui est exactement située comme l'indiquait le malade. Son extrémité arrondie est en bas et à droite. Je la saisis avec une forte pince et très rapidement, je la fais évoluer, de manière à l'amener vers la boutonnière stomacale et à extraire toute la fourchette.

« Trois vaisseaux de l'incision de l'estomac donnent du sang. Ils sont pincés, puis liés avec des fils de soie très fins.

« Une suture en surget avec un fil de catgut assez fin adosse exactement les deux feuillets de l'incision de l'estomac; il ferme complètement la cavité de cet organe.

« Après avoir attendu quelques minutes pour bien étancher le sang de cette suture, j'enlève les broches, je coupe les fils de catgut au ras du nœud, et j'abandonne l'estomac dans la région épigastrique.

« Au moment où je retire l'éponge intra-abdominale, l'épiploon fait de nouveau hernie et nous cause quelques difficultés pendant que je pratique la suture des parois du ventre. Je place trois fils profonds en argent et quatre fils superficiels.

« Pansement de Lister. Épaisse couche de coton autour du ventre, maintenue par un bandage de corps assez serré. L'opéré est ensuite placé dans son lit.

« La fourchette que j'ai extraite mesure 21 centimètres du longueur et pèse 59 grammes.

« Je demande à l'Académie la permission de lui faire connaître les suites de cette observation. Mais, dès aujourd'hui, je désire attirer l'attention sur quelques points.

« Je signalerai d'abord la difficulté tout à fait extraordinaire du diagnostic, car la palpation du ventre et l'introduction des sondes œsophagiques exploratrices n'avaient fourni aucune donnée certaine. Ce n'est qu'après l'emploi de l'aiguille aimantée et de l'électro-aimant que mes doutes furent complètement dissipés. On peut donc tirer un grand parti de ces derniers instruments pour le diagnostic des corps étrangers dans nos organes, lorsque ces corps étrangers sont en fer.

« Toutes les opérations de taille stomacale qui sont venues à ma connaissance ont été faites en suturant la paroi antérieure de l'estomac à la plaie abdominale avant d'ouvrir la cavité de cet organe. Après l'extraction du corps étranger, l'opéré portait une fistule qui se fermait à la longue. Les progrès de la chirurgie abdominale m'ont conduit à simplifier cette opération. J'ai pensé qu'on pouvait se dispenser de suturer l'estomac à la paroi abdominale avant d'ouvrir ce dernier, et qu'on pouvait ensuite rentrer l'estomac dans le ventre après avoir exactement suturé son incision. Un avenir prochain va dire si le succès couronnera mon innovation opératoire.

« J'ai rappelé dans le cours de ma communication que les tentatives faites pour retirer de l'estomac par les voies naturelles des corps aussi volumineux qu'une fourchette, avaient toujours échoué. Cependant il ne me paraît pas impossible de réussir avec les petits électro-aimants de M. Trouvé qui peuvent soulever, par exemple, un poids de 3 ou 4 kilogrammes, et qui, montés à l'extrémité d'une sonde, peuvent être portés dans l'estomac, dans le voisinage du corps étranger qui viendra y adhérer, pourvu qu'il soit en fer ; puis il suivra l'instrument qui l'attire au dehors, et cette attraction peut être suffisante pour lui faire franchir l'œsophage et pour l'extraire.

« Il appartient à M. Trouvé d'augmenter encore, si c'est possible, la puissance de ses électro-aimants.

M. Lamy. — J'ai écouté avec la plus grande attention, comme chacun de nos collègues, la très intéressante communication de M. Polaillon, en regrettant que M. Léon Labbé ne fût pas présent, pour y joindre son appréciation. Il aurait rappelé la remarquable opération à laquelle il m'avait fait assister avec notre collègue M. Gosselin, et dont il fixa le manuel opératoire si bien reproduit par M. Polaillon.

« L'Académie m'avait chargé de lui faire un rapport sur l'observation complète de M. Léon Labbé, lorsque bientôt elle l'appela parmi ses membres. J'avais recherché quelques cas analogues à celui dont je devais rendre compte et j'en avais découvert un surtout, à peu près semblable, observé autrefois en province. Il s'agissait d'une jeune fille qui, ayant avalé une fourchette de fer dans les mêmes conditions, la conserva pendant plusieurs mois dans l'estomac, où sa présence, aussi sensible que reconnaissable, nécessita l'extraction par l'incision directe, soit gastrotomie, soit taille épigastrique, suivie d'une guérison complète et rapide.

« Désormais, grâce aux ingénieux procédés d'exploration électrique dus à M. Trouvé, et si bien appréciés par M. Polaillon, il deviendra possible, comme le pense notre honorable collègue, de tenter l'extraction de ces corps étrangers métalliques par la voie naturelle de la bouche à l'estomac, sans nécessiter l'intervention d'une opération sanglante et ses chances incertaines. Ce sera une conquête de plus pour la chirurgie conservatrice.

« En attendant cet heureux résultat, il serait du plus grand intérêt que la remarquable communication de M. Polaillon fut publiée par lui avec tous les développements qui la rendent si intéressante.

M. Polaillon. — Je connaissais parfaitement le cas de M. Léon Labbé et je l'ai cité dans mon observation. A propos de cas analogues, je signalerai une statistique faite récemment [1] qui contient 17 cas de fourchettes avalées.

« Le plus souvent il s'agit d'aliénés ; d'autres fois il

[1] Adelmann. *Viertelj. für die prackt. Heilkunde*, III, p. 71, 1876.

s'est agi de faits de gageures ou de bravades; enfin, quelquefois, c'est dans le but de repousser des aliments arrêtés dans le pharynx, que le corps étranger a été introduit. Dans ces dix-sept cas, sept fois la fourchette fut bien supportée, et finit par s'éliminer après formation d'un abcès. Depuis 1876, mon cas est le premier où la taille stomacale ait été faite pour extraire une fourchette; je signalerai depuis cette époque l'extraction d'une cuiller par M. Félizet.

« L'an dernier, un chirurgien viennois a retiré avec succès une lame de sabre qui était brisée dans l'œsophage d'un bateleur et avait passé dans la cavité stomacale; l'opéré mourut. On peut encore citer quelques faits de boules formées par des poils et des cheveux, ou égagropiles, extraits par l'épigastre. En ce qui concerne les fourchettes avalées, je crois que mon fait est le seul qui se soit produit depuis M. Labbé. L'extraction des corps étrangers de l'estomac par l'incision épigastrique est une opération fort grave, souvent mortelle.

« Quant au projet d'employer les électro-aimants pour l'extraction par les voies naturelles des corps étrangers en fer, c'est là une idée qui est entièrement due à M. Trouvé et qui me paraît féconde.

M. Leroy de Méricourt. — Au sujet de l'espoir de M. Trouvé d'extraire des corps étrangers en fer au moyen d'un électro-aimant, je crois qu'il y a là une illusion, car en admettant que ces corps soient saisis, ils ne pourraient traverser le cardia dont la contraction leur opposera une résistance bien supérieure à 4 ou 5 kilogrammes.

M. Polaillon. — Rien ne prouve que l'on ne puisse pas distendre l'estomac et le pylore, avec de l'eau ou un gaz, par exemple, et que l'on n'obtienne pas ainsi la perméabilité du cardia.

M. Leroy de Méricourt. — Sans doute, mais on ne peut ainsi distendre l'anneau cardiaque.

M. Polaillon. — Au moment d'un effort de vomissement, le cardia s'ouvre et l'on pourrait en profiter pour
faire sortir le corps étranger saisi par l'électro-aimant.
Lorsque M. Félizet opéra son malade, dans le cas que
j'ai cité tout à l'heure, il fit préalablement vaporiser
de l'éther dans l'estomac, et lorsqu'il parvint sur cet
organe, il le trouva distendu et dur comme un tambour.
On pourrait imiter cette manière de faire pour distendre
l'estomac et faire agir l'électro-aimant dans sa cavité.

M. Larrey. — Je partage la confiance de M. Polaillon
au sujet de la possibilité de l'extraction par l'électro-aimant des corps étrangers en fer introduits dans l'estomac;
On pourrait d'ailleurs faire, au préalable, quelques essais
sur les animaux.

M. Goubaux. — M. Polaillon a raison de dire que
l'injection d'eau ou de gaz dans l'estomac permettrait
facilement la distension de cet organe et même du cardia.
Il m'est arrivé maintes fois, chez les chevaux, après avoir
fait l'œsophagotomie, de voir des aliments, tels que la
farine d'orge délayée dans de l'eau, revenir par l'ouverture ainsi pratiquée lorsque l'estomac était rempli et
gonflé. »

Nous bornons nos citations à ces quelques observations intéressantes et typiques.

Téléphones et microphones.

Nous avons déjà cité les téléphones comme d'excellents galvanoscopes décelant la présence d'un champ
magnétique ou électrique d'une très faible intensité
(p. 97). Cette extrême sensibilité les recommandait
spécialement à la physiologie et ils n'ont pas man-

qué, en effet, d'y trouver de nombreuses applications.

En ce qui concerne le genre de téléphone à employer, c'est côté peu important ; leur variété est aujourd'hui tellement grande qu'il n'y a plus que l'embarras du choix. Tous les systèmes sont bons et on ne devra se préoccuper que de la sensibilité et de la bonté de la fabrication. Toutefois on devra préférer les téléphones rendus plus délicats par l'adjonction d'un système microphonique.

Le principe du microphone, dû à Hughes, est basé sur la concordance des variations de résistance d'un circuit électrique comprenant certains conducteurs (charbon, poudre, limaille, etc.), et des vibrations sonores ou mécaniques se produisant à proximité.

Nous avons construit plusieurs espèces de microphones qui joignent à une extrême sensibilité une solidité rare dans ces sortes d'appareils.

Ces microphones ressemblent à de petites lanternes sourdes, dont la bougie est remplacée par un crayon de charbon. Ils peuvent être portés en poche sans le moindre inconvénient et se prêter à toutes les expériences.

Une montre peut se placer sous ou sur le microphone à volonté. Les insectes s'y trouvent emprisonnés directement et on entend tous leurs ébats.

Ce microphone, placé au milieu d'un appartement, en révèle tous les secrets, et une mouche placée à l'intérieur semble, dans le téléphone, faire des efforts inouïs pour en sortir. C'est que le cylindre sert de caisse de résonnance qui concentre toutes les vibrations sur le cylindre de charbon artificiel placé au centre ; de là sa sensibilité.

Disposé comme l'indique la figure 189, il transmettrait non seulement le tic tac de la montre, mais encore simultanément tous les bruits produits aux alentours : la voix, le bruit des pas, un frôlement

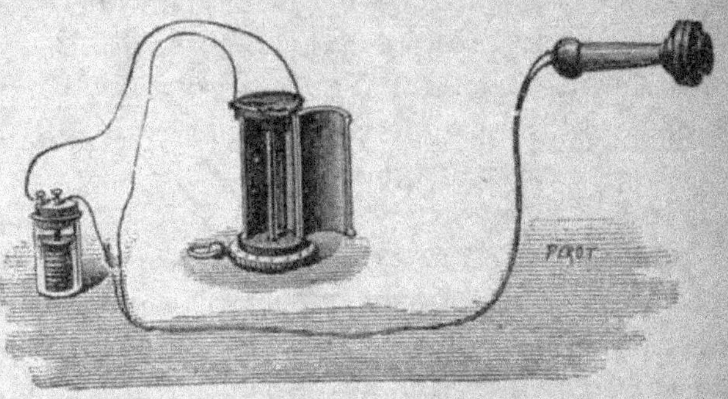

Fig. 189. — Microphone cylindrique Trouvé en position pour percevoir les plus faibles bruits, mais des bruits saccadés.

quelconque qui ne seraient pas entendus directement à l'oreille.

Il en est autrement si on le suspend par ses cordons à une potence (fig. 190). Dans ces conditions, on entend à peine le bruit de la montre, ainsi que les bruits de frottements légers ; mais, par contre, les vibrations sonores sont seules transmises et acquièrent une grande netteté. Le timbre de la voix est aussi parfait qu'avec deux téléphones ordinaires.

La sensibilité varie avec l'inclinaison de l'instrument ; elle est maximum lorsqu'il occupe la position verticale, comme dans la figure 190. Il devient de moins en moins sensible jusqu'à la position horizontale.

Ces différentes inclinaisons et, comme conséquence

la graduation, s'obtiennent avec la plus grande facilité en faisant varier la longueur d'un des fils de suspension, sans toucher à l'autre, de façon à lui faire prendre toutes les positions.

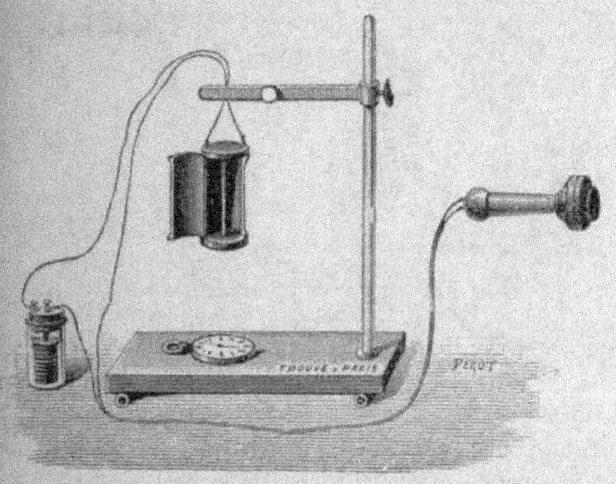

Fig. 190. — Microphone cylindrique Trouvé en position pour recevoir uniquement les vibrations sonores.

Placé sur une sorte de petite planchette en équerre, maintenue appliquée sur une ceinture élastique dans le voisinage du cœur et des poumons, il révèle les bruits anormaux ou morbides dont ces organes sont le siège.

La figure 191 représente un autre modèle très simple et très peu cher du microphone Trouvé.

Il n'est plus composé que d'un pied et d'une tige isolante supportant un chapeau, et le crayon de charbon artificiel est intercalé entre ce pied et le chapeau.

Le disque peut tourner autour de la tige pour permettre le réglage, en donnant toutes les obliquités au crayon de charbon.

Désirant soustraire le microphone aux causes de

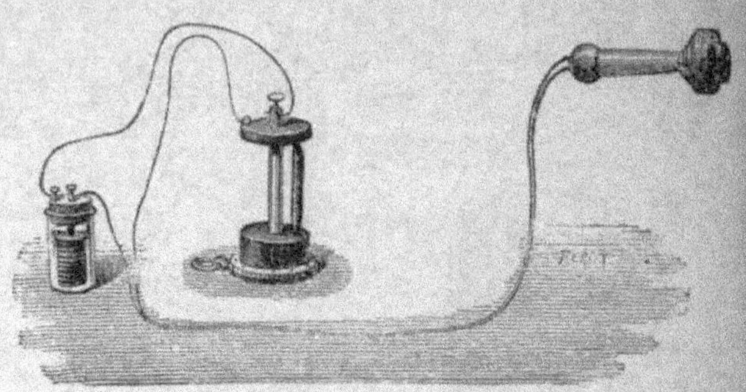

Fig. 191. — Microphone Trouvé très simplifié.

perturbations extérieures auxquelles cet appareil est trop fréquemment soumis, nous nous sommes spécialement appliqué avec la collaboration de M. H. de Boyer à créer un microphone qui, bien que très sensible ne se laissât pas influencer, et susceptible d'être appliqué aux recherches physiologiques. L'appareil (fig. 192) constitue une véritable chambre microphonique avec laquelle des expériences, physiologiques ou autres, pourront être effectuées dans des conditions déterminées et capables d'être modifiées au gré des expérimentateurs. On voit qu'il consiste essentiellement en deux circuits électriques isolés l'un de l'autre ; dans le cas des expériences de physiologie musculaire que MM. de Boyer et Trouvé ont communiquées à la Société de biologie, le 17 janvier 1880, l'un de ces circuits était excitateur du muscle, l'autre communiquait, nécessairement, avec le téléphone.

Les contacts de ces circuits se font tous au mercure, et le modèle du microphone employé dans ces derniers essais était vertical ; il suffira, du reste, d'un

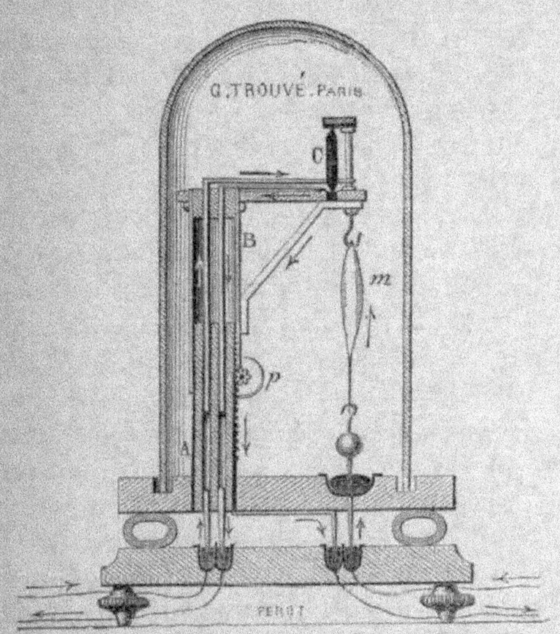

Fig. 192. — Microphone de MM. de Boyer et Trouvé destiné aux recherches générales de physiologie.

A, tube fixé au socle supérieur.— B, tube portant la potence et le microphone C. Ce tube est monté à frottement dur sur le tube A, et s'abaisse ou s'élève à volonté au moyen d'une crémaillère et d'un pignon p. — C, microphone très sensible. — m, muscle en expérience ; il porte suspendu à son extrémité une petite boule munie d'un crochet et d'une pointe en platine qui plonge dans un godet de mercure. Les flèches situées à gauche du dessin indiquent le sens du courant microphonique ; celles de droite, le sens du courant excitateur.

coup d'œil sur la figure et la légende explicative pour nous dispenser d'une plus ample description.

Ayant complètement soustrait le microphone aux

influences autres que les chocs mécaniques, MM. de
Boyer et Trouvé ont constaté que le travail du muscle
sain ne donne pas lieu à un choc mécanique, qu'il
agit par ondulations lorsqu'il est libre de se contracter
sans effort et sans résistance. Des dispositions nouvelles permettraient d'expérimenter sur les vibrations
moléculaires qui peuvent se produire dans le muscle.

Nous avons d'ailleurs présenté sur ce sujet spécial
le 15 juillet 1877, à la Société de biologie de Paris,
un appareil destiné à donner une idée du mode de
contraction musculaire. La *Gazette des Hôpitaux* du
17 juillet donnait la description de cet appareil :

« M. Onimus présente à la Société, au nom de
M. Trouvé, un appareil électrique destiné à mettre
en évidence le mode de contraction musculaire.

« M. Trouvé, frappé des effets considérables que
produisait sur ses muscles un faible courant électrique, a pensé que là devait résider un des principaux récepteurs de la force électromotrice. Ce fut
dans ce sens qu'il dirigea ses expériences, dont le
résultat fut la construction d'un instrument répondant
à toutes les affections du muscle.

« M. Trouvé a assimilé les molécules actives du
muscle à de petits électro-aimants s'attirant par leurs
pôles contraires. Il est facile de comprendre de suite
le travail produit par un pareil mécanisme. L'effort
exercé par deux électro-aimants, multiplié par la surface de section, donne bien l'idée du travail produit
par le système et l'amplitude du mouvement, mais ne
peut rendre compte des effets considérables observés
sur le muscle. Aussi M. Trouvé, continuant son étude,
acquit la preuve qu'il fallait nécessairement totaliser

chaque effort individuel des électro-aimants, car ce total devait donner mathématiquement la résultante de la puissance totale du système, et par cela même, fournir une plus haute idée de l'énergie du muscle.

« Quel pouvait être maintenant le mécanisme pouvant totaliser les efforts? M. Trouvé, se rappelant ce jeu des enfants appelé grenouillette, qui consiste dans des parallélogrammes articulés faisant mouvoir des

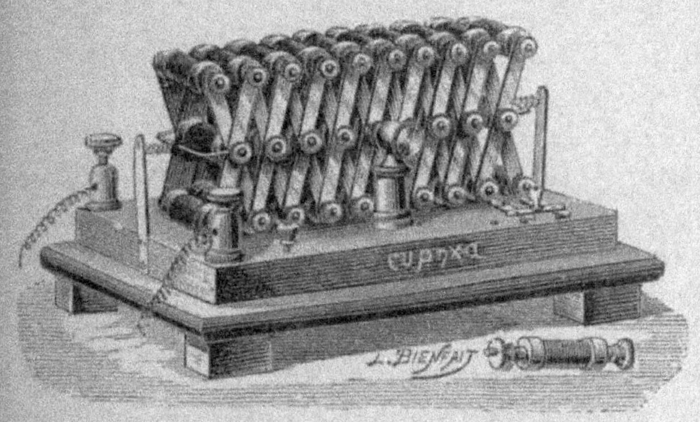

Fig. 193. — Muscle artificiel Trouvé.

soldats, construisit un appareil (fig. 193) qui se compose d'une série d'électro-aimants s'attirant entre eux par leurs pôles contraires, et réunis par des parallélogrammes articulés qui en totalisent les efforts. Sans oser rappeler, en aucune façon, la forme du muscle, et sans prétendre en reproduire tous les effets, ce petit appareil en explique cependant quelques propriétés, et permet, dès maintenant, de formuler la théorie suivante :

« La puissance d'un muscle est la résultante de

toutes les attractions moléculaires partielles. Ce petit appareil explique, d'une façon très satisfaisante, la contraction totale d'un muscle, par l'électrisation localisée (méthode de Duchenne, de Boulogne) sans avoir recours à des actions réflexes ou à la propagation de l'ébranlement moléculaire.

« Il permet encore d'expliquer la persistance de la contraction musculaire par la persistance du magnétisme. »

On doit à M. le Dr Boudet de Pâris d'autres microphones qui ont donné, entre ses mains, des connaissances précieuses sur la dynamique du muscle.

Son myophone, entre autres (fig. 194), se compose d'un transmetteur téléphonique B fixé dans l'axe d'une cavité hémi-ellipsoïque close hermétiquement par une membrane de parchemin ou d'ébonite renforçant les vibrations communiquées.

Le système microphonique est formé de deux charbons H, D, dont le premier est solidaire du téléphone et le second supporté par un chariot à vis permettant le réglage.

Dans le circuit est intercalé une pile et un récepteur téléphonique.

Le myophone a démontré à M. Boudet de Pâris, que si le muscle sain ne produit aucun bruit, les muscles paralysés donnent un bruit très faible.

« Les piles que l'on doit employer de préférence (pour actionner les microphones), dit M. Boudet de Pâris [1], sont évidemment celles qui donnent

___

[1] *Des Applications du téléphone et du microscope à la physiologie et à la clinique.*

le courant le plus constant. Mais ici intervien-
nent d'autres considérations, et tout d'abord celle
de la nature même du courant. Toutes les expériences que j'ai entreprises à cet égard m'ont
démontré que les courants de *tension*, fournis par
des piles à grande résistance intérieure, sont bien
préférables aux courants de *quantité*, piles à grandes
surfaces et à faible résistance intérieure. C'est du

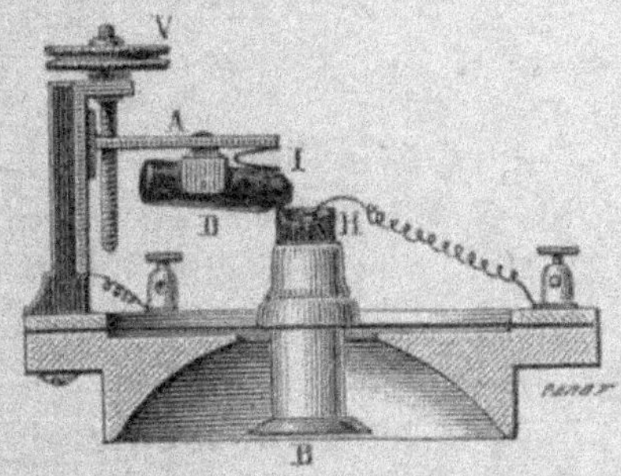

Fig. 194. — Myophone Boudet de Pâris.

A, chariot portant un charbon mobile. — B, transmetteur téléphonique
explorateur. — D, charbon mobile. — H, charbon fixe. — I, ressort de papier
réglant la pression des charbons. — V, vis micrométrique pour descendre
ou relever à la main le chariot A.

reste ce qui ressort des expériences de la plupart des
physiciens, puisque, pour les communications micro-
téléphoniques à de grandes distances, on substitue
les courants induits aux courants continus (système
Edison).

« Depuis longtemps déjà, E. Gray avait reconnu la
valeur de ce principe : « les émissions électriques
« doivent avoir une tension considérable pour rendre
« l'effet perceptible à l'oreille. »

« Le courant qu'il faudra employer de préférence

sera donc celui fourni par des piles constantes, à petites surfaces, et réunies en tension, c'est-à-dire par leurs pôles de noms contraires.

« Les petits éléments au sulfate de cuivre construits par Trouvé sont excellents pour ce genre d'expériences ; avec deux couples seulement, le téléphone reproduit les bruits du cœur et du muscle en contraction avec assez d'intensité pour les rendre perceptibles à plusieurs centimètres de son embouchure. »

Un des plus ingénieux instruments d'électrophysiologie est le *pont différentiel à induction* du même auteur ; c'est une véritable balance électrique permettant de reconnaître et de graduer des intensités des plus minimes.

Sur la bobine inductrice B sont enroulés, en sens contraires, deux circuits indépendants de résistances parfaitement égales. Le noyau est en fer doux et le tout repose sur une planchette de 10 centimètres de côté portant plusieurs bornes. Les rhéophores de la pile viennent aux bornes *a* et *b*.

Celui qui vient en *a* traverse au préalable le système d'un électro-aimant et d'un diapason[1] (fig. 195)

---

[1] Dans ces dernières années, M. Boudet de Pâris avait spontanément reconnu la supériorité, dans le cas présent, de notre interrupteur à mouvement d'horlogerie (fig. 109) sur le diapason électrique (fig. 255), pour donner, dans des conditions semblables, des courants toujours comparables et des résultats physiques ou physiologiques identiques. C'est que l'interrupteur, très précis, fournit des courants *de durées égales quel que soit le nombre des intermittences à la seconde*, du moins dans de très larges limites.

Le champ des variations du diapason n'est pas non plus

formant interrupteur, puis il se bifurque à la borne. L'une des branches va s'enrouler de *droite à gauche* sur la bobine centrale, et revient à la borne *b* et à la pile P. La seconde branche (pointillée) s'enroule au

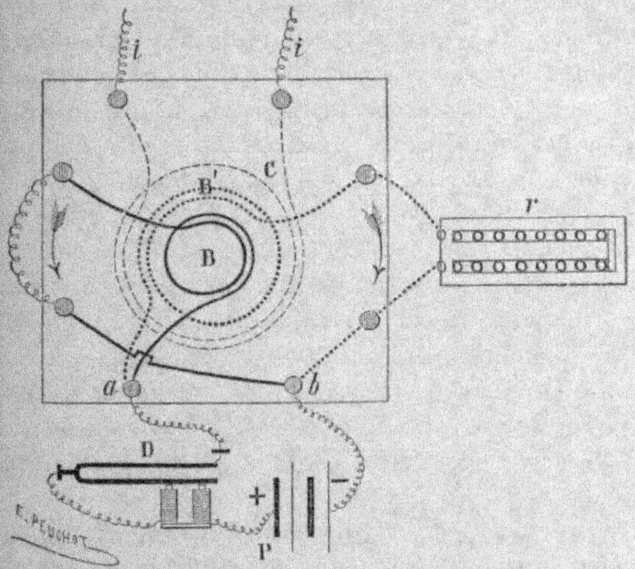

Fig. 195. — Pont différentiel de Boudet de Pâris à induction.

contraire de *gauche à droite*, rejoint une borne et un rhéostat puis rentre par la borne *b* à la pile.

Quant au fil induit dont les extrémités sont fixées

considérable et ne s'étend guère aux courants de petite fréquence, tandis que celui de l'interrupteur est pour ainsi dire indéfini et convient aussi bien, sinon mieux, dans les cas de petite fréquence que dans ceux des vibrations très rapides. On comprend ainsi la décision qu'avait prise l'éminent thérapeute de substituer, dans son pont différentiel, l'interrupteur à mouvement d'horlogerie au diapason.

en *i* et *i'*, il s'enroule sur les deux circuits inducteurs et se trouve relié à un téléphone.

Quand les résistances de ces deux circuits inducteurs inverses sont exactement équivalentes, le téléphone n'accuse aucun bruit à l'oreille. Mais si la résistance vient à augmenter ou diminuer l'intensité du courant dans l'un d'eux, ce qui s'obtient facilement par la manœuvre du rhéostat, il n'y a plus de juste compensation dans les inducteurs et il se produit un courant induit que le téléphone dénonce.

Le pont différentiel se prête très bien à la mesure de la sensibilité de l'oreille ; seulement l'interrupteur à diapason ou à mouvement d'horlogerie est remplacé souvent ici par un microphone (fig. 196). Une oreille fine ou hyperesthésiée perçoit dans un téléphone ordinaire des variations de résistance de 2 ou 3 ohms et moins, quand une oreille paresseuse n'est sensible qu'à une différence de 5, 10, 20, 40, 50 ohms et plus.

L'emploi de l'interrupteur à mouvement d'horlogerie s'impose ici avec plus de rigueur encore que dans le cas du pont différentiel simple. (Voir la note de la page 386.) Tout d'abord les inconvénients du microphone dans un cas semblable sautent aux yeux. Dès 1888, Boudet de Pâris recommandait (*Electricité médicale*) de délaisser le microphone pour le diapason. « On a fait, disait-il, à l'emploi du microphone une objection fort juste ; en effet, les microphones diffèrent beaucoup entre eux ; leurs vibrations, pour un son d'une même intensité, ont rarement des amplitudes semblables ; par conséquent, toutes choses égales d'ailleurs, les résultats du pont différentiel varient avec les microphones employés. Il est donc préférable de supprimer cet instrument, et, puisque le téléphone récepteur produit toujours un son, quel que soit le mode de variation du courant, on

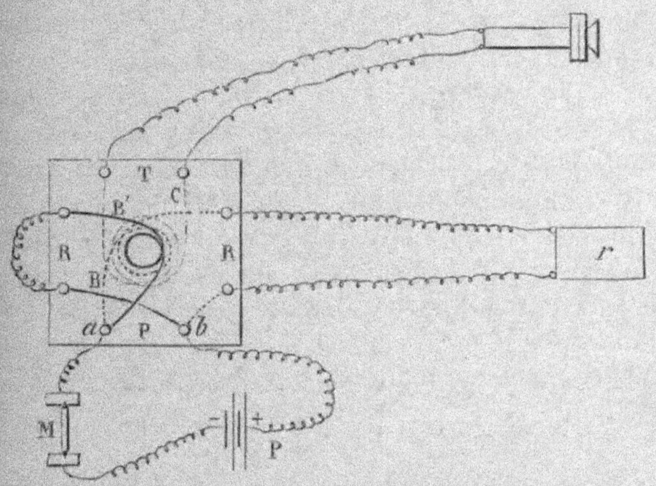

Fig. 196. — Pont différentiel de Boudet de Pâris disposé pour la mesure de la sensibilité auditive.

remplace le microphone par un diapason interrupteur... » Boudet de Pâris n'avait pas poussé assez loin, tout d'abord, sa critique. Il se serait vite aperçu et effectivement il s'est finalement convaincu que, tout comme les microphones, les diapasons « diffèrent beaucoup entre eux » et que des courants d'intensités égales sont loin de leur imprimer des amplitudes égales et, comme conséquence, des tonalités semblables; ce sont pourtant ces tonalités qui servent à graduer les courants et à juger de leur grandeur.

Evaluer la sensibilité auditive d'un sujet dans ces conditions ne comportait pas une précision bien rigoureuse, d'autant que la sensibilité auditive du médecin lui-même, l'éducation musicale de son oreille, était une *équation personnelle* qu'il aurait fallu déterminer préalablement; et la chose présente toujours quelque difficulté assez grande.

Avec l'interrupteur à mouvement d'horlogerie, tous ces inconvénients disparaissent. On est sûr, avec cet instrument, le générateur d'énergie étant constant, d'avoir au moment voulu le nombre d'interruptions voulu, sans qu'on ait à tenir compte d'aucun coefficient personnel, et cela avec des courants constamment égaux en durée brutalement rythmés. Le téléphone récepteur des courants vibre donc toujours dans les mêmes conditions, et c'est là la condition essentielle.

C'est lors d'une visite dans notre laboratoire que M. Boudet de Pâris reconnut la supériorité de notre interrupteur sur le diapason dans le pont différentiel audiométrique. Nous faisions monter pour MM. Weiss et Mergier, de la Faculté de médecine, un de ces interrupteurs. M. Boudet nous fit l'honneur de nous demander de lui confier un des appareils, et peu de jours après il venait nous faire part des heureux résultats qu'il en tirait et de sa résolution de l'adopter définitivement. La mort l'a empêché de publier ses observations.

Le pont différentiel peut encore servir à la mesure des résistances. En effet, si on intercale la résistance à mesurer dans le premier circuit après avoir mis en

placé l'interrupteur, on aura à lecture directe sur le
rhéostat la résistance cherchée, quand, à l'aide de ce
rhéostat, on aura introduit une nouvelle résistance

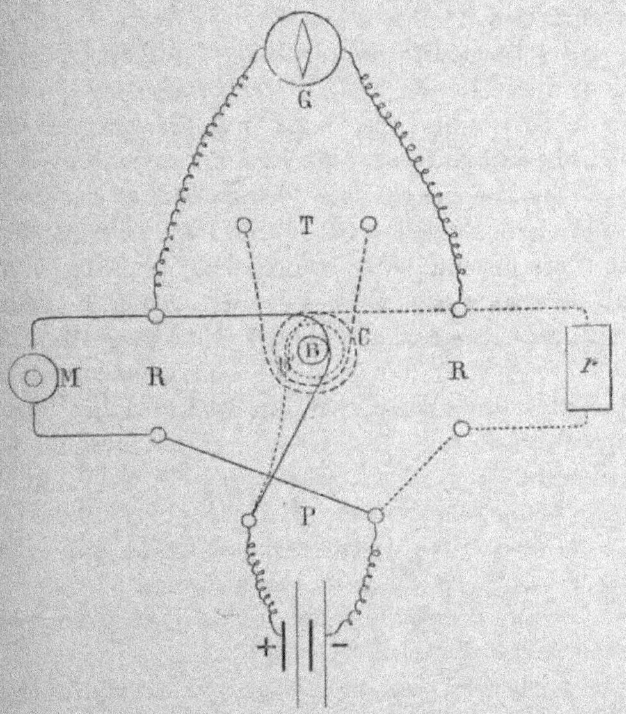

Fig. 197. — Pont différentiel de Boudet de Pâris disposé pour
la mesure des résistances ou excitants.

telle que l'oreille ne percevra plus aucune vibration
téléphonique.

Le téléphone peut d'ailleurs être remplacé par un
galvanomètre très sensible à fil fin G (fig. 197).

Là ne se bornent pas les services que le téléphone et le microphone, malgré leur création récente, ont rendus à la physiologie et à la clinique. Richardson et Boudet de Pâris sont parvenus à l'appliquer à l'auscultation.

« Dans l'auscultation ordinaire, dit le Dr Larat, dans son excellent *Précis d'électrothérapie*, l'oreille perçoit des sons qui sont une résultante d'un ensemble de bruits secondaires. Le microphone, au contraire, dissocie ces sons. Ainsi, à l'état normal, le premier bruit cardiaque entendu au niveau de la pointe est un son clair, court et de tonalité élevée, quand on ausculte avec l'oreille. Avec le microphone, on entend un son sourd et de basse tonalité. Il est bien certain néanmoins que le bruit révélé par le microphone est le vrai, puisque, produit par la contraction du muscle cardiaque, il est forcément de basse tonalité et d'une assez grande durée, tandis que le bruit recueilli par l'oreille provient surtout du choc de la pointe du cœur contre la paroi thoracique et un peu du bruit valvulaire.

« L'emploi du microphone exige donc un apprentissage particulier.

« L'instrument nommé *sthétoscope microphonique* reçoit les bruits intra-thoraciques au moyen d'une transmission par l'air.

« Les bruits à étudier sont recueillis localement par une petite embouchure et conduits par un tube de caoutchouc jusqu'à l'intérieur d'une capsule métallique recouverte d'une fine membrane tendue et sur laquelle est fixé le contact variable du microphone. »

C'est, comme nous l'avons dit, Richardson qui le premier imagina d'appliquer le microphone à l'auscultation.

Voici, d'après *the Lancet* (25 octobre 1879), traduction du Dr Bardet [1], les résultats obtenus par Richardson et présentés par lui à la Société royale de Londres :

« Les bruits recueillis sont au nombre de trois : l'un est long, correspondant à la ligne d'ascension du tracé sphygmographique et représentant l'impulsion du ventricule gauche. C'est le premier bruit ; un autre correspond à la ligne descendante et oblique du tracé, c'est le deuxième bruit ; et le troisième correspond à la petite ascension du tracé, causée par l'occlusion des valvules aortiques.

« Dans les cas de maladie, les trois bruits ordinairement fournis par le téléphone sont modifiés de diverses façons.

« Dans les palpitations, pendant le paroxysme, on n'entend plus trois bruits distincts, mais un bruit rotatoire, rappelant celui d'une roue de moulin tournant très vite.

« Dans les cas d'insuffisance aortique avec régurgitation, il existe un quatrième bruit, très court, souvent très distinct et facile à reconnaître.

« Quand l'impulsion ventriculaire est augmentée, le premier bruit est prolongé et le second est moins prononcé.

« Le manque de force du ventricule est indiqué par la brièveté du premier bruit, et le relâchement

---

[1] *Traité élémentaire et pratique d'Électricité médicale.*

artériel s'accuse par la faiblesse des deuxième et troisième bruits.

« Les intermittences du cœur sont marquées, dans les cas graves, par des intervalles de silence complet ; mais dans les cas moins prononcés, lorsque le malade est lui-même inconscient de ces intermittences, on peut entendre une série de bruits ou de vibrations très délicates, comme si le ventricule, incapable de donner un véritable battement, n'envoyait pas moins le sang dans l'arbre artériel.

« Dans l'anémie, outre les trois bruits ordinaires, on entend souvent un faible murmure ; et dans certains cas, alors même que l'anémie n'est pas le symptôme prédominant, on peut encore parfois reconnaître ce murmure. »

Boudet de Paris, auquel rien de ce qui touche à la télémicrophonie physiologique n'est étranger, a modifié l'appareil de Richardson en lui adaptant le principe et la physionomie de son myophone, perfectionné et rendu plus sensible pour la circonstance (fig. 198).

La légende suffit à la compréhension de l'appareil.

Comme le sphygmophone ci-dessus avait l'inconvénient grave de peser sur les vaisseaux auscultés, M. Boudet l'a remplacé dans quelques cas par un nouveau microphone à transmission (fig. 199).

Dans une boîte est enfermé un tambour T assez semblable à ceux de M. Marey et dont la membrane c' faite en vessie de porc est fortement tendue. Ce tambour est en communication par tube acoustique avec un petit embout d'ivoire ou de corne B, en forme d'entonnoir, qui constitue l'explorateur et ne s'applique que par son poids très léger sur la peau, au niveau des vaisseaux.

Un des charbons microphoniques est collé sur la

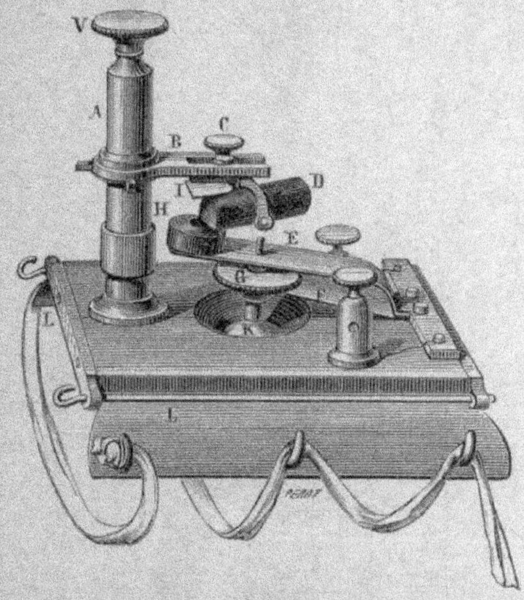

Fig. 198. — Sphygmophone de Boudet de Pâris.

A, guide de cuivre du chariot B. — B, chariot portant un des charbons.— C, vis de serrage pour avancer ou reculer le charbon mobile D. — D, charbon mobile. — E, ressort métallique portant le charbon H. — F, ressort portant le transmetteur téléphonique explorateur. — G, vis régulatrice des pressions de l'explorateur K sur l'artère. — H, charbon de contact. — I, ressort en papier écolier réglant la pression des charbons. — V, vis micrométrique réglant la hauteur du chariot B sur le guide A. — L, ailettes mobiles maintenant l'appareil sur le bras.

membrane c; l'autre est maintenu par une fourchette fixée à un pied métallique où aboutit l'un des pôles de la pile. Le réglage s'opère par un moyen très

simple indiqué à M. Boudet par M. d'Arsonval. Le
ressort en papier est remplacé par l'attraction
qu'exerce une vis M en acier aimanté sur une petite

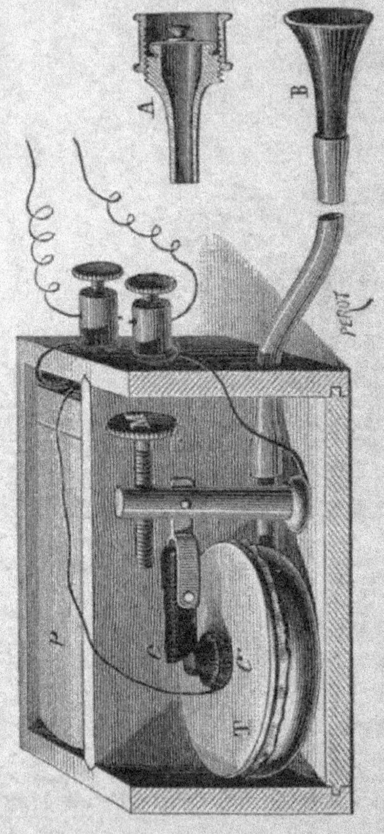

Fig. 192. — Microphone Boudet de Paris à transmission.

aiguille d'acier couchée sur la partie supérieure du
charbon horizontal.

Thomson, chirurgien anglais à l'*University Col-
lege hospital*, a tenté de son côté d'appliquer le

microphone à la recherche des calculs vésicaux.

Voici les principaux passages de la leçon du célèbre professeur anglais tels que nous les trouvons dans *Le microphone et ses applications en médecine* du Dr Giboux.

« J'ai entre les mains une sonde ordinaire à laquelle est adapté un microphone. Vous voyez un petit morceau de charbon de cornue transversalement placé sur le premier. Si je frappe maintenant un corps quelconque avec le bec de la sonde, une onde sonore se propage à travers le métal de l'instrument et arrive sur ce morceau de charbon qui, mobile, reçoit le mouvement et le transmet au circuit. Il suffit de toucher la pointe d'une épingle, l'onde se forme et progresse, un changement moléculaire s'effectue dans ce fragment de charbon : ici cesse l'onde acoustique, qui se change en courant électrique capable de reproduire dans un téléphone le son qui a donné lieu à cette ondulation. Mais voyez le côté mystérieux de l'appareil ; bien que l'onde sonore soit faible, elle est amplifiée à l'instant même où elle devient onde électrique...

« Voici une vessie artificielle en gutta-percha contenant un petit calcul. Vous voudrez bien supposer que nous soupçonnons la présence dans cette vessie d'un calcul ou d'un fragment de pierre que nous y aurions laissé. Avec une sonde ordinaire vous pouvez bien atteindre ce corps ; mais cela ne saurait vous donner la certitude de sa présence. Si vous employez l'instrument que voici et si vous touchez avec cette sonde un calcul, même minime, le téléphone vous le révélera à l'instant, comme cela se passe dans l'expé-

rience que je pratique en ce moment sous vos yeux.
J'ai déjà expérimenté sur le vivant, et je regrette de
ne pas avoir aujourd'hui le malade à ma disposition.

« Il y a eu quelques difficultés pour construire un
microphone qui pût servir à l'usage auquel nous le
destinions. Il en est de cet instrument comme du
baromètre anéroïde. Ainsi, par exemple, si vous voulez
mesurer du niveau de la mer jusqu'à cinq mille
pieds, vous vous servirez d'un instrument gradué
pour cet usage ; mais si vous désirez mesurer une
hauteur double, vous aurez nécessairement besoin
d'un autre instrument. Un baromètre anéroïde ne
suffirait pas pour connaître la hauteur, à diverses
altitudes, du mont Blanc, dont le haut sommet mesure
quinze mille pieds par exemple ; dans ce cas, vous
auriez recours au baromètre à mercure, l'anéroïde
ne donnant des indications précises que pour une
hauteur préalablement déterminée.

« Ainsi en est-il du microphone. Si je plaçais dans
ce circuit un modèle ordinaire de cet instrument,
nous n'obtiendrions pas de bons résultats. Notre microphone, je vous l'ai montré, n'est pas assez délicat
pour révéler le vol d'une mouche. M. le professeur
Hughes dit qu'avec le microphone ordinaire la pro-
menade d'une mouche enfermée dans un sachet de
mousseline fait autant de bruit que le pas d'un élé-
phant sur le pavé, ce que j'ai moi-même perçu d'une
manière parfaite [1]. Dans une exhibition publique de
cet instrument devant un auditoire composé d'en-

____

[1] Les microphones des figures 189 et 190 permettent de reproduire très exactement ces intéressantes expériences.

viron 1,000 à 1,200 personnes, on employa un grand
téléphone : c'était un appareil circulaire en forme de
trompette, qui conduisait les sons à l'oreille de tous
les assistants. Cette disposition, qui ne laisse rien à
désirer pour une conférence publique, ne convien-
drait pas dans la recherche de la pierre.

« J'ai besoin de vous montrer maintenant comment l'instrument peut être employé auprès d'un
malade privé ou dans une salle d'hôpital.

« Comme je vous l'ai déjà dit, le microphone à
employer ne doit pas être assez sensible pour transmettre le bruit produit par les pas d'une mouche.
S'il en était autrement, quand vous introduiriez l'instrument dans la vessie, vous entendriez mille bruits
divers causés par les frottements de la pièce contre
l'urèthre et la vessie, et il vous serait impossible de
percevoir le choc du bec de la sonde contre le calcul.

« Vous pourrez juger, par ce que je viens de vous
dire, de la difficulté que l'on rencontre souvent pour
faire servir à la pratique les découvertes scientifiques. Notre microphone, tel qu'il est là maintenant
devant vous, vous paraît d'une construction facile,
mais il a fallu quelques heures de travail pour trouver
la disposition que nous lui avons donnée...

« Soyez persuadés que vous n'obtiendrez pas un
son différent suivant les différents corps frappés. Le
courant électrique amplifie seulement l'onde acoustique produite dans l'instrument métallique, mais
elle ne donne pas un son distinct pour chaque corps.
Que vous touchiez un morceau d'étoffe, un caillou,
la membrane muqueuse de la vessie, ou un calcul,
le bruit est toujours le même, comme vous pouvez

en juger par l'expérience que je fais actuellement.

« Si vous aviez une batterie trop puissante, le bruit dû au frottement de la sonde serait augmenté, et vous ne réussiriez pas dans votre tentative. Les échos réunis d'une chambre peuvent également s'opposer à la réussite de l'expérience.

« Je vais maintenant placer la sonde dans la vessie artificielle ; dès que je touche le petit calcul avec le bec de la sonde, vous entendez un bruit aigu. La vessie contient de l'eau sale et boueuse, et je ne puis préciser moi-même le moment auquel je touche le calcul, mais ceux d'entre vous qui écoutent avec le téléphone perçoivent le bruit produit par le choc.

« En résumé, vous pouvez, au moyen de cet instrument, acquérir la certitude de l'existence de petits calculs dans la vessie, tandis que, jusqu'à ce jour, vous n'aviez pour vous aider dans ce diagnostic que le toucher et l'ouïe naturelle.

« Il est évident que cette nouvelle invention, qui augmente l'importance du cathétérisme dans la recherche des corps étrangers, est également applicable au cas où une balle, un éclat d'obus, une esquille ou tout autre corps serait placé au fond d'une plaie. »

Il nous est permis de ne point nous associer entièrement à ces conclusions du Dʳ Thomson. Sans doute on peut nous accuser d'être ici juge et partie ; pourtant un observateur impartial ne reconnaîtra sûrement aucune supériorité en cystologie de la méthode microphonique sur la méthode d'exploration électrique simple (observation du Dʳ Perrin, p. 361) ou mieux encore sur la méthode polyscopique.

Malgré les précautions prises, le chirurgien n'aura jamais, en entendant les chocs divers de son microphone, la certitude parfaite qu'il a touché un calcul. Si, au contraire, armé du cystoscope électrique, il procède à l'examen minutieux de l'organe, l'éclairement intense lui fournira des renseignements que tout autre mode d'exploration serait incapable de donner.

Quant à ce qui est des balles, des éclats d'obus, etc., restés au fond de la plaie, il est assez évident que de simples chocs sont tout à fait insuffisants pour différentier un os d'un projectile, et à plus forte raison les projectiles plomb ou cuivre entre eux. Seul l'explorateur électrique peut donner avec certitude ces nécessaires indications.

La *balance d'induction de Hughes* (fig. 200) elle-même est bien inférieure sous ce rapport spécial à l'explorateur électrique.

Outre qu'elle ne permet nullement de différencier les projectiles, elle est souvent impuissante aussi à dévoiler d'une façon certaine la présence du corps étranger, et la sensibilité auditive de l'opérateur joue, là encore, un rôle assez important.

L'explorateur électrique, au contraire, basé sur la propriété physique, immuable, par conséquent, de la conductibilité électrique des métaux, dénonce par un signe toujours le même, d'intensité invariable, la présence du projectile recherché. Il n'admet aucune appréciation subjective, ambiguë ou douteuse. Il permet en outre de déterminer, très exactement, ce que ne peut faire la balance, ou qu'elle ne fait, dans les cas exceptionnellement favorables que d'une

façon très vague, la profondeur à laquelle s'est logé
le projectile. Il faut, en effet, pour que la balance
donne des indications un peu satisfaisantes, que la
nature et le volume de ce projectile soient connus,

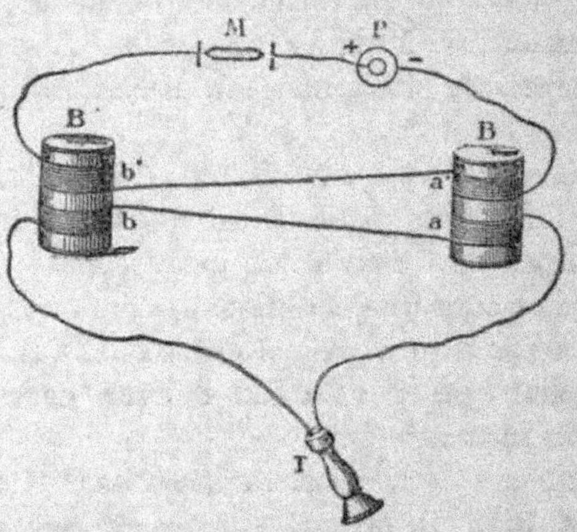

Fig. 200. — Balance d'induction de Hughes.

et c'est fait rare ; on ignore la plupart du temps le
calibre de l'arme à feu et, dans les explosions, la
nature même du projectile. Dans toutes les observations rapportées ci-dessus (p. 341 et suivantes), sauf
dans celle du Dr Polaillon pour la fourchette (p. 366),
la balance n'eût été d'aucune utilité.

Nous n'insistons pas davantage sur ce point, mais
nous devons bien dire cependant que, où la supériorité de l'explorateur s'accentue encore, c'est surtout
pendant la période d'extraction du projectile ; là, où
la délimitation des contours de ce corps et son mode
d'enkystement dans les tissus sont notions pour ainsi
dire indispensables, où ce projectile fuit sous la pres-

sion continuelle qu'exerce l'opérateur pour le dégager, où enfin il est souvent si solidement établi qu'il faut l'extraire à la curette parcelle par parcelle, comme le montre une des observations de M. le professeur Berger (p. 353), et l'observation du Dr Guyon rapportée page 359.

Le principe de la balance de Hughes n'est autre que celui que Boudet de Pàris a utilisé depuis dans son pont différentiel :

Sur deux bobines B,B sont enroulés deux circuits, l'un inducteur, $a'b'$, comprenant une pile P et un microphone M; l'autre, induit, $a\,b$, dans lequel est intercalé un téléphone T.

Le sens de l'embobinage sur chaque bobine est de sens inverse dans les deux circuits et les résistances de ces deux circuits sont parfaitement égales.

Tant que l'égalité d'intensité qui découle de cette équivalence de résistance est maintenue, l'oreille ne perçoit aucun bruit dans le téléphone; mais dès que l'équilibre est détruit d'une quantité même très petite, les bruits du microphone se font entendre.

Une balle approchée de l'induit suffit à faire vibrer le téléphone; il en est évidemment de même si c'est l'induit qui s'approche de la balle. Le bruit du téléphone peut donc servir à indiquer la présence d'un projectile dans les tissus, et c'est cette méthode qui fut employée par Bell pour rechercher la balle de M. Garfield, ancien président des États-Unis.

Non seulement les appareils de l'électrophysiologie permettent de saisir les mouvements les plus faibles de l'économie humaine et leurs bruits les plus imperceptibles à l'oreille, mais grâce au Dr Marey, on

peut les enregistrer. Dans toutes les branches de la
science, le procédé graphique avait rendu les plus
signalés services ; à M. Marey revient l'honneur
d'avoir doté la physiologie de cette féconde méthode.

La surface sur laquelle s'inscrivent en courbe les
variations du phénomène en étude est un cylindre
noirci au noir de fumée tournant autour de son axe
et réglé par un mouvement d'horlogerie bien régulier, de vitesse voulue.

Pour les graphiques de longue durée l'appareil
Marey, appelé *polygraphe* par son inventeur, se complète d'un chariot, mobile parallèlement à l'axe du
cylindre enregistreur, et entraîné lui-même par un
second mouvement d'horlogerie d'une grande régularité.

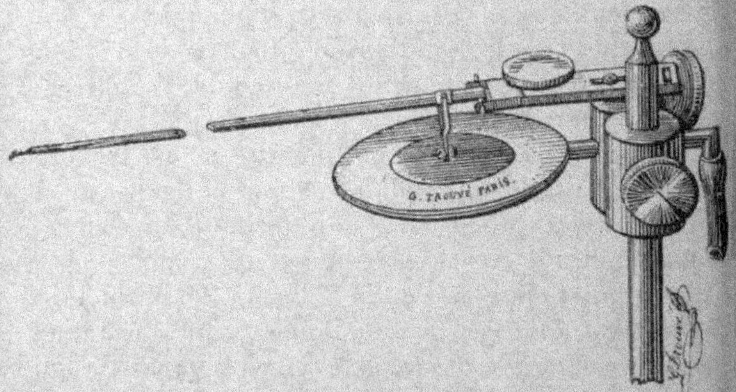

Fig. 201. — Levier du polygraphe Marey.

Dans le *polygraphe Marey*, avec pied (fig. 201),
un léger tambour très aplati est fermé à ses bases
par deux membranes extensibles. Il est rempli d'air.
L'une des membranes est appliquée sur l'organe

dont on veut étudier les mouvements ; sur l'autre on a collé une légère rondelle d'aluminium capable de supporter les attouchements d'un style solidaire du levier enregistreur. Le système style et levier est articulé dans une pièce métallique en forme de fourchette au moyen de deux fines goupilles qui ne lui laissent prendre que les mouvements de la membrane oscillante.

La sensibilité de l'instrument est variable. On la détermine à son gré en faisant seulement glisser le style-curseur sur le levier : pour une même force motrice, celle de l'organe, l'amplitude du graphique augmentera avec la longueur du bras compris entre le cylindre et le style. Deux boutons de réglage permettent d'incliner ou de dévier l'appareil dans toutes les positions utiles.

Le gonflement d'un muscle est d'autant plus fort que la contraction qui le provoque est plus énergique. Sur ce fait d'expérience, M. Marey a inventé une *pince myographique* (fig. 202) pour mesurer la contractilité du muscle.

Une tige verticale porte à son extrémité supérieure une branche horizontale qui peut glisser dans son support. Cette branche a pour fonction de maintenir le tambour plat du polygraphe. Au-dessous d'elle, est un ressort armé d'un style dont le contact est réglé au moyen d'un petit excentrique.

Le muscle est saisi entre la tête métallique du style et une seconde branche horizontale inférieure munie d'un tampon métallique. Les fils d'une bobine aboutissent à ces tampons et amènent au muscle le courant excitateur. Quand l'instrument est suffisamment bien réglé, le muscle en contraction maintenu d'une

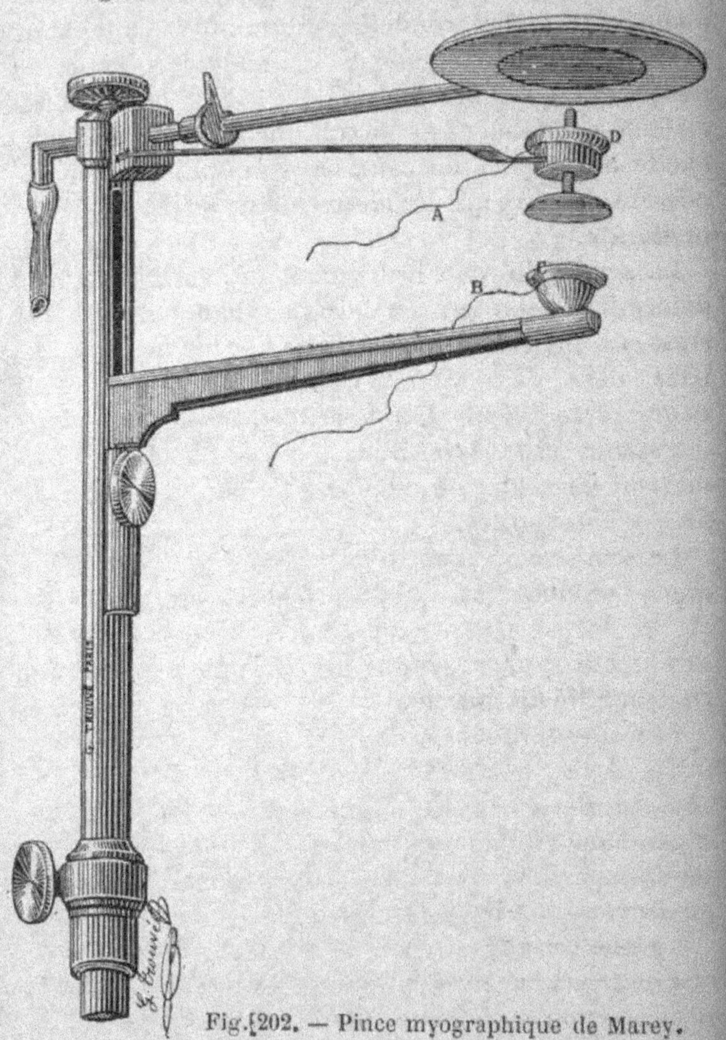

Fig. 202. — Pince myographique de Marey.

part par la branche horizontale soulève le ressort

qui vient buter contre la pastille d'aluminium du polygraphe.

« Cet appareil n'est pas employé en clinique, dit le Dr Jeannel, il peut servir cependant à donner une mesure très frappante de l'état de contractibilité musculaire, il peut enregistrer les mouvements fibrillaires de l'atrophie musculaire progressive, répondant ainsi à une question d'un intérêt incontestable pour la physiologie pathologique. »

Appareils galvanocaustiques.

Quittant les méthodes générales d'investigation ou de diagnostic nous arrivons aux méthodes et aux appareils opératoires.

Galvanocaustie thermique. — La thermocaustie est une branche de la thérapeutique qui remonte loin dans l'antiquité, mais c'est Ambroise Paré qui l'appliqua le premier d'une façon rationnelle, et depuis ce père de la chirurgie, on n'a point cessé de regarder l'application du feu comme un des plus puissants révulsifs; la thermocaustie s'adapte d'ailleurs aujourd'hui à d'innombrables usages.

Les premiers appareils étaient fort rudimentaires. Une simple barre ou tige de fer chauffée à blanc dans un fourneau fut le premier thermocautère, et il est encore de nos jours beaucoup de médecins qui le préfèrent à tout autre pour l'application des pointes de feu.

L'inconvénient capital de ce système c'est de se refroidir assez promptement et de ne pouvoir servir aux opérations un peu longues ou à celles qu'on pratique dans les profondeurs de l'économie.

Le thermocautère Paquelin presque exclusivement

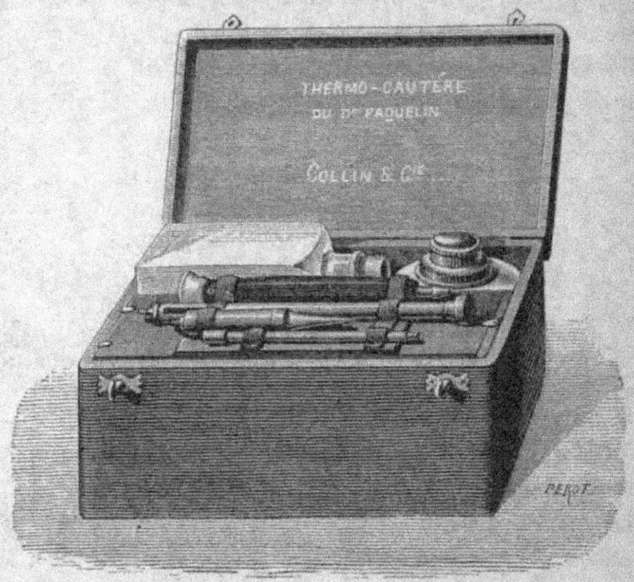

Fig. 203. — Thermocautère Paquelin dans sa boîte.

employé par tous ceux qui n'ont pas encore voulu ou n'ont pu recourir à l'électricité, est, à notre connaissance, l'appareil de son genre le plus commode et le mieux agencé.

Ce thermocautère qui, joint à tous ses accessoires, peut tenir facilement dans une boîte (fig. 203), a l'avantage d'être fort transportable.

Bien qu'il n'ait rien d'électrique, nous le mentionnons pour mieux faire ressortir, par contraste, la supériorité du galvanocautère.

C'est un cautère creux qui monté sur un manche

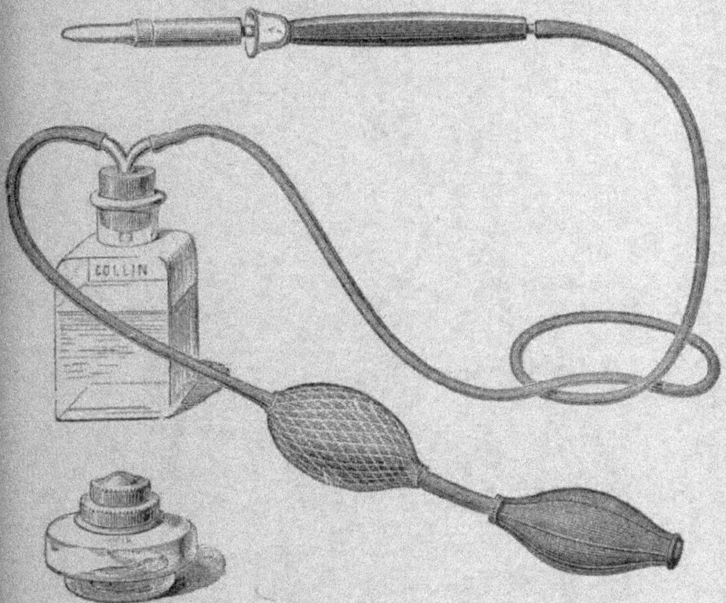

Fig. 204. — Thermocautère Paquelin développé.

mauvais conducteur de la chaleur, mais creusé dans toute sa longueur, est relié à un long tube de caoutchouc communiquant avec un flacon rempli d'essence minérale. Une poire de caoutchouc agit par compression sur cette essence et la projette dans le cautère préalablement rougi (fig. 204).

Au contact de ce cautère la vapeur minérale s'enflamme et maintient l'instrument à une tempé-

rature élevée pendant toute la durée de l'opération,
si on a soin de faire manœuvrer la poire.

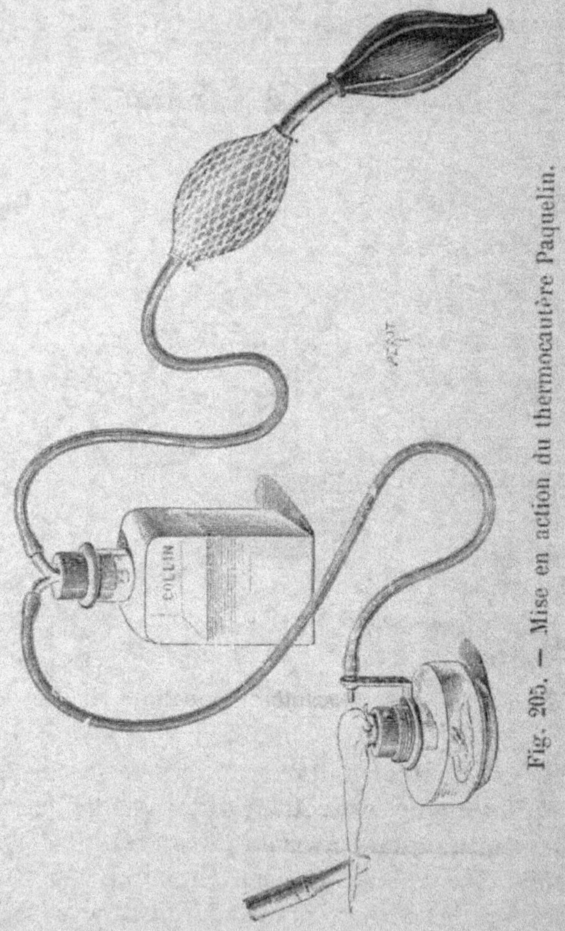

Fig. 205. — Mise en action du thermocautère Paquelin.

Pour le mettre en action on injecte, comme le
montre la figure 205, l'essence combustible sur la

flamme d'une petite lampe à alcool dont le dard vient lécher le cautère de platine et le porte à l'incandescence.

Tout récemment M. Paquelin a perfectionné son appareil par la combinaison d'un nouveau chalumeau à essence minérale qu'il a présenté en ces termes à l'Académie des sciences dans la séance du 17 août 1891.

D'après les *Comptes rendus :*

« L'appareil comprend trois organes essentiels : le chalumeau proprement dit, un carburateur, une soufflerie à double vent.

« Le chalumeau est formé d'un seul tube, comme le chalumeau à bouche des bijoutiers. Le bec a ceci de caractéristique, qu'il émet deux sortes de flammes : une flamme centrale, à pointe très effilée, et de petites flammes latérales, en forme de pétales ou de couronne suivant la direction de leurs canaux, ces dernières servant à amorcer la première et à en entretenir l'activité.

« Le carburateur sert à trois usages : 1° à mélanger air et vapeurs d'essence en quantités variables à volonté; 2° à dépouiller le combustible de tous ses éléments utilisables; 3° à régler à volonté la longueur de la flamme du chalumeau. Ces résultats sont obtenus simultanément au moyen de deux robinets et d'un saturateur. L'un des robinets, dit *doseur-mélangeur*, a une structure spéciale ; l'autre est le type courant.

« Le doseur-mélangeur, en raison de la double canalisation de son boisseau et de la rainure oblique de sa clef, distribue l'air de la soufflerie partie à l'intérieur du carburateur, partie directement au chalumeau, de façon à modifier le mélange au gré de l'opérateur.

« Le saturateur présente deux dispositions : ou bien c'est un tube plongeur, dit *bourbouilleur*, à extrémité inférieure recourbée, terminée en cul-de-sac et percée de trous horizontaux alternants; ou bien c'est un injecteur pulvérisateur dit *système Giffard*, par exemple. Dans le premier cas, il pulvérise le liquide, en vase clos, en même temps qu'il s'imprègne de ses vapeurs.

« En tournant progressivement la clef du robinet doseur-mélangeur, on arrive aisément à réaliser les conditions d'une parfaite combustion; c'est ce dont on est averti par l'aspect même de la flamme. Celle-ci, d'abord largement teintée de blanc et fuligineuse, va s'épurant jusqu'à devenir d'un bleu violet et d'une grande limpidité. A ce point, elle a son maximum d'intensité calorifique. Un petit amas de fils de platine de 1/2 millimètre, exposé entre deux flammes pointe à pointe, la soufflerie fonctionnant à toute vitesse, a subi un commencement de fusion. Or, suivant M. Debray, le platine fond à 1800°.

« En ouvrant plus ou moins le deuxième robinet, qui est de type ordinaire, on allonge ou on raccourcit à volonté la flamme.

« En modifiant les rapports entre la section de l'orifice central du bec et celle de ses trous latéraux d'amorçage, on obtient des flammes de diamètres différents, depuis 1 millimètre à la base jusqu'à 3, 4 millimètres et au delà. »

De son côté, M. Bay avait présenté à la séance précédente, du 10 août, une note sur un nouveau foyer d'incandescence propre à chauffer des thermocautères.

« Ce foyer, dit M. Bay dans sa note publiée par les *Comptes rendus*, analogue au thermocautère, est susceptible d'applications très variés ; aujourd'hui je présente seulement la disposition (fig. 206) que je

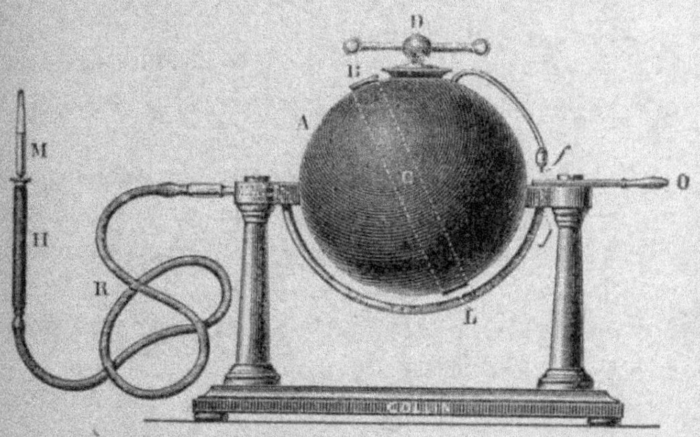

Fig. 206. — Thermocautère chauffé par le foyer d'incandescence de **M. Bay.**

lui ai donnée pour les opérations chirurgicales. Sous cette forme, l'avantage de cet appareil est de ne pas exiger l'assistance d'un aide, et même de laisser à l'opérateur la liberté d'une de ses mains, puisqu'une seule suffit pour le maniement de l'instrument.

« Un mélange d'air et de vapeurs d'alcool traverse le couteau de platine ; la génération de ces vapeurs et leur entraînement continu au travers de l'appareil sont rendus automatiques de la façon suivante :

« Un récipient sphérique renferme la dose d'alcool nécessaire pour une incandescence de vingt minutes. On chauffe ce récipient sur une flamme, et l'on entend bientôt le bruit strident des vapeurs alcooliques s'échappant par l'orifice d'un tube capillaire. Ce jet est projeté à l'intérieur d'un long tube qui se rend à l'intérieur du couteau de platine.

« Il se produit, à l'endroit de la pénétration du jet d'alcool, un entraînement d'air dans le tube, et e mélange combustible se trouve formé. Ce mélange produit, d'une part, l'incandescence du couteau, et, d'autre part, au moyen d'une ouverture latérale, l'incandescence d'une autre spirale de platine, qui entretient d'une façon continue la vaporisation de l'alcool. Une fois amorcé, le foyer d'incandescence se maintient de lui-même jusqu'à épuisement total de l'alcool du récipient, c'est-à-dire pour une durée d'environ vingt minutes.

« Pour les opérations plus longues, un autre type d'appareil nous permet de produire l'incandescence d'un cautère pendant deux heures environ.

« La figure 207 ci-dessous montre les détails de l'appareil, construit par M. Colin.

« En dévissant le couteau de platine, on transforme l'appareil en un chalumeau automatique.

« L'incandescence est plus vive et la flamme du chalumeau plus chaude, si à l'alcool on substitue une solution de camphre dans l'alcool.

« Au moyen de cet appareil, nous avons pu porter et maintenir à l'incandescence le cuivre, le fer, le nickel. Il paraît donc susceptible d'applications variées. »

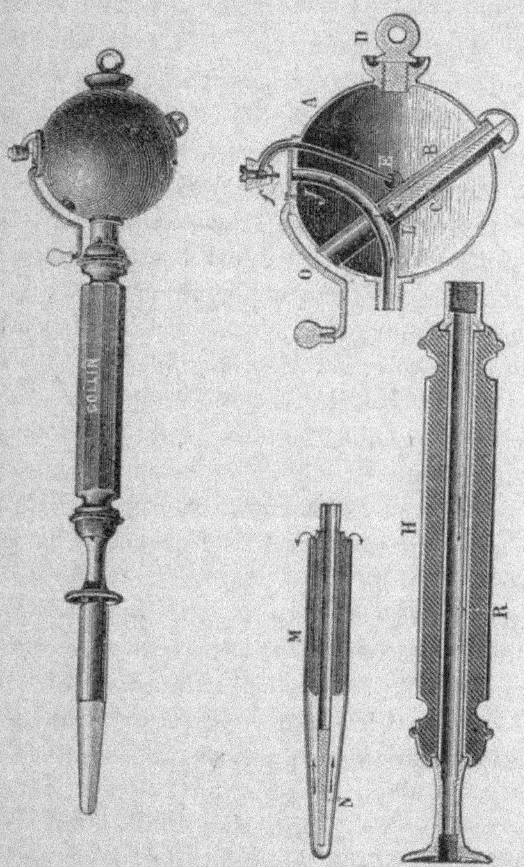

Fig. 207.

A, chaudière sphérique, dans laquelle on introduit la dose d'alcool par l'ouverture D à bouchon métallique. — E, prise centrale de la vapeur d'alcool. — *f*, orifice capillaire injecteur de vapeur, formant trompe, et introduisant par le conduit JR le mélange combustible jusqu'au foyer à incandescence N contenu dans le couteau M. A son passage par la chaudière, le tube adducteur des gaz mélangés s'ouvre latéralement au joint L dans une chambre cylindrique B, ouverte aux deux bouts, et contenant un ruban de platine dont l'incandescence maintient la vaporisation d'alcool. — O, manette gouvernant un diaphragme mobile, pour régler le mélange d'air et de vapeur.

Malgré sa simplicité, le thermocautère ne peut se prêter à toutes les exigences de la pratique. Par cela même qu'il est creux, on ne peut lui donner la forme de couteau pour l'ablation des tumeurs, d'aiguille pour la résorption des collections purulentes, etc.

C'est alors que l'électricité doit intervenir.

Le Dr Bardet, dans son *Traité élémentaire d'électricité médicale*, résume ainsi les avantages de la galvanocaustie sur la méthode thermique :

« La température du galvanocautère peut être graduée à tous les degrés possibles avec la plus grande facilité, et surtout il offre l'immense avantage de pouvoir être introduit et placé froid dans ou sur les parties à opérer et de ne s'allumer qu'au moment précis fixé par le chirurgien, qui peut arrêter son action instantanément et le retirer froid comme il est entré. Ces différents avantages permettent donc d'affirmer, contrairement à l'avis exprimé par divers chirurgiens, que le galvanocautère n'est pas et ne peut pas être détrôné par le thermocautère et aura encore pendant longtemps ses indications déterminées dans certains cas de chirurgie. »

C'est à Heider, de Vienne (1845), Crusell, de Saint-Pétersbourg, John Marschall (1850), et surtout Middeldorpf (1854), qu'on doit la création et le développement de la méthode galvanocaustique.

La forme des galvanocautères varie à l'infini, suivant la nature de l'opération et de la partie du corps à cautériser. Mais ils se rangent tous dans les quatre types suivants (fig. 209 à 214) :

1° Cautères en forme d'anse ;

2° Cautères en forme de couteau ;

3° Cautères ponctués ou à bec d'oiseau ;

4° Cautères pour boutons de feu.

Les générateurs qui fournissent le courant peuvent être quelconques, pourvu qu'à la constance ils joignent un débit assez élevé (loi de Joule). Pour notre part nous préférons recourir la plupart du temps à la pile au bichromate de potasse à solution sursaturée, la pile pratique la plus constante et la plus intensive, sous le volume le plus réduit.

Notre *grand appareil galvanocaustique* (fig. 208) est formé de la pile Trouvé à grand débit et il est composé de dix lames de charbon et de dix zincs placés, les uns et les autres, dans une cage en ébonite dont la poignée fixe l'écartement ou le serrage de ces lames ; les contacts sont à pince élastique. Tous les organes sont donc mobiles ; cela permet au praticien de remplacer lui-même, sans le secours d'un homme du métier, les charbons et les zincs.

Cette disposition permet en outre :

1° De grouper les éléments dans l'ordre que l'on désire pour faire varier le courant en quantité ou en tension ;

2° D'amalgamer les zincs aussi souvent qu'il est nécessaire (ce qui rend la pile beaucoup plus constante) ;

3° De séparer les contacts de la pile quand on n'en fait pas usage, pour les mettre à l'abri de l'oxydation et vérifier facilement leur état ;

4° De réduire l'épaisseur des zincs de manière à se les procurer partout et à pouvoir les remplacer soi-même.

La réduction de l'épaisseur des zincs, tout en diminuant le poids de la pile sans atténuer l'intensité du courant, permet encore de grouper sous le même volume un plus grand nombre d'éléments.

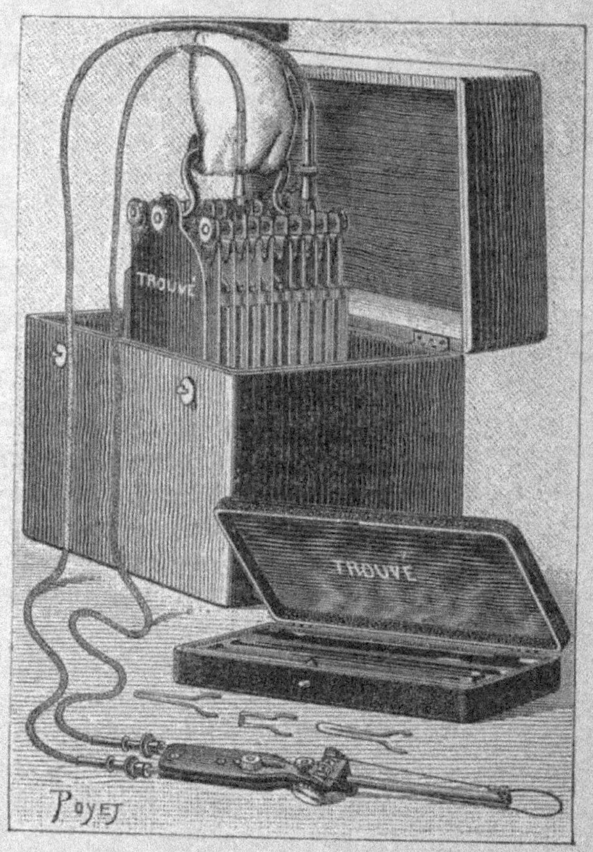

Fig. 208. — Grand appareil galvanocaustique Trouvé.

Le grand appareil galvanocaustique Trouvé est placé dans une auge en ébonite renfermée dans

une boîte vernie contenant une solution de bichromate de potasse bien définie dont les proportions
se trouvent au chapitre III (p. 167). La batterie est
ensuite réunie à un manche porte-cautère par deux
conducteurs souples.

Ce grand appareil est, sous le même volume, le
plus puissant qui ait été construit jusqu'à ce jour, et
il convient à toutes les opérations de la galvanocaustie; aussi est-il très répandu.

Un second appareil galvanocaustique d'un emploi
moins général que le premier et qu'on a déjà rencontré à la page 170 est destiné aux petites opérations. L'agencement des galvanocautères qui y sont
appropriés ne diffèrent pas de celui des galvanocautères du grand appareil; ils sont seulement pro-
portionnés à l'intensité de la source électrique.

Le manche qui leur sert de support commun, et
qu'on voit au bas du dessin (fig. 208) est représenté agrandi en A dans la figure 209, où il est
muni d'une anse de platine montée sur la tige
conductrice F et dont les extrémités s'enroulent sur
un treuil d'ivoire E. Ce manche est disposé pour
recevoir également à volonté les trois cautères L, O, P,
(fig. 210) qui ont la forme, l'un d'une lame de couteau, l'autre d'un bouton de feu, et le troisième d'un
bec d'oiseau.

Les tiges F, M (fig. 209) sur lesquelles se montent
l'anse de platine ou les cautères sont à deux conducteurs concentriques isolés l'un de l'autre par une
pâte infusible qui fait corps avec eux, leur permet de
résister à toutes les températures auxquelles peuvent
être soumis les appareils, et empêche ces détério-

rations qui se produisent avec l'ivoire et le caout-

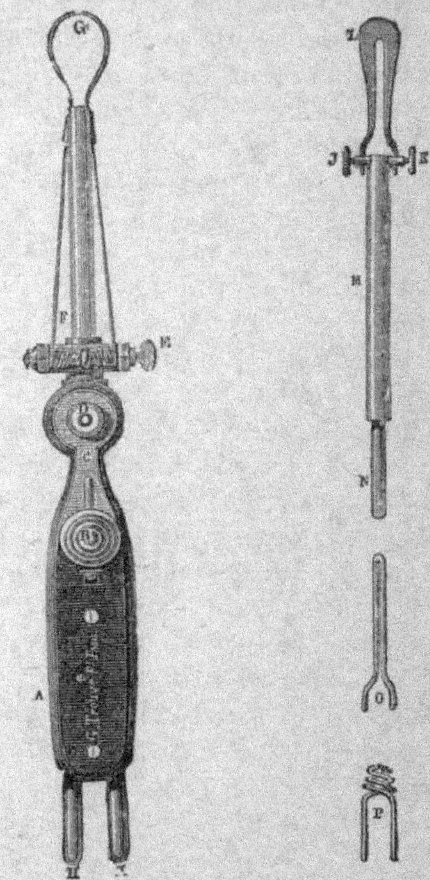

Fig. 209 et 210. — Manche et cautères de l'appareil galvanocaustique Trouvé.

chouc durci, matières employées exclusivement avant
cette substitution de M. Trouvé et qui résistent peu à
la chaleur.

L'écrin, représenté ouvert, contient une série de
ces tiges et accessoires appropriés à toutes les opérations de la chirurgie. Il renferme, en outre, un fort
cautère en porcelaine, cautère de Middeldorpf, com-

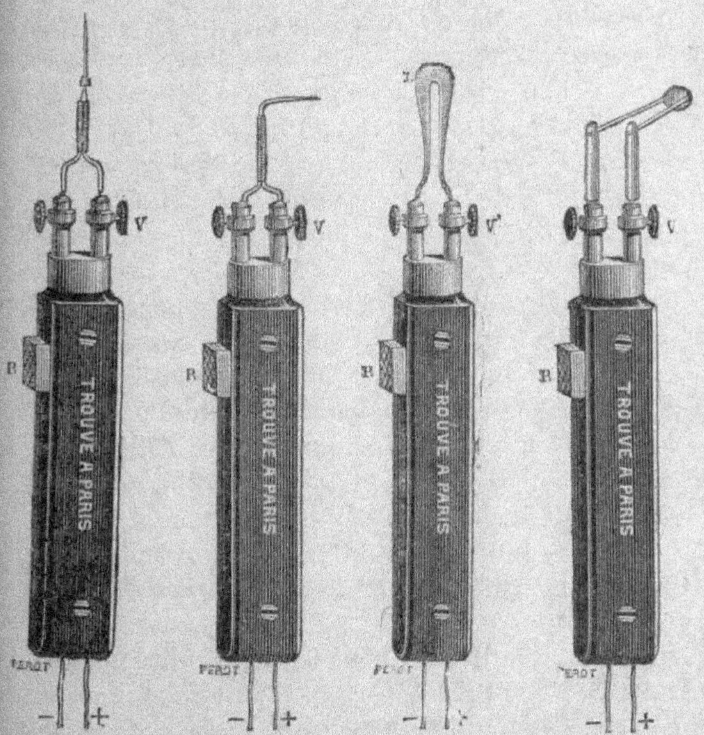

Fig. 211 à 214. — Spécimens de galvanocautères les plus usuels.

posé dans sa partie essentielle d'un fil de platine enroulé en hélice sur une olive de porcelaine qui forme
réservoir de calorique.

Quand il ne s'agit que de petites opérations ou de

cautérisations peu importantes, on se trouvera bien de recourir aux petits galvanocautères suivants :

La figure 211 est un cautère très effilé, servant à l'épilation des cils, à l'opération des tumeurs érectiles de petit volume, etc. (actuellement on recourt à l'électrolyse pour ces deux opérations) ;

La figure 212 représente un cautère à bec d'oiseau pour l'art dentaire, il peut servir en outre à l'ouverture des abcès ;

La figure 213 montre un cautère en forme de couteau pour les petites opérations chirurgicales ;

La figure 214 est un cautère pour l'application des pointes de feu.

A ces quatre types joignons le cautère à action latérale (fig. 215) que nous avons construit pour M. le Dʳ Lœwenberg, l'habile rhinoscopiste et otoscopiste bien connu, un cautère très effilé destiné aux cavités étroites, comme l'oreille, où il peut servir pour la perforation du tympan (fig. 217), et enfin le cautère du larynx (fig. 216).

Tous ces petits galvanocautères peuvent être utilisés soit isolément, soit de concert avec les polyscopes (polyscope double, fig. 141).

« Il est d'ailleurs bien évident, dit encore le Dʳ Bardet [1], de l'autorité duquel nous aimons à nous couvrir, que toute pile à grande surface, de quelque nature qu'elle soit, pourra être employée pour produire de la chaleur ; le tout est de se rappeler que dans un circuit non homogène, la chaleur, d'après la loi de Joule, se répartit d'une manière propor-

---

[1] *Traité élémentaire d'Electricité médicale.*

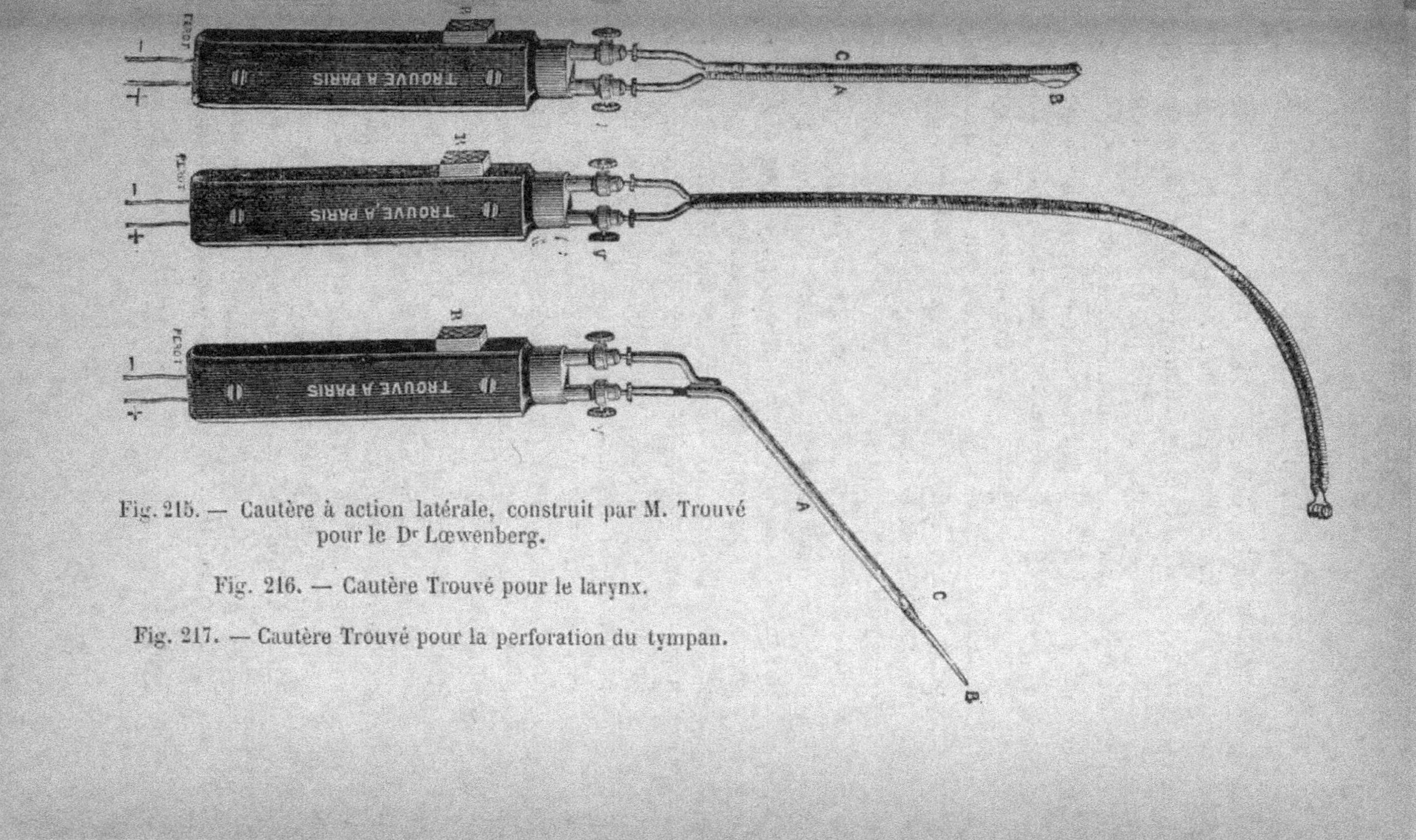

Fig. 215. — Cautère à action latérale, construit par M. Trouvé
pour le Dr Lœwenberg.

Fig. 216. — Cautère Trouvé pour le larynx.

Fig. 217. — Cautère Trouvé pour la perforation du tympan.

tionnelle à la résistance des différentes parties qui constituent ce circuit. Par conséquent, l'appareil imaginé devra être calculé de telle façon que la résistance soit autant que possible placée tout entière dans le cautère ; donc la pile et les rhéophores devront offrir la plus grande section possible, afin de diminuer au minimum leur résistance. Mais il est certain qu'on a toujours avantage à utiliser les appareils spéciaux construits par les fabricants pour l'usage de la galvanocaustie thermique, c'est le moyen de s'éviter des mécomptes et des accidents quelquefois fâcheux.

« D'autre part, il est bon de se rappeler que la chaleur rouge sombre a seule la propriété de faire coaguler le sang et par suite d'empêcher l'hémorragie ; au contraire, la chaleur portée au rouge clair et surtout au blanc a pour effet immédiat de fluidifier le liquide sanguin ; et par conséquent l'emploi malhabile du galvanocautère peut avoir plus d'inconvénients que d'avantages ; il est donc nécessaire de posséder un moyen de réglage facile, permettant de faire varier en plus ou en moins l'intensité du courant. Le moyen le plus simple est certainement l'emploi d'un rhéostat ; le meilleur pour cet usage est celui (fig. 20) adjoint par M. Trouvé à son polyscope et que nous voudrions voir ajusté par le fabricant à tous les appareils qu'il destine à la galvanocaustie..... Le jeu de ce rhéostat est excessivement simple, et l'on peut avec lui régler rapidement et sûrement l'intensité de son courant. »

Voici encore deux autres appareils galvanocaustiques Trouvé (fig. 218 et 219) composés seulement de deux éléments. Une boîte (fig. 219) contient un jeu de cautères variés qu'on adapte sur un manche qui peut être dirigé dans toutes les directions. On augmente ou diminue la longueur du fil incandescent au

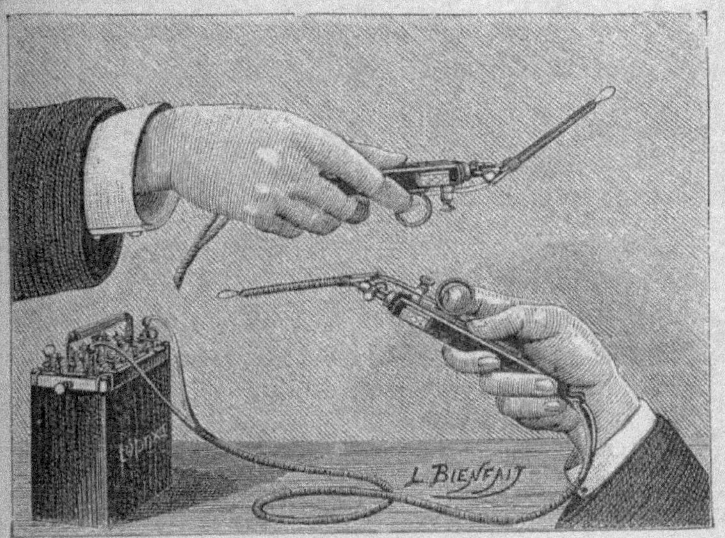

Fig. 218. — Appareil galvanocaustique Trouvé, en fonction.

moyen d'un anneau placé sur le manche et qu'on peut tirer ou relaxer progressivement.

Enfin, un dernier appareil propre aux usages galvanocaustiques est celui que nous avons combiné, à la suite de la conférence de M. Serres (p. 265) pour la clinique spéciale des dentistes. Cet appareil pourra, bien entendu, servir également dans bien des cabinets médicaux, particulièrement quand on voudra soustraire au patient l'aspect d'un appareil

24.

inconnu de lui et qu'il est ainsi porté à redouter.

Il suffit de remonter à la figure 182 pour la description de cet appareil galvanocaustique.

Outre les piles, la petite dynamo Trouvé, genre

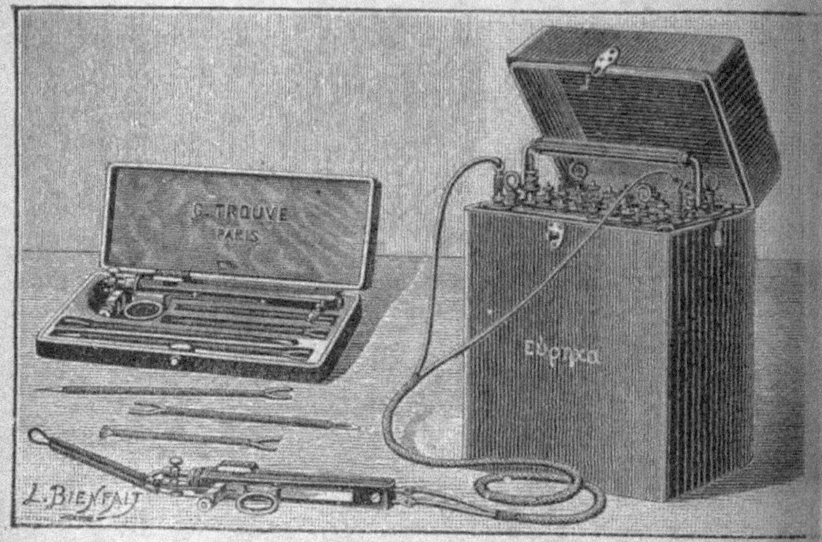

Fig. 219. — Appareil galvanocaustique Trouvé.

Gramme, montée sur manège, peut encore servir à l'échauffement des galvanocautères (page 257).

Le fonctionnement de tous les galvanocautères Trouvé, petits ou grands, est des plus simples, car il suffit, lorsqu'ils sont montés comme l'indique les figures 211 à 217, de presser sur le bouton B pour qu'aussitôt l'anse de platine ou le fil dont le manche est muni, deviennent incandescents tout le temps que durera la pression du doigt sur ce bouton. Disons toutefois que ce bouton ou commutateur est à verrou,

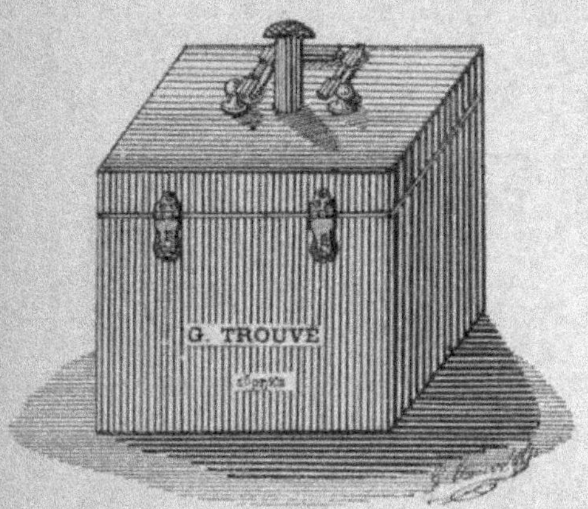

Fig. 220. — Appareil galvanocaustique Trouvé spécialement
destiné à la clinique dentaire, vu sans sa tapisserie.

pour rendre le courant intermittent ou permanent

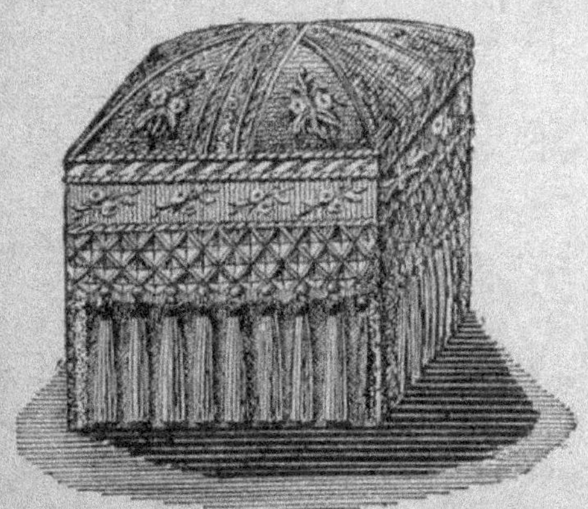

Fig. 221. — Appareil galvanocaustique Trouvé recouvert de sa
tapisserie.

tout en évitant la pression continue du doigt et en
laissant toute liberté aux mains de l'opérateur.

Les galvanocautères, comme les polyscopes
(fig. 158 à 159), et comme l'explorateur-extracteur

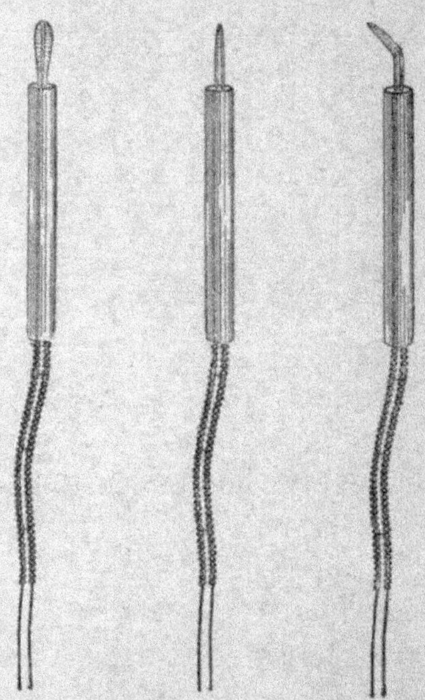

Fig. 222 à 224. — Galvanocautères Trouvé disposés pour
l'aseptisation. (Méthode du Dr Mally.)

(fig. 187) peuvent être, suivant la méthode constante
du Dr Mally, commodément aseptisés. Ils sont, à cet
effet, recouverts d'une chemise de verre, et les conducteurs sont protégés par un chapelet de même
matière (fig. 222 à 224); ils peuvent être, dans
ces conditions, passés à l'étuve ou seulement à la

flamme sans qu'on ait à redouter pour eux la plus légère détérioration.

Au reste, quand l'opération ne porte pas dans les profondeurs des tissus, pas n'est besoin d'aseptiser l'instrument ; la partie active incandescente étant elle-même le plus énergique antiseptique.

Galvanocaustie chimique. — Nous avons vu que les décompositions chimiques sont, en général, accompagnées d'un dégagement d'électricité, et ce sont ces phénomènes importants qui ont servi de base à la création des hydro-électromoteurs.

L'observation a montré, et nous l'avons déjà constaté dans le voltamètre, qu'un courant électrique traversant une solution saline y provoque le plus souvent à son tour une décombinaison.

Retournant la loi de Becquerel énoncée au premier chapitre, nous dirons que la répartition des acides et des bases, ou des substances se comportant comme telles, est régie par la loi suivante :

S'il y a décombinaison, l'acide se porte au pôle positif et la base (métal ou métalloïde) au pôle négatif.

M. d'Almeida a précisé le rôle de l'eau dans ces sortes de décombinaisons :

1° *Dans une dissolution saline neutre, le sel est seul décomposé et la décomposition du composé salin est tout entière un effet du courant.*

2° *Dans une dissolution saline acide ou alcaline, le sel et l'eau sont tous les deux décomposés et la décomposition du sel est en partie l'effet du courant, en partie l'action de l'hydrogène libéré par la dé-composition de l'eau.*

C'est, on sait, Carlisle et Nicholson qui remarquèrent que le courant décomposait l'eau acidulée en oxygène et hydrogène, et peu d'années après Humphry Davy parvenait par la même méthode à décomposer les substances alcalines potasse, soude, chaux, etc., qui, jusque-là, s'étaient montrées irréductibles : le métal, potassium, sodium, calcium, allait au pôle négatif, l'oxygène au pôle positif.

Toutefois, c'est à Faraday, élève de Davy, qu'on doit l'énoncé des lois qui régissent les décompositions électro-chimiques. Il reconnut que :

1° *La puissance chimique, ou puissance analysante d'un courant est la même dans toutes les parties du circuit;*

2° *La quantité de substance décomposée dans l'unité de temps est proportionnelle à l'intensité du courant, intensité mesurée au galvanomètre et supposée constante;*

3° *La quantité de substance décomposée dans un temps donné est proportionnelle à la quantité d'électricité passée pendant ce temps;*

4° *Quand plusieurs substances analysables sont intercalées simultanément dans un même circuit, les poids des éléments séparés, dans un même temps, sont proportionnels aux équivalents chimiques correspondants;*

5° *Le travail chimique intérieur de la pile est soumis à la loi précédente, c'est-à-dire que le travail électromoteur de chaque couple est exactement équivalent au travail chimique produit en un point quelconque du circuit extérieur, si celui-ci est fermé.*

Faraday a donné le nom d'*électrolyse* à la décomposition chimique ou analyse produite par l'électricité, d'*électrolyte* à la substance décomposée, d'*électrode* aux extrémités des rhéophores plongeant dans l'électrolyte.

Electrolyser, c'est analyser par le courant électrique.

On a pris l'habitude d'appeler *ions* les produits de l'électrolyse, et comme on a nommé l'électrode positive *anode* pour rappeler que les *ions* basiques, précipités et conséquemment visibles s'en éloignent, et l'électrode négative *catode*, pour rappeler que les bases viennent se déposer sur elle, les *ions* de l'anode sont dits *anions*, ceux de la cathode *cathions*.

C'est Ciniselli qui a utilisé le premier en chirurgie la propriété catalytique des courants pour les cautérisations ; et Mallez et Tripier ayant appliqué avec succès son procédé au traitement des retrécissements de l'urèthre, la méthode s'est largement développée, de sorte qu'aujourd'hui elle est appliquée pour ainsi dire universellement.

La méthode électrique se prête, en effet, beaucoup mieux que la méthode chimique simple pour ces sortes d'opérations. Les topiques, acides et alcalins, sont toujours difficiles à manier, leur dose infinitésimale difficile à obtenir, leur introduction dans les parties profondes de l'économie presque toujours impossible. L'emploi de l'électrode évite tous ces inconvénients.

Parmi ces instruments, d'une indéfinie variété, le *porte-caustique universel* Trouvé, sorte d'instrument mixte commun aux deux méthodes, a le double mérite de pouvoir servir à la cautérisation chimique et à la cautérisation électrique. Ce porte-caustique peut, en effet, être employé comme électrode unipolaire, le liquide caustique renfermé dans les pores de l'éponge qu'il est chargé de tenir étant un bon conducteur du courant.

Si sa forme varie suivant la forme de l'organe à soigner, d'une façon générale néanmoins, il se compose, dit le journal *les Mondes* du 15 juillet 1869 :

« D'une tige droite ou courbe (fig. 225 et 226) terminée par une douille d'argent dans laquelle se meut une véritable main, composée d'un nombre variable de griffes ou doigts. Une goupille, glissant dans une chape pratiquée dans la douille, vient s'engager dans une baïonnette afin que l'instrument ne puisse lâcher accidentellement, ce qui est très important pour le porte-caustique laryngien représenté (fig. 225) recourbé, mi-grandeur, tenant le coton ou l'éponge prêt à recevoir le caustique. La figure 226 représente celui de l'utérus ouvert et prêt à saisir le coton ou l'éponge, ce qui s'obtient en appuyant simplement dans le sens de la longueur de l'instrument. On lui fait lâcher prise en dégageant la goupille de la baïonnette avec l'ongle et la poussant à l'extrémité de la chape ; de cette façon les doigts ne sont jamais en rapport avec le caustique. Chacun de ces instruments qui peut être relié à un générateur électrique vient s'assujettir dans le même manche à coulant,

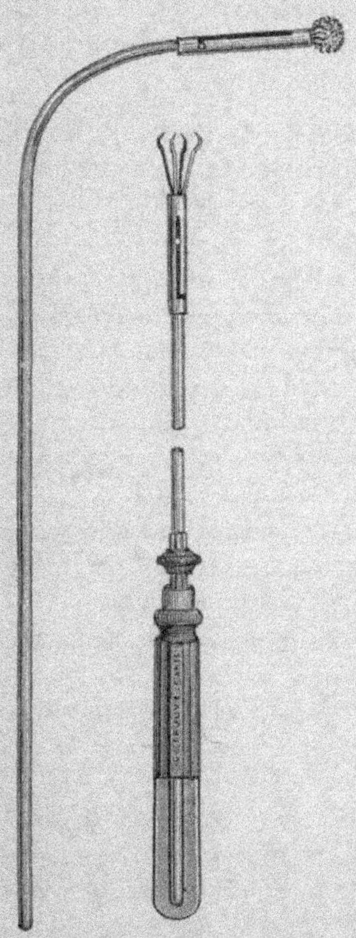

Fig. 225 et 226. — Porte-caustique universel Trouvé.

qui permet d'en modifier la longueur, comme il est
facile de le voir par la coupure faite dans le manche;

quelquefois, lorsqu'on le demande, la tige du porte-
caustique droit est articulée à son extrémité, afin de
pouvoir obtenir une inclinaison déterminée. »

D'après les lois de Faraday, les électrolyses sont
d'autant plus grandes que plus intense est le courant ;
elles dépendent donc de la grandeur des couples et
de leur nombre.

Toutes les piles à courants continus peuvent donc
servir aux cautérisations électrolytiques ; cependant
on doit observer que les corps vivants sont de mauvais conducteurs et qu'ils nécessitent des courants
d'une assez forte tension. Dans certaines parties meilleures conductrices, on pourrait cependant se contenter de tensions moyennes.

Nous avons construit une pile spéciale pour l'électrolyse. Elle est formée (fig. 95 et 96) de 20 à 44 éléments au bisulfate de mercure.

Elle est représentée au repos. Le collecteur permet
de grouper dans le circuit tous les éléments de un en
un jusqu'aux 20 ou 44 de l'appareil, et l'intensité du
courant peut être mesurée par le galvanomètre en
milliampères.

Pour la mettre en fonction, on soulève la tige centrale, ce qui fait monter les auges d'ébonite contenant
l'excitateur à la rencontre des éléments fixés au
collecteur.

L'électrode négatif est formé de quatre aiguilles à
voltapuncture en platine, destinées à pénétrer dans
les tissus pour les électrolyses, et l'autre électrode
d'un rouleau mobile destiné seulement à établir la

communication électrique sur une large plaque d'amadou humide.

« Cette disposition (l'appareil Trouvé), dit le Dr Bardet[1], est fort ingénieuse, en ce que, sous un très petit volume et un poids excessivement faible, le praticien possède un appareil suffisamment transportable. »

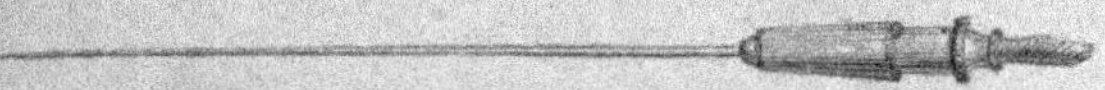

Fig. 227. — Aiguille à voltapuncture.

Toutes les électrodes ne sont évidemment pas à acupuncture, bien que la galvanopuncture soit le procédé le plus général ; leurs natures, leurs formes, leurs dimensions sont variables à l'infini et dépendent étroitement du genre de traitement que le médecin veut effectuer.

Citons, entre autres, les électrodes bipolaires du Dr Boudet de Paris, pour les électrolyses cutanées ou profondes (fig. 228 et 229).

La bipolarité a pour destination de mieux concentrer le courant sur la région à traiter et de circonscrire l'effet.

La partie périphérique représente l'électrode neutre et la partie centrale l'électrode actif.

On peut intervertir à volonté le sens des courants, de sorte que la partie centrale, de plus faible surface et conséquemment de densité électrique supérieure, peut produire, suivant les besoins, des escarres rétractiles ou des escarres flasques.

---

[1] *Traité élémentaire et pratique d'électricité médicale.*

D'ailleurs, on ne cherche pas, en cas général, à électrolyser les tissus au contact desquels on a placé des électrodes. On prend même des précautions spéciales contre toute escarrisation non voulue de la peau et particulièrement au point d'entrée du courant.

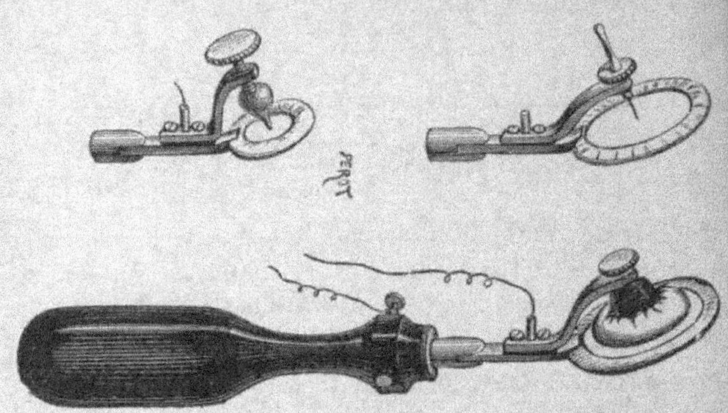

Fig. 228. — Electrode bipolaire de Boudet de Pâris.

Pour éviter ces escarrisations inutiles, on emploie des électrodes formés d'une plaque d'étain ou mieux d'un bouton de charbon (fig. 230) recouvert de peau de chamois qu'on imbibe d'eau légèrement acidulée.

D'après la loi de d'Almeida (p. 429), l'eau se trouve décomposée et l'action électrolytique du courant se trouve par là très atténuée sur la peau.

Nous allons passer en revue ces électrodes, ou du moins les plus employés.

En galvanocaustique générale, le Dr Apostoli conseille pour éviter toute escarrisation involontaire l'électrode cutanée de terre glaise. Elle présenterait les avantages suivants :

1° Résistance suffisante pour assurer au courant une grande constance et facilité de faire varier à volonté sa densité sur la surface d'application ;

2° Adhérence parfaite avec la peau ;

3° Elle peut servir pour les opérations de la plus longue durée ;

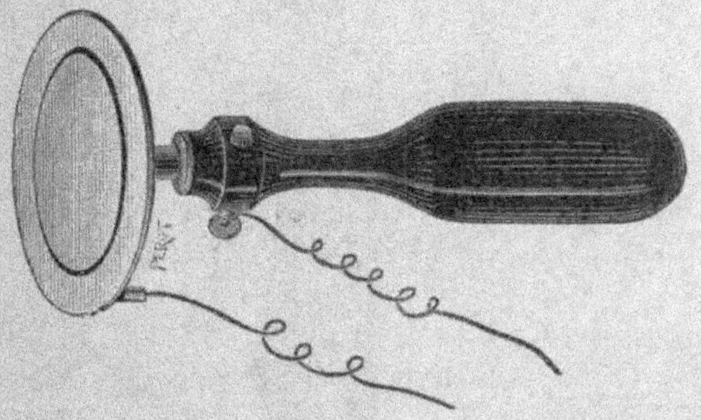

Fig. 229. — Electrode bipolaire de Boudet de Pâris.

4° Composition très passive se prêtant à toutes variétés de formes et de dimensions désirées ;

5° Humectation facile à entretenir, et conséquemment diminution de la chaleur produite et de la douleur.

La terre glaise doit être très plastique, *gluante* même pour mieux imprégner les pores de la peau ou bien se mouler sur le ventre. Sur la partie supérieure on applique l'électrode métallique en l'enfonçant progressivement de manière à bien assurer le contact.

On remplace souvent l'électrode de terre glaise par un gâteau de fécule que, sous le rapport de la propreté, plusieurs médecins préfèrent.

La bonté de l'électrode Apostoli est incontestable

mais bien des praticiens veulent s'éviter les ennuis et
les longueurs du pétrissage de la terre glaise ou de

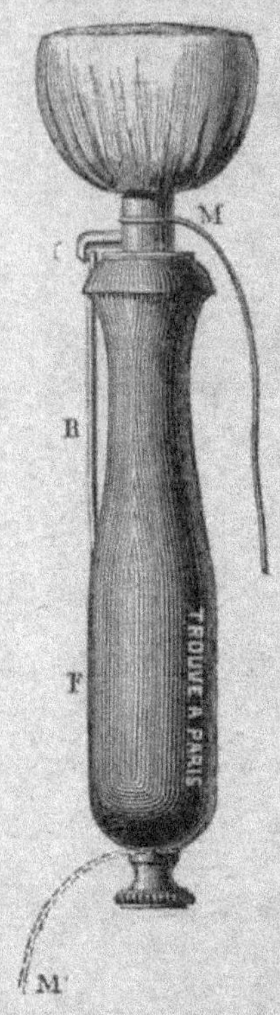

Fig. 230. — Electrode en charbon à manche interrupteur.

la fécule et le lavage de l'abdomen du patient après
l'opération.

Ce résultat est facilement obtenu par la substitution à la terre glaise ou à la fécule d'une large rondelle d'amadou maintenue constamment humide.
Cette rondelle, pressée sur la peau par l'électrode à

rouleau ou la plaque métallique qu'on lui superpose

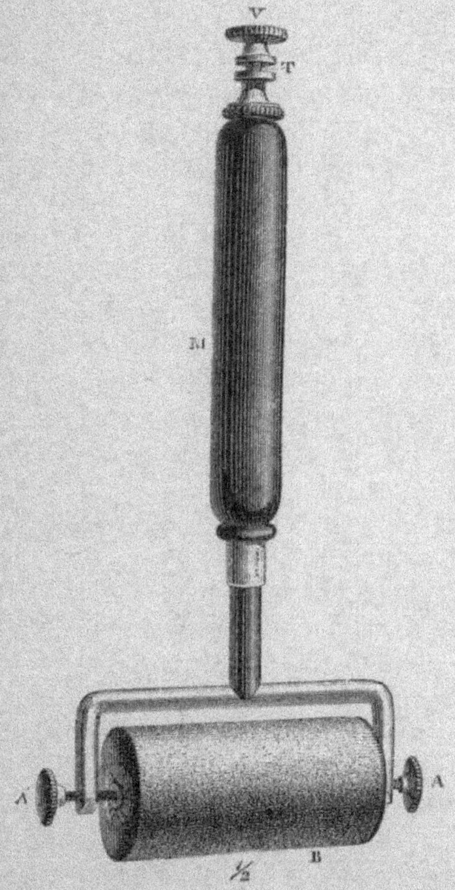

Fig. 231. — Electrode à rouleau construit par M. Trouvé
pour le Dr Amussat.

prend parfaitement les contours et les sinuosités de
la peau et assure un très bon contact en tout point.

L'emploi du rouleau (fig. 231) que nous avons construit en 1865 pour le Dr Amussat, diminue encore les souffrances de l'opéré. C'est un cylindre plein en charbon recouvert de peau de chamois B et tournant entre deux pivots métalliques A, A'. La communication est établie par le manche au moyen de la vis V. Lorsqu'on s'en sert, on a soin de mouiller la peau de chamois d'eau salée. Outre sa mobilité qui offre l'avantage, en le promenant sur une autre partie, de soulager le malade instantanément quand la cuisson devient trop vive, il permet aussi quand, au contraire, on veut électrolyser les tissus, de donner au courant une plus grande densité sur tel point et d'y pratiquer ainsi des cautérisations plus profondes.

Parmi les *électrodes à destination spéciale*, M. Tiemann, de New-York, a construit un instrument (fig. 232) destiné au traitement de l'hypertrophie des amygdales par l'électrolyse.

C'est une flèche d'acier isolée dans toute sa longueur par une chemise de peau dure et terminée par une aiguille double recourbée, en platine, qui peut saisir l'amygdale dans sa concavité. Cette aiguille s'ouvre ou se referme par le simple glissement de la tige d'acier dans sa gaine; une vis commande le mouvement.

On ne fait usage que du pôle négatif. Le pôle positif est appliqué sur la partie externe de la joue, au niveau de l'amygdale hypertrophiée. Le courant doit avoir une intensité de 5 à 20 milliampères, et les séances doivent être espacées d'une semaine. Il est bon d'anesthésier à la cocaïne.

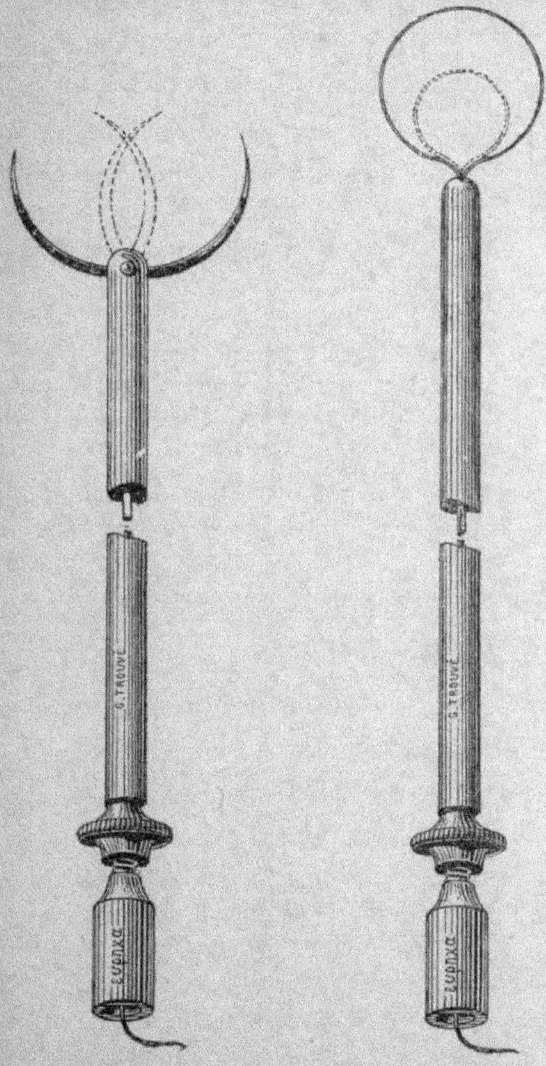

Fig. 232. — Electrode Tiemann
pour l'électrolyse des amygdales.

Fig. 233. — Electrode Trouvé
à anse de platine pour l'électrolyse des amygdales.

25.

La figure 233 représente l'électrode que nous
construisons pour le même usage.

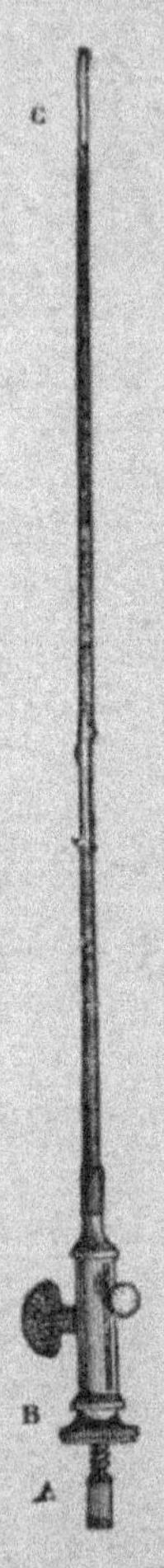

Fig. 234. — Excitateur ou électrocautère uréthral
des Drs Mallez et Tripier.

Electrode uréthral. — Les Drs Mallez et Tripier

ont créé pour le traitement du rétrécissement de l'urèthre un électrode ou excitateur uréthral qui leur sert en même temps d'électrocautère ou d'uréthrotome.

Le procédé consiste à décomposer électrolytiquement le tissu rétréci. L'électrode est une tige isolée dans toute sa longueur, à l'exception d'un léger renflement terminal de forme olivaire.

Il est mis en communication avec le pôle négatif (hémostatique) d'une batterie voltaïque. Le pôle positif est formé d'une large plaque appliquée sur la cuisse du malade. L'intensité du courant est naturellement assez forte (15 à 20 milliampères).

On butte l'olive C contre le rétrécissement et on laisse arriver le courant. Dans la crainte de créer une *fausse route*, l'électrode est guidée centralement par un mandrin de baleine introduit préalablement dans l'étendue du canal et sur lequel il glisse. On insiste contre la résistance, et au besoin on renouvelle l'opération jusqu'à ce que l'électrode joue librement dans toute l'étendue du conduit. La seule insistance mécanique entreprise patiemment contre les parois du rétrécissement suffit d'ailleurs souvent pour le dissiper, momentanément tout au moins. L'électricité a l'avantage d'abréger de beaucoup la durée du traitement. Aussi est-elle dans ces cas très employée de nos jours.

Électrode utérin. — L'électrode utérin du Dr Apostoli, électrode unipolaire, a l'aspect d'un hystéromètre ordinaire. Il est terminé d'un bout par un renflement métallique, de l'autre par une lance trocart.

Sa tige est isolée dans une gaine C celluloïde
(fig. 235), matière antiseptique.

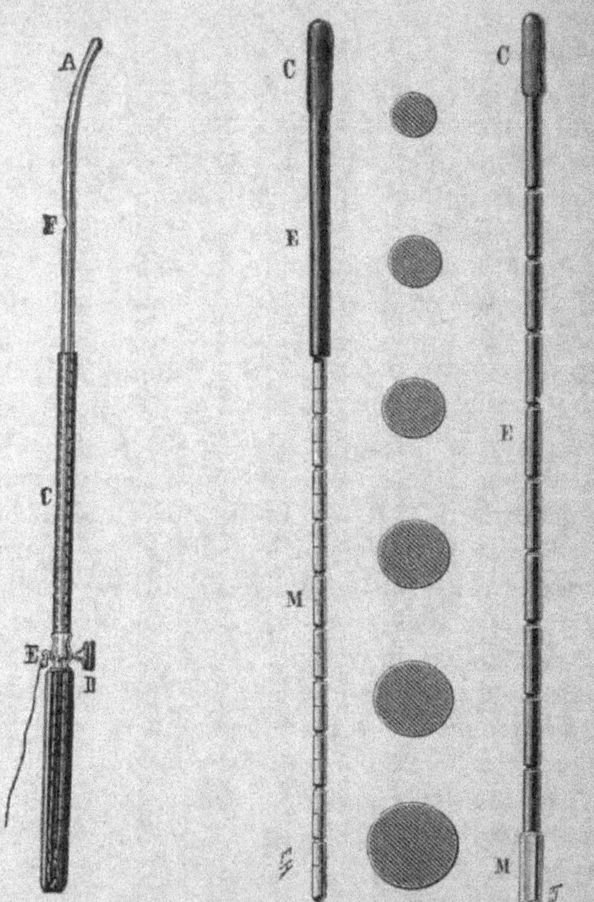

Fig. 235. — Hystéromètre
du Dr Apostoli.

Fig. 236. — Electrode en charbon
du Dr Apostoli.

Le Dr Apostoli a aussi créé des hystéromètres en
charbon pour les cautérisations locales de l'utérus

(fig. 236). L'olive de son électrode ordinaire de

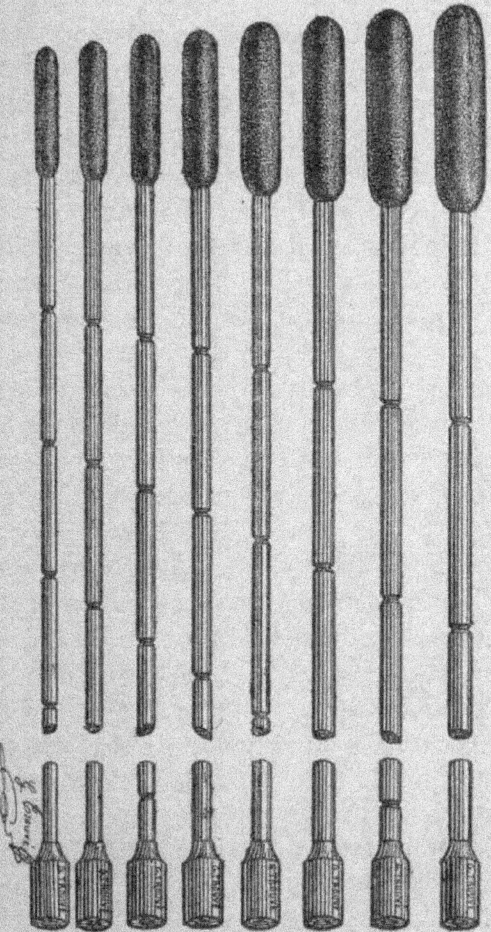

Fig. 237. — Jeu d'hystéromètres en charbon du Dr Brivois
construit par M. Trouvé.

charbon mesure 2 centimètres de longueur. Sa grosseur est variable de façon que l'instrument puisse toujours remplir complètement la cavité utérine. La tige de support est isolée dans toute sa longueur par une gaine de verre, de caoutchouc ou de celluloïde. Des crans espacés de la longueur de l'olive, sur la tige, permettent au médecin de se rendre compte de la profondeur à laquelle pénètre l'instrument et de quelle quantité il le déplace au cours de l'opération.

Le Dr Brivois a constaté que l'hystéromètre Apostoli est souvent d'un calibre trop faible chez certaines malades dont l'utérus a des dimensions anormales. Pour appliquer la méthode dans tous les cas, il nous a fait construire un jeu d'hystéromètres variés (fig. 237).

Dans son *Manuel d'Electrothérapie gynécologique*, M. Brivois recommande de s'assurer que le vagin soit bien garanti par le manchon isolateur en celluloïde qui doit affleurer le col, et déborder la vulve d'au moins deux centimètres. Le rhéophore sera fixé au manche de l'hystéromètre assez solidement pour qu'il ne se détache pas pendant la séance, ce qui occasionnerait un choc électrique douloureusement ressenti par la malade.

Le Dr Apostoli a aussi préconisé les électrodes ou excitateurs bipolaires pour l'électrolyse ou la simple électrisation de l'utérus. En les présentant à l'Académie de Médecine en février 1883, le Dr Apostoli donnait ces considérants :

« A. Tripier, en créant la méthode de la faradisation utérine, a formulé un procédé presque uniforme et constant de la thérapeutique de la métrite simple : c'est la méthode unipolaire ou utéro-sus-pubienne, dans laquelle un excitateur simple est introduit dans

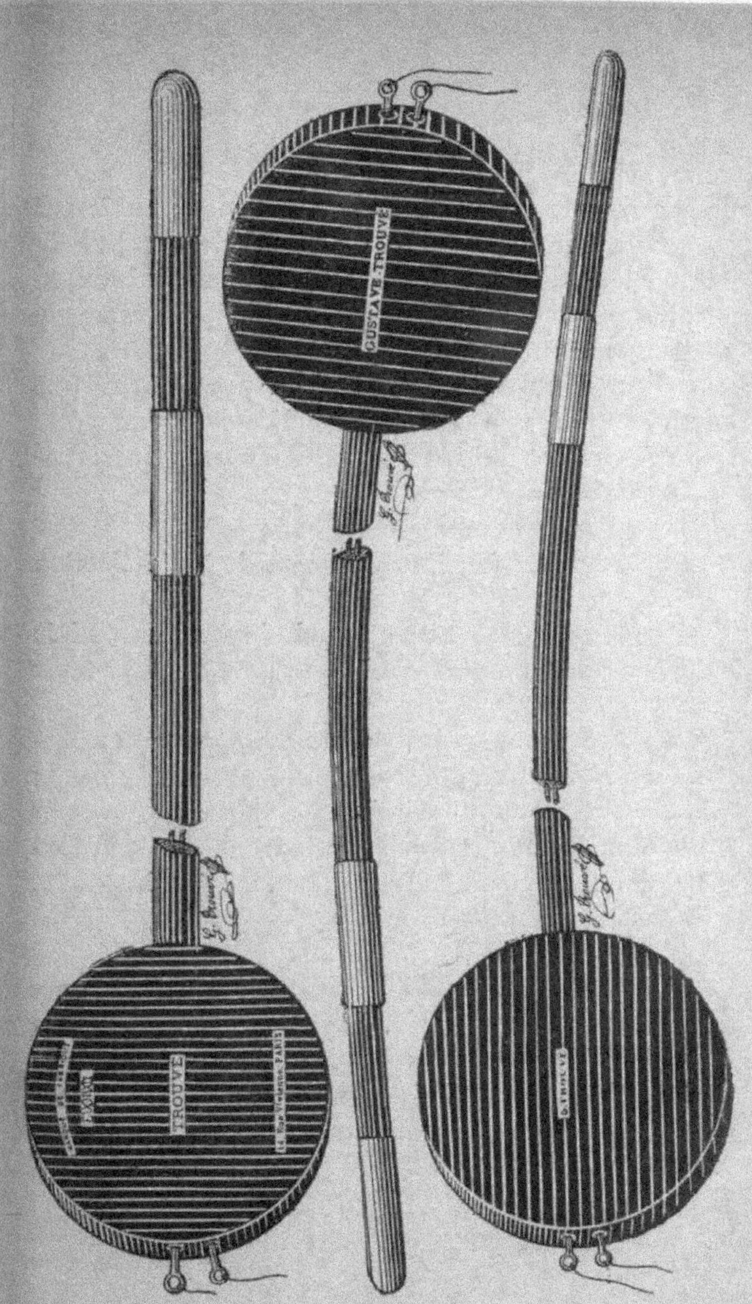

Fig. 238. — Jeu d'électrodes bipolaires utérins construits
pour le Dr Brivois.

l'utérus, et le circuit fermé sur le ventre, au-dessus du pubis, par deux larges tampons de charbon de cornue à gaz, recouverts de peau de chamois imbibée d'eau, tampons aboutissant à l'autre pôle bifurqué et tenus par un aide.

« Je propose de remplacer ce procédé par une méthode qui consiste à introduire les deux pôles dans l'utérus et qui réunit, du même coup, les avantages suivants :

« 1° Suppression du pôle cutané ;

« 2° Concentration dans l'utérus de toute l'action électrique ;

« 3° Opération plus facile, qui n'exige plus, ni le concours d'un aide, ni celui de la malade pour tenir les tampons ;

« 4° Opération moins douloureuse pour la soustraction de toute application du courant à la peau ;

« 5° Opération plus intense et plus efficace, par suite de la possibilité, ou le moindre degré de la douleur, d'employer un courant plus fort plus intense et par conséquent plus curatif. »

Le Dr Brivois nous a fait construire un jeu de ces nouveaux électrodes (fig. 238), et sur sa demande nous les avons disposés pour être aseptisés facilement. Il en existe trois modules afin qu'on puisse les adapter aux plus petits comme aux plus grands conduits utérins.

Excitateurs.

Les excitateurs diffèrent des électrodes en ce qu'ils ont pour but d'électriser seulement telle partie tout en ne provoquant aucune action chimique à leur point d'application ou sur le parcours du courant.

On ne cherche avec ces instruments qu'à provoquer la contractilité du muscle ou l'excitabilité du nerf. Comme les électrodes leur physionomie varie à l'infini, au gré de l'expérimentateur et du constructeur.

Excitateurs Trouvé unipolaire et bipolaire de l'œil. — Les excitateurs de l'œil (fig. 239 et 240) sont composées d'une ou de deux lentilles très petites, en argent, dont les faces internes sont légèrement concaves pour épouser la sphéricité du globe oculaire. Les autres faces, convexes, sont recouvertes d'un émail isolant afin que la paupière soit préservée de l'effet du courant.

La figure 239 représente l'excitateur unipolaire ; l'autre pôle est appliqué dans le voisinage de l'œil, sur le cou, par exemple, pour établir le circuit.

La figure 240 représente au contraire l'excitateur bipolaire, car chacune des lentilles communique séparément avec les pôles de l'appareil.

MM. les oculistes, Drs de Wecker, Abadie, Galezowski, Gilet de Grammont font un emploi journalier de ces électrodes et en obtiennent des résultats très satisfaisants.

Nous empruntons au journal *les Mondes* du 15 juillet 1869 les descriptions qui suivent. Nous ferons

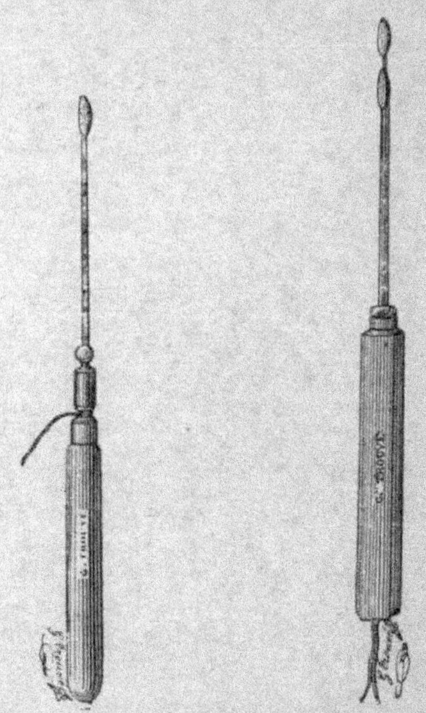

Fig. 239 et 240. — Excitateurs unipolaire et bipolaire de l'œil.

remarquer seulement que nous nous préoccupions déjà d'aseptiser l'excitateur laryngien.

« *Excitateur laryngien*. — Cet appareil est destiné à électriser les cordes vocales directement. Il se compose d'une tige principale creuse, se divisant à la naissance de la courbure en deux branches égale-

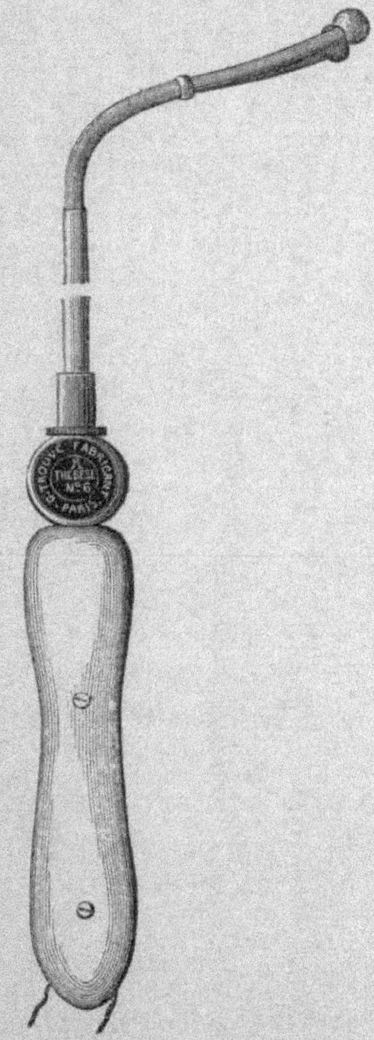

Fig. 241. — Excitateur laryngien Trouvé.

ment creuses représentant en coupe chacune un demi-cercle. Leurs extrémités libres, terminées par des boules, s'écartent l'une de l'autre par leur élasticité ; un coulant faisant à peine saillie en modifie l'écartement à volonté. Deux fils conducteurs et isolés, passant dans l'intérieur de ces tubes en argent, viennent distribuer le courant aux deux boules aussi en argent, qui elles-mêmes sont isolées de l'ensemble. Un manche en ivoire, convenablement disposé et muni d'un bouton pour établir ou interrompre la communication du courant, termine cet appareil représenté coupé (fig. 241). Cette disposition a un grand avantage sur les électrodes dont on s'est servi jusqu'ici : 1° comme on l'a vu plus haut, les fils conducteurs passant dans l'intérieur des tiges métalliques se trouvent par cela même à l'abri de tout accident ; 2° on obtient une plus grande facilité dans l'ensemble, et un moyen excessivement simple de localiser plus ou moins l'électrisation ; 3° le tout étant en argent peut se nettoyer aussi facilement qu'un couvert de table, soit à l'eau froide, soit à l'eau chaude, soit dans les liquides antiseptiques, ce qui ne pourrait se faire avec les tiges isolées d'une sonde en gomme ; et c'est principalement cette dernière objection appuyée par un ou deux cas d'inoculation de la syphilis qui a déterminé M. Trouvé à créer cette nouvelle disposition. »

Excitateur vésical contractométrique. — Le *contractomètre vésical* peut être employé comme excitateur ; il suffit pour cela d'appliquer un des pôles du courant dans le rectum, l'autre pôle étant représenté

par la colonne liquide que l'on met en communication avec le robinet de l'appareil.

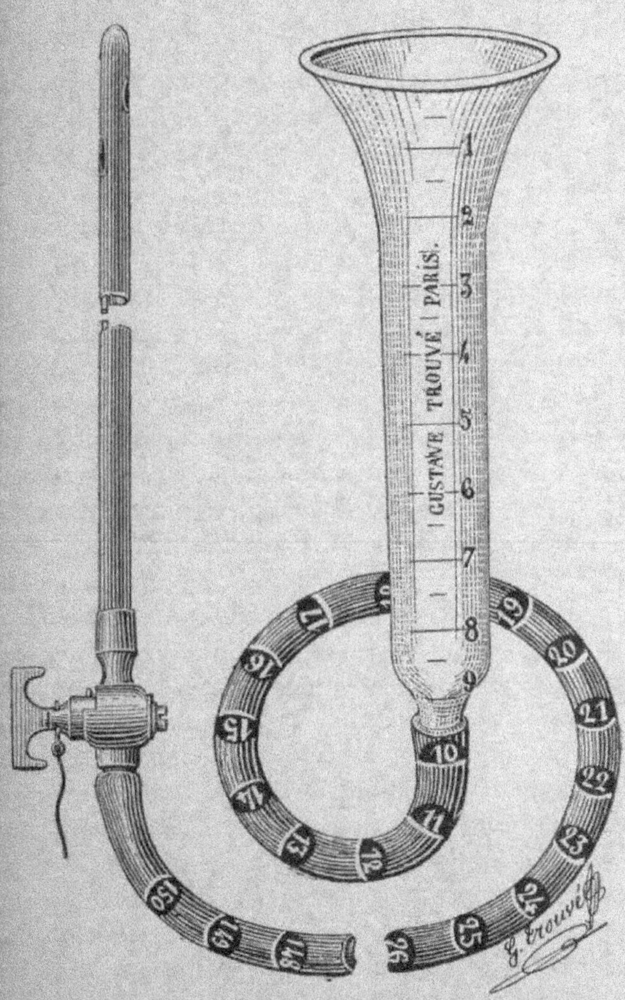

Fig. 242. — Electrode cystométrique Trouvé
ou contractomètre vésical.

Le contractomètre prend alors le mom d'*électrode cystométrique*.

Les Mondes du 15 juillet 1869 le décrit ainsi :

« Ce nouvel appareil repose sur un principe immuable bien connu (équilibre des liquides dans les vases communiquants). La figure 242 le représente de grandeur naturelle.

« Il se compose d'un tube en caoutchouc simple terminé d'un côté par un entonnoir en verre, tous les deux gradués comme le mètre ; de l'autre par un robinet muni d'une sonde et qui, en réalité, ne sert qu'à empêcher l'introduction d'une petite quantité d'air dans la vessie, surtout lorsqu'on s'en sert comme injecteur. La fonction en est tellement simple qu'il est inutile de s'y arrêter plus longtemps : il suffira de dire qu'après l'avoir rempli d'eau pour chasser l'air du tube et l'avoir adapté à la sonde qui a servi à faire le cathétérisme, on met l'entonnoir en communication avec la vessie et l'on compare la surface de niveau du liquide dans l'entonnoir à un point quelconque environnant et fixe ; de cette façon l'effort exercé sera mesuré par la hauteur de la colonne liquide. Cette hauteur sera indiquée en centimètres sur le tube en caoutchouc, à la condition qu'on aura suivi d'une main le mouvement ascensionnel du liquide, et de l'autre pincé le tube en regard du point fixe mentionné plus haut, lorsque le liquide aura cessé de monter. En supposant, par exemple, une colonne de liquide de 95 centimètres (à peu près la pression moyenne d'une vessie normale), cela correspondra à 95 grammes de pression par centimètre carré.

On comprend que cet instrument qui sert à introduire le liquide dans la vessie, à l'électriser et à me-

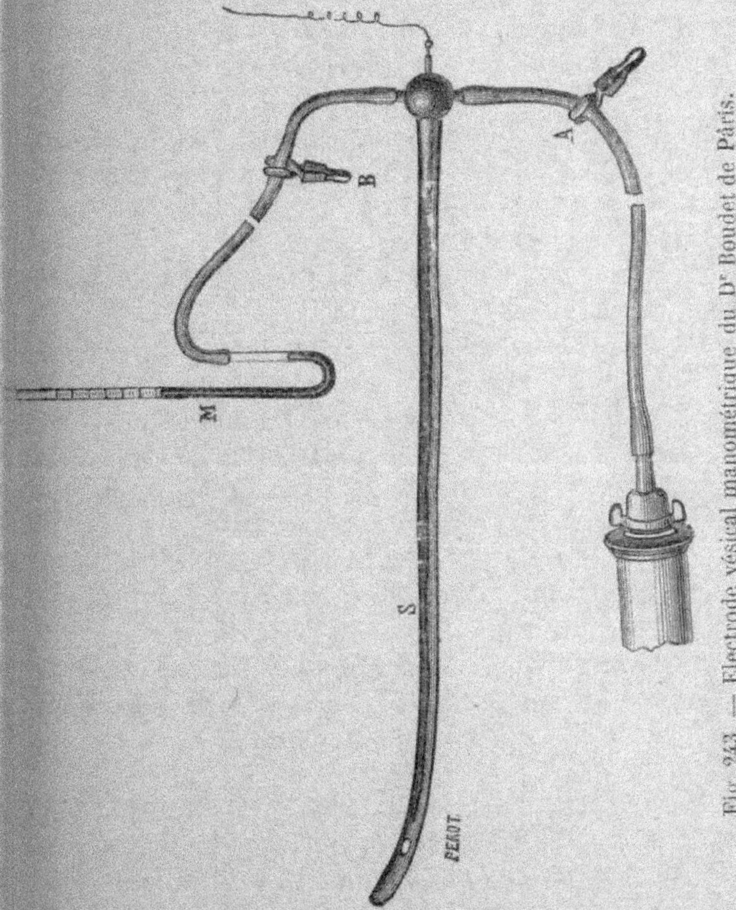

Fig. 243. — Electrode vésical manométrique du Dʳ Boudet de Paris.

surer la force de contraction de cet organe, peut également être utilisé à en extraire les liquides. Il suffit
pour cela de retourner l'entonnoir et de le placer

plus bas que le siège de la vessie ; de cette façon la colonne liquide fait siphon et s'écoule. »

L'électrode vésical de Boudet de Pâris se compose (fig. 243) d'une sonde creuse S en gomme renfermant le rhéophore auquel le courant est amené par une seconde pièce creuse en forme de T. Cette pièce est armée d'un embout porte-sonde relié au pôle négatif de la pile, et deux branches en caoutchouc la mettent en communication, l'une avec un tube manométrique, l'autre avec une seringue.

Des pinces à ressort A et B interrompent à volonté la communication.

L'appareil étant mis en place, on desserre la pince A et l'orifice du tuyau de caoutchouc étant libre, le liquide de la vessie s'écoule sans pression.

Serrant la pince B, on introduit alors de l'eau dans l'organe et on resserre A. Si on desserre B, on remarque que, tant que le courant ne passe pas, le niveau ne change pas dans le manomètre ; il varie au contraire chaque fois que le courant électrique est rétabli ou interrompu.

Après un traitement de cinq à quinze minutes, la paralysie est améliorée et l'organe commence à se contracter de sa propre spontanéité.

Electrode de l'utérus. — L'électrode intra-utérin dont se sert le Dr Mally, et qui a été construit par M. Trouvé se compose d'une tige flexible terminée par une extrémité cylindrique arrondie, de 3 centimètres de long sur 3 millimètres de diamètre, et présentant une légère courbure sur son grand axe ; le reste de la tige beaucoup plus mince porte

un manchon isolant pouvant s'enlever (fig. 244). Le
tout se fixe à un petit manche métallique dont l'extrémité inférieure reçoit la fiche terminale de l'un
des conducteurs.

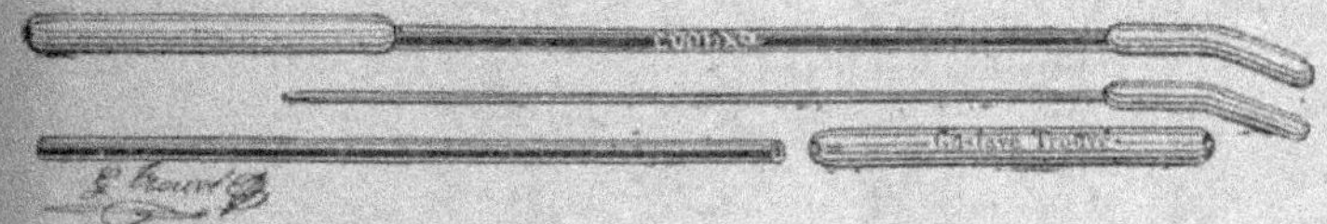

Fig. 244. — Sonde utérine du Dr Mally.
(Pièces démontées.)

Les parties métalliques peuvent être stérilisées à
part dans une étuve à haute température; le manchon isolant est bouilli à part dans une solution
antiseptique et le tout est ensuite renfermé dans un

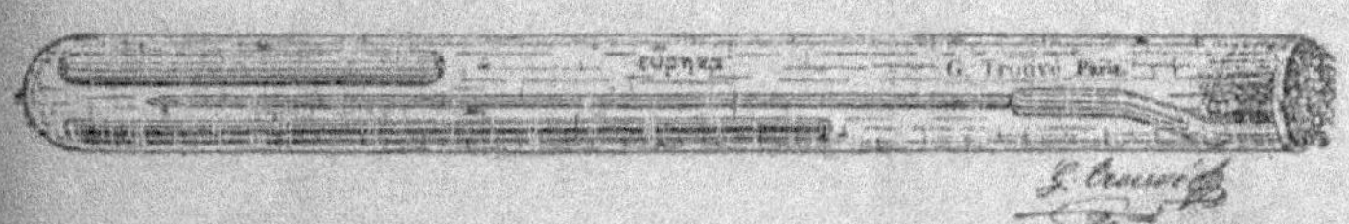

Fig. 245. — Disposition de l'appareil stérilisé, pour le porter
en ville.

tube de verre (fig. 245) et stérilisé dans une étuve à
air sec à 115°. De cette façon l'instrument est transportable, on peut remplacer le manchon isolant à
chaque séance.

L'excitateur utérin Tripier est simple (fig. 246) ou
double (fig. 247), c'est-à-dire que la sonde isolatrice
renferme un ou deux conducteurs. Les parties métalliques libres sont d'ailleurs droites ou légèrement
courbées.

Electrode rectal. — L'électrode rectal unipolaire
de Tripier (fig. 248) se compose simplement d'une

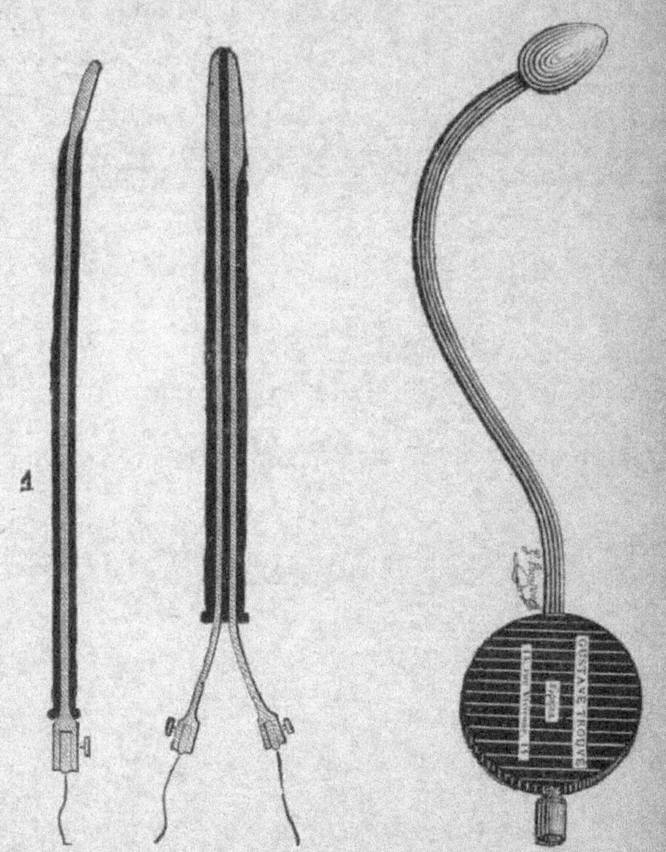

Fig. 246 et 247. — Excitateurs
utérins Tripier (simple et
double).

Fig. 248. — Electrode ou excitateur rectal simple de
Tripier.

sonde métallique bien isolée dont la courbure reproduit approximativement celle de l'intérieur du

sacrum. Elle se termine par une petite olive nickelée.

Son excitateur rectal bilopaire (fig. 249) est encore
une sonde contenant un double conducteur.

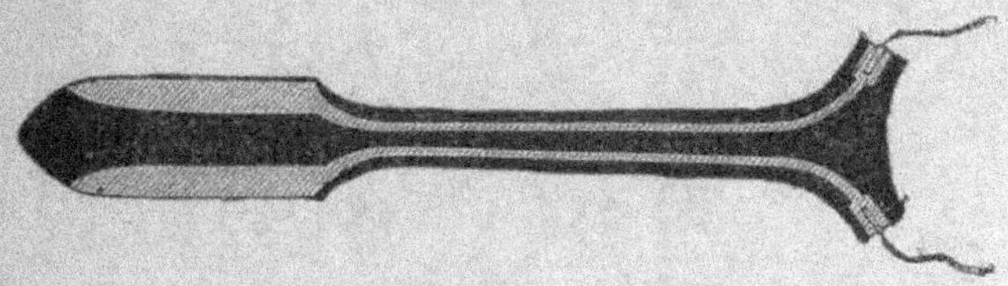

Electrode pour bain. — L'*électrode pour bain* de
M. Trouvé a pour propriété d'utiliser toutes les baignoires en donnant facilement et partout des bains
électriques. Il suffit d'un drap pour éviter le contact
du malade et de la baignoire.

Il se compose d'une plaque d'étain communiquant
avec un des pôles et renfermée au milieu d'un disque
d'ébonite dont une des faces (fig. 250) est percée de
trous comme une écumoire.

Le fil conducteur qui aboutit à la plaque passe au
milieu d'un tube également en ébonite, afin d'éviter
toute dérivation du courant électrique à travers le
liquide. Ce dernier n'est lui-même en communication
avec l'électrode que par un seul côté, par la face
percée de trous. A l'aide de cet électrode on peut facilement localiser les courants sur telle ou telle partie
du corps.

Dans le cas d'une *électrisation générale*, l'électrode sert uniquement à établir la communication
avec le liquide, sans aucun contact avec la baignoire,
l'autre pôle étant placé sur une partie quelconque

du sujet. Dans ces conditions, la masse liquide ne
sera qu'un électrode de grande surface enveloppant

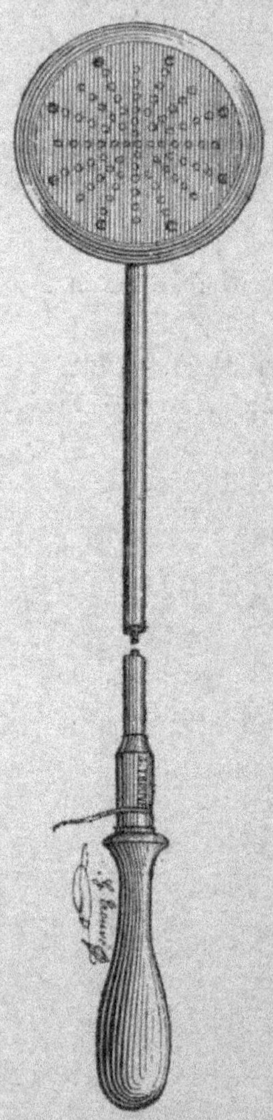

Fig. 250. — Electrode Trouvé pour bain.

complètement le malade, et l'électrisation sera répandue sur la surface immergée de son corps.

Dans le cas d'une *électrisation partielle ou locale*, les deux pôles sont en communication avec deux électrodes semblables plongés dans le liquide, et alors le courant ne s'établira qu'entre les deux faces percées et en regard l'une de l'autre ; l'électrisation sera donc localisée dans la partie du corps interposée entre elles et cela sans que les autres parties soient influencées. En promenant parallèlement ces deux électrodes, on peut arriver à intéresser successivement toutes les parties du corps à l'électrisation.

Ces électrodes pour bains hydro-électriques sont, comme on le voit, d'une simplicité très grande et permettent d'obtenir à volonté des électrisations générales et locales ; ils donnent des résultats identiques, sinon meilleurs, car la densité du courant est accrue, à ceux qu'on obtient avec des baignoires spéciales dont l'agencement est très dispendieux.

L'établissement thermal de Vichy dont M. le Dr Perrin est le directeur, est muni d'une organisation modèle de bains électriques du système Trouvé. Les courants constants et continus sont fournis par son grand appareil d'électrothérapie (fig. 100), et les courants induits primaires ou secondaires par son appareil d'induction (fig. 109), le plus précis des appareils employés en médecine et en physiologie.

Par l'emploi de nos électrodes spéciaux et le jeu de nos commutateurs, l'établissement distribue à volonté et à une ou plusieurs baignoires à la fois, soit des courants constants et continus, soit des courants induits, soit enfin les deux simultanément et

26.

organisés de façon à obtenir une électrisation locale
ou générale par les deux méthodes.

Aimants et Électro-aimants.

Les aimants sont très employés en médecine, qu'on
utilise leur *force portante*, ou leur force attractive,
ou pour toute autre raison.

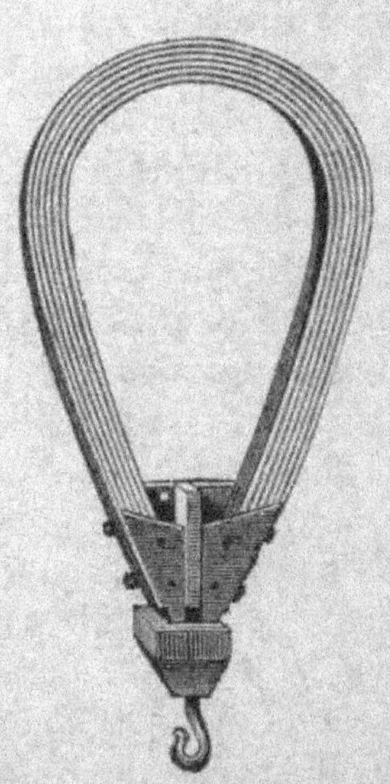

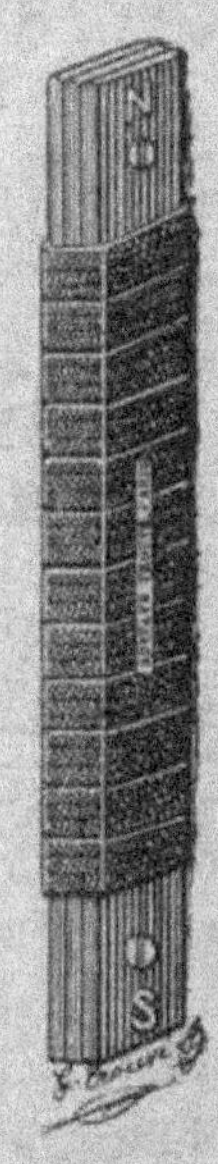

Fig. 251. — Aimant Jamin en
fer à cheval et son arma-
ture.

Fig. 252. — Aimant droit à
lames multiples construit
par M. Trouvé.

Nous avons dit que tous les aimants en fer à cheval (fig. 251) ou droits (fig. 252) construits maintenant sont formés d'un faisceau d'aimants selon la

prescription de M. Jamin. Il est incontestable, en effet, que leur puissance est ainsi beaucoup plus considérable que dans les anciens aimants faits d'une seule pièce.

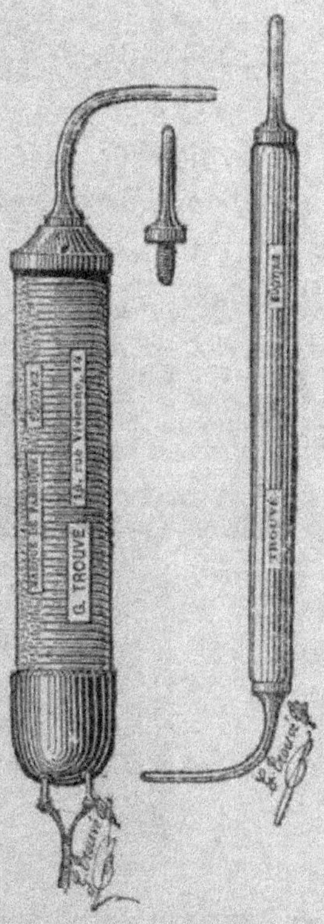

Fig. 253 et 253 *bis*. — Aimant et électro-aimant Trouvé.

Nous sommes cependant parvenu à réaliser sans le secours de ce principe des aimants et des électro-aimants (fig. 253 et 253 *bis*) d'une seule pièce qui sont doués, sous un petit volume, d'une énergie très considérable. Ils sont destinés à enlever de l'œil de malen-

contreuses parcelles de fer qui s'y seraient introduites.
D'autres électro-aimants plus puissants, à lames circulaires et concentriques (fig. 252), permettront un
jour, nous l'espérons, de retirer de l'estomac et par
la voie naturelle, des objets en fer avalés qu'on doit
présentement extraire par une sanglante taille stomacale. L'avenir dira si nos prévisions sont justes[1].

Le Dr Vigouroux avait préconisé en 1878, le traitement des névralgies, de l'ataxie, etc., par les vibra-

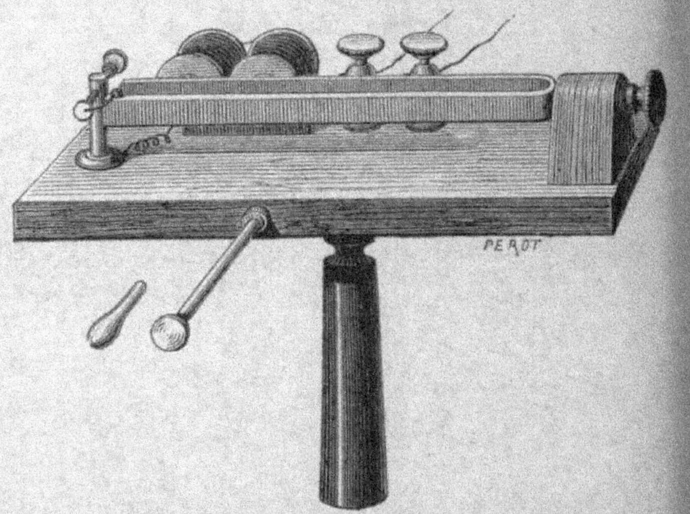

Fig. 254. — Diapason du Dr Boudet de Pâris.

tions sonores. M. Boudet de Pâris, a établi pour ce traitement un diapason qu'un électro-aimant fait vibrer
(fig. 254). Une tige visible sur le côté de la figure et

[1] Voir à la page 366 la discussion qui eut lieu à ce sujet à
l'Académie de Médecine dans la séance du 24 août 1886 entre
MM. Polaillon, Lamy, Leroy de Méricourt, Larrey et Goubaux.

terminée par un bouton à tête plate de petite surface, permet de localiser les vibrations sur la partie malade.

Ne terminons pas ce paragraphe des excitateurs de tous genres sans donner (fig. 255 et 255 *bis*) le *tableau des points d'émergence des nerfs utiles à connaître pour les applications électriques*, extrait du *Guide pratique des sciences médicales* et tel que nous le trouvons dans la *Revue illustrée de polytechnique médicale et chirurgicale* du 30 août 1891.

Comme conclusion de tout ce qui précède, nous devons convenir que les appareils et instruments mentionnés ou décrits dans le cours des précédents chapitres ne sont pas tous d'une égale nécessité usuelle. La plupart d'entre eux ont leur caractère propre, leur agencement spécial, qui les voue conséquemment à une destination déterminée, bien restreinte, en général.

Un cabinet d'électrothérapie bien monté devra ainsi comprendre deux sortes d'appareils :

1° Ceux qui, par cela même qu'ils n'ont pas d'agencements spéciaux, trouvent des emplois plus fréquents, plus variés et plus larges ;

2° Ceux qui, malgré leur caractère plus particulier, sont cependant très usuellement employés.

Pour la commodité du médecin nous avons classé tous ces appareils dans un Appendice, pour qu'il retrouve promptement, au moment voulu, l'appareil dont il a besoin. Cet appendice est une sorte de résumé de la partie technique de cet ouvrage : nous croyons qu'il ne sera pas sans utilité pratique. Nous y renvoyons le lecteur.

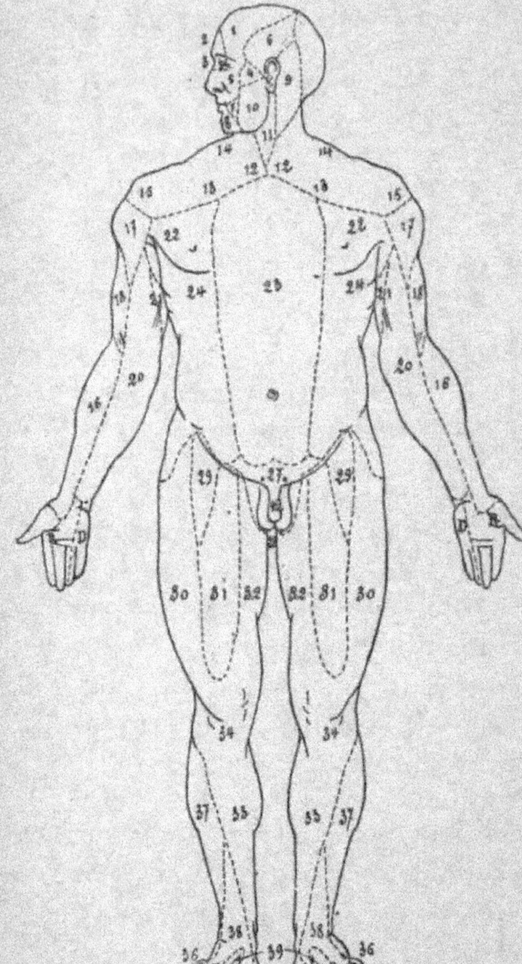

Fig. 255. — Points d'émergence des nerfs utiles à connaître pour les applications électriques.

21. Accessoire du brachial cutanée interne.
22. Deuxième et troisième nerfs perforants latéraux.
23.
24. } Nerfs intercostaux.
25. Branche abdomino-génitale supérieure (fesses).
26. Branche abdomino-génitale supérieure (abdomen).
27. Branche abdominale
28. Branche abdomino-génitale inférieure.
29. Branche inguino-cutanée interne.
30. Branche inguino-cutanée externe.
31. Branche fémoro-cutanée.
32. Nerf musculo-cutané interne.
33. Saphène interne.
34. Rameaux du nerf crural allant au genou.
35. Tibial postérieur.
36. Saphène interne.
37. Rameau cutané du sciatique poplité interne.
38. Musculo-cutané du sciatique poplité interne.
39. Rameaux postérieurs de la région lombaire.
40. Rameau cutané du petit sciatique.
41. Rameau scrotal du petit sciatique.
42. Nerf dorsal de la verge.
43. Nerf hémorrhoïdal inférieur.

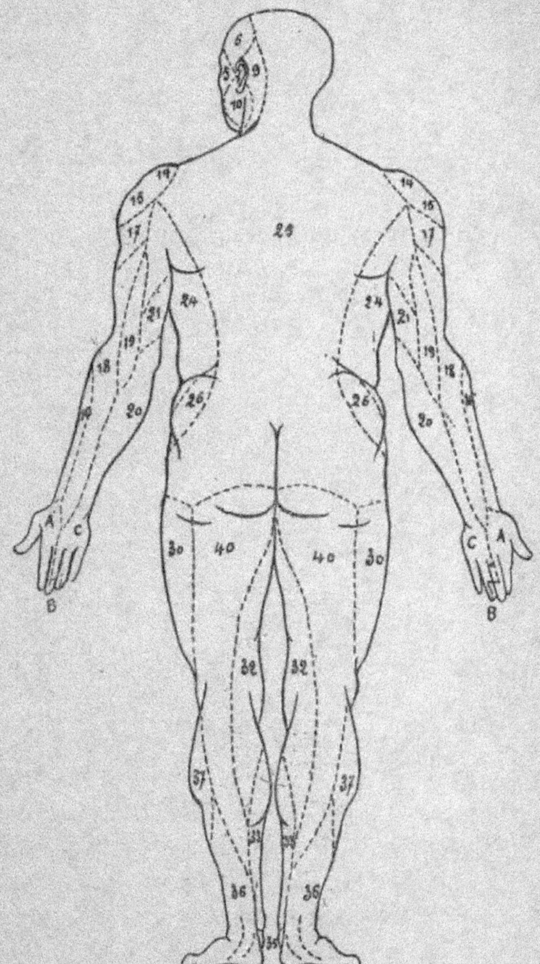

Fig. 255 *bis*. — Points d'émergence des nerfs utiles à connaître pour les applications électriques.

CHAPITRE V

ÉLECTROPHYSIOLOGIE ET ÉLECTROTHÉRAPIE

Ceux qui aiment à entrer dans le détail des sciences méprisent les recherches abstraites, et ceux qui approfondissent les principes entrent rarement dans les particularités ; pour moi, j'estime également l'un et l'autre.

Leibniz : Lettre à l'abbé Faucher, *Journal des savants* du 2 juin 1682.

Il faut bien distinguer dans une science ses rudiments et sa constitution. Elle est rudimentaire quand elle n'a encore que des faits isolés ou des systèmes fictifs ; elle est constituée quand elle a reconnu son objet et sa méthode propres...

Littré : *La science au point de vue philosophique*. Préface.

Si pour naître et se développer, l'électrothérapie avait dû puiser ses principes fondamentaux dans une science bien assise, définitivement constituée, elle sortirait à peine du monde des possibles.

Mais, loin d'être la fille de l'électrophysiologie, c'est elle, au contraire, qui a préparé son apparition.

A peine, en effet, l'électrologie commençait-elle à sortir, par les travaux de Gilbert et de Otto de Guéricke de sa séculaire incubation, que Kruger, Jallabert, Nollet, Privati, Watson, renouant par-dessus douze siècles les enseignements empiriques de Dioscoride et d'Aétius, appliquaient hardiment le nouvel agent physique au traitement des maladies et jetaient les bases d'un mode rationnel et défini de puissante médication.

Mais l'électrologie positive n'était point pour cela constituée : la physiologie existait bien moins encore. Il fallait à l'une et à l'autre de ces sciences abstraites plus de deux siècles d'élaboration lente, d'essais confus : il fallait enfin à l'électrologie la fécondation des génies de Franklin, de Volta, d'Ampère, de Faraday; pour que la physiologie positive vît le jour, il était nécessaire que le génie des Bichat (1771-1802) et des de Blainville, reconnût, au milieu d'innombrables parties spéciales dont la structure enchevêtrée et les propriétés complexes n'offraient prise à aucune abstraction, les éléments anatomiques, y compris les résultats, qui, par leur réunion et leur texture, constituent l'ensemble du corps et dont chacun est doué de propriétés spécifiques déterminées. Il fallait même que Dutrochet, Schleiden et Schwann complétant la découverte fondamentale de Bichat eussent démontré la constitution cellulaire des tissus, et que Kölliker et Remak eussent saisi la genèse des cellules, la spécificité des trois feuillets blastodermiques et le mode de formation des espèces histologiques [1].

L'électrophysiologie, un des derniers rameaux de la science de Bichat et dont la formation est si récente qu'elle reste contestée par beaucoup de bons esprits,

---

[1] V. L'*Introduction à l'étude de la spécificité cellulaire chez l'Homme*, par le Dr Hillemand.

attendait qu'une expérimentation sagement guidée par des hypothèses claires et simples d'ordre physico-chimique, lui apportât d'indispensables matériaux et les linéaments de ses théories élémentaires.

Électrologie et physiologie ont suivi en cela une évolution semblable à celle de toutes les autres branches de la science abstraite[1]. La géométrie est née de l'arpentage, l'astronomie de la géographie et de la navigation.

« Il n'est personne qui, disait Littré[2], étudiant l'histoire, n'ait remarqué que partout les arts utiles ont précédé les sciences. On a employé la chaleur à toutes sortes d'usages avant d'avoir aucune théorie sur cet agent ; la métallurgie et la teinture ont fourni d'abondants produits, avant que les notions chimiques qui en sont le fondement fussent seulement soupçonnées. Puis, la science abstraite faisant des progrès, les rôles se renversent, et les arts, qui d'abord avaient procuré matière et pour ainsi dire prétexte aux sciences, en deviennent les débiteurs, recevant d'elles leurs plus utiles perfectionnements. Il n'en a pas été autrement pour la biologie ; ce n'est pas par elle-même et de son chef qu'elle s'est introduite dans le monde, c'est sous le couvert de la médecine ; longtemps elle a vécu à l'abri de cet art bienfaisant que les souffrances de la nature humaine

---

[1] Ce mode d'évolution était nécessaire comme l'a si magistralement démontré M. Pierre Laffitte, dans son beau *Cours de Philosophie première*, en analysant les actions et réactions mutuelles de la raison abstraite et de la raison pratique.

[2] Littré. *La Science au point de vue philosophique.*

ont fait naître de si bonne heure dans les sociétés primitives, et longtemps a tardé le moment où la médecine pût avec sécurité prendre d'elle sa direction. Ce moment est à la fin venu, et la pathologie y trouve, elle y trouvera de plus en plus son guide véritable. »

Certes, rien de juste comme cette appréciation de Littré, mais il faut bien avouer qu'aujourd'hui l'électrothérapie en est encore réduite à marcher de ses propres forces et à attendre que l'électrophysiologie soit assez puissante pour la diriger.

Cette constatation de l'impuissance provisoire de la théorie sur la pratique ne nous est malheureusement point personnelle. M. Gariel, dont personne ne met en doute la haute compétence, n'a pas oublié de l'enregistrer dans sa préface au *Précis d'électrothérapie* du D\u1d63 Larat.

Et M. Gariel a souvent confirmé ces déclarations; témoin sa réponse à M. Danion, à la première séance (25 août 1889) de la section d'Electrophysiologie, dont il avait la présidence au Congrès international des électriciens de 1889.

« Il faut bien le reconnaître, dit-il dans la préface du *Précis*, l'électro-physiologie n'est pas encore fondée en tant que science; on a recueilli des faits sans toujours chercher à préciser les conditions dans lesquelles on opérait; on a trop tôt énoncé des lois et imaginé des hypothèses pour les expliquer. Nous croyons que presque tout est à refaire...

« Dans l'état actuel de l'électro-physiologie, nous ne pensons donc pas que celle-ci puisse servir de base sérieuse aux applications thérapeutiques... »

Et le Dʳ Larat conclut avec justesse :

« Le terrain empirique, reposant sur l'observation accumulée d'un siècle, est donc, à l'heure actuelle, le seul que nous sentions ferme sous nos pieds. Et, faute de mieux, nous sommes bien obligés d'enregistrer les succès obtenus par le traitement électrique dans un grand nombre de maladies, sans en savoir exactement le pourquoi. »

Nous sommes loin, on le voit, de l'appréciation du Dʳ Tripier — et cependant nous avons ce maître en haute considération — qui déclare que « depuis l'époque de Nobili un grand nombre d'observations sont venues enrichir cette branche de la science (l'électrophysiologie), qui est fondée aujourd'hui sur des bases aussi exactes que celles de la physique ».

Si donc nous n'avions en vue dans ce Manuel que de résumer les applications scientifiques de l'électricité à la médecine, nous pourrions, sans aucun inconvénient, enjamber l'énumération des lois plus ou moins vagues et l'exposé des hypothèses plus ou moins élastiques — elles ne brillent généralement point par la simplicité — qui constituent le résultat des explorations de physiologie électrique.

Néanmoins, comme l'insertion ici des tentatives plus ou moins fructueuses faites à ce jour aura peut-être l'avantage de rappeler au praticien quelle est la grandeur des efforts à faire, et leur utilité, quelle est la longueur du chemin à parcourir avant que la thérapeutique ait enfin trouvé des bases solides, nous les passerons rapidement en revue.

Il n'est peut-être pas inutile tout d'abord, d'envisager sous quels points de vue les philosophes ont considéré les phénomènes vitaux, en laissant de côté bien entendu, toutes les définitions qui font appel à d'insaisissables entités théologiques ou métaphysiques ou tendent à satisfaire à d'indémontrables causes finales.

Nous est-il permis de rappeler, en effet, que la connaissance de la nature intime des choses nous est radicalement interdite? Toute définition scientifique ne doit avoir d'autre prétention que de noter les phénomènes constants plus simples et plus généraux spécifiquement propres à l'objet abstrait à définir : définir la vie, c'est dire quels phénomènes nous paraissent accompagner constamment les actions vitales, comment fonctionne ce procédé spécial qui fait qu'il y a *vie* et non plus seulement action chimique, et ce sont les phénomènes que ces actions nous présentent qui servent à les caractériser subjectivement. Objectivement nous ne pouvons rien savoir. Toute définition sur le pourquoi des choses reviendrait naturellement à la définition que cet aimable philosophe Molière met dans la bouche de son médecin : *opium facit dormire quia est in eo virtus dormitiva cujus est natura sensus assoupire.*

Aristote à qui il faut toujours remonter, dans les questions de haute philosophie, disait déjà avec son sens si positif (*De l'âme et des animaux*) : *La vie est ces trois faits : se nourrir par soi-même, se développer et périr.*

Bichat, préoccupé avant tout de séparer nettement le règne organique du règne minéral qu'il considérait à tort en perpétuel conflit avec lui, définit la *vie : l'ensemble des fonctions qui luttent contre la mort* (règne minéral).

Et c'est en se plaçant au même point de vue que l'*Encyclopédie* disait : *la vie est le contraire de la mort.*

Richerand énonce trop vaguement que : *La vie est un ensemble de phénomènes qui se succèdent pendant un temps limité dans les corps organisés.*

Avec de Blainville, nous avons la première définition satisfaisante; c'est pour lui *un double mouvement interne de combinaisons et de décombinaisons instables, à la fois général et continu, propre à certaines substances dites organisées.*

Cette définition a le mérite, fait remarquer Comte, d'impliquer l'existence d'un organisme voulu et d'un milieu convenables, et de supposer, en outre, l'absorption avant la composition et l'exhalation des produits de la composition.

A^le Comte, disciple en cela de de Blainville, dit à son tour (*Système de Politique positive*) : *la vitalité fondamentale, seule commune à tous les êtres organisés, consiste dans leur continuelle rénovation matérielle, unique attribut qui les sépare universellement des corps inertes, où la composition est toujours fixe*, et il ajoute à la suite de Broussais que : *les phénomènes de la maladie coïncident essentiellement avec ceux de la santé, dont ils ne diffèrent jamais que par l'intensité.*

Littré condense sa définition dans la formule : *La vie est l'état d'activité de la substance organisée,* ce que Béclard énonce : *La vie est l'organisation en action.*

Enfin, pour H. Lewes : *La vie est une série de*

changements définis et successifs, à la fois de struc-
ture et de composition, qui se présentent chez un
individu, sans détruire son identité.

Quelque définition qu'on adopte et les dernières
sont presque équivalentes — on renonce à chercher
la nature intime de la vie ; tout comme pour la gravitation, la chaleur, l'électricité, les affinités chimiques, etc.

Ce n'est que par présomption de jeunesse que la
science s'était fourvoyée dans la poursuite des causes
premières ; il appartenait à sa maturité de rejeter
comme inaccessible toute investigation — de quelque
nature — dirigée vers cet empire ténébreux.

Le but réel de la science, c'est de connaître suffisamment les êtres, bruts ou vivants, individuels ou
collectifs, pour prévoir les phénomènes constants, statiques ou dynamiques, qu'ils présentent et qui pratiquement agissent sur nous, afin de les approprier
au service — peut-être lointain [1], indirect comme
direct — de l'homme et de l'Humanité par le concours continu et solidaire que nous fournit celle-ci.

Ce but, en un mot, est de *savoir pour prévoir,*
afin de pourvoir.

[1] « Quelque limitée que soit, en réalité, notre force de spéculation, elle a cependant, par sa nature, beaucoup plus de portée
que notre capacité d'action, de sorte qu'il serait radicalement
absurde de vouloir astreindre la première, d'une manière continue, à régler son essor sur celui de la seconde, qui doit, au
contraire, s'efforcer de la suivre autant que possible. Les
domaines rationnels de la science et de l'art sont, en général,
parfaitement distincts, quoique philosophiquement liés : à l'un
appartient de connaître, et par suite de prévoir ; à l'autre, de
pouvoir, et par suite d'agir. » — A. Comte. *Cours de Philo-*
sophie positive.

On ne fait pas de la science pour la science, comme le voudraient quelques-uns. On fait de la science pour qu'elle soit finalement utile. Son criterium doit être la prévision; son effet, de modifier les êtres et les événements en forme et composition, en les croisant ou combinant pour l'obtention d'un résultat déterminé utile.

Mais pour qu'il y ait prévision il faut qu'il y ait harmonie constante entre le monde extérieur et la pensée et cette harmonie constitue l'*état de raison* dont le contraire *à tous les degrés* constitue l'état de folie. L'état de raison implique donc la connaissance du monde et celle de l'entendement : il exige de plus la soumission de la volonté humaine aux lois cosmiques et morales, dont l'ensemble, par sa persistance, constitue une inviolable fatalité. Les seules modifications à notre portée concernent, en effet, l'intensité des phénomènes, mais leur arrangement demeure si constant pour un temps très long, malgré tous nos efforts, qu'il est en quelque sorte inaltérable relativement à nous.

Il est à remarquer à ce propos que plus l'homme est ignorant, et, en conséquence, plus faible, plus il se croit puissant et maître absolu des choses. Jadis l'intervention d'un dieu omnipotent obtenue par la prière, de nos jours l'activité bienveillante d'une entité métaphysique, paraît alors capable de tous les miracles. Et si la croyance au miracle est bien morte aujourd'hui du moins en Occident et dans les sciences abstraites bien formées, comme l'astronomie, la physique et la chimie, ne subsiste-elle pas toujours, même chez des esprits d'une certaine culture, mais d'une culture trop spécialisée, même chez des médecins — très rares, de plus en plus rares il est vrai — quand on en arrive aux autres sciences, à peine ébauchées, comme la biologie, la sociologie et la morale, ou aux sciences concrètes complexes comme la météorologie, la médecine ou la politique ?

La formation de l'état de raison s'opère par le jeu des fonctions intellectuelles sous l'impulsion des sentiments qu'un caractère suffisamment énergique maintient actives, attentives et convergentes.

Les deux grandes fonctions élémentaires — qui se combinent à des degrés bien variables chez les divers individus et constituent alors ce qu'on nomme leur intelligence — sont la contemplation et la méditation. La contemplation recueille les faits particuliers, dont l'enregistrement dans l'encéphale compose la mémoire [1]; elle réveille les images de la mémoire ou

[1] La mémoire n'est donc pas une fonction intellectuelle simple, à l'encontre de ce qu'on pense généralement. Elle est, au contraire, dans l'ordre mental, l'expression complexe de la loi universelle de la persistance, loi bien connue en mécanique, c'est-à-dire dans sa formulaison la plus simple, et où Képler l'a découverte, sous le nom de loi d'inertie. On trouvera plus loin, à la page 483, l'énoncé exact de cette loi universelle qui mérite plus que toute autre encore la qualification de fondamentale. Dans les métamorphoses si multiples qu'elle revêt à travers la série hiérarchique des sciences inorganiques abstraites, on lui donne souvent la dénomination de loi de la conservation : cela provient de ce qu'on prête gratuitement aux êtres dits bruts une inactivité absolue que contredit suffisamment la plus vulgaire expérience lorsqu'on s'en rapporte strictement à elle. C'est, en effet, par un artifice logique et non comme traduction positive d'un fait, — ce qui serait naturellement au-dessus de la puissance expérimentale, — que Képler a conçu l'existence

27.

idées (imagination), les associe avec une vitesse proportionnée à leur simplicité, leur généralité et conséquemment leur répétition ; la méditation, elle, compare enfin et saisit (induction) ce que ces idées hétérogènes présentent de constant dans leur indé-

abstraite de la force et son ex-territorialité parfaite. Le grand astronome n'a fondé là, qu'il l'ait voulu ou non, qu'une utopie scientifique, utopie fort légitime d'ailleurs, mais utopie. On sait d'ailleurs que l'utopie scientifique diffère de l'hypothèse positive en ce que celle-ci doit être rigoureusement démontrable, la théorie utopique n'étant pas astreinte à cette condition, mais devant posséder néanmoins ce double caractère que sa fausseté soit indémontrable et qu'elle soit susceptible d'évoluer continuellement sans contradiction dans la direction constante du progrès positif. L'utopie seconde l'éclosion des hypothèses et les hypothèses préparent les lois, dernier terme auquel s'arrêtent fructueusement nos investigations théoriques.

Ce qui est incontestable, c'est que la matière, toute matière est pratiquement active et que nous ne savons rien, ni ne pouvons rien savoir sur l'origine ou cause de cette activité. Nous bornant, dans cette position, à exprimer un fait certain, sans avoir recours à aucune hypothèse, en pleine neutralité nous devons préférer le nom de persistance impliquant activité au nom de conservation associé en nous à l'idée de passivité. Cette prudente réserve, sur laquelle il n'y a pas lieu ici de s'appesantir, étant faite, il est loisible d'employer, sans notable inconvénient, le vocable usuel.

En mécanique, la loi de la persistance prend, avons-nous dit, la forme simple de la loi d'inertie ou, ce qui revient au même, de la conservation de la somme des forces vives; en astronomie, c'est la loi déjà beaucoup plus compliquée de la stabilité du système du Monde; en physique, c'est la loi de la constance des conditions cosmiques, géologiques et climatériques de la Planète; en chimie, c'est la loi de Lavoisier de la conservation de la matière, loi que Joule a complétée à la fin de la première moitié de ce siècle par la loi de la conservation de l'énergie.

Dans les sciences biologiques et morales, l'harmonie subsiste, mais va se compliquant de plus en plus : on y constate la loi de la permanence des espèces, autrement dit la loi de finie variété[1]; elle abstrait (abstraction) ces caractères permanents et s'efforce de dégager (déduction) leurs lois (liaisons de succession ou de similitude); elle reconstruit enfin avec ces éléments abstraits des êtres ou des faits fictifs auxquels elle peut rapporter, en tenant un compte suffisant de certains coefficients individuels, les réalités dont la contemplation lui fournit les images.

L'induction établit les principes, la déduction les coordonne. L'intelligence puise dans la raison empirique les matériaux sur lesquels elle travaille et elle compose avec eux une raison théorique — abstraite, et finalement concrète, — puis elle applique ses créations dans la raison pratique. Il y a là une sorte de vie dont la raison empirique constituerait le milieu, la raison théorique l'organisme, et la raison pratique la vie proprement dite ou l'organisme en action. Une telle manière d'envisager le double mou-

l'hérédité comprise dans son entière généralité et avec sa curieuse métamorphose sérielle à cycle *polymorphique* fermé; en psycho-physiologie, c'est la mémoire qui retient les images fournies par la contemplation. En sociologie, c'est la loi des antériorités; Auguste Comte, qui l'a formulée le premier d'une façon précise, l'a énoncée aussi sous cette forme paradoxale à première vue : « Les vivants sont de plus en plus gouvernés par les morts »; elle a pour corrélatif politique le principe conservateur dont la nécessaire reconnaissance, suffisamment répandue et observée, constitue la seule garantie de l'ordre au sein des nations. En morale enfin, c'est la loi de l'habitude; nous devons la mettre énergiquement en jeu, afin de conserver tant à l'individu qu'à l'espèce les richesses que nos prédécesseurs nous ont laissées au triple point de vue sentimental, intellectuel et pratique.

[1] L'idiot contemple et ne médite pas, ou comme les animaux inférieurs ne médite que très peu.

vement de combinaisons et de décombinaisons subjectives par l'afflux et le reflux des matériaux empiriques ou objectifs, apportés par la contemplation, choisis et assimilés par la saine méditation, se justifie jusque dans ses moindres détails, tant dans l'histoire de la science que dans l'évolution individuelle. Il y a, dans l'espèce, développement normal, et, dans l'individu, santé mentale, lorsque cet échange s'opère d'une façon lentement progressive; mais que l'un des éléments objectif ou subjectif vienne à acquérir trop vite une intensité relative trop considérable et aussitôt, par *balancement*, il réagit sur son conjugué : cela se traduit pratiquement, en politique par une révolution, en morale par un dérèglement individuel ou collectif nuisible.

Il est donc indispensable de pondérer nos deux facultés intellectuelles l'une par l'autre au moyen de ces règles hygiéniques ou méthodes, que l'Humanité a d'abord ignorées, qu'elle a lentement élaborées et appliquées de temps à autre, qu'elle a enfin promulguées et qu'elle a codifiées en un système de philosophie positive qui constitue un des plus beaux monuments de notre civilisation. La philosophie positive est la médecine — hygiène et thérapeutique pour ainsi dire — de l'activité psychique. Bornée à l'érudition, ou compulsion des faits, la science ne peut exister. D'un autre côté, la spéculation lâchée à son libre essor ne tarde pas à se diffuser dans de vides et insaisissables abstractions théologico-métaphysiques, d'une absolue infécondité pratique. L'union équilibrée de l'érudition et de la spéculation constitue, au contraire, la science réelle ou positive.

Mais cette union ne pourrait, comme nous venons de le démontrer, demeurer arbitraire sous peine de prompte dislocation.

Or, parmi la foule de combinaisons théoriques que l'entendement peut former avec les matériaux abstraits dégagés des impressions cérébrales, il en est une vers laquelle il est spontanément porté à l'état normal : elle consiste à *construire immédiatement l'hypothèse la plus simple et la plus sympathique que semble comporter l'ensemble des renseignements obtenus*, il assimile l'inconnu au connu, cherche des dispositions analogiques et tend à croire à la réalité absolue de sa conception. Nous résoudre à accepter comme règle morale, ou précepte, cette loi fondamentale de notre constitution mentale à laquelle nous ne pouvons échapper et que nous appliquons instinctivement et à notre insu jusque dans les moindres détails de la vie est ce qui nous convient le mieux pour faire cesser toute perplexité et déterminer notre intervention pratique. Elle nous enseigne tout d'abord, quand on la possède explicitement, la relativité de toutes nos connaissances, en même temps qu'elle assure à nos théories une suffisante stabilité tout en tenant compte de leur opportunité.

C'est de cette loi, plus que de toute autre, qu'on doit dire qu'elle est l'*épine dorsale* de la Science, de la Philosophie et de l'Histoire.

Telle est, en fin de compte, la conception positive de la notion d'*explication* avec toute sa relativité et sa légitimité. Expliquer, c'est donc former une hypothèse que l'on dégage explicitement d'une proposition plus simple et plus générale qui ne contenait jusque-là l'élément expliqué qu'à l'état implicite, état par cela même peu précis, ne permettant aucune évaluation exacte susceptible de servir de base à la pratique et se prêtant admirablement à toute discussion bizantine.

L'hypothèse édifiée doit normalement remplir cette triple condition d'être la plus simple, la plus sympathique et la plus esthétique en accord avec l'ensemble des renseignements positifs de tous ordres déjà acquis.

Cette loi-précepte fondamentale de la philosophie première (dont le domaine est la science des lois applicables à tous les phénomènes et, par suite, indépendantes de l'espèce de ceux-ci) comporte plusieurs corollaires. Nous énonçons les principaux avec les autres lois de philosophie première sans toutefois nous y appesantir. Nous préférons, sur un sujet aussi capital, renvoyer le lecteur aux démonstrations que M. Pierre Laffitte a condensées dans son magnifique *Cours de philosophie première* dont la publication doit faire époque :

1° *Loi-précepte de la constance.* — Nous concevons, et nous devons concevoir comme immuables, les lois de tout ordre qui régissent les êtres et que les événements révèlent.

2° *Loi-précepte de la modificabilité.* — Les modifications de l'ordre universel sont bornées, et nous devons les concevoir comme bornées, à l'intensité des phénomènes dont l'arrangement demeure inaltérable.

3° *Loi-précepte de la concorde.* — Nous subor-

donnons, et nous devons subordonner, les construc-
tions subjectives aux matériaux objectifs.

4° *Lois-préceptes des images*. — Les images inté-
rieures sont toujours, et doivent être moins vives que
les impressions extérieures.

5° Toute image normale est et doit être prépondérante sur celles que l'agitation cérébrale fait simultanément surgir.

6° *Loi-précepte des trois états*[1]. — Chaque entendement présente et doit présenter la succession de
trois états : théologique ou fictif, métaphysique ou
abstrait et scientifique ou positif, envers les conceptions quelconques, avec une vitesse proportionnée à
la généralité des phénomènes correspondants.

Toutes ces lois sont relatives à la constitution de
notre Entendement. Les suivantes gouvernent bien
encore le travail mental, mais elles régissent également les phénomènes du monde.

1° *Loi de la persistance*. — Tout état statique ou
dynamique tend à persister spontanément, sans
aucune altération, en résistant aux perturbations
extérieures (Kepler).

2° *Loi de la coexistence*. — Un système quelconque maintient sa constitution active ou passive,
quand ses éléments éprouvent des mutations simultanées, pourvu qu'elles soient exactement communes
(Galilée).

---

[1] Stuart Mill l'a appelée l'*épine dorsale de la philosophie*.
Voir sur la loi des images et sur la loi des trois états l'ouvrage du Dr Sémérie : *Des symptômes intellectuels de la folie*.

3° *Loi de l'équivalence*. — Il y a toujours équivalence entre l'action et la réaction, si leur intensité est mesurée conformément à la nature de chaque conflit (Huyghens et Newton).

4° *Loi de la conciliation*. — La loi du mouvement est subordonnée à celle de l'existence.

Tout progrès doit être conçu comme le développement de l'ordre correspondant, dont les conditions quelconques régissent les mutations qui constituent l'évolution.

5° *Loi du classement*. — Tout classement positif doit procéder d'après la généralité croissante ou décroissante, tant subjective qu'objective.

6° *Loi de l'intermédiaire*. — Tout intermédiaire est et doit être normalement subordonné aux deux extrêmes dont il opère la liaison.

La parfaite possession de ce code philosophique alliée à la connaissance même approfondie des lois des phénomènes spéciaux, et bien que nécessaire au véritable savant, n'est pas encore suffisante pour le diriger à travers ce monde si fécond en obstacles. On n'arrive, en réalité, à se servir avec bonheur de ces puissants instruments logiques que par un laborieux apprentissage dont rien ne saurait dispenser[1]. Lui aussi doit être familiarisé avec certains coeffi-

---

[1] « Chaque grand artifice logique doit être directement étudié dans la partie de la philosophie naturelle qui en offre le développement le plus spontané et le plus complet, afin de pouvoir être ensuite appliqué, avec les modifications convenables, au perfectionnement des sciences qui en sont moins susceptibles. » (A. Comte.)

cients abstraits que le dogme scientifique ne saurait lui révéler. L'apprenti de la carrière scientifique a donc un sort tout semblable au sort de l'apprenti de l'industrie. Là ne se borne pas d'ailleurs l'analogie. De même que deux objets quelconques ne sont jamais égaux, deux hommes, malgré la célèbre déclaration de politique métaphysique (nous n'en nions pas, entendons-nous bien, l'utilité provisoire), ne le sont pas davantage ; et comme il y a ouvrier et ouvrier ainsi que le formule le sens commun, il y a et il y aura toujours savant et savant. Nous retrouvons ici l'*équation personnelle* si bien connue des astronomes.

D'ailleurs « pour la pratique, dit M. P. Laffitte dans son *Appréciation de la philosophie ancienne*, l'expérience ne semble pas différer de l'art, et l'on voit même ceux qui n'ont que l'expérience atteindre mieux leur but que ceux qui ont la théorie sans l'expérience. C'est que l'expérience est la connaissance des choses particulières, et l'art, au contraire, est celle du général. Or, tous les actes, tous les faits sont dans le particulier... Si donc quelqu'un possède la théorie sans l'expérience, et que, connaissant le général il ignore le particulier qui y est contenu, celui-là se trompera souvent dans le traitement de la maladie ».

Il n'est donc pas possible d'établir une règle méthodique générale pouvant nous guider dans l'universalité des cas. Mais celui-là arrivera le premier aux découvertes qui saura coordonner les indications de la science positive avec la foule de facteurs spéciaux propres à la pratique. C'est ce que Cl. Bernard a nommé le *déterminisme*. Dans un cas simple par exemple c'est l'ingénieur qui possède bien les lois de la mécanique abstraite, en combine le jeu avec certains phénomènes physiques et réalise finalement un appareil déterminé dont la destination est précise et avait été antérieurement fixée.

Cependant l'usage a fait instituer quelques artifices pratiques dont l'emploi assidu rend les plus grands services. Les deux principaux sont, sans contredit, l'analyse et la synthèse. Cette division binaire du travail intellectuel, entre les deux termes duquel s'intercale la récapitulation intégrale des éléments séparés par l'analyse (Descartes) nous est imposée, d'une part par l'impossibilité où se trouve notre intelligence d'embrasser d'un coup l'universalité des phénomènes, d'autre part par une sorte d'indépendance de ces phénomènes les uns vis-à-vis des autres (loi de la coexistence). A la vérité cette indépendance objective est loin d'être réelle, et surtout dans les sciences supérieures (biologiques et morales) ; elle est toutefois suffisante pour justifier la disjonction des études et pour qu'on puisse concevoir l'ensemble des phénomènes particuliers comme simplement coexistants dans l'événement total.

Dès ce premier pas vers la méthode, nous retrouvons l'application des lois combinées de la philosophie première depuis la loi fondamentale de l'hypothèse jusqu'à la finale de l'intermédiaire.

Pour préciser davantage encore la marche du travail intellectuel, il convient de signaler cette subdivision capitale du procédé analytique qui consiste à regarder les êtres dont on recherche les multiples propriétés (pour en abstraire finalement les rapports), d'abord comme aptes à agir — état statique, — puis comme agissant effectivement — état dynamique.

Le tableau ci-dessous montre bien les liaisons étroites de ces deux états à travers toute la série hiérarchique de la Science :

| | | Objet au point de vue | |
Ordres.	Sous-ordres.	Statique.	Dynamique.
Mathématique.	numérique. géométrique. mécanique.	nombre. figure. équilibre.	valeur. développement. mouvement.
Cosmologie. .	astronomique. physique. chimique.	stabilité. constance. indifférence.	création. changement. combinaison.
Biologie . . .	générique[1]. ontologique. psychique.	persistance. hérédité. instinct.	variation. adaptation. intelligence.

[1] Carl Vogt définit l'espèce : *la réunion de tous les individus qui tirent leur origine des mêmes parents, et qui redeviennent par eux-mêmes, ou par leurs descendants, semblables à leurs premiers ancêtres.*

De Quatrefages a justement reproché à cette définition de ne pas comprendre toutes les variétés du *polymorphisme*. M. le Dr Hillemand jugeant qu'elle était cependant la meilleure de celles qu'on avait proposées, l'a modifiée comme suit pour qu'elle embrasse tous les cas : *L'espèce est l'ensemble de tous les individus qui tirent leur origine des mêmes parents et qui sont susceptibles, ou dont les proches parents sont susceptibles, de redevenir par eux-mêmes ou par leurs descendants semblables (hérédité) à leurs premiers ancêtres.* (Introduction à l'étude de la spécificité cellulaire chez l'Homme.)

Cette nouvelle définition nous paraît excellente et englobant toutes les métamorphoses des phénomènes d'hérédité et de spécificité.

Ordres.	Sous-ordres.	Statique.	Dynamique.
MORALE [1] . . .	planétaire. politique. individuelle.	conservation. ordre. habitude.	révolution [2]. progrès. perfectionnement

Il montre également, ce nous semble d'une façon assez claire, la subordination des conditions dynamiques aux conditions statiques dont, en fin de compte, ces conditions dynamiques ne sont que le développement. Ainsi l'étude de la spécificité, de la

---

[1] Ne rattacher à ce mot aucune idée mystique, mais lui conserver son acception étymologique et générale, tant en ce qui concerne l'activité sociale ou politique que l'activité individuelle. Le peuple dit qu'un homme est *moral* lorsque, dans sa vie publique comme dans sa vie privée, cet homme conforme sa conduite aux idées sociologiques, religieuses et philosophiques, etc., qui dominent à cette époque dans ce milieu : un bandit n'est-il pas souvent un héros aux yeux de ses acolytes, et Socrate, monothéiste, n'était-il pas immoral pour les Athéniens polythéistes. (Voyez, d'ailleurs, le *Supplément au voyage de Bougainville*, de Diderot.)

Le philosophe doit aussi regarder une institution sociale ou un acte public comme moral lorsqu'il est en harmonie avec les aspirations, le sentiment public contemporain de l'acte. Là est la justification de César qui vérifia la parole de Scylla en condensant en lui plusieurs Marius, et celle de l'énergique et modéré Danton ; là est la condamnation de l'exalté et théiste Robespierre, du condottiere Bonaparte, dont les mascarades et les restaurations rétrogrades, venant à la fin du grand dix-huitième siècle si largement tolérant et si uniquement humain, sont de vrais phénomènes de tératologie historique.

[2] Il faut prendre ce mot dans le sens le plus large : il doit signifier changement lent et doux aussi bien que brusque et violent dans les institutions sociales. L'évolution sociale est même toujours fort lente ; la commotion finale ne fait que consacrer définitivement l'ordre nouveau progressivement édifié. Il n'y a pas plus de *coup de foudre* en politique qu'en galanterie.

composition, de la forme, etc., est loin d'être aussi simple que l'examen superficiel tendrait à le faire croire. Son objet étant le résultat très complexe d'une longue évolution que de toute nécessité il faut préalablement connaître, du moins dans ses lignes principales, cette étude présente de telles difficultés quand on veut l'approfondir, qu'il y faudrait renoncer si les nécessités pratiques n'étaient très suffisamment satisfaites par de simples approximations. C'est que, ainsi que le montre la généralisation d'un principe bien connu de mécanique, quand il y a progrès (mouvement) il n'y a pas pour cela négation de l'ordre (ensemble des conditions statiques propres au système) ; mais c'est qu'à cet ordre viennent se superposer des conditions nouvelles et que les éléments du système agissant et réagissant les uns sur les autres se les répartissent d'une façon exactement commune sans que l'ordre intérieur soit troublé. Que ces conditions de juste répartition ne soient pas satisfaites et le système se disloque loin de se développer.

Chacun peut particulariser, *illustrer*, comme disent les Anglais, cette proposition.

Non seulement donc, nous le répétons, il y a subordination du progrès à l'ordre, mais *le progrès n'est que le développement de l'ordre :* cette vérité est irréfragable.

De la division tout au moins subjective de la science en plusieurs ordres spécifiques résulte d'ailleurs l'établissement de méthodes propres à chaque ordre de science ou plutôt de méthodes interdépendantes trouvant respectivement dans chacun de ces ordres une application plus large, plus fréquente et plus précise. Ce sont dans ces domaines successifs qu'on devra se livrer à leur étude et s'y familiariser l'esprit pour en pouvoir disposer l'application dans les autres genres de connaissance. Toute étude de la méthode entreprise d'une façon purement abstraite, *a priori*, sans qu'à telle règle théorique on ait à invoquer comme sanction tel rapport spécial nettement établi, incorporé dans tel être réel, ne peut être que chimérique et non seulement inutile mais nuisible : on ne doit également transporter telle méthode d'un domaine dans un autre, surtout dans un domaine éloigné du sien, qu'avec la plus grande circonspection. Ainsi se comprend la sage parole de Frédéric le Grand : « Si j'avais une province à châtier, je la ferais gouverner par un philosophe. » Ce Maître politique était loin certes de mépriser la philosophie et les philosophes, on le sait, mais il connaissait et l'insuffisance constructive des doctrines politiques de son époque et la malheureuse tendance qui pousse le logicien à faire à outrance de la logique. On sait déjà à quelles aberrations a conduit l'intrusion trop profonde de la mathématique en biologie, et déjà en mécanique où la méprise est journalière, ou encore en astronomie (température du soleil, pour ne citer qu'un exemple).

A chaque ordre scientifique, disons-nous, méthode non pas spéciale mais méthode dominante. Voici le tableau de ces méthodes diverses :

LOGIQUE. . . . . . . ⎰ *Lois de l'Entendement* ⎱ pour la MATHÉMATIQUE
⎱ *Lois génér. du Monde* ⎰ (et la MÉCANIQUE).
⎰ *Généralités abstraites* ⎱
⎱ *des sciences spéciales* ⎰

BSERVATION . . .	des *systèmes stellaires* du *système solaire* — *régime terrestre*	Pour l'ASTRONOMIE.
XPÉRIMENTATION	sur la *spécificité* des *phénomènes* sur leur *interdépendance* sur leurs *particularités*	— PHYSIQUE.
NALYSE ET NO-MENCLATURE . .	des *agrégats* (morphologie) [1] — *composés* — *éléments*	— CHIMIE.
OMPARAISON . . .	des *êtres* — *parties* — *actes*	— BIOLOGIE.
STOIRE	des *institutions* — *législations* — modes d'*activité*	— SOCIOLOGIE.
LECTION ET SYN-THÈSE.	dans les *religions* — *rites et cultes* — *mœurs* ·	— MORALE.

Nous bornant à interpréter ce tableau au seul point
de vue biologique, il est facile de constater, vu la complexité et l'indéfinie variété des phénomènes vitaux,
qu'il ne faut attendre de la *logique* qu'un aide purement indirecte. Bien qu'elle ne soit ou ne doit être que
l'abstraction la plus élevée des rapports de tous genres
que l'esprit humain est parvenu à saisir, elle ne
contient les rapports spéciaux que dans une telle
implicité qu'il est impossible de les en dégager immé-

[1] « Si le caractère de l'être repose sur les propriétés des éléments, il n'en est pas la résultante : l'arrangement des parties
détermine les attributs supérieurs. » (Bouchard. *Maladies par
ralentissement de la nutrition.*)

diatement ; il est au contraire indispensable de les étudier là même où ils sont en jeu, et c'est à cette fin qu'ont été créées les méthodes subséquentes. Ces méthodes, comme les sciences qu'elles sont appelées à scruter, ne sont pas indépendantes les unes des autres : elles se pénètrent et vont se complétant ; l'une étant le prolongement de la précédente et le point de départ, la base indispensable de la suivante.

La difficulté qu'elles présentent va toujours aussi en croissant. C'est une conséquence ; et on aperçoit que si, en retour, les phénomènes corrélatifs n'étaient pas de plus en plus modifiables, nos efforts seraient bientôt à bout et le développement humain promptement arrêté.

L'*observation* recueille les faits, l'*expérimentation* vérifie les inductions et recherche la constance dans la variété en réduisant les faits composés et hétérogènes en leurs facteurs élémentaires (*analyse*). La multiplicité des êtres réels ou artificiels ainsi connus ne tarde pas à exiger la création d'un langage et de signes spéciaux, ou *nomenclature*, permettant de se rappeler rapidement à la simple dénomination ou à la simple lecture, non seulement de quel être il est question, mais les caractères principaux de cet être, ses ressemblances avec les êtres qui présentent avec lui quelques analogies et les particularités qui l'en différencient.

C'est alors qu'intervient la méthode de *comparaison*. Travaillant alors non plus sur des objets de même espèce, comme le faisait l'expérimentation, mais sur des objets ou des fonctions en apparence sans aucun rapport, comme l'œil et l'oreille, la nutrition et la respiration, elle saisit des rapports très généraux de la plus haute valeur.

L'*histoire* étend dans le temps le champ de l'observation — et de la comparaison bornée jusqu'ici à l'espace. On sait les services que la paléontologie a rendus et rend de plus en plus à la biologie.

La *sélection constructive* ou *synthèse* assujettissant enfin tous les êtres ainsi que les résultats de l'investigation et de l'activité humaine, à la nécessité de les faire servir au service de l'Humanité, élimine, momentanément tout au moins, ceux qui semblent nuisibles (lutte pour l'existence), ou suggère les modifications (combinaison, industrie, acclimatation, culture, apprivoisement, élevage, domestication, éducation, culte), qu'il convient de leur imposer pour leur appropriation.

Résumant d'une façon générale la série d'opérations contemplatives et méditatives nécessaire à la découverte, et à la coordination théorique, nous pouvons formuler la règle suivante de laquelle, d'après les explications précédentes et vu la difficulté d'une semblable condensation, il ne faudrait pas exiger une trop grande précision :

Observer avec soin les êtres pour en abstraire les phénomènes de tous ordres qu'ils manifestent, sans jamais en concevoir les abstractions comme indépendantes. Décomposer ces phénomènes en autant de phénomènes plus simples et les plus simples qu'il est possible, et regarder ceux-ci, statiquement d'abord puis dynamiquement, comme simplement coexistants dans le phénomène total, mais en subordonnant le progrès à l'ordre. Chercher pour ceux d'entre eux qui peuvent être présentement explorés avec utilité, non l'origine ou la nature qui ne peuvent être connus, mais leurs rapports de succession ou de similitude entre eux et avec d'autres phénomènes connus surtout les phénomènes plus simples et plus généraux, et former l'hypothèse la plus simple, la plus sympathique et la plus esthétique que comporte l'ensemble des renseignements obtenus, tout en maintenant rigoureusement cette construction subjective sous la dépendance des matériaux objectifs, mais sans qu'il soit indispensable de la circonscrire à eux. Soumettre enfin l'hypothèse ou la théorie au contrôle de l'observation, de l'expérimentation, de la comparaison directe ou historique dans les limites que la nature du phénomène le permet. Modifier et étendre l'hypothèse, si besoin, jusqu'à parfaite concordance avec les faits.

Répartir enfin exactement chacune des théories édifiées ou modifiées dans chacun des sept groupes élémentaires abstrait (mathématique, astronomie, physique, chimie, biologie, sociologie, morale), dont elles relèvent; les y classer par ordre de généralité décroissante et de complexité croissante et de telle sorte que toute théorie intermédiaire respecte normalement l'existence des théories extrêmes assises dont elle opère la liaison; envisager l'acquisition nouvelle dans la synthèse totale, en l'y subordonnant; telle est la règle méthodique qu'il nous semble bon de suivre scrupuleusement.

En un mot, observer et raisonner, induire pour déduire afin de construire.

Elle n'est autre que le résumé de la méthode scientifique, méthode expérimentale et rationnelle, esquissée par Aristote, définie en partie par Bacon, en partie par Descartes, inaugurée par Képler, Galilée et Newton, défendue et justifiée par trois siècles de découvertes capitales, précisée, circonscrite, complétée, synthétisée pour tout dire, par Auguste Comte.

C'est cette méthode qu'avaient adoptée spontanément les grands rénovateurs de la physiologie moderne, Bichat et Cl. Bernard.

« Je me représente, disait aussi, mais trop brièvement, Diderot (*De l'interprétation de la Nature*), la vaste enceinte des sciences comme un grand terrain parsemé de places obscures et de places éclairées. Nos travaux doivent avoir pour but, ou d'étendre les limites des places éclairées, ou de multiplier sur le terrain les centres de lumières. L'un appartient au génie qui crée ; l'autre à la sagacité qui perfectionne . . . .

. . . .

« Nous avons trois moyens principaux : l'observation de la nature, la réflexion et l'expérience. L'observation recueille les faits ; la réflexion les combine ; l'expérience vérifie le résultat de la combinaison. Il faut que l'observation de la nature soit assidue, que la réflexion soit profonde, et que l'expérience soit exacte. On voit rarement ces moyens réunis. Aussi les génies créateurs ne sont-ils pas communs ».

La sévère discipline intellectuelle qu'impose l'observance scrupuleuse de la méthode positive est loin d'être suffisante quand on s'imagine trouver par son moyen la solution complète de tous les problèmes et surtout acquérir une connaissance exacte du mode de production des phénomènes ; se borner à l'étude des phénomènes qui peuvent directement nous intéresser, est la seule mesure sage comme la seule réellement à notre portée.

Sitôt qu'on abandonne la logique pour la cosmologie, on entre de plain-pied dans le relatif, et le degré de relativité augmente pour notre organisation cérébrale avec le degré de complexité des phénomènes en étude. Il faut à tout jamais reconduire l'absolu à la frontière de la science, tout en le remerciant de ses services provisoires.

« Tout est relatif, disait Comte qui l'a assez démontré dans sa grande synthèse, voilà le seul principe absolu. »

Tous les philosophes se sont accordés à reconnaître le grand dualisme de l'homme et du monde. Expliquer l'accord de ces deux êtres, c'est là l'histoire de toute la philosophie, avons-nous déjà dit plus haut, le but de tous les systèmes. Or, l'homme ne devine pas le monde, ainsi que le prouve l'échec typique de Descartes (1596-1650). Ce qu'il en connaît, ce sont ses sens et ses fonctions cérébrales qui le lui ont révélé, selon le juste aphorisme de Locke (1632-1704), complété par Leibniz (1646-1716) et mis hors de conteste par l'œuvre incomparable de Newton (1642-1727) et la discussion si claire et si précise de David Hume (1701-1776).

« Il s'ensuit que — nos sens étant au nombre de huit [1] — élémentairement [2] nous ne pouvons spéculer que sur huit catégories de propriétés. Supposez quelques sens de moins, comme c'est le cas des aveugles et sourds-muets de naissance [3], et les renseignements que le monde nous fournit se trouveraient par là diminués. Supposez, au contraire, quelques sens nouveaux et notre champ intellectuel se trouverait élargi et nos moyens d'action seraient multipliés.

« Restreints par le petit nombre de nos sens, les renseignements que le monde nous procure sont encore limités par la portée effective de chacun d'eux. Malgré tous les instruments imaginables, ces bornes naturelles nous laissent toujours dans l'ignorance d'une multitude innombrable de faits. Qu'on ajoute à cette fatale pénurie la faiblesse de notre capacité intellectuelle et on sera forcé de conclure que jamais nos conceptions ne pourront répondre à la réalité absolue, si grands que soient nos efforts à ce sujet. Quels que soient la présomption et l'orgueil que suscite en nous chaque nouvelle acquisition — comme si le monde s'ouvrait tout entier à nos regards avides, tandis que nous ne soulevons en réalité qu'un coin du voile — le fait est que les productions intellectuelles sont des représentations de

[1] Dr Dubuisson : *Des quatre sens du toucher.*

[2] R. Teixeira Mendes. *La Philosophie chimique d'après Auguste Comte.*

[3] Voir la *Lettre sur les aveugles* et la *Lettre sur les sourds et muets*, de Diderot, et les *Essais sur l'histoire de l'Astronomie*, d'Ad. Smith.

la réalité, plus ou moins approchantes, plus ou moins d'accord avec nos nécessités morales, intellectuelles et pratiques. Voilà tout. Quand même on imaginerait multipliées toutes nos ressources sensitives et augmenté d'autant le pouvoir d'assimilation et de combinaison du cerveau, notre situation n'en resterait pas moins essentiellement la même. Car, on ne le répétera jamais trop, que l'on ait peu de documents ou beaucoup, du moment qu'on ne les a pas *tous*, notre force d'induction et de déduction fût-elle plus grande, la combinaison de ces matériaux ne peut procurer qu'une image rapprochée de la réalité et jamais cette réalité ne sera absolue. »

C'est pour ne point se lancer dans la course vers l'absolu que le physiologiste doit sagement renoncer à expliquer par des actions purement physico-chimiques la cause même de la vie.

Qu'instruit par la stérilité du passé dans cette voie il considère la vie comme d'essence spécifique, sans se préoccuper si objectivement il en est ainsi et qu'il étudie son mode de manifestation et la diversité de ses aspects, le champ de ses recherches est assez vaste pour épuiser ses labeurs et sa récolte ne sera pas sans utilité. Toute autre investigation resterait humainement inféconde.

« Nos théories positives, dit le *Cours de Philosophie positive*, ne sauraient avoir d'autre but réel que l'établissement méthodique de relations exactes entre des phénomènes analogues, toute tentative pour pénétrer l'origine première et le mode essentiel de production des phénomènes, ou même seulement pour établir une vaine assimilation entre des ordres de phénomènes radicalement hétérogènes, doit être aussitôt exclue comme anti-scientifique. »

Quand Lavoisier créa la chimie par son immortelle analyse de l'air et la découverte de l'oxygène, les médecins (la physiologie n'existait pas) rêvèrent un moment que ce gaz constituait le principe même de la vie.

La réflexion ne tarda pas à les détromper.

« Néanmoins, dit Richerand (*Nouveaux éléments de physiologie*), les collaborateurs de Lavoisier, parmi lesquels il me suffira de nommer un géomètre de premier ordre, M. de Laplace, continuaient à soutenir que la physiologie n'était qu'une branche de la physique, les êtres vivants, comme les corps inorganiques, paraissaient complètement soumis aux lois générales de la matière. Une découverte inattendue vint ajouter à la probabilité de leurs opinions. Dans la première année du siècle, en 1800, Volta démontra qu'il suffisait de disposer dans un certain ordre, des substances hétérogènes, pour développer l'électricité par le simple contact de ces substances, et donner naissance à une multitude de phénomènes. Dès ce moment on comprit que dans le principe de ces phénomènes pourrait bien résider la cause de la vie.

« Les médecins et les savants d'Allemagne ne se contentèrent point d'admettre cette opinion comme une simple conjecture : l'appareil de Volta leur parut donner l'explication de la vie dont les actions si variées devaient dépendre de la diversité des organes et du mélange des parties hétérogènes dont se composent les corps organisés ou vivants. Prochaska, Pfaff, Sprengel, Ritter, Hildebrant, Autenrieth, Humboldt lui-même, professèrent que tout dans l'homme, comme dans le reste de la nature, existe sous l'empire de deux forces opposées ; tout dans leurs ouvrages s'expliqua par les forces polaires et les lois de l'antagonisme ; tout fut attraction ou répulsion, dilatation ou condensation ; selon eux, les éléments impondérables, à la tête desquels il faut placer le principe de l'électricité, identique avec celui des phénomènes du magnétisme plus ou moins adhérents, à nos organes, en déterminent l'action différente, suivant que, par leur nature diverse, nos parties jouissent d'une propriété isolante ou conductrice de ces agents de la nature.

« Le principe de l'électricité n'est point en effet soumis aux lois ordinaires de la matière, ne gravite point vers le centre de la Terre ; son action, en s'exerçant, ne tend point essentiellement à s'épuiser et à s'affaiblir comme toutes les actions chimiques ou mécaniques ; il agit en outre à des distances plus ou moins grandes, tandis que toute action chimique ou mécanique suppose le contact immédiat ; sa rapidité est incommensurable ; il pénètre les corps sans obstacle, et se propage sans confusion dans des directions infiniment variées et souvent opposées. La pensée, ce résultat merveilleux de l'organisation, n'offre rien de plus rapide, de plus compliqué, de plus inconcevable dans ses phénomènes que les singulières actions de l'électricité et du magnétisme.

« La découverte de Volta a donc été la cause principale de cette révolution physiologique qui, composée sous nos yeux et poursuivie depuis plus de trente années, paraît sur le point de s'accomplir ; et de même que, par la construction de sa pile, l'illustre physicien d'Italie a véritablement changé la face de la chimie, en fournissant aux chimistes leur moyen le plus puissant d'analyse, on peut bien dire qu'en démontrant qu'il suffit que des corps hétérogènes se trouvent en contact pour se constituer dans deux états d'électricité différente ou même opposée, il a également fait révolution dans la science de la vie.

« Depuis cette découverte, les travaux de tous les hommes qui, dans les diverses contrées d'Europe, cultivent les sciences naturelles, se sont dirigés avec une nouvelle ardeur vers la connaissance de ces appareils qui mettent plus particulièrement les espèces animales et l'homme en rapport avec l'électricité, et déjà l'on a reconnu que l'instrument de la volonté et des idées, variable comme l'intelligence départie aux divers animaux, le système nerveux et cérébral présente des différences de conformation, de volume, d'arrangement, de proportions, aussi nombreuses que l'étendue de l'intelligence et l'énergie de la volonté. Il est également constaté que c'est principalement par l'extension des surfaces au moyen de plicatures, que la force des appareils médullaires et nerveux se trouve augmentée, par un mécanisme en tout semblable à celui dont usent les physiciens dans la fabrication des appareils électro-moteurs.

« Tant que nous ne saurons point exactement quel rôle joue dans les phénomènes de la vie cet agent invisible, dont les nerfs sont les conducteurs, tout physiologiste de bonne foi avouera que ce qu'il sait n'équivaut point à ce qu'il ignore. Les appareils médullaires et nerveux agissent par l'entremise du principe de l'électricité, comme le récipient pulmonaire, au moyen de l'oxygène atmosphérique, comme le tube digestif, en élaborant les substances élémentaires. Bien que nous ignorions l'essence de la respiration et de la digestion, et que le mécanisme intime de ces fonctions nous échappe, le phénomène nous est connu dans le plus grand nombre de ses circonstances. Il en sera quelque jour de même par rapport à l'innervation ; la plupart des mystères de la sensibilité nous seront à ce moment révélés ; la face de la physiologie sera pour lors véritablement changée.....

« Toutefois, nous verrons souvent dans cet ouvrage que le plus grand nombre des phénomènes de l'organisme étant complètement inexplicable par les lois de la physique, le temps est loin encore où l'on pourra bannir de la physiologie les théories fondées sur la supposition d'une force vitale. Il est même douteux que ces théories fussent renversées, si l'on venait jamais à découvrir comment les lois générales de la nature se modifient dans les corps organisés, pour donner naissance au singulier phénomène de la vie. Soumise à des lois exceptionnelles, la science de l'économie animale n'en resterait pas moins distincte de toutes celles qui ont pour objet l'étude de la matière inerte. »

Ainsi, les phénomènes vitaux sont mixtes. Les uns doivent être expressément considérés par nous comme de provenance spécifique ; les autres doivent être envisagés comme de provenance purement physico-chimique.

Dans l'un et l'autre cas, là où il y a vie il n'y a pas négation des lois physico-chimiques, mais il vient *s'adjoindre, se superposer* à celles-ci d'autres lois, propres, au moins subjectivement, qu'il s'agit de démêler et d'étudier, et leur réaction sur les premières n'a pour effet que de les modifier dans leur intensité, mais nullement dans leur arrangement qui demeure inaltérable.

Cette loi de philosophie première est la traduction positive de l'expression métaphysique *commander à la matière*, trop vague, fausse même (loi de la modificabilité), et sans consistance scientifique. C'est cette loi que le savant ne doit jamais perdre de vue quand il se propose d'établir une expérience.

Ainsi, en passant d'un ordre de phénomènes à un ordre supérieur (plus complet et moins général), il n'y a pas interversion des lois d'un ordre par celles de l'autre. Il se produit seulement une *suraddition* de lois, et le but de l'action modificatrice humaine (la clinique en médecine) est de faire varier l'intensité des coefficients ou facteurs qui entrent dans la formule de ces lois sans troubler en rien l'ordre sur lequel ces lois reposent.

Claude Bernard le comprenait bien dans sa théorie du *déterminisme* qui, par sa simplicité, était éminemment propre à diriger l'action, et qui a rencontré dans le monde médical, dès sa publication, un si colossal succès. On sait que le déterminisme repose sur ce principe que, *placé dans un système donné de circonstances extérieures, un organisme défini doit toujours agir d'une manière nécessairement déter-minée;* et la méthode expérimentale en biologie consiste précisément à reproduire intégralement ces circonstances extérieures pour connaitre le jeu de tel organisme dans ce milieu. Cette théorie de praticien a rendu de grands services à la génération médicale que les dernières institutions de la philosophie positive n'avaient point pénétrée[1].

« Nous ne pouvons gouverner les phénomènes de la nature, disait-il, qu'en nous soumettant aux lois qui les régissent. »

A ceux des médecins qui nous accuseraient de faire ici trop de philosophie nous dirons qu'à la base de toute science, surtout la science biologique, est la philosophie. C'est dans cette grande synthèse que viennent se confondre toutes les théories humaines. Sans ce point de vue élevé, le physicien lui-même marcherait à tâtons au milieu de ses nombreux agents inconnus.

Fr. Bacon disait (*De dignitate et augmentis scientiarum*, liv. Ier) : « Une erreur, est qu'une fois que les sciences et les arts sont repartis par classes, la plupart des hommes renoncent bientôt, en faveur de cette spécialité, à la connaissance générale des choses, et à la philosophie première. Et cependant, c'est sur les tours et autres lieux qu'on se place ordinairement pour découvrir au loin; et il est impossible d'apercevoir les parties les plus reculées et les

---

[1] Art. *Déterminisme* du *Dictionnaire encyclopédique des sciences médicales.*

plus intimes d'une science particulière tant qu'on reste au niveau de cette même science, et que l'on ne monte pas pour ainsi dire sur une science plus élevée, pour la considérer de là comme d'un beffroi. »

Que faire d'ailleurs devant un phénomène de quelque nature, sans théorie générale où l'on puisse le rattacher, sans idée préconçue, comme dit Claude Bernard [1].

Comment l'interpréter ? Un fait par lui-même n'est rien : ce qui lui donne son importance, c'est uniquement notre façon de l'apprécier par rapport à l'ensemble. Il sera insignifiant pour celui dont le savoir sera incomplet : il deviendra digne d'attention et d'étude pour une intelligence mieux développée.

Tous les grands biologistes, tant anciens que modernes, depuis Hippocrate et Aristote jusqu'à de Blainville et Cl. Bernard — pour ne pas venir plus loin — ont pris soin de conduire leurs recherches suivant une voie bien arrêtée. Claude Bernard n'avouait-il pas que les règles cartésiennes avaient été pour lui des guides précieux auxquels il rapportait ses découvertes?

« Hippocrate de Cos, Gallien de Pergame, tous les médecins dont l'antiquité s'honore, dit Richerand dans l'ouvrage cité plus haut, joignirent constamment l'étude de la philosophie à celle de la médecine, et regardèrent ces deux sciences comme inséparables. Sans la philosophie, en effet, la médecine rentre tout entière dans le domaine de la comédie et de la

---

[1] Claude Bernard. *Introduction à la médecine expérimentale et Leçons sur la physiologie et la pathologie du système nerveux.*

satire, éternel et digne objet des plaisanteries les plus piquantes et des sarcasmes les plus amers. D'un autre côté, comme nos besoins dérivent de notre organisation, que nos passions naissent de nos besoins, et que nos idées, venues des sens, sont sans cesse influencées par l'état habituel de nos organes, la physiologie peut seule fournir à la philosophie ses bases les plus solides. Un jour viendra où ces vérités obscurcies et contestées reparaîtront dans toute leur pureté, et brilleront de tout leur éclat. »

M. P. Laffitte dit à son tour (*Les Grands Types de l'Humanité*) :

« Nous trouvons constamment une confirmation nouvelle de cette éclatante vérité à laquelle tant de faux savants refusent de se rendre, que tous les grands procédés qui ont servi à effectuer les plus importants d'entre les découvertes scientifiques, sont l'œuvre presque exclusive des philosophes. C'est Aristote qui fonda la chimie par sa conception des éléments et la biologie par sa théorie abstraite de la vie ; ce sera Descartes qui créera la géométrie analytique ; ce sera Leibniz qui trouvera le calcul infinitésimal. Aucun problème véritablement sérieux, même dans le détail, ne peut être accompli par des intelligences insuffisamment versées dans la connaissance de l'ensemble ; la science la plus spéciale ne saurait s'élever, si elle n'est cultivée avec un peu de philosophie. »

S'il n'entre pas dans notre plan de résumer ici les acquisitions à ce jour de la physiologie générale, il ne nous en est pas moins permis de donner le tableau des méthodes plus spécialement propres à la biologie[1].

[1] On consultera avec fruit sur ce sujet si important l'*Histoire et systématisation générale de la Biologie principalement destinée à servir d'introduction aux études médicales* par le Dr L.-A. Ségond.

« Le système ambiant étant toujours censé préalablement bien connu, d'après l'ensemble des autres sciences fondamentales, le double problème biologique peut être posé, suivant l'énoncé le plus mathématique possible, en ces termes généraux : *étant donné l'organe ou la modification organique, trouver la fonction ou l'acte, et réciproquement.* » (A. Comte. — *Considérations philosophiques sur l'ensemble de la biologie.*)

Comte et Cl. Bernard s'accordent à reconnaître que l'anatomie se déduit de la physiologie et que l'inverse est beaucoup plus rare.

TABLEAU DES MÉTHODES BIOLOGIQUES

1° OBSERVATION. . .	Visuelle. Acoustique. — Chimique. Par gustation (Bichat).	En dehors de la vue et de l'ouïe, nos sens sont trop grossiers pour nous révéler désormais, même avec les secours d'instruments convenables, quoique ce soit d'important. Toutefois, nous saurions peut-être compenser en partie cette insuffisante sensibilité normale par l'observation attentive de quelques cas pathologiques curieux — spontanés ou provoqués — ou mieux encore par une connaissance plus approfondie des animaux, plus favorisés que nous en odorat, goût, etc.
2° EXPÉRIMENTATION .	Par perturbations organiques artificielles.	Les ressources de la méthode expérimentale sont assez bornées dans l'application aux recherches biologiques; elle requiert une habileté très exceptionnelle de la part de l'opérateur, et une haute éducation de philosophie naturelle qui lui permette d'interpréter avec justesse les résultats de son expérimentation. Cette faiblesse des procédés expérimentaux dans le domaine vital tient à la perfection du consensus organique, à la difficulté de perturber toute partie de l'organisme sans provoquer *ipso facto* et aussitôt des perturbations satellites difficilement analysables et cachant le fait même qu'on veut élucider. Claude Bernard a cependant tiré un merveilleux parti de l'expérimentation biologique.
	Par perturbations mésologiques artificielles	Il est constant que l'expérimentation mésologique qui n'apporte point de lésion organique quand on la restreint entre des limites voulues — bien qu'assez étendues — doit être d'un usage plus facile et plus général que l'expérimentation sanglante*.

* « La question à poser dans la théorie des milieux est celle-ci : *un être vivant et un milieu étant donnés, en déterminer les influences réciproques.*

« Si le milieu est de beaucoup plus permanent, plus simple, plus général que l'être vivant, celui-ci seul est modifié.

« Si le milieu est aussi complexe que l'être vivant, les modifications se correspondent dans les deux termes.

« Enfin, si l'être vivant est plus simple que le milieu, celui-ci est plus modifiable par l'être vivant que l'être vivant n'est modifiable par le milieu. »

Dr Ségond.

Depuis que Broussais a montré que l'état pathologique n'a rien de spécifique, que cet état doit être considéré comme une simple exagération ou, au contraire, une diminution dans l'intensité des fonctions physiologiques, il convient d'envisager toute maladie comme une pure expérimentation spontanée rentrant dans l'une des deux classes ci-dessus. Les observations pathologiques ont, à ce point de vue, une importance capitale.

Si l'on rapporte, par inversion, l'expérimentation à l'observation pathologique, on obtient le tableau suivant :

OBSERVATION . . . . { Pathologique. / Tératologique.

{ Maladies organiques { spontanées ou provoquées. / Maladies mésologiques { étiologie et guérison.

3° COMPARAISON . . . {

Entre les diverses parties de chaque organisme déterminé.

Entre les sexes.

Entre les âges (y compris la période embryologique).

Entre les espèces et les races.

Entre tous les êtres vivants (y compris les périodes paléontologiques).

Avec les phénomènes physiques analogues.

« On doit noter, comme Comte a été, je crois, le premier à le remarquer (car je ne sache pas qu'avant lui personne ait philosophé sur l'ensemble des méthodes biologiques) qu'on se fait une idée fort imparfaite de la méthode biologique quand on la restreint à la comparaison des différents organismes. Nous avons encore : 1° la comparaison des parties différentes, quoique analogues, d'un même organisme; par exemple, le pied et la main, l'œil et l'oreille, les artères et les veines; 2° celle des différents états de developpement (embryologie), celle des différents états de santé (pathologie).

« Un peu de réflexion montrera les combinaisons illimitées de ces sous-méthodes et l'inépuisable source de recherches qu'elles contiennent. La nature a si soigneusement instituée elle-même ces expériences pour nous guider, que la tâche de l'homme se borne à observer attentivement, à classer avec ordre et à développer une puissance coordinatrice suffisante pour en déduire le sens. »

Dr BRIDGES. — *Harvey et les vivisections.*

La nomenclature et les symboles sont assez usités dans les sciences inférieures. La biologie, d'après A. Comte, aurait aussi beaucoup à leur demander. « Il ne faut pas oublier, dit-il, que la méthode naturelle ne constitue pas un simple moyen de classification, mais surtout, même dans son état le moins parfait, un important système de connaissances réelles sur les vrais relations des êtres existants... Trop souvent encore on ne voit qu'un simple artifice de classification dans ce qui, par sa nature, constitue, au contraire, et le résumé le plus substantiel de l'ensemble des diverses connaissances biologiques, et le plus puissant moyen rationnel de leur perfectionnement ultérieur. »

Dans sa *Synthèse subjective*, si inconnue en France, parce qu'elle y fut jadis injustement méconnue, le grand philosophe ajoute : « Un examen général du travail intellectuel fait toujours apercevoir que les signes, outre leur efficacité directe pour la déduction assistent surtout la pensée en rappelant les images, comme celles-ci, malgré leur service inductif, la seconde principalement en réveillant les sentiments. »

Les images doivent être nettes et les signes précis.

4° LANGAGE. . . . . { Nomenclature.
Symboles { images. signes.

Sans entrer dans de longs détails, conformément à l'indication de l'épigraphe du présent Manuel, nous nous contenterons maintenant de donner les grands résultats obtenus par l'électrophysiologie.

Les phénomènes qu'elle étudie doivent être envisagés sous deux points de vue bien différents :

1° Les courants électriques qui naissent spontanément dans l'organisme et qu'on attribue, comme la chaleur animale, à la digestion et à l'hétérogénéité des tissus ;

2° Les actions musculaires nerveuses provoquées par un courant électrique étranger à l'animal.

Les premiers, du moins dans l'homme, n'ont jusqu'à ce jour qu'une importance pratique à peu près nulle. Ils proviennent d'une part de la grande hétéréogénéité de composition des éléments anatomiques, d'autre part, des décompositions et recompositions fondamentales de la vie organique qui engendrent également de la chaleur. Les actes vitaux doivent les régler dans leur intensité. La connaissance des phénomènes calorifiques développés dans l'économie étant à peine ébauchée, il n'est pas étonnant que les phénomènes électriques plus complexes et plus restreints, qui y prennent également naissance soient encore bien moins explorés.

Les seconds ont été beaucoup étudiés, et quelques physiciens en ont énoncé des lois.

Pour ceux de la première classe c'est Aldini, neveu de Galvani, qui observa le premier les contractions d'une grenouille au simple contact des nerfs et des muscles, et c'est Nobili qui découvrit, en 1807, que cette contraction est accompagnée d'un courant électrique.

Depuis longtemps déjà on connaissait la propriété que possèdent certains poissons, la gymnote, la torpille, le silure, etc., de donner de fortes secousses électriques quand on vient à les toucher. Walsh, Humbold, Hunter, Geoffroy Saint-Hilaire, Robin ont fait une étude spéciale de ces animaux.

L'appareil électrique de ces poissons se compose d'une immense quantité de tubes d'une forme hexagonale qui rappelle les cellules des ruches d'abeilles et qui sont rangés parallèlement les uns à côté des autres, à proximité des branchies. Ces tubes sont hermétiquement fermés par la peau de dessus et la peau de dessous. Ils sont traversés perpendiculairement par de petites membranes très rapprochées et sont remplies d'un liquide albumineux et gélatineux. Tous ces couples minuscules sont montés en tension. Blainville (*Cours de physiologie*) a attribué à la nature de ces tubes une composition spéciale qu'il a appelée parenchyme électrique et que Robin a reconnue comme un nouveau tissu qu'il a nommé tissu électrique[1].

D'après John Davy, la charge électrique de la torpille aurait une double fonction : servir à la défense de l'animal, et le supplément serait employé à activer la digestion. Ce physiologiste admet encore que l'électricité se communiquant aux branchies décompose l'eau et fournit ainsi l'oxygène nécessaire à la

---

[1] Ch. Robin. *Recherches sur un organe particulier qui se trouve sur les poissons du genre des raies.*

29.

respiration quand la torpille, recouverte de vase ou de sable, ne peut respirer normalement.

Geoffroy Saint-Hilaire a reconnu après examen anatomique comparatif que les organes électriques sont les mêmes dans tous les poissons, mais qu'ils ne sont point placés de la même manière, et Robin ajoute (*Dict. encycl. des Sciences médicales*) :

« L'appareil électrogène a les caractères des appareils de la vie animale et rien de ceux des appareils de la vie végétative. Il remplit une fonction correspondante qui doit recevoir le nom d'*électrogénie* ou de *fonction électrogénique*.

Matteucci et Du Bois-Raymond ont démontré que chez l'homme, comme chez la grenouille, il existe un *courant musculaire* et un *courant nerveux* capables d'exciter un nerf, de contracter un muscle, de dévier l'aiguille aimantée, d'influencer l'électromètre et de décomposer une solution d'iodure de potassium mélangée d'empois d'amidon. Ils sont même parvenus, au moyen de la méthode d'opposition, à mesurer la tension de ce courant. Il varie de 0,030 à 0,080 volt. Quant à l'intensité, elle est encore assez considérable.

Du Bois-Raymond concevant un muscle comme de forme cylindrique a démontré qu'il existe un double courant dont l'un va, en général, des extrémités vers la tête, et l'autre, toujours, de l'intérieur du muscle à la surface : avec Matteucci il a aussi fait voir que chaque muscle forme un système électromoteur spécial et que, dans un même muscle, chaque partie de fibre musculaire se conduit comme un électromoteur indépendant.

Pour Matteucci, *la puissance électromotrice du muscle est indépendante de la grandeur de la section transversale, mais elle varie avec la longueur de ce muscle.*

Quand le muscle se contracte, on observe un courant normalement dirigé en sens contraire du courant normal.

Ce courant musculaire n'est sensible qu'autant que le muscle est vivant et sain, c'est-à-dire qu'il manifeste sa contractilité. Dans la paralysie on n'observe point de courant.

L'intensité du courant croît et décroît avec l'excitabilité.

Il n'est pas jusqu'à la température qui ne joue un rôle dans ces phénomènes et cela résulte de la proposition précédente. Comme la contractilité est évidemment nulle quand le muscle est à une température inférieure au point de congélation du sang ou à une température supérieure à son point de coagulation, le courant musculaire est aboli *extérieurement* à ces deux repères physiologiques. Compris exclusivement entre eux il varie avec le degré de la fluidité sanguine en passant, à peu près avec elle, par un maximum.

Cela nous explique comment certains poisons n'ont aucune action nuisible sur la production du courant musculaire. Le *curare*, par exemple, augmentant l'excitabilité musculaire et nerveuse augmente aussi l'intensité du courant physiologique.

On est arrivé en accouplant plusieurs muscles frais à construire de véritables batteries électrogéniques de puissance proportionnée au nombre des muscles

en circuit et semblables aux couples voltaïques ordinaires.

Du Bois-Raymond a étudié le courant nerveux
comme le courant musculaire et il a reconnu que *le
nerf devient plus irritable et engendre un courant
supplémentaire quand on le soumet à un courant
extérieur*.

Il a appelé cet état spécial d'irritabilité nerveuse
état électrotonique. Il se manifeste par les secousses
que le nerf moteur imprime à son muscle.

Ce n'est pas en rapport avec la valeur absolue de
l'intensité du courant, considéré comme constant
pour un instant, que le nerf s'électrotonise ; celle-ci
n'a aucune action. *L'électrotone se mesure seulement
au nombre d'interruptions du courant dans un
temps donné et à l'amplitude de la variation de ce
courant*.

Ainsi, la *force excitante* (dénomination de Fick)
étant entendue comme il vient d'être expliqué, on
peut développer de cette manière la loi précédente.

*La force excitante, l'irritabilité nerveuse et le
travail musculaire sont fonctions les uns des autres
et à un accroissement de l'un correspond un accroissement de même sens de l'autre*.

Tous ces résultats ne sont vrais qu'autant que le
courant excitateur possède une intensité moyenne,
que les excitations soient bien rythmées, de durées
égales, qu'on intervertisse à chaque fois le sens du
courant et qu'on augmente toujours l'intensité avec
une sage gradation.

La loi des secousses due à Pflüger est comprise dans le tableau suivant[1] :

COURANT	DESCENDANT		ASCENDANT	
	Fermeture	Ouverture	Fermeture	Ouverture
Faible. . . .	Secousse.	»	Secousse.	»
Moyen. . . .	Secousse.	Secousse.	Secousse.	Secousse.
Fort.	Secousse.	»	»	Secousse.

Ce qui peut se traduire ainsi :

1° *Quel que soit le sens d'un courant de* MOYENNE INTENSITÉ *il y a* TOUJOURS *secousse à l'ouverture* ET *à la fermeture;*

2° *Quel que soit le sens d'un courant de* FAIBLE INTENSITÉ *il y a* TOUJOURS *secousse à la fermeture,* JAMAIS *à l'ouverture;*

3° *Avec les* FORTS COURANTS *on n'obtient de secousse qu'à la fermeture des courants descendants ou centrifuges et à l'ouverture des courants ascendants ou centripètes.*

Heidenhain qui a étudié d'une façon plus précise la gamme des courants faibles a donné l'ordre d'ap-

---

[1] Nous ne nous dissimulons pas l'insuffisance de ces dénominations vagues de faibles, moyens, forts. Les instruments très précis d'aujourd'hui ne permettent plus de se contenter d'approximations aussi grossières. Par respect cependant pour la tradition, nous n'avons voulu rien changer; et nous laissons à de plus compétents que nous le soin de définir exactement ce qu'il faut entendre par ces qualificatifs.

parition des secousses quand on augmente régulièrement l'intensité du courant.

COURANT	DESCENDANT		ASCENDANT	
	Fermeture	Ouverture	Fermeture	Ouverture
Très faible. .	»	»	Secousse.	»
Faible. . . .	»	Secousse.	Secousse.	»
Faible-moyen	Secousse.	Secousse.	Secousse.	»
Moyen. . . .	Secousse.	Secousse.	Secousse.	Secousse.

Et Nobili a complété ce tableau pour les intensités
plus puissantes.

COURANT	DESCENDANT		ASCENDANT	
	Fermeture	Ouverture	Fermeture	Ouverture
Moyen. . . .	Secousse.	Secousse.	Secousse.	Secousse.
Moyen-fort. .	Forte sec.	Faible sec.	»	Forte sec.
Fort.	Secousse.	»	»	Secousse.
Très fort. . .	»	»	»	»

Le myographe est l'appareil tout désigné pour ces
sortes d'explorations physiologiques.

Le pôle positif et le pôle négatif ne sont pas également propres à produire ces phénomènes d'excitation.

Pour les courants d'intensité moyenne, l'irritabilité nerveuse et l'excitabilité musculaire sont augmentées au voisinage du pôle négatif, elles sont diminuées au pôle positif, et entre ces deux zones existe une région neutre pour laquelle le nerf et le muscle conservent leurs propriétés premières.

Pflüger a donné à ces phénomènes les noms de *catélectrotonus* et d'*anélectrotonus*, et il appelle la zone d'hyperirritabilité *zone catelectrotonique* et les deux autres, *zone anélectrotonique* et *zone neutre*.

Il est à noter qu'après l'excitation, les deux régions modifiées changent de nom avant de revenir à leur état normal.

Chauveau attribue cette différence d'influence des deux pôles à une tension supérieure du courant au pôle négatif, excès de tension qu'on observe toujours dans les piles hydro-électriques au cathode.

D'après ce qu'on vient de voir, il ne se produit jamais de secousse pendant le passage d'un courant continu d'intensité constante ou insensiblement croissante ou décroissante. Un tel courant n'a pourtant pas un effet nul sur l'état électrotonique d'un nerf. Rosenthal et Wundt ont démontré qu'il augmente l'irritabilité pour l'ouverture du courant de même sens et pour la fermeture du courant de sens contraire; il l'affaiblit pour les périodes inverses.

Les phénomènes d'électrotonus ont suscité plusieurs théories.

Une des plus célèbres a été celle de Du Bois-Raymond qui admettait l'existence de molécules organiques polarisées que le courant électrique orientait. L'influx nerveux n'était pour lui que la résultante des courants électrophysiologiques partiels.

Longtemps en faveur de l'autre côté du Rhin, cette hypothèse métaphysique, enveloppée savamment dans la nébulosité obscure propre au génie germanique, et parfaitement inutile d'ailleurs, puisqu'elle est radicalement incapable d'apporter au praticien une ligne de conduite, en conséquence nuisible, a été définitivement ruinée par les travaux plus positifs, plus compréhensibles de Matteucci et de Becquerel.

Matteucci étant parvenu à reproduire en dehors de tout organisme animal, comme dans une tranche de pomme de terre, et même en dehors de tout organisme végétal ou animal, comme dans un système d'aiguille de platine entouré d'une couche de coton imbibée d'une solution de sulfate de zinc, des réactions acides et alcalines, eut l'idée que ces matières électrolysées pouvaient être les véritables causes de l'électrotonus.

On savait déjà que la force excitatrice du muscle n'était qu'une très faible fraction de la quantité d'énergie réellement dépensée dans le travail observé, fraction souvent inférieure à $\frac{1}{1\,000\,000}$, et Humboldt avait étudié l'influence des acides et des alcalis sur l'irritabilité nerveuse.

Matteucci prit un nerf vivant qu'il mit en contact d'un côté avec un acide, de l'autre avec un alcali, et il observa qu'au moment de la mise en contact et de la rupture du contact, il se produisait dans la région intra-polaire du nerf un courant électrique intense qui pouvait faire dévier de près de 90° l'aiguille d'un galvanomètre.

Pendant toute la durée du contact, des courants secondaires se formaient en dehors des pôles et ceux de la zone du cathode possédaient une force électromotrice bien supérieure à ceux de la région anodale.

La genèse des courants électrophysiologiques se trouvait ainsi rapportée aux actions chimiques de l'organisme.

C'est Becquerel qui, par sa théorie électro-capillaire nous a donné le mode de formation de ces courants.

Dutrochet avait découvert en 1826 les phénomènes d'exosmose.

Il avait constaté que lorsque deux liquides de nature et de densités différentes sont séparés par une membrane poreuse, il s'établit entre eux un double courant à travers la membrane. Le volume de l'un des liquides — *généralement* le plus dense — s'accroît, et l'autre diminue d'autant, et on retrouve dans l'une et l'autre liqueur des éléments de la liqueur voisine.

Il appela courant d'*endosmose* le courant d'imbibition et courant d'*exosmose* celui qui marche en sens contraire.

Il n'y a point là simple diffusion ; car loin de voir, au bout d'un temps aussi long qu'on veuille, les deux liquides en présence acquérir par leur mélange une composition identique, il se produit entre eux des décombinaisons et recombinaisons chimiques qu'on appelle *dialyse*.

Dutrochet attribua d'abord les phénomènes d'osmose à l'électricité ; il se rappela qu'au contact de deux liquides hétérogènes il se développe de l'électricité et que dans toute pile voltaïque il existe deux courants contraires, inégaux en intensité, l'un allant du pôle positif au pôle négatif et l'autre du pôle négatif au pôle positif. Hollard, de son côté, s'aperçut que la nature de la membrane séparatrice ne jouait certainement pas un rôle passif dans la production du phénomène.

Graham venait de découvrir expérimentalement les lois de la capillarité, et Poisson s'essayait à leur analyse mathématique. Dutrochet, entraîné par l'esprit de simplification, eut le tort d'abandonner totalement sa théorie pour se rallier complètement à la théorie capillaire. En réalité, les deux théories se complétaient mutuellement, comme le démontra Becquerel en 1836.

Becquerel montra, ainsi que l'avait fait Dutrochet, que le contact de deux liquides de compositions chimiques différentes et séparés par une membrane poreuse engendrait une force électromotrice capable de combiner les deux substances suivant les lois d'affinité chimique, qu'il y avait, comme résultat et non comme cause, transport dans les deux sens (endosmose, exosmose), et que les deux faces de la membrane représentaient bien les deux pôles d'une pile voltaïque.

Partant de ce principe, il alla plus loin que son prédécesseur et, il expliqua avec aisance le mécanisme de l'absorption de l'oxygène dans les vaisseaux capillaires et la chylification. Il permit donc aux physiologistes de concevoir rationnellement l'électrogenèse et sa relation avec la respiration et la digestion. Il ruina du même coup le crédit de la théorie allemande.

Jusqu'à ces dernières années l'électrophysiologie ne comptait rien de plus à son acquis et, on l'avouera, c'était un peu vague.

L'étude sérieuse de phénomènes curieux longtemps niés ou dédaignés du monde scientifique, phénomènes laissés à l'exploitation des barnums forains, a changé un peu la face des choses. L'hypnose, bien que ses théories soient encore à peine ébauchées, a pris place dans la science depuis que les écoles de Paris et de Nancy, et celle-ci principalement, la soumettant aux méthodes expérimentales, ont reconnu sa réalité et la puissance de ses effets.

Il n'entre pas dans notre ligne de prendre parti pour l'un ou l'autre camp; mais comme l'état d'hypnose, provoqué par divers agents physiques, lumière, son, etc., permet d'observer sous la présence du magnétisme et de l'électricité les phénomènes du transfert, somatique ou psycho-physiologique, nous devons mentionner ici les expériences fondamentales que M. le professeur Luys, un des maîtres de l'École, a conçues et exécutées dans son service hospitalier à la Charité.

Malgré leur petit nombre, leur examen s'impose au physiologiste comme au moraliste, d'autant que la thérapie s'y trouve directement intéressée. Il est certain qu'au fur et à mesure que la méthode hypnotique pénétrera dans la pratique courante, de nouveaux faits spécifiques seront observés et viendront enrichir une science qui n'est point sortie de la période empirique. La fécondation croisée de nombreuses intelligences est, là encore, indispensable.

Nous laissons la parole à M. Luys (*Revue d'hypnologie.* — Année 1890) :

« Tous ceux qui s'occupent d'hypnologie ont constaté que sur un sujet en état de léthargie hypnotique, si on prend un de ses bras par exemple, qu'on le mette dans une attitude donnée, et qu'en même temps, si on place à côté de lui un aimant — cette attitude accidentelle donnée à un membre au bout de quelques secondes se répète sur le membre du côté opposé; il y a comme on dit *transfert* chez le même sujet d'une attitude passagèrement communiquée d'un côté à l'autre.

« Comme conséquence de ce principe, on arrive à cette déduction remarquable que l'on peut faire une véritable transmutation d'états pathologiques d'un côté à l'autre. C'est ainsi que chez un sujet hypnotique frappé de contracture, d'hémianesthésie, de paralysie flasque de tout un côté du corps, on peut faire passer cette hémianesthésie, cette contracture, cette paralysie flasque du côté opposé; c'est un véritable *transfert* d'un état morbide que l'on opère ainsi à l'aide d'un aimant.

« Ces curieux phénomènes qui ont été tout d'abord étudiés à la Salpêtrière, lors des études faites par la commission de la Société de Biologie, pour juger les recherches métallothérapiques de Burcq, dont je faisais partie, avec MM. Charcot et Dumontpallier, ont reçu dans ces derniers temps un développement des plus inattendus.

« Le Dr Babinski, chef de clinique des maladies nerveuses à la Salpêtrière, a constaté, en effet, que non seulement on pouvait transmettre chez un sujet à l'aide d'un aimant les différents états de la sensibilité et de la motricité d'un côté à l'autre, — mais encore que ces mêmes états pouvaient être transférés *à un autre sujet* placé à côté du sujet hypnotique et relié au précédent à l'aide de l'aimant. C'est ainsi, comme il le rapporte, que dans une première catégorie d'expériences pratiquées chez deux sujets hystéro-épileptiques hypnotisables, il a pu opérer le transfert de l'une à l'autre d'une hémianesthésie dont une d'elles était atteinte; et qu'il en était ainsi pour certains accidents qu'il produisait chez l'une d'elles par suggestion, tels que des paralysies flasques et spasmodiques, des monoplégies brachiales et crurales, des coxalgies et jusqu'à du mutisme.

« Dans une autre catégorie d'expériences, il a pu, en agissant sur des sujets atteints de maladies chroniques du système nerveux, déplacer les symptômes objectifs de ces malades, et les faire passer chez un sujet hypnotisable qui servait provisoirement de *récepteur* aux troubles nerveux dont le premier sujet avait été ainsi frappé.

« Ces troubles nerveux d'emprunt ne font que traverser le sujet *transféreur* et disparaissent au gré de l'expérimentateur, à l'aide d'une suggestion.

« Vivement intéressé par le récit de ces expériences, je les ai répétées dans mon service à la Charité, et non seulement j'en ai vérifié l'exactitude, mais encore je me suis évertué à les multiplier sous des formes nouvelles, à les compléter, et à en faire une méthode rationnelle de traitement des maladies nerveuses.

« J'ai constaté ainsi que non seulement les troubles dynamiques de la paralysie, les contractures, les anesthésies, les tremblements pouvaient être transférés à un autre sujet hypnotisable à l'aide d'un aimant ; — et que le sujet, ainsi imprégné de l'état nerveux de son partenaire en expérience, reproduisait toutes les attitudes et tous les troubles de motricité et de sensibilité qui lui avaient été communiquées, — mais encore, qu'un grand nombre d'états divers du système nerveux liés à des lésions organiques, telles que des scléroses bulbaires, des troubles paralytiques, dus à des tumeurs cérébrales, ou des ramollissements, pouvaient être ainsi transmis à distance et répétés par le sujet récepteur avec la même scrupuleuse exactitude.

« J'ai constaté en outre, comme point tout à fait nouveau, l'existence d'un phénomène objectif qui donne au récit de ces expériences une grande valeur d'authenticité. — C'est que le sujet hypnotisé, qui est en contact avec un sujet paralysé par exemple, perd une quantité de sa puissance dynamique et que cette puissance dynamique est transférée chez le sujet récepteur qui en profite.

« Soit un sujet A atteint d'hémiplégie par exemple, par tumeur cérébrale, et un sujet B, hypnotisable, servant à l'expérience. — Avant de commencer, je note chez l'un et l'autre l'état des forces de la main gauche et de la main droite à l'aide d'un dynamomètre ; puis, à l'aide du barreau aimanté j'établis le contact (main droite et main gauche) et alors, une fois que l'action de l'aimant a produit son effet, une fois que j'ai constaté que l'état paralytique des membres du sujet B a été transmis dans les membres homologues du sujet A, j'opère la vérification des forces dynamométriques.

« Je constate alors ce curieux phénomène, que la puissance dynamométrique a augmenté de quelques kilogrammes chez le *transféré* et a diminué d'une quantité beaucoup plus considérable chez le *transféreur*. Cette déperdition presque instantanée de la puissance motrice oscille entre 10, 15 et 25 kilogrammes. Le transféré gagne 2, 4 et 5 kilogrammes. La puissance dynamogénique se manifeste dans la main gauche aussi bien que dans la main droite.

« J'ai encore remarqué sur ce terrain un autre fait non moins intéressant, c'est que cette aptitude au développement de la force motrice chez le *transféré* n'atteint pas immédiatement son maximum d'effet; — ce n'est en général qu'au bout de dix à quinze minutes que la courbe dynamogénique s'accentue et que la puissance de l'activité nerveuse acquise est à son maximum. — Au point de vue de la persistance de cette force artificiellement acquise, j'ai constaté qu'un certain nombre de fois elle demeurait au même niveau pendant huit à dix heures de suite pour décroître ensuite et s'abaisser pendant la nuit. Je dois ajouter néanmoins que chez certains sujets il se fait une conservation des résidus; ils emmagasinent ainsi quelque peu de la force acquise et se rendent parfaitement compte de l'amélioration de leur état, et finalement, de la réintégration de leurs forces perdues. »

Les observations du professeur Luys ne se bornent point aux phénomènes extra-mentaux ; il a reconnu que l'activité psycho-physiologique est influencée par les aimants, les courants électro-magnétiques et les courants électriques continus. Le rayonnement magnétique détermine tantôt des émotions de joie et d'attraction, tantôt des émotions de tristesse et de répulsion suivant la présentation au sujet du pôle nord ou du pôle sud du barreau aimanté. Le pôle nord donne, dans la majorité des cas, des émotions gaies.

Le mode opératoire de M. Luys (*loc. cit.*) est le suivant :

« Je me suis servi, dit-il, d'un barreau aimanté à cinq lames superposées et mesurant 50 centimètres de longueur. J'ai rejeté complètement les gros aimants en fer à cheval ordinairement employés dans les recherches de ce genre, parce qu'avec eux on ne peut pas réellement isoler l'action de chaque pôle en particulier, et que l'on est toujours en présence d'une réaction complexe qui est la résultante de la juxtaposition de chacun d'eux. Mes expériences ont été répétées un grand nombre de fois dans mon laboratoire en présence des assistants qui suivent mes visites. Elles ont porté sur des sujets hypnotiques : six femmes et quatre hommes, et jusqu'à présent elles m'ont fourni des résultats à peu près concordants...

« ... L'émotion de gaîté et de satisfaction provoquée par le contact de l'aimant n'est qu'unilatérale ; elle ne s'exerce que du côté aimanté, car il est à noter que l'action directe de l'aimant n'a pas franchi la ligne médiane et est localisée du côté gauche. Si on examine, en effet, l'état du côté droit du même sujet, on peut constater que ce côté droit est flasque, qu'il est demeuré à l'état léthargique et que l'on peut développer chez lui des phénomènes d'hyperexcitabilité musculaire.

« Si alors on prend cette main droite qui ne donne aucune réaction et qu'on la place sur le pôle de l'aimant, immédiatement la scène change et le sujet réagit. — C'est un renfort de joie et de satisfaction qui lui arrive... — Cet état d'éréthisme artificiel des régions émotives peut être ainsi maintenu pendant un certain temps par la présence de l'aimant. Mais quand il a été prolongé au delà des limites physiologiques, limites variables suivant l'état du sujet, la fatigue arrive, il abandonne l'aimant qui lui a soutiré ses forces nerveuses et revient à la période de léthargie d'où il était parti. »

La présentation du pôle sud provoque des émotions analogues mais inverses, et l'approche simultanée et symétrique des deux pôles fait subir au sujet des alternatives de gaîté ou de tristesse, ou le jette dans un état de parfaite indifférence.

« Ces phénomènes si curieux de la sollicitation automatique des émotions variées chez les sujets hypnotiques, ajoute M. Luys, est une première étape dans l'étude de la psychologie expérimentale qui nous permet d'aller encore plus loin, et en créant ainsi des états psychiques spéciaux chez certains sujets, de pouvoir à l'aide de procédés de transfert transmettre à un deuxième sujet l'état psychique artificiellement provoqué chez un premier.

« Ce sont là encore des données toutes nouvelles, des déductions nécessaires des lois hypnologiques que nous avons formulées et qui se déroulent tout naturellement. Nous ne savons pas encore ce qu'elles pourront faire surgir d'applications pratiques, mais il est fort probable que tôt ou tard la thérapeutique des maladies mentales en tirera des bénéfices certains. »

Il n'est pas nécessaire d'après M. Luys que le *transféré* et le *transféreur* soient en relation directe; ils peuvent être séparés par un troisième sujet. Le célèbre professeur de la Charité a, en effet, posé et développé ce théorème :

« *Un sujet A étant mis à l'aide du pôle nord d'un aimant en période de satisfaction, on peut transmettre cet état psychique à un sujet B qui lui-même le transmet à un troisième sujet C.* »

Pour cela « le sujet A est mis en léthargie; l'aimant est présenté sur le côté gauche comme précédemment et l'état de satisfaction apparaît.

« Le sujet B est assis à côté et mis pareillement en léthargie; il est associé au sujet A par le contact de la main. Presque immédiatement alors on constate que l'émotion de satisfaction envahit le sujet B. — Cette satisfaction éclate sous forme de rire incoercible; il se met à un unisson complet avec son congénère.

« Un troisième sujet C, étant placé maintenant à côté de B, est relié à lui par le contact de la main, on forme ainsi une chaine de trois personnes. — Chacun des anneaux s'ébranle alors dans ses régions émotives suivant la même tonalité, et c'est le sujet A qui, à l'aide de l'aimant qu'il tient toujours à la main, les actionne les uns après les autres en leur communiquant les mouvements de satisfaction qu'il reçoit de l'aimant.

« Cela est si vrai que si l'on vient subitement à enlever l'aimant, tout ce mouvement émotif s'arrête et chaque sujet devient silencieux. — Replace-t-on l'aimant dans la main de A, le mouvement recommence et l'on peut ainsi, à l'aide de cette disposition, développer de proche en proche des émotions artificielles (inconscientes, il est vrai) à toute une ligne de sujets reliés entre eux par des sympathies secrètes. »

Ces phénomènes de transfert sont des plus intéressants. Il y a là un jeu d'activités qui, bien que mal définies actuellement, sont néanmoins très puissantes. M. Luys cite encore des transmissions d'états psychiques fort complexes : il a vu les symptômes d'une grossesse commençante, gastralgie et nausées, passer d'un sujet à un autre sous l'incitation du pôle sud d'un aimant. Bien mieux, la transférée réveillée a pu, vingt minutes environ après son réveil, retransmettre, dans un second sommeil d'hypnose, ses sensations subjectives à une troisième compagne arrivée inopinément et endormie sur-le-champ. Au réveil, tout rentre dans l'ordre et les deux sujets n'ont aucun souvenir de ce qui vient de se passer.

Les aimants ne jouissent pas seuls du pouvoir de transfert : les effluves électro-magnétiques et les courants électriques donnent des résultats semblables.

C'est une machine de Clarke qui fournit à M. Luys

l'énergie électro-magnétique. La gradation de l'énergie électrique s'effectue à l'aide d'une vis de rappel qui rapproche ou éloigne l'aimant de ses armatures. Le sujet étant placé en léthargie et l'appareil mis en mouvement, on prend l'électrode positif ou l'électrode négatif, mais un seul électrode, et on l'applique sur la peau du bras. Les phénomènes observés plus haut sous l'action de l'aimant se reproduisent : le pôle positif correspond au pôle nord du barreau aimanté, le pôle négatif au pôle sud.

Comme pour les aimants l'action est unilatéral; elle ne se manifeste que du côté du corps en relation avec la machine; l'autre côté demeure en léthargie. Si l'on ferme le circuit électrique sur le sujet, il n'y a plus ni impression de bien-être, ni impression de malaise : c'est l'indifférence ou neutralisation des deux émotions contraires.

« Les courants continus d'une faible intensité, dit encore M. Luys, sont susceptibles de produire des réactions psychiques de même nature que celles que nous venons de signaler à propos des effluves magnétiques et électro-magnétiques.

« Je me suis servi dans ces expériences d'une petite pile Trouvé, au sulfate de cuivre et au sulfate de zinc (1 volt). Après avoir constaté le passage d'un très faible courant à l'aide du galvanomètre très sensible, le sujet en expérience étant mis en léthargie, j'établis le passage du courant à l'aide des deux plaques métalliques recouvertes de peau qui communiquent par des fils aux deux pôles de la pile. Le pôle positif étant placé à la partie supérieure du pli du coude et le pôle négatif au niveau du poignet, le courant allant du positif au négatif en descendant.

« Le sujet alors éprouve les mêmes réactions que lorsqu'il est soumis à l'influence du pôle sud du barreau aimanté...

«... Je change alors la direction du courant, je pose la plaque négative au niveau du coude et la plaque positive au niveau du poignet, j'obtiens un courant en sens inverse, un courant ascendant, et l'état psychique consécutif donne des réactions inverses...

«... Maintenant, au sujet de la provocation de l'état d'indifférence expérimentale, nous allons voir que les courants électriques produisent les mêmes effets psychologiques.

« Comme précédemment, si on arrive à fusionner les deux états émotifs opposés, on arrive pareillement à déterminer dans le sensorium un état neutre, un état d'équilibre qui se traduit par de l'indifférence. Pour cela faire, il suffit de mettre la plaque d'une électrode dans la main du sujet et l'autre plaque dans l'autre main, les deux incitations psychiques sont par cela même anastomosées. Elles sollicitent par cela même un état mixte dans le sensorium...

«... En résumé, on voit donc qu'un chapitre nouveau doit être ouvert au sujet de l'étude des agents physiques : les aimants, les courants électro-magnétiques et les courants continus, sur l'organisme vivant, et ce nouveau chapitre a trait à leur action psychique par excellence, à la sollicitation de l'émotivité. »

Le D' J. Ochorowicz qui s'est livré aussi aux études

hypnologiques, a proposé une nouvelle application de l'aimant. Comme, d'après ce médecin, toutes les personnes hypnotisables sont sensibles à l'action physiologique de l'aimant, et cela à un degré correspondant, il mesure la *sensibilité hypnotique* du sujet à sa *sensibilité magnétique*.

Son appareil qu'il nomme *hypnoscope* est un aimant tubulaire dont les lignes de force sont dirigées plutôt en dedans qu'en dehors du tube aimanté. Le diamètre est de $3^{cm},4$, et la longueur $5^{cm},5$. Le poids est de 169 grammes; il soulève jusqu'à 25 fois son poids.

Son mode d'application est le suivant (*Revue illustrée de Polytechnique Médicale et Chirurgicale*, du 30 mars 1891):

« Après avoir retiré l'armature, on introduit l'index de la personne soumise à l'épreuve dans l'hypnoscope, de manière à toucher les deux pôles à la fois; et, après deux minutes, on le retire en examinant les modifications qui ont pu se produire dans le doigt.

« Chez 70 personnes sur 100 prises au hasard, on n'observera aucun changement. Chez 30 environ, on va constater des modifications de deux sortes : *subjectives* ou *objectives*...

« 20 fois sur 100 : Fourmillements et picotements désagréables; quelquefois on dirait des étincelles ou des aiguilles piquant la peau.

« 17 fois sur 100 : Sensation d'un souffle froid ou sensation de chaleur et sécheresse. Les deux impressions peuvent coexister, l'une dans le bras droit, l'autre dans le bras gauche. On a vu ainsi l'aimant

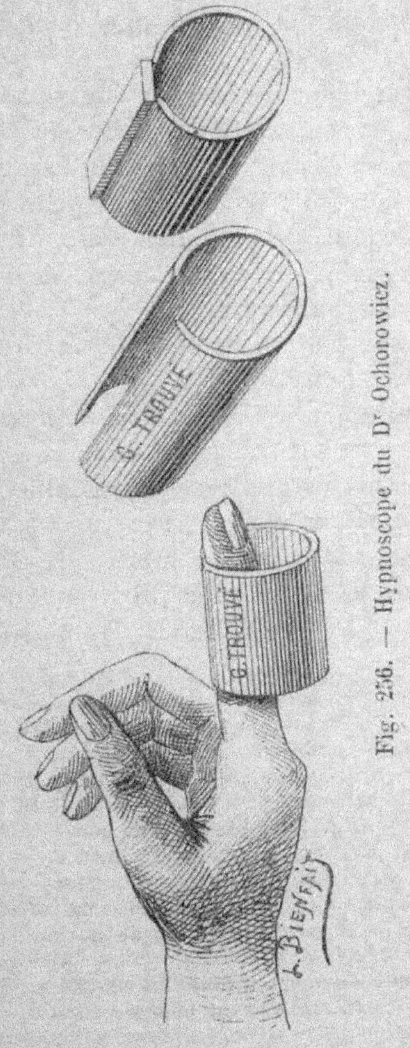

Fig. 256. — Hypnoscope du Dʳ Ochorowicz.

mis sous la plante des pieds de quelques paralytiques

réchauffer les malades, alors qu'un bon feu restait impuissant [1]. Le souffle froid ressemble beaucoup à celui qu'on éprouve devant une machine électro-statique.

« 8 fois sur 100 : Sensations douloureuses : douleurs dans les articulations. « On dirait qu'on me casse les os, » s'écrient les sujets en expérience.

« 5 fois sur 100 : Sensation de gonflement de la peau, gonflement qui peut être réel, car il est quelquefois difficile de retirer le doigt du sujet d'entre les pôles de l'hypnoscope.

« 2 fois sur 100 : Sensation de douleur dans les doigts ou dans le bras entier.

« 2 fois sur 100 : Sensation d'entrainement irrésistible, suivie d'une *attraction réelle*, et presque toujours de la contraction avec insensibilité complète. C'est là un phénomène excessivement curieux. J'ai montré cette expérience à la Société Médicale de Lemberg, en 1881. Le sujet (bien portant du reste) était endormi, les yeux fermés, les pupilles portées

---

[1] Le Dr Luys cite plusieurs exemples analogues de réchauffement magnétique. Des sujets que ni le feu, ni les frictions, etc., n'empêchaient de grelotter, se réchauffaient immédiatement dès qu'on leur plaçait sous les pieds un barreau aimanté. Les effluves électro-statiques, pratiquées suivant la méthode du Dr Boucheron (voir p. 137), provoquent aussi, au bout de peu de temps, une réaction moite. Enfin, nous-même, nous connaissons une personne qui porte *constamment* sur elle, appliquées sur la peau, deux larges électrodes métalliques reliées à deux éléments de notre pile humide de poche. Non garnie de ce système, cette personne a la sensation d'un froid extrême que rien ne peut dissiper ; munie, au contraire, de l'appareil, il lui semble toujours qu'elle est plongée dans une atmosphère d'une température convenable. Le phénomène est, assurément, fort curieux et doit être étudié de près.

en haut, la tête recouverte complètement d'un voile opaque, et à chaque approche de l'aimant, à une distance de 15 centimètres environ, la main se portait vivement vers lui et suivait tous ses mouvements jusqu'au moment où elle devenait rigide et insensible. Alors il fallait restituer la sensibilité ou plutôt l'hyperesthésie, pour recommencer l'expérience. Je me hâte d'ajouter que le même phénomène était reproduit, quoique peut-être un peu plus faiblement, par l'approche d'un métal, du verre, ou d'un autre corps quelconque. Le sujet, questionné dans son sommeil, disait qu'il se sentait entraîné dans une direction donnée, sans savoir pourquoi.

« Les modifications *objectives* sont plus profondes et plus importantes pour le diagnostic. Elles appartiennent à l'une des quatre catégories suivantes :

a. — *Mouvements involontaires* (assez rares) ;

b. — *Insensibilité* (analgésie ou anesthésie complète) ;

c. — *Paralysie* (impossibilité de remuer le doigt) ;

d. — *Contracture* (rigidité des muscles).

« Les phénomènes provoqués disparaissent au bout de quelques minutes sous l'influence d'un massage très léger ; sans cela, ils peuvent durer plusieurs minutes et même plusieurs heures.

« Les personnes chez lesquelles l'hypnoscope provoque l'insensibilité, paralysie ou contracture, peuvent être hypnotisées dans une seule séance. Chez d'autres, l'expérience doit être répétée...

«... Je vois dans les révélations de l'hypnoscope la nécessité d'un dédoublement futur de la thérapeutique. Il devient inutile et même imprudent, d'appliquer les mêmes remèdes à des personnes sensitives et non sensitives. Pour un grand nombre de malades hypnotisables, tous les remèdes sont également bons ou également mauvais, *d'après les influences nerveuses particulières*. On peut neutraliser de fortes doses des médicaments les plus typiques, et reproduire leur effet d'une manière tout à fait positive — *par suggestion*. Chez les personnes sensibles, on obtient une amélioration souvent instantanée, sous l'influence de divers moyens minimes que l'hypnotisme et le magnétisme mettent à notre disposition. Voudra-t-on s'obstiner, quand même, à leur administrer les poisons qui nuisent, même en guérissant?

« Quoi qu'il en soit, il me semble que c'est là un ordre de recherches qui mérite d'attirer l'attention des physiciens et des médecins. »

M. le Dr Luys fait usage des sirènes Trouvé, électriques ou à vent (fig. 257) qui sont, d'après ses observations, de bons hypnomètres. Non seulement leur cri strident et bizarre provoque énergiquement, chez les sujets prédisposés, et comme l'action des miroirs rotatifs, l'état bien caractérisé hypnose, mais elles peuvent encore servir à mesurer avec assez d'exactitude la sensibilité hypnotique du névropathe.

Celui-ci est hypnotisé, en effet, par un son d'une intensité et d'une hauteur à peu près toujours constante, et comme la sirène permet de limiter facilement cette intensité et cette hauteur, que ces deux facteurs sont connus suffisamment, le degré d'hypnose se trouve par là même déterminé. Le Dr Ochorowicz et M. Luys, viennent de montrer quels avantages le médecin peut retirer de mesures exactes

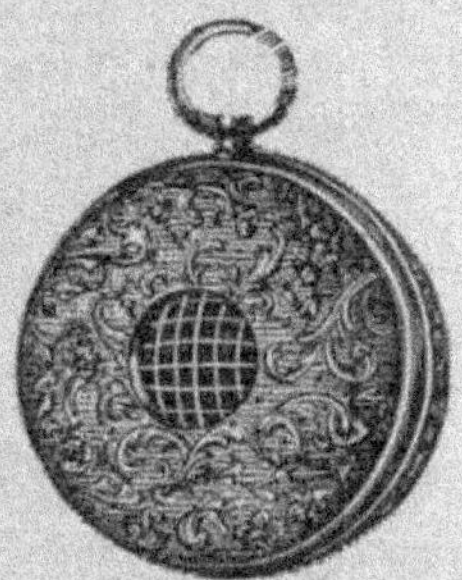

Fig. 257. — Sirène hypnométrique Trouvé.

recueillies dans une science nouvelle, aussi ténébreuse que l'est actuellement l'hypnologie.

Au moment de la mise en page de ce chapitre nous lisons dans le *Bulletin de la Société internationale des électriciens* une communication si intéressante que M. d'Arsonval a faite à la Société française de physique que force nous est d'en faire ici mention.

De crainte de dénaturer le sens et la portée de cette étude, nous laissons la parole au savant physiologiste, mais nous ne transcrivons que les passages les plus saillants et nous renvoyons le lecteur, pour plus de détails, au *Bulletin* du mois d'avril 1892, donnant le texte intégral de la communication.

« Je désire, dit M. d'Arsonval, appeler ce soir votre attention, Messieurs, sur un sujet d'actualité : les effets physiologiques des courants alternatifs; et tirer, s'il est possible, quelques conséquences pratiques de cette étude. L'électricité révolutionne actuellement non seulement l'industrie, mais aussi quelque peu la Médecine, et si elle tue parfois, elle est plus souvent encore un agent de guérison. Elle a sur les médicaments pharmaceutiques le grand avantage d'être toujours inoffensive, à doses thérapeutiques, et présente dans son mode d'emploi une élasticité dont sont dépourvus ces derniers.

« On dit souvent que l'action d'un médicament dépend en grande partie de la façon dont il est administré ; cette notion devient un axiome quand il s'agit de l'électricité. Suivant qu'on donne à l'énergie électrique telle ou telle modalité physique, on peut produire les effets les plus divers et même les plus opposés, sur les êtres vivants. Au point de vue tout spécial où nous nous plaçons ici, on peut établir une division fondamentale des effets de l'électricité suivant qu'on emploie l'*état variable* ou l'*état permanent* du courant.

« Cette distinction, admise par les physiologistes, s'impose également en électrothérapie et se justifie par l'examen même le plus superficiel. L'état variable sur un être vivant, se traduit par une excitation très violente des nerfs et des muscles qui entrent en contraction, tandis que rien d'analogue ne se manifeste dans l'état permanent si l'on emploie un courant de force modérée.

« Une expérience très élégante de Claude Bernard met bien ce fait en lumière. On place dans le circuit d'une pile une roue interruptrice de Masson, un voltmètre et une grenouille préparée à la Galvani. En laissant la roue immobile, on fait passer le courant de

la pile à travers les trois appareils à la fois ; le voltamètre dégage des gaz, la patte de la grenouille reste
immobile. On a les effets du courant permanent. Si
l'on vient à mettre la roue de Masson en mouvement,
le dégagement gazeux cesse presque complètement
dans le voltamètre, tandis que la patte de grenouille
entre en contraction violente. Le courant qui la traverse est pourtant plus faible que dans le premier
cas, mais on a les effets physiologiques dus à l'état
variable. Cette simple expérience nous montre que
les effets physiologiques du courant (action sur la
sensibilité et la motricité) ne sont nullement sous la
dépendance de son intensité absolue.

« Si, au contraire, le courant est très fort, on peut
avoir des manifestations extérieures durant l'état permanent, mais ces manifestations tiennent uniquement
dans ce cas à l'électrolyse interstitielle des tissus et
à la décomposition qui a lieu *dans toute leur masse*,
ainsi que l'ont bien mis en évidence les expériences
récentes de M. Weiss, faites sous la direction de
M. Gariel. On peut dire que, dans ces conditions, ce
n'est pas l'électricité qui agit, mais bien les produits
chimiques libérés par le passage du courant, dans
l'intimité même des tissus. On a affaire à un simple
excitant chimique engendré par l'électricité sur son
passage et dépendant uniquement de l'intensité du
courant, conformément aux lois de Faraday.

« C'est sur cette action particulière que Ciniselli et
surtout notre collègue le Dr A. Tripier ont fondé une
branche importante de l'électrothérapie, je veux
parler de l'électrolyse en cautérisation et destruction
potentielle des tissus vivants par le courant continu...

« Pour doser les effets du courant permanent sur les êtres vivants, nous avons un moyen simple. Puisque son action dépend uniquement de l'intensité, il suffira donc de mesurer cette dernière avec un galvanomètre. Quant à ses effets locaux, aux points d'entrée et de sortie, ils dépendent également de l'intensité par unité de surface, c'est-à-dire de la *densité*. D'après cela, les divers expérimentateurs se mettront dans des conditions physiquement définies en employant des galvanomètres gradués en unités absolues. Ces appareils ont été répandus en France, dans le public médical, dès 1873, par A. Gaiffe, et leur adoption est devenue générale depuis le Congrès de 1881, sur la proposition que j'en ai faite avec M. Marey à la commission internationale d'électrophysiologie. Les observations médicales y ont gagné en précision et en unité.

« Si nous savons à quelles conditions physiques rapporter les effets physiologiques de l'état permanent, si nous pouvons surtout aisément les mesurer, il n'en est pas de même pour l'état variable. Par quel facteur devons-nous définir la puissance physiologique d'une excitation électrique ?..... Je vous demande la permission de résumer brièvement devant vous les méthodes que j'ai employées à cet effet et les conclusions auxquelles j'ai été conduit.

« Au *point de vue physiologique*, une excitation électrique produite par l'état variable ne peut être définie par les données servant de mesure à l'état permanent. Pour en faire une analyse complète, il faut connaître *tous* les éléments *à chaque instant de la variation*. Cela revient à dire qu'il faut avoir la courbe complète de la variation, c'est-à-dire la *forme physique de l'onde électrique* d'excitation. C'est cette courbe particulière à chaque excitation électrique que j'ai appelée : *la caractéristique de l'excitation.*

Mais pour tracer cette courbe en fonction du temps, quelle variable devrons-nous prendre ? *A priori*, ce ne peut être l'intensité, en vertu même de l'expérience de Cl. Bernard relatée plus haut. Il est facile d'autre part de montrer que c'est la variation du potentiel *au point excité* qui est le facteur important dans l'excitation du système nerveux..... et que, pour tracer la caractéristique d'excitation, il faut prendre :

$$e = f(t) \text{ et non pas } i = f(t)$$

« ... Mes expériences m'ont amené à formuler la loi suivante : *l'intensité de la réaction motrice ou sensitive est proportionnelle à la variation du potentiel au point excité.*

« La conséquence pratique de toutes ces expériences, dont je ne peux indiquer ici que la conclusion générale, est que pour définir l'action physiologique et thérapeutique d'un appareil électro-médical quelconque, à courant interrompu, il faut connaître, en fonction du temps, la loi de variation de la force électromotrice aux points d'application des électrodes sur le sujet. Je vous présente un appareil que j'ai imaginé dans ce but.

« Il permet de tracer automatiquement cette courbe en employant comme source d'électricité un appareil médical magnéto-faradique quelconque à faible fréquence. Il est fondé sur le même principe que le galvanomètre à circuit mobile que j'ai fait connaître en 1881, avec M. Marcel Deprez (voir fig. 32), et dont l'emploi s'est généralisé depuis, en électrométrie, et se substitue actuellement en électrothérapie aux galvanomètres à aiguille aimantée.

« Il se compose d'un puissant aimant (ou électroaimant), AA'DD' créant un champ magnétique annulaire comme dans mon téléphone. Dans ce champ

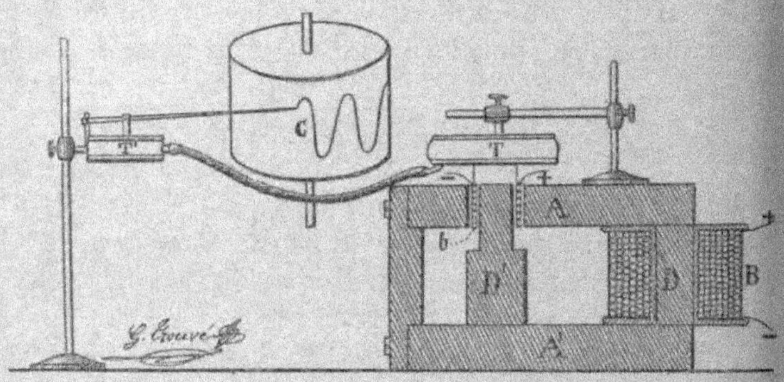

Fig. 258. — Galvanographe de d'Arsonval.

peut osciller une légère bobine b parcourue par l'onde électrique dont on veut inscrire la forme. En vertu d'une action bien connue, cette bobine se déplacera dans le champ et son déplacement mesurera à chaque instant les variations du courant qui la traverse. Pour inscrire à distance ce déplacement et l'amplifier en même temps, la bobine est suspendue à la membrane de caoutchouc d'un tambour T de Marey. Ce premier tambour est relié à un second tambour amplificateur T' portant un levier inscripteur se déplaçant sur un cylindre enfumé C, mû par un mouvement d'horlogerie.

« L'instrument constitue un galvanographe très sensible inscrivant à distance par le mécanisme bien connu des tambours à air de Marey employés en physiologie. On obtient ainsi automatiquement la courbe de l'onde électrique émanant de l'électromoteur employé et l'on peut comparer facilement entre elles les différentes machines.....

« ... J'arrive maintenant aux expériences que j'ai instituées pour comparer les effets sur la nutrition (effets trophiques) des divers modes d'électrisation... J'ai étudié successivement l'action trophique : 1° du bain statique; 2° de la faradisation générale; 3° du courant continu; 4° du courant alternatif sinusoïdal [1]...

« 1° Sous l'influence de la franklinisation il y a constamment une légère augmentation des combustions respiratoires, et cela en dehors de l'action de l'ozone, car on n'obtient rien de semblable en plaçant le sujet dans le voisinage de la machine, mais sans le mettre en rapport avec elle.

« Lorsque les animaux sont enfermés dans une atmosphère chargée d'air électrisé, les échanges respiratoires sont, au contraire, abaissés...

« 2° Les courants faradiques généralisés amènent une contraction plus ou moins violente de tout le

---

[1] M. d'Arsonval appelle courant alternatif sinusoïdal celui dont la courbe sur son galvanographe rappelle la sinusoïde. Ce courant a la propriété de ne donner aucun choc brusque et de pouvoir amener, sans douleur, la tétanisation.

système musculaire... Les bains par faradisation généralisée légère, proposés par Tripier, peuvent donc être considérés comme un moyen d'augmenter les combustions respiratoires par excitation à la fois du système musculaire et du système nerveux sensitif.

« 3° A mon grand étonnement, le courant continu, auquel on prête des effets trophiques spéciaux, ne m'a rien donné ni sur l'homme, ni sur les animaux..

4° Les résultats les plus frappants m'ont été donnés par le courant sinusoïdal. Sous son influence, on peut augmenter instantanément de plus d'un quart les échanges gazeux respiratoires, *et cela en dehors de toute contraction musculaire* et en l'absence de phénomènes douloureux.

« J'ai obtenu les mêmes résultats sur les animaux et sur l'homme. »

M. d'Arsonval expose ensuite les effets de la *fréquence* des inversions du courant sur l'organisme; il en arrive à conclure que le danger présenté par les courants alternatifs est d'autant moindre, que plus fréquentes sont les inversions.

Après M. Nikola Tesla, il a démontré que tels courants alternés plus d'un million de fois par seconde sont si peu dangereux qu'on peut les faire passer à travers le corps vivant et que celui-ci n'est même pas incommodé, quand des courants de même intensité et de même potentiel administrées à de plus longs intervalles seraient capables de le foudroyer.

Là se terminent à peu près les acquisitions générales d'électrophysiologie. Comme nous l'annoncions plus haut, elles sont généralement bien insuffisantes pour guider le médecin. C'est au contraire au praticien que revient le devoir d'accumuler les faits nouveaux, matériaux indispensables de toute théorie positive.

Quant aux modifications thérapeutiques ayant quelques rapports avec l'électrisation qu'on peut susciter dans l'organisme animal, elles sont bien souvent sujettes aux controverses, et la plupart d'entre elles demandent à être mieux constatées avant qu'on puisse établir sur elles une théorie ferme.

Dans les recherches que nous avons faites pour transcrire le prochain chapitre, nous avons étudié avec soin les meilleurs auteurs français et étrangers qui se sont fait une spécialité de l'électrothérapie.

Faut-il l'avouer ? Il n'en est pas un qui nous ait séduit comme Duchenne (de Boulogne).

En dépit des déclarations de Erb qui revendique l'électrothérapie comme une science exclusivement allemande (que ne revendique-t-on point dogmatiquement là-bas) nous avons trouvé dans l'*Electricité localisée* une des plus belles créations biologiques du siècle et à laquelle l'œuvre de Du Bois-Raymond ou de Remak et même celle de Matteucci, en ce qui concerne la thérapeutique, ne peut être comparée.

Avec Duchenne, point de vaine hypothèse ; sa marche est prudente et haute sa conception. Le savant boulonnais ne s'arrête pas au fait particulier, mais il sait refondre en une belle synthèse les éléments que lui ont révélés sa soigneuse analyse. Son étude de l'ataxie locomotrice restera certainement comme un modèle du genre, comme un exemple

d'une recherche conduite avec un esprit et une méthode bien scientifiques.

Duchesne marcherait presque de pair, en son
genre, avec l'illustre Cl. Bernard, et ce ne serait pas
sans raison qu'on dirait de lui qu'il n'était pas seulement électrothérapeute, mais qu'il était l'électrothérapie.

Nous sommes d'autant plus porté à honorer ce
grand homme que l'œuvre qu'il a laissée est le produit de travaux bien personnels.

« Sans titre officiel, dit Onimus, abandonné à ses
propres ressources, en lutte pendant longtemps
contre les préventions de toute espèce, Duchenne,
jusqu'aux derniers jours de sa vie, a enrichi la science
de découvertes importantes. Il a, pour ainsi dire,
ouvert une ère nouvelle à l'étude des affections nerveuses et musculaires, et nul mieux que lui n'a montré
toutes les ressources que l'on peut tirer de l'emploi
de l'électricité.

« C'est en explorant patiemment la contractilité
électro-musculaire que Duchenne est parvenu à
grouper certaines affections médullaires mal définies
jusqu'à lui, et à distinguer les diverses formes d'atrophies musculaires. A l'aide de ces caractères spéciaux qui paraissaient insignifiants aux autres médecins, il a su remonter aux lois générales et, par voie
de synthèse, reconstituer l'ensemble et la nature
réelle d'un grand nombre d'affections. »

Nous avons dit au premier chapitre qu'il n'y a
qu'une seule espèce d'électricité, que deux courants
de même intensité et de même force électromotrice

agissent mécaniquement de la même façon, quelles que soient leurs provenances, franklinienne, galvanique, voltaïque ou faradique, c'est-à-dire qu'à nombre égal de watts deux courants produisent des travaux égaux, les intensités correspondant à la force, la force électromotrice à la vitesse.

Physiologiquement les phénomènes sont analogues.

C'est la *puissance* du courant qui détermine l'effet électrique dans les tissus, et Duchenne a montré que *l'intensité agit sur la motilité et la contractilité musculaire, la force électromotrice influant sur la sensibilité nerveuse.*

Or, on se souvient que les machines statiques fournissent de l'électricité à haut potentiel, mais à faible dose, que le galvanisme et la voltaïsation donnent de la quantité avec peu de force électromotrice, enfin que la faradisation allie les deux facteurs de l'énergie électrique : intensité et tension.

Donc, toutes les fois qu'on voudra provoquer une action nutritive ou mécanique sur les muscles, la voltaïsation se trouvera tout indiquée ; pour l'excitation ou la sédation névrotique, ce sera la franklinisation qu'on devra employer. Enfin, lorsqu'on voudra à la fois agir sur le système musculaire et sur le système nerveux, la faradisation donnera les meilleurs résultats.

Il ne faut point perdre de vue que l'intensité est toujours accompagnée de chaleur et quelquefois d'action chimique, et bien souvent on n'a besoin ni de l'une ni de l'autre. Des électrodes appropriées recouvertes de peau de chamois ou l'électrode Apostoli, en terre glaise, les électrodes impolarisables, suivant l'expression consacrée, permettent d'éviter ces actions et l'on peut dire qu'un opérateur adroit parviendra *toujours* à s'en débarrasser (lois d'Almeida, p. 429), du moins pour les courants de quelques milliampères.

Nous n'avons point à revenir sur ce sujet, nous en étant occupé au chapitre précédent.

Quant à la direction à donner aux courants, les avis sont bien partagés. Erb et Onimus attachent une importance assez considérable à cette condition, d'autres praticiens la négligent absolument.

A notre avis, la direction joue un rôle qui, pour être encore actuellement mal défini, n'en est pas moins réel : cela résulte des lois de Pflüger et de l'inégale répartition de la sensibilité et de l'excitabilité dans les deux zones de l'électrotonus. Des études subséquentes préciseront l'importance de la direction des courants et expliqueront, sans doute la différence de bien des appréciations thérapeutiques, appréciations trop divergentes dans beaucoup de cas, ainsi qu'on pourra en juger au chapitre suivant.

Ces divergences ont fait décrier le traitement électrique par beaucoup de médecins. Ceux-ci, ne voulant ou ne pouvant s'astreindre à étudier par euxmêmes les bases de l'électrologie tant physique que médicale, ont tout rejeté comme faux ou comme prématuré.

L'hydrothérapie a traversé les mêmes étapes de discrédit ; elle a définitivement conquis sa place au soleil. L'électrothérapie suivra la même voie et finira sous peu par triompher universellement.

« L'électricité sous toutes ses formes, quand elle est appliquée à la guérison des maladies, dit le D' Thomas Keith (*British Med. Journal*, 8 juin 1889), passe aux yeux de beaucoup de médecins pour être entachée de charlatanisme, tout simplement parce qu'ils ne connaissent nullement et ne veulent pas prendre la peine de l'étudier par eux-mêmes, ce qui peut paraître pour beaucoup un peu aride.

« Nous sommes à la veille d'assister à un grand changement dans le traitement de beaucoup de maladies, grâce à l'électricité. Je continue de croire de plus en plus en son pouvoir.

« Je suis sans crainte dans l'avenir de l'électricité, et il serait vraiment bizarre que cette force, qui nous a donné le téléphone et le phonographe [1], ne pût nous rendre des services dans la guérison de beaucoup de maladies. Je ne prétends pas que cette entreprise soit facile ; j'en ai vu assez, au contraire, pour savoir qu'elle exige un soin excessif et beaucoup de patience... »

Comment les prévisions de Keith ne recevraient-elles point confirmation ? L'hygiène, pierre de touche de la médecine, n'utilise-t-elle pas presque exclusivement les agents d'ordre purement physique ? Elle délaisse de plus en plus les médicaments chimiques dont les propriétés complexes, insuffisamment étu-

---

[1] Nous respectons scrupuleusement la traduction que nous avons trouvée dans le *Manuel d'électrothérapie gynécologique* de M. Brivois, mais il y a probablement erreur typographique, le phonographe n'ayant aucune accointance avec l'électricité. Quoi qu'il en soit, l'idée du D' Th. Keith resterait juste en substituant ici le mot *télégraphe*.

diées le plus souvent, provoquent les plus fâcheuses perturbations et causent des modifications organiques irréparables ; c'est ce qui faisait dire au sceptique Magendie, le maître de Cl. Bernard : « Sachez-le bien, la maladie suit le plus habituellement sa marche sans être influencée par la médication dirigée contre elle. Si même je disais toute ma pensée, je dirais que c'est surtout dans les services où la médication est la plus active que la mortalité est la plus considérable ».

Une réaction salutaire qu'on doit aux belles théories microbiennes prônées par Raspail et démontrées par Pasteur et son école s'opère de nos jours. On revient, on reviendra de plus en plus à l'usage des agents physiques dont on peut attendre les meilleurs services et les plus certains. L'électricité deviendra certainement le plus puissant d'entre eux.

Mais il ne suffit pas d'employer l'électricité. Son maniement ne doit pas s'opérer à l'aveuglette : il faut la doser comme tout autre modificateur.

On se décidera après réflexion pour le mode d'application de l'électricité : pour les courants constants et continus voltaïques ou faradiques, pour les courants discontinus de même sens, pour les courants alternatifs ou inverses, pour la durée du passage de ces courants, leur fréquence, leur intensité, leur densité et leur force électromotrice, pour l'élimination ou le secours de la galvanocaustie, pour le lieu d'élection et le choix de l'électrode.

« L'électricité est un médicament comme un autre qu'il faut savoir doser soigneusement, dit le Dr Larat. On se figure trop généralement que la connaissance des principes qui doivent guider dans l'application de telle ou telle forme ou de telle intensité est inutile ou à peu près.

« C'est exactement comme si on voulait prétendre qu'il est indifférent de donner 1 centigramme ou 1 gramme de morphine. »

L'électricité ne sera point toujours, il est vrai, un médicament entre les mains du médecin. Voici qu'elle trouve, en dehors de ses applications thérapeutiques et diagnostiques spéciales, des propriétés cataphorétiques pour certaines solutions médicamenteuses.

Nous empruntons à l'*Électricien* du 5 septembre 1891 la traduction d'une importante leçon faite par le Dr Friederick Peterson à la *Philadelphia electrotherapeutic Society*, sur l'introduction de médicaments dans le corps humain par l'électricité.

Cette exposition magistrale résume brièvement l'historique, la méthode et la critique du nouveau procédé.

« Ce n'est pas sans hésitation que j'aborde devant vous ce sujet de l'action cataphorétique de l'électricité. J'ai déjà écrit tout ce que je savais à cet égard et de plus je commence à passer, ainsi que quelques bons amis, pour un chevalier de l'idée fixe. Aussi, pour me mettre tout de suite à l'abri de cette désignation ou de toute autre aussi peu agréable, je déclare d'ores et déjà qu'il n'est nullement question d'une panacée universelle et que le mode d'absorption des médicaments que je préconise ne s'applique que dans des conditions déterminées.

« Les premières recherches sur l'action de l'électricité pour faire pénétrer les médicaments à travers la peau humaine furent faites, en 1859, par Richardson, avec la morphine, l'aconitine et le chloroforme, mais le sujet fut laissé de côté et on ne retrouve rien à cet égard jusqu'en 1886, époque à laquelle la question fut reprise par Wagner, Adamkievicz, Lumbroso, Matteini et autres, avec le chloroforme.

« Des expériences ont été également faites dernièrement par Corning et Reynolds avec des solutions de cocaïne à l'anode.

« Mes propres recherches remontent à 1888 et les résultats en ont été publiés au fur et à mesure. (Cataphorèse électrique comme agent thérapeutique, *New-York medical Journal*, 27 avril 1889. — Note sur un nouveau système de dosage exact dans l'usage cataphorétique des médicaments, *New-York medical Journal*, 15 novembre 1890. — Etudes complémentaires sur l'emploi thérapeutique de la diffusion anodale, *New-York medical Record*, 31 janvier 1891.) Les médicaments dont je me suis servi sont la cocaïne, le chloroforme, le menthol, l'aconitine, l'acide phénique, la strychnine, le sublimé corrosif, l'iode, iodure de potassium, l'ellébore, les citrate, benzoate et chlorate de lithium, etc. Depuis, des expériences nouvelles que vous connaissez sans doute ont été faites par Cagney, de Londres, Gaertner, de Vienne, et Edison, dans ce pays.

« Lors de ma première communication devant l'Académie de médecine de New-York, le pouvoir cataphorétique du courant galvanique rencontra beaucoup d'incrédules. Mais les progrès accomplis depuis cette époque ne permettent pas de douter plus longtemps de la diffusion des médicaments en dissolution à travers la peau et dans les tissus sous-cutanés, par une anode galvanique. Il ne reste plus qu'à établir la valeur thérapeutique de la méthode et à savoir à quelles maladies elle peut être appliquée avec avantage.

« L'une des critiques les plus sérieuses était celle portant sur l'impossibilité d'un dosage exact des médicaments ainsi introduits dans le corps humain ; mais cette critique a perdu tout fondement depuis que, tout récemment, il est devenu possible d'établir ces dosages d'une façon sûre.

« Nombre d'électrodes ont été imaginés pour la cataphorèse électrique, quelques-uns assez compliqués, tels que ceux de Adamkievicz, de Munk et le mien. Mais ils ne sont plus nécessaires. L'électrode cataphorétique peut être très simple : en métal ordinaire avec ou sans enveloppe de drap ou d'éponge. Les électrodes en étain sont les moins chers et il est facile de les débarrasser de l'oxyde qui se forme. L'or et le platine vaudraient mieux, mais sont très coûteux. Les électrodes spongieux ordinaires peuvent être employés avec des solutions telles que celles de lithium, d'iodure de potassium ou autres analogues pour lesquelles le dosage n'a pas besoin d'être rigoureux ; il est préférable de se servir d'électrodes pleins pour l'administration de médicaments qui demandent plus d'attention comme la cocaïne, l'aconitine la strychnine et l'ellébore. Un petit bourrelet en caoutchouc au pourtour de la surface métallique est nécessaire pour éviter l'évaporation. On peut découper un morceau d'étoffe de coton, de tissu ou de papier buvard s'ajustant sur la surface métallique et sur lequel sera versée la quantité voulue de médicament. Le petit disque ainsi interposé s'applique sur la peau et la préserve des brûlures.

« Il est souvent utile de faire subir à la peau un traitement préparatoire qui consiste à la frotter avec de l'éther, de manière à dissoudre et à enlever les globules huileux. L'anode étant appliquée avec le médicament, le cathode sera placé n'importe où sur le corps et on fera passer un courant aussi intense que pourra supporter le malade, car l'effet est d'autant plus rapide que le courant est plus énergique.

« On a souvent à agir sur des surfaces plus grandes que celles correspondant à ces simples électrodes ordinaires. Si, par exemple, on voulait introduire une solution de lithium dans une articulation de l'importance de celle du genou, on prendrait une bande de zinc suffisamment grande recouverte de drap ou d'éponge, saturée de solution, que l'on relierait au rhéophore anodal. Pour la diffusion d'une solution à travers tout le corps, on pourra se servir d'une baignoire ordinaire que l'on convertira en anode, en plaçant au fond une grande feuille de zinc reliée à un fil de cuivre isolé. Cette feuille est recouverte d'une planche pour éviter le contact direct avec le corps. Le malade n'a plus, étant dans le bain, qu'à saisir le cathode pour que le circuit soit fermé.

« Tels sont rapidement énumérés les procédés en usage; il est clair que tout médicament soluble peut être administré de la sorte. Pour les médicaments poisons qui exigent un dosage rigoureux, on se sert

de dissolution dans l'éther (cocaïne, 10 à 20 p. 100 ;
ellébore, 1 p. 100), ou bien de disques de papier à
filtre imprégnés des solutions, puis séchés, et contenant une quantité connue du médicament.

« En ce qui concerne maintenant les avantages
thérapeutiques de la diffusion anodale, cette méthode
semble évidemment s'appliquer surtout aux maladies
de la peau et des membranes muqueuses ou des
tissus immédiatement sous-jacents ; il y a là un
champ vaste d'applications. Les dermatologistes ont
déjà porté leur attention sur la méthode, il n'y a pas
le moindre doute pour moi qu'il n'en soit de même
bientôt pour les laryngistes et les gynécologistes qui
ont aussi affaire à des muqueuses. Les chirurgiens
s'en sont servis fréquemment et avec succès pour
déterminer les anesthésies locales pour les petites
opérations, et les médecins ne peuvent refuser leur
attention à l'usage des bains électriques, indiqués
par Edison, dans les cas d'affections du genre de la
goutte et des rhumatismes.

« J'ai moi-même étudié l'action de la cataphorèse
électrique dans les affections névralgiques et j'ai
obtenu des résultats excellents dans le traitement de
la névralgie sus-orbitaire avec des solutions de
cocaïne de 10 à 20 p. 100. Mais la méthode n'a point
d'action sur les douleurs névralgiques qui tirent leur
origine de lésions éloignées du point auquel est appliqué l'électrode, comme, par exemple, dans le cas
d'altération du ganglion de Gasserian ou des névralgies idiopathiques d'origine centrale ; aussi la catha-
phorèse de la cocaïne fournit-elle un diagnostic
excellent. Le mal est-il enlevé par le traitement,

c'est que la lésion existe dans le voisinage de la surface qui reçoit l'anode et qu'il y a probablement possibilité d'assurer la guérison permanente en pratiquant la névrotomie.

« La cocaïne employée ainsi ne donne pas la guérison complète des névralgies d'origine périphérale ; tout ce qu'on peut dire, c'est qu'elle procure un soulagement sans produire d'effets fâcheux sur l'organisme, ce qui doit lui assurer la préférence sur tout autre narcotique administré par absorption interne ou sur toute autre application locale.

« Les autres anesthésiques locaux sont le chloroforme, l'aconitine, la strophantine (d'Arnaud), l'ellébore, l'acide phénique. Le chloroforme détermine des dermatoses et ne doit être employé que quand on désire produire une contre-irritation avec anesthésie transitoire. Je l'ai employé avec succès dans un cas de névralgie cérébrale. Je me suis aussi servi heureusement de l'ellébore et de l'aconitine, mais cette dernière donne lieu à des cuissons et brûlures douloureuses, à moins d'être combinée avec une solution de cocaïne.

« Mes expériences ont surtout porté sur les névralgies des nerfs superficiels, mais j'ai eu quelques occasions d'appliquer la méthode à d'autres maladies nerveuses. C'est ainsi que j'ai obtenu une grande amélioration de deux tics convulsifs par l'emploi de cocaïne et d'ellébore avec l'anode. De même dans un cas de blépharospasme, l'application cataphorétique de la cocaïne, pratiquée près de l'angle extérieur de l'œil, a produit une diminution marquée dans l'étendue et la fréquence du mouvement. Je suis persuadé pourtant que les résultats eussent été meilleurs encore, si nous disposions de médicaments agissant sur les nerfs moteurs comme les anesthésiques agissent sur les nerfs sensitifs. L'atropine et la curarine ne me paraissent pas répondre au but à atteindre.

« Il ne saurait y avoir aucun doute sur ce que les effets du courant galvanique sur la nutrition sont en partie dus au transport cataphorétique des molécules du protoplasma et des liquides cellulaires d'une cellule à l'autre, ou d'une cellule à un vaisseau capillaire par la voie d'un courant anodal, et, puisque la diffusion est d'autant plus complète et plus rapide que le courant employé est plus énergique, nous devrons employer des courants d'autant de milliampères que possible dans nos galvanisations des extrémités atrophiées et paralysées dans le cas de maladies de la moelle épinière et de névralgies chroniques. Il semble d'ailleurs qu'il y aurait avantage à combiner, avec l'application de l'anode au membre atrophié, l'usage d'émollients nutritifs, comme cela se pratique de temps immémorial dans le massage. (*The Aliptic art*, par Friederick Peterson, M. D., Philadelphie ; *Medical News*, 11 août 1883.)

« Pour terminer, laissez-moi vous dire que si le courant constant a fait ses preuves en médecine comme stimulant des nerfs et des muscles, comme cautérisateur, etc., nous ne devons pas non plus négliger ses propriétés cataphorétiques qui permettent d'introduire dans les tissus et dans les liquides du corps des agents propres à améliorer leur condition, à produire l'anesthésie, à réduire la douleur, à détruire les germes, modifier les processus morbides et former des combinaisons chimiques solubles avec les substances vénéneuses qui se rencontrent fréquemment dans l'organisme. »

Revenons à l'électrothérapie proprement dite.

Dans le chapitre qui va suivre, nous avons réuni avec une impartialité absolue les opinions des principaux électrothérapeutes modernes sur le traitement des maladies heureusement modifiées par l'électricité. Nous y avons joint quelques rares observations personnelles que notre pratique hospitalière nous a permis de recueillir.

L'accumulation de matériaux est, selon nous, la seule méthode permise tant que l'électrothérapie n'aura point rencontré un génie synthétique assez puissant pour fondre en une doctrine positive les acquisitions hétérogènes de ces cinquante dernières années.

Nous sommes pleinement de l'avis de Fréret (*Réflexions sur l'étude des anciennes histoires, et sur le degré de certitude de leurs preuves*) à ce sujet : « La méthode qui peut nous mener au vrai dans quelque étude que ce soit est celle qui commence par rassembler des connaissances certaines sur les points particuliers, et qui ne regarde les principes généraux que comme le résultat nécessaire de toutes les proprositions particulières, dont la certitude est déjà constante; c'est elle qui sait distinguer non seulement entre le vrai et le faux absolu, mais encore entre les divers degrés de probabilité qui approchent plus ou moins l'un de l'autre de ces deux termes; c'est celle qui ne se contente pas de discerner les diverses nuances du certain et de l'incertain en général, mais qui sait encore faire la différence des diverses espèces de certitude, propres à chaque science et à chaque matière ; car il n'en est presque aucun qui n'ait sa dialectique à part. »

Choisir à notre convenance une théorie éclectique personnelle eût été peut-être honorable pour nous, mais c'eût été assurément faire œuvre étroite et peu scientifique.

Aussi laissons-nous aux médecins de profession infiniment plus compétents que nous le soin de compléter notre esquisse en réunissant et coordonnant de nouveaux matériaux. Duchenne a donné la marche ; la gloire est pour celui qui, suivant son exemple, trouvera les rapports cachés entre les affections satellites et les affections principales et parviendra à les grouper en un ensemble parfaitement circonscrit et défini.

Contentons-nous, pour le moment, d'une suffisante approximation.

M. Hugues Bennett se prononce en ces termes sur l'opportunité du traitement électrique :

« On peut diviser en trois catégories les maladies dans lesquelles l'électrothérapie est indiquée : 1° maladies caractérisées par une diminution dans l'activité fonctionnelle ; 2° maladies caractérisées par une augmentation dans l'activité fonctionnelle ; 3° groupe considérable d'affections diverses liées à une dystrophie locale ou générale.

« Dans les deux premières catégories peuvent être placées la paralysie, l'anesthésie, l'atrophie, la sclé-

rose, et divers autres états morbides. L'étiologie de
ces affections est souvent obscure. L'indication thérapeutique à remplir, c'est de stimuler, de surexciter
l'activité fonctionnelle, d'écarter tout ce qui peut
entraver la circulation nerveuse, et de modifier les
processus nutritifs anormaux. Il faut soumettre à
l'influence du traitement électrique les manifestations primitives aussi bien que les manifestations
secondaires : ainsi, dans la paralysie ou l'anesthésie,
il faut s'occuper non seulement des effets locaux
consécutifs, mais aussi des lésions centrales primitives qui les déterminent. S'il existe sur quelque point
du trajet d'un nerf un obstacle quelconque à la libre
circulation de l'influx nerveux, il peut souvent être
dissipé par le stimulus du courant électrique qui
rouvre ainsi la voie des impressions normales et finit
par rétablir à l'état physiologique la transmission
nerveuse. On tend de la sorte à rendre aux fonctions
languissantes leur activité normale, et, grâce à l'influence de l'action catalytique du courant électrique
sur la nutrition des éléments cellulaires, à favoriser
la résorption des produits morbides et restituer ainsi
aux tissus leur structure physiologique.

« Partant de ces données, il est évident qu'il y a
quantité de symptômes et de maladies susceptibles
d'être soumis rationnellement au traitement électrique, et il est probable que nombre d'entre eux en
retirent plus de bien que de n'importe quel autre
agent thérapeutique.

« Dans la catégorie des troubles morbides caractérisés par une augmentation de l'activité fonctionnelle, figurent la douleur, le spasme, la contracture

et autres. Ici encore, nous ne sommes pas toujours très bien fixés sur la nature et le siège de la lésion primitive; mais nous supposons que les symptômes en question sont liés à quelque trouble moléculaire, ou, comme on dit, fonctionnel, dont il nous est cependant impossible de démontrer la réalité. Mais, quelle que puisse être la cause, le courant électrique, appliqué d'une certaine façon, a pour effet de réveiller l'excitabilité motrice et sensitive non seulement pendant la durée de son application, mais souvent d'une façon définitive, permanente; et si cet effet est obtenu, la nutrition est modifiée de telle façon que la disparition du trouble morbide en est la conséquence. Cet effet sédatif et altérant du courant électrique trouve son application dans une grande variété de troubles morbides.

« Enfin l'action tonique, catalytique de l'électricité, peut être utilisée dans une foule d'affections locales et générales. Comme nous l'avons dit précédemment, on suppose que ces effets sont dus à l'influence que le courant électrique exerce sur la nutrition des tissus, sur les nerfs trophiques, sur la circulation et sur l'activité du processus de résorption. Nous ignorons la nature intime de toutes ces actions, de même que des lésions pathologiques contre lesquelles on l'emploie : c'est l'expérience seule qui nous guide en pareil cas. C'est ainsi que l'électricité a été employée dans les affections rhumatismales et goutteuses, dans les affections des articulations et de la peau, dans les phlegmasies chroniques, etc. Partant du même principe, on l'a appliquée à des affections plus générales, telles que l'hystérie, la chorée, la neurasthénie, la débilité générale et nombre d'autres désordres constitutionnels. C'est principalement dans les névroses, et les troubles dits fonctionnels, que l'électricité produit les résultats les plus merveilleux.

« Telles sont à peu près les conclusions générales auxquelles on est arrivé quant à l'opportunité du traitement électrique ; mais il reste beaucoup à faire dans cette voie, et l'expérimentation clinique a un vaste champ ouvert devant elle à ce point de vue. Pour résoudre les problèmes complexes que comporte cette question, il faut accumuler des faits observés avec compétence et recueillis avec impartialité. Les recherches d'électrothérapie sont trop souvent faites par des personnes qui en ignorent les éléments : aussi sont-elles incorrectes. Il est incontestable que quiconque abordera cet ordre de recherches avec une préparation technique accomplie, et un excellent esprit d'observation, ne pourra manquer d'y faire une ample moisson de découvertes. »

Nous complétons les vues de Hughes Bennett par celles du D⁰ Vigouroux et nous ne manquerons pas de souligner le saillant contraste entre les modes d'exposition de ces deux auteurs si connus l'un et l'autre. Avec M. Bennett, tout reste vague, indécis : chacun trouve dans ses indications un argument en faveur de ses propres théories ; leur élasticité se ploie à toutes les interprétations. C'est l'évangélisme porté dans le domaine scientifique. Avec M. Vigouroux, tout devient clair, et la précision des détails permet de passer — et ce doit être toujours là le but — à l'action nécessaire.

Ce n'est certes pas un sentiment futilement chauvin — un fantôme d'antre, dirait Bacon — qui nous anime en ce moment, mais il faut bien reconnaître que cette antithèse n'est pas un cas individuel. Nous l'avons déjà dit plus haut, à propos de la chimérique théorie électrotonique de Du Bois-Raymond — le génie latin aime la clarté et il n'est pas de connaissance humaine où sa supériorité à ce point de vue s'accuse avec autant de netteté qu'en physiologie. Quand on dit que les grandes découvertes ou inventions sont exclusivement d'origine latine, voire même de racine française, c'est évidemment absurde, comme en témoignent, entre mille, les exemples simples et typiques de Copernic en Allemagne, et de Newton en Angleterre; mais il n'est contesté par personne que les peuples latins ont une prédilection et une disposition caractérisées pour asseoir sur des bases vraiment positives, irréfutables, dégagées de tous accessoires encombrants et nuisibles, des éléments théoriques épars qui, mal présentés et mal interprétés fausseraient les conceptions générales et mèneraient, dans la pratique, aux plus pernicieuses méprises. Plus que tout autre, Cl. Bernard a montré, par l'exemple, en associant si bien la théorie et la pratique, que les notions biologiques sont susceptibles d'être précisées beaucoup plus qu'on ne l'avait osé espérer avant lui.

Dans une excellente conférence faite en juin 1891 à l'hôpital des Enfants-Malades sur l'*Electrothéra-*

pie, sa méthode et ses indications, le D R. Vigouroux résumait ainsi, à grands traits (*Le Progrès
médical*, n^os des 17 et 24 octobre 1891), les méthodes
employées en électrothérapie ; il n'était guère possible de dire mieux dans un discours où l'improvi-
sation fait nécessairement appesantir sur des côtés
secondaires et ne donne pas toujours aux parties plus
importantes le développement qu'elles devraient
comporter :

« Vous pourrez constater, disait le D Vigouroux,
dans cette conférence, que sur cette matière très
délaissée de l'électrothérapie, il règne beaucoup
d'incertitude et plus encore de préjugés.

« ... Par ce mot, électrothérapie, on entend habituellement l'ensemble des applications de l'électricité
au diagnostic et au traitement des maladies. Mais il
faut restreindre cette définition trop large.

L'électrothérapie n'embrasse pas en réalité toutes
les applications médicales de l'électricité. Nous devons
éliminer d'abord le cas où l'électricité n'intervient
que dans la partie instrumentale des opérations, pour
produire, par exemple, la lumière employée pour
éclairer les cavités du corps, la chaleur d'un cautère,
l'action chimique d'une électrolyse chirurgicale, le
mouvement d'un appareil enregistreur, etc. Tout
cela ne constitue qu'un détail d'instrumentation,
extérieur, secondaire, et pourrait être réalisé par
d'autres moyens. Nous réserverons donc le nom
d'électrothérapie pour l'ensemble des applications au
traitement et au diagnostic où l'électricité agit directement sur l'organisme et y produit des effets physiologiques sans destruction de tissus. Tel est le sens

adopté par plusieurs auteurs et notamment par
E. Remak.

« D'une façon générale, l'électricité est un agent
d'excitation.

« Les différences entre les actions des deux pôles
sont notables :

« Au pôle négatif (cathode) nous trouvons l'afflux
des liquides, l'hypérémie par dilatation des arté-
rioles, l'augmentation d'excitabilité des nerfs (catélectrotonus), tout cela pendant le passage du courant.
C'est aussi au pôle négatif qu'on obtient le plus
facilement la contraction musculaire par la fermeture du circuit.

« Au pôle positif (anode) les conditions sont inverses : ischémie des tissus par contraction des arté-
rioles, reflux cataphorique des liquides, diminution
de l'excitabilité des nerfs (anélectrotonus). La contraction musculaire ne se produit à l'anode qu'au
moyen d'un courant plus intense qu'avec le cathode
et se montre presque indifféremment à la fermeture
et à l'ouverture du circuit.

« Pratiquement donc, les propriétés physiologiques des deux pôles sont en parfait contraste. Le
cathode excite, congestionne ; l'anode a une action
déplétive et sédative. Toutefois, l'opposition n'est pas
absolue ; ainsi que le fait remarquer Ziemssen, l'action sur les vaisseaux est en réalité la même, c'est-à-
dire que les deux pôles provoquent d'abord leur
contraction. Mais au pôle négatif la contractilité
s'épuise presque immédiatement, pour peu que le
courant soit intense, tandis qu'elle persiste beaucoup
plus longtemps au pôle positif...

« ..... L'électricité a des effets *généraux* très importants, bien que, jusqu'à présent, ils n'aient pas beaucoup attiré l'attention. Ils consistent dans des modifications et principalement dans une activité plus grande, imprimées aux phénomènes de la nutrition, de la calorification, des échanges respiratoires. De plus, on constate des phénomènes purement subjectifs : sensation de délassement, de bien-être, stimulation générale, *euphorie*. Cependant cette action générale ne se montre pas au même degré dans les trois principales formes d'électrisation. Presque nulle dans la galvanisation, plus marquée avec le courant faradique (indépendamment de la contraction musculaire, *d'Arsonval*), *elle est au maximum dans la franklinisation*.

« Je ne prétends pas, Messieurs, que des indications aussi succinctes puissent vous être d'une utilité immédiate, au moins pour la pratique. Je devais néanmoins vous les présenter parce qu'elles conduisent à des conclusions essentielles relativement à la conception méthodique de l'électrothérapie. Comme ce point ne me paraît pas avoir été suffisamment traité par les auteurs, je vous demande de lui consacrer quelques instants.

« Après ce que nous venons de voir, il est évident qu'on ne peut pas faire une application électrique quelconque sans se représenter une action physiologique correspondante. A vrai dire, on n'a même pas de motif de faire une application si l'on n'a pas en vue un résultat physiologique déterminé. De sorte que, en définitive, toute intervention thérapeutique de l'électricité peut se ramener à l'une des actions élémentaires, physiques ou physiologiques, que nous avons passées en revue.

« De là cette conséquence importante, non encore signalée que je sache, que la manière dont on arrive à formuler l'indication thérapeutique pour un cas donné est très différente suivant qu'il s'agit de médication interne ou bien d'électrothérapie.

« Constatons d'abord que les médicaments répondent en général à des indications complexes; leur efficacité s'adresse soit à un symptôme, soit à un groupe de symptômes, soit même à une maladie. Et le symptôme ou la maladie étant déterminé, la médication s'ensuit. Il est inutile de citer des exemples.

« En électrothérapie, au contraire, la seule notion du symptôme ne suffit pas à indiquer le procédé thérapeutique. Ce n'est pas assez que de savoir que l'électricité peut être utile dans tel ou tel cas. Pour en faire un usage efficace, ou au moins rationnel, il faut être fixé sur le procédé à employer. Or, comment arriver à cette détermination? La pratique de l'électrothérapie se réduit à deux ou trois procédés, toujours les mêmes, qui ont pour objet une modification locale de l'innervation et de la circulation. Donc, il faut, avant de toucher aux appareils, avoir discerné une condition morbide susceptible d'être combattue par un de ces procédés élémentaires, c'est-à-dire un processus morbide de même ordre présentant le même caractère de simplicité, consistant aussi par conséquent dans un trouble local nerveux ou circulatoire.

« Prenons pour exemple un cas vulgaire de névralgie sciatique. En pareille circonstance, l'emploi

32.

de l'électricité est de tradition ; reste à régler l'application. En premier, occupons-nous du symptôme douleur. Il peut être combattu de diverses manières. D'abord directement en appliquant sur le trajet du nerf, au niveau d'un foyer douloureux, le pôle positif d'une pile en vue d'une action anélectrotonique et sédative. Ou bien indirectement en faisant sur un point du tégument, plus ou moins éloigné, une révulsion douloureuse. Pour celle-ci, c'est au cathode que l'on aura recours. Bien entendu, nous aurions pu employer, au lieu de la pile, soit l'appareil d'induction, soit la machine électrique. L'action sédative du souffle électrique est analogue à celle de l'anode ; les étincelles courtes et répétées agissent comme le pinceau faradique, etc.

« Au lieu de prendre la douleur comme objectif, on peut s'attaquer à sa cause *présumée*, par exemple une fluxion rhumatismale du névrilème. Dans cette supposition, le procédé restera le même, bien que le but ait changé. Nous savons en effet que pour les deux pôles les effets électrotoniques sont parallèles aux effets vaso-moteurs.

« On peut encore admettre une altération scléreuse du nerf. Ce procédé doit alors être renversé ; c'est le cathode que l'on fera agir sur le nerf.

« Ainsi de suite pour toutes les conditions locales que l'on pourra se croire fondé à admettre.

« Je laisse de côté les indications tirées de l'état général ; elles sont tout aussi nombreuses et encore plus importantes. Le plus souvent elles conduisent à l'emploi de la franklinisation, si par exemple la sciatique paraît être sous la dépendance d'une dyscrasie, goutte, diabète, etc. J'aurai occasion tout à l'heure de revenir sur le traitement général.

« Au lieu d'une sciatique, supposons toute autre affection, une arthrite, un spasme, etc., et toujours nous reconnaîtrons la nécessité de ce diagnostic pathogénique. L'électrothérapie, je le répète, n'a de raison d'intervenir qu'autant qu'elle trouve l'application d'un de ses procédés élémentaires, c'est-à-dire si elle constate l'existence d'un processus morbide du même ordre.

« Mais ici une objection se présente bien certainement à votre esprit. Ces données indispensables de l'indication élémentaire, nous ne les avons que rarement.

« Dans la plupart des affections, le mécanisme morbide nous échappe plus ou moins. Mais lorsqu'on n'a pas ces bases de l'indication, il faut les imaginer. En réalité, dans la pratique, c'est toujours au moyen d'une hypothèse, par des inductions dont nous venons de voir un exemple pour la sciatique, que l'on trouve le point de départ nécessaire. Nous arrivons donc à cette conclusion que la partie essentielle, la base de toute application électrique médicale, c'est cette conception du mécanisme morbide qui nous est donnée par l'*hypothèse pathogénique*. Après cela, que cette hypothèse soit aisée à formuler, vraisemblable au point de vue de la physiologie, c'est ce qu'on ne peut pas toujours espérer. Mais, soutenable ou non, plausible ou aventurée, cette hypothèse est indispensable [1]...

---

[1] Le Dʳ Vigouroux est ici en parfaite communion d'idées

« ... D'un autre côté, en admettant l'importance de ce raisonnement hypothétique, nous ne devons pas nous méprendre sur sa signification. Il n'a pas et ne peut pas avoir la prétention de donner la physiologie pathologique de chaque cas. Lors même que

avec le grand philosophe auquel nous avons déjà fait tant d'emprunts. « C'est uniquement par la méditation familière de la philosophie astronomique, comme je l'ai établi, dit, en effet, A^{te} Comte (*Cours de Philosophie positive*), que les biologistes peuvent apprendre en quoi consiste la saine institution générale des hypothèses scientifiques dignes de ce nom. La biologie positive n'a pas osé encore faire un usage libre et important de ce puissant auxiliaire logique : et cette circonspection est très naturelle, à défaut de principes propres à prévenir l'abus désordonné d'un tel moyen : mais elle retarde certainement beaucoup les progrès rationnels de cette difficile étude. Néanmoins l'étude des corps vivants, à raison même de sa complication supérieure, réclame, plus qu'aucune autre science fondamentale, l'emploi régulier et développé de ce grand artifice intellectuel. Ici, la nature philosophique de la science, exactement définie dans ce discours, indique, pour ainsi dire d'elle-même, le caractère général des hypothèses vraiment scientifiques. Nous avons établi, en effet, qu'il s'agit toujours en biologie de déterminer ou la fonction d'après l'organe, ou l'organe d'après la fonction. On pourra donc, pour accélérer les découvertes, construire directement et sans scrupule, l'hypothèse la plus plausible sur la fonction inconnue d'un organe donné, ou sur l'organe caché de telle fonction évidente. Pourvu que la supposition soit le mieux possible en harmonie avec l'ensemble des connaissances acquises, on aura usé de la manière la plus légitime, à l'imitation des astronomes, du droit général de l'esprit humain dans toutes les recherches positives. Si l'hypothèse n'est point exactement vraie, comme il devra arriver le plus souvent, elle n'en aura pas moins contribué nécessairement au progrès réel de la science, en dirigeant l'ensemble des recherches effectives vers un but nettement déterminé. La seule condition fondamentale, ici comme ailleurs, c'est que, par leur nature, les hypothèses soient constamment susceptibles d'une vérification positive; ce qui, en biologie, résultera inévitablement du caractère que je viens de lui assigner. »

l'événement lui donne raison, c'est-à-dire lorsqu'il a conduit à un procédé efficace, il ne s'ensuit pas le moins du monde que nous ayons mis le doigt sur le vrai mécanisme de l'affection. Vous savez très bien qu'en général le succès d'une médication ne prouve nullement la validité de la théorie qui l'a fait instituer. L'histoire de la thérapeutique en offre de nombreux exemples. Ici, en électrothérapie, il en est exactement de même. Donc, si une application déterminée par l'hypothèse pathogénique donne le résultat attendu, la seule conclusion à tirer est que, pratiquement, on est dans une bonne voie. Si, au contraire, le procédé ne réussit pas, il faut recourir à un autre, basé sur une hypothèse différente ou même inverse.

« Prenons un exemple. Un malade se plaint de vertige avec embarras de la tête et douleur gravative dans les régions frontale et orbitaire. Nous supposons un état congestif et en conséquence nous appliquons l'anode en raison de ses propriétés déplétive et sédative. Contrairement à nos prévisions, aucune amélioration ne se produit. Mais comme, en définitive, les signes de l'hypérémie et ceux de l'anémie cérébrale sont les mêmes, nous sommes autorisés à prendre le contre-pied de notre première supposition et par suite à appliquer le cathode. Celui-ci réussit. Faut-il en conclure qu'il s'agissait réellement d'anémie cérébrale et que le cathode s'est montré utile grâce à son action vaso-paralysante? Ce serait aller beaucoup trop loin. En réalité, nous ne savons même pas si la circulation cérébrale était en cause, et en l'admettant nous savons d'autre part que l'électricité ne peut pas agir directement sur cette circulation (ainsi que je vous le dirai dans un instant). Remarquez que, dans ce fait, des hypothèses pathogéniques, au demeurant arbitraires et inconsistantes, ont conduit à une pratique utile ; tandis que sans elles on n'aurait eu aucune indication pour intervenir, ni même aucune raison de le faire.

« L'hypothèse pathogénique n'est donc qu'un expédient pratique ; mais c'est un expédient indispensable.

« Maintenant, Messieurs, nous ne pouvons nous faire une idée, plus précise qu'on ne le fait d'ordinaire, sur le véritable caractère de l'électrothérapie. Elle ne consiste pas à promener vaguement, en long ou en large, des électrodes sur une partie malade, même en se rendant compte du nombre de milliampères en circulation. Une application électrique ne mérite le nom de médicale que si elle est faite en vue de produire une action physiologique déterminée et avec les connaissances nécessaires pour modifier le procédé suivant les résultats obtenus. C'est dire assez que l'exécution d'un traitement électrique, même réglé d'avance, ne doit être en aucun cas abandonnée, soit au malade, soit à une personne étrangère à la médecine. C'est pourtant là ce qui se fait tous les jours et c'est fort regrettable à divers points de vue. Un traitement exécuté de cette façon, même sous la direction du médecin, est forcément illusoire ; c'est un simulacre et rien de plus.

« D'un autre côté, est-il plus rationnel que ce traitement soit confié à un *spécialiste* ? Je ne le pense pas et pour cette excellente raison que l'électrothérapie ne peut pas constituer une spécialité. Celle-ci, d'ailleurs en quoi consisterait-elle ? C'est ce qu'on ne s'est pas demandé. L'électrothérapie se compose, nous venons de le voir, de deux parties d'importance très inégale, une technique, l'autre clinique. La première comprend quelques notions théoriques, très élémentaires, d'électricité, le maniement de quelques appareils très simples et enfin les données, très élémentaires aussi, de physiologie et d'anatomie suffisantes pour les applications. En somme, très peu de chose et bien certainement pas assez pour constituer une branche spéciale, soit théorique, soit pratique.

« L'autre partie, à la fois logique et clinique, embrasse en réalité toute la pathologie ; car en vertu de l'extrême généralité de ses procédés élémentaires, l'électrothérapie peut trouver son emploi dans un nombre de cas illimité. Donc ici pas davantage de spécialité. On peut bien prononcer ce mot à propos d'un praticien qui s'occupe plus particulièrement d'un groupe de maladies, mais non parce qu'il les traite de préférence par tel ou tel moyen.

« La conclusion est que, pour être rationnelle et efficace, l'électricité doit être administrée, au moins en règle générale et sauf exception, par le médecin même qui en reconnaît l'indication. N'est-ce pas une anomalie qu'un des moyens les plus puissants et les plus usuels de traitement et de diagnostic ne soit pas entre les mains de tous les médecins, au même titre que tous les autres ? On objecte qu'il s'agit d'électricité et non de médecine. C'est une erreur, nous venons de le voir. Depuis trente ans, d'ailleurs, l'électricité s'est singulièremeut vulgarisée.

Ne fût-ce que comme élément de culture générale, il ne devrait plus être permis de l'ignorer. Et encore, je le veux bien, il s'agit d'électricité; mais si peu. Pas plus en tout cas qu'il ne s'agit de mécanique en chirurgie, d'acoustique en auscultation et en otologie, d'optique en ophtalmologie et ainsi de suite. Il devient de moins en moins admissible qu'un médecin essaie de voiler son ignorance de la matière par un scepticisme plaisant ou quelque banalité sur la suggestion. Cette petite digression, sur la place que doit occuper l'électrothérapie dans la pratique, était, je crois, nécessaire. Passons maintenant aux applications..... »

Nous laissons la parole aux électrothérapeutes les plus autorisés, en regrettant seulement que la forme didactique adoptée presque uniquement par quelques-uns ne nous ait point permis de leur faire de plus larges emprunts.

CHAPITRE VI

INDEX ALPHABÉTIQUE ET TRAITEMENT

DES

MALADIES INFLUENCÉES PAR L'ÉLECTRICITÉ

> Une grande patience et une profonde sagacité sont également nécessaires. Lorsque nous avons commencé une expérience difficile, si les premiers résultats ne semblent pas répondre d'abord à notre attente, il n'en faut pas moins avoir le courage d'aller jusqu'au bout. Jamais on ne doit s'arrêter en chemin. Jamais on ne doit, dans un accès de colère, détruire ce qu'on a commencé.
>
> GEBER.

> Lorsqu'il n'est pas en notre pouvoir de discerner les plus vraies opinions, nous devons suivre les plus probables, et même qu'encore que nous ne remarquions point davantage de probabilité aux unes qu'aux autres, nous devons néanmoins nous déterminer à quelques-unes.
>
> DESCARTES (*Discours de la Méthode*).

Personne plus que nous ne sent l'insuffisance des matériaux réunis dans ce chapitre. Les uns demanderaient plus de développement, les autres se contenteraient d'un résumé encore plus écourté. Ce défaut inhérent à tout ouvrage est particulièrement inévitable dans les compilations, surtout lorsque le compilateur tient, pour plus d'impartialité, à laisser la parole aux observateurs et aux appréciateurs eux-mêmes ; et tel est notre cas. Enfin le nombre des matériaux réunis gagnerait beaucoup à être augmenté. Aussi en faisant instamment appel à l'indulgence des physiologistes et des médecins les prions-nous, en prévision d'une seconde édition, de nous adresser un résumé des observations qu'ils auraient recueillies, et le résultat des expériences qu'ils auraient instituées, avec les indications cliniques qu'ils en déduiraient pour l'avenir. Nous sommes heureux et honoré d'offrir dès maintenant à nos lecteurs des notes inédites de MM. les Drs Vigouroux et Boucheron.

Abcès. (V. *Furoncles* et *Kystes*.)

On se servira de la cautérisation tubulaire (Méthode de Tripier) [1].   (Brivois.)

D'après Tripier, la faradisation ou la voltaïsation en hâte la maturité. L'acupuncture voltaïque ou la cautéri-

---

Le Dr Tripier a donné le nom de cautérisation tubulaire à une méthode consistant à pratiquer dans les tissus une escarre en forme de tube destinée à mettre une collection pathologique sous-cutanée close en rapport avec l'extérieur. Tripier enfonce jusqu'au sein de la collection soit une ou plusieurs aiguilles d'acier ou d'or, soit le trocart qui a servi à faire la ponction. Ces instruments reliés à la pile forment électrodes et *tubent* le puits d'exploration : ils doivent être d'autant plus gros que la fistule doit être plus grande. L'intensité doit atteindre de 20 à 50 milliampères : durée cinq à dix minutes. De préférence employer le cathode, excepté dans le cas où l'on redoute l'hémorrhagie : l'anode est d'ailleurs un hémostatique immédiat. L'asepticité très puissante du courant hâtera la guérison. Le Dr Brivois auquel nous empruntons cette technique opératoire, avoue même que cette aseptisation du courant constitue l'*action curative la plus importante.*

sation tubulaire sont indiquées. On peut anesthésier par
le procédé faradique.

—¡ Accouchement.

L'introduction dans l'obstétrique des pratiques de
l'électrisation a été basée sur la propriété qu'ont les éléments musculaires de se contracter sous l'influence des
stimulations de la faradisation. Radford d'abord, puis
Claveland, Hougton, Barnes et Mackensie ont vu là un
procédé capable d'imprimer plus de rapidité à un travail
languissant, une ressource dans les cas d'hémorragies et
un moyen de faire naître des contractions utérines dans
les circonstances où il est indiqué de provoquer un accouchement prématuré...

Mes applications ont consisté presque toujours en
séances de trois à cinq minutes de faradisation utérine
immédiate, l'excitateur négatif étant engagé dans un
canal cervical, l'autre fermant le circuit dans la vessie ou
dans le rectum...

Après le travail, l'électricité remplit mieux qu'aucun
autre moyen certaines indications urgentes, en même
temps qu'elle permet de réaliser des conditions de convalescence inconnues à ceux qui ne l'ont pas vu appliquer,
conditions telles qu'on ne devrait jamais terminer un
accouchement, même naturel et facile, sans y recourir.

Lorsque les pratiques électrothérapiques, desquelles,
alors que je faisais des accouchements, je ne me suis
jamais abstenu qu'en présence d'empêchements absolus,
auront passé dans l'usage, les cas d'affections utérines
imputables au fait de la parturition deviendront infiniment rares.

Nous avons heureusement dans la faradisation un
moyen d'hémostase énergique et dont l'action ne se fait
pas attendre. Radford est, je crois, le premier qui en ait

fait usage dans ces conditions. Pour ma part, j'ai eu fort
à m'en louer ; elle m'a notamment donné un résultat
immédiat et complètement satisfaisant dans un cas où
l'effet de l'ergot, en lui supposant même une portée qu'il
n'eût pu avoir, se fût produit trop tard.

Dans les hémorragies légères, et lorsque la faradisation
est employée comme agent modéré de rétraction utérine,
en vue de prévenir l'hémorragie, je place l'excitateur
positif sur la région lombaire, et le négatif immédiatement au-dessus du pubis. Dans les hémorragies graves,
laissant toujours le bouton positif sur les lombes, j'emploie comme excitateur négatif une forte olive engagée
dans l'utérus même. Séance de trois minutes ; de cinq au
plus, lorsque l'utérus est peu contractile...

La faradisation utérine, pratiquée immédiatement
après l'accouchement, offre encore un avantage qu'on ne
saurait trop apprécier, celui d'amoindrir les éventualités
d'infection puerpérale.   (Tripier.)

L'électricité peut rendre de réels services dans les
accouchements prématurés et dans les cas d'inertie de
l'utérus pendant l'accouchement normal.

Le plus souvent, c'est la faradisation qui a été employée
jusqu'ici ; mais nous pensons que la galvanisation produirait de meilleurs effets, et cela se conçoit facilement.
Les contractions de l'utérus, en effet, sont des contractions lentes et prolongées, comme toutes celles qui sont
provoquées par des muscles à fibres lisses ; dans ces conditions, les interruptions rapides et les courants instantanés des appareils d'induction agissent forcément moins
que le courant galvanique. Au contraire, les courants de
la pile rarement interrompus (toutes les deux ou trois
secondes) provoquent des contractions très facilement.
On place un excitateur dans le col (pôle négatif) et l'autre
pôle (positif) est appliqué sur l'abdomen par une très

large plaque. Si le col était complètement dilaté, on pourrait appliquer les deux pôles de chaque côté de l'utérus sur le ventre. L'intensité du courant doit être dans ce dernier cas assez énergique (15 à 20 millièmes).

Si l'on n'avait pas de pile galvanique à sa disposition, il faudrait se servir d'un appareil faradique à gros fil.

Le Dʳ Apostoli a proposé de hâter le retour à l'état normal de l'utérus après l'accouchement par la faradisation... Cette pratique ne nous paraît pas offrir assez de garantie de succès pour être employée ; par contre, ses dangers nous paraissent sérieux. Il est évident que l'introduction d'instruments dans la cavité utérine peut offrir de graves inconvénients, quels que soient les soins de propreté employés.

C'est surtout dans l'hémorragie post-puerpérale et particulièrement dans les pertes qui suivent souvent certaines couches que la galvanisation et même la faradisation utérine peuvent rendre des services ; mais, même dans ces cas, nous proscrivons absolument l'introduction d'une excitation dans l'utérus, sauf le cas de perte foudroyante.

On peut fort bien agir, et nous l'avons fait plusieurs fois avec succès, en appliquant les excitateurs au-dessus du pubis. (BARDET.)

1° La faradisation de l'utérus, quoique plus ou moins douloureuse, est toujours absolument inoffensive, et elle n'est jamais suivie d'aucune réaction inflammatoire ;

2° La faradisation est généralement suivie d'une sédation manifeste qui succède à la séance ;

3° La faradisation abrège considérablement la convalescence en accélérant l'involution ou le retrait de l'utérus, que l'on ne sent plus au-dessus du pubis, par le palper profond, du huitième au dixième jour en général ;

4° La faradisation accélère le retour et l'exercice régulier de toutes les fonctions;

5° La faradisation préserve en général la femme de toutes complications utérines qui sont le fait de l'accouchement;

6° La faradisation doit constituer un excellent traitement préventif des déviations utérines, comme la rétroflexion ou la rétroversion, suite de couches souvent provoquées par le décubitus dorsal;

7° La faradisation paraît diminuer la durée de l'écoulement lochial;

8° Etant donnée la même dose de faradisation, la contractibilité de la matrice est très variable et est en raison inverse de l'inertie utérine;

9° L'action de la faradisation sur l'utérus comparée à celle du seigle ergoté est manifestement plus prompte et plus énergique.   (Brivois.)

Agalactie.

La faradisation des seins est en général rapidement efficace. Bobine à gros fil, électrode positive large sur la partie postérieure et inférieure du cou, électrode négative promenée sur la glande.

La galvanisation doit être évitée.   (Vigouroux.)

Signalons enfin les bons effets de la faradisation des seins pendant la lactation, pour rappeler la fonction glandulaire de cet organe lorsqu'elle a disparu subitement pour une cause quelconque.   (Bardet.)

Aliénation mentale.

Le Dr A. Masbrenier recommande l'usage des courants électriques continus, comme sédatifs, dans les crises de

l'excitation. Il n'invoque point, pour défendre son appréciation, des expériences personnelles; il s'abrite de
l'autorité de MM. Chéron et Onimus et cite quelques observations de ces praticiens. Le sommeil suit de près (quelquefois cinq minutes) l'application du courant quand le
cathode est placé sur le cou, vers le ganglion cervical
supérieur, et l'anode au front.

Amaurose et Amblyopie.

Le Dr Arthuis n'a pas obtenu avec l'électricité statique
les bons résultats qu'il a l'habitude d'en tirer; c'est tout
au plus s'il laisse entrevoir quelque chance d'amélioration...

Le choix de l'espèce d'électricité ou du courant à
employer importe beaucoup dans le traitement de l'amblyopie ou de l'amaurose.

On doit se rappeler : 1° que la galvanisation excite
beaucoup plus vivement la rétine que la faradisation
(l'électricité d'induction); 2° que le courant induit agit
plus vivement sur la rétine que l'extra-courant. Conséquemment le courant galvanique intermittent mérite la
préférence dans ce genre d'application électro-thérapeu-
tique. C'est aussi celui que j'emploie, en général, comme
agissant d'une manière plus spéciale sur la rétine, et avec
des intermittences éloignées d'une demi-seconde à une
seconde, et chaque séance durant cinq à six minutes.

Une pile faible suffit à ces applications; ses éléments
doivent présenter peu de surface, afin d'en diminuer
autant que possible l'action électrolytique. La peau et les
rhéophores doivent être largement humectés, sous peine
de voir apparaitre un érythème et même de petites vési-
cations dans les points excités. S'il arrivait que la galvanisation, malgré ces précautions, fût inapplicable en raison de l'extrême excitabilité de la peau, ou que l'on n'eût

à sa disposition qu'un appareil d'induction, alors on appliquerait le courant induit, qui, ainsi que je l'ai dit plus haut, exerce une action plus puissante sur la rétine que l'extra-courant.   (DUCHENNE, de Boulogne.)

Il n'est plus permis de parler d'une façon vague et générale du traitement de l'amaurose et de l'amblyopie, et de ne pas spécifier le genre d'altération de la rétine et du nerf optique auquel on a affaire. Ainsi l'amblyopie hystérique guérit facilement ; celle au contraire qui est liée à une atrophie papillaire tabétique n'est susceptible que d'amélioration momentanée.   (VIGOUROUX.)

Aménorrhée et Dysménorrhée.

Tous les procédés d'électrisation (intense) de la région lombaire ont pour effet d'augmenter la vascularisation des organes pelviens et peuvent en conséquence être employés avec succès pour favoriser ou rétablir l'écoulement des règles.

Pour les jeunes filles, la franklinisation est préférable. Elle a en outre l'avantage d'améliorer l'état général. Elle consistera en fortes étincelles tirées des régions lombaires.

Si on emploie la faradisation (bobine à gros fil), l'électrode positive plus petite sera promenée sur les côtés du rachis et la négative placée à demeure sur la région suspubienne ou à la partie interne de la cuisse. Le courant doit être aussi fort que le permet la tolérance de la malade.

Pour la galvanisation, même disposition des électrodes, courant de 5 à 6 milliampères avec interruptions ou mieux alternatives voltaïques.

Tous ces procédés réussissent également. Séances de deux jours l'un.   (VIGOUROUX.)

Les courants continus ont une action des plus manifestes sur l'écoulement menstruel... Il faut non seulement agir du côté des ovaires, en mettant le pôle positif sur les vertèbres lombaires et le pôle négatif sur l'abdomen (30 à 46 éléments), mais surtout électriser les centres vasomoteurs et principalement la région médullaire cervicale.

(ONIMUS.)

Tous les médecins qui se sont occupés des applications de l'électricité statique au traitement des maladies s'accordent à reconnaître que cet agent est le plus grand régulateur de la menstruation. Il nous a bien souvent été donné de constater cette vérité, et nous pourrions rapporter nombre de guérisons d'*aménorrhée* et de *dysménorrhée* obtenues par nous.   (ARTHUIS.)

L'aménorrhée est une des affections qui cèdent le plus facilement et le plus vite à un traitement électrique. L'électrisation statique générale avec étincelles sur la partie inférieure du rachis et sur les lombes est ici hors de pair. L'électrisation statique devient par ce fait même un agent contre la stérilité.   (LARAT.)

La médication qui donne les plus beaux résultats contre les aménorrhées modifiables est assurément l'*électricité*. Bien que j'évite le plus possible de vous parler de l'électricité sans spécifier la forme de l'application qu'elle comporte dans chaque cas donné, je ne crains pas ici l'usage du terme générique : tous les procédés d'électrisation statique et dynamique, continue ou variable, ont donné contre l'aménorrhée de bons résultats.

La faradisation est toutefois le procédé que je préfère ; la faradisation utérine m'a paru, de plus, préférable aux divers procédés de faradisation généralisée ; enfin, la fara-

33.

disation utérine immédiate, c'est-à-dire par introduction
d'un rhéophore dans l'utérus, est incontestablement plus
efficace que la faradisation médiate, dirigée du sacrum
au pubis, dont on est réduit à se contenter chez les jeunes
filles.

Dans l'aménorrhée, j'ai recours à des courants d'intensité et de tension modérés se succédant rapidement,
appliqués pendant cinq à dix minutes.   (Tripier.)

Tous les procédés d'électrisation, statique et dynamique,
ont donné d'excellents résultats dans le traitement de
cette maladie. La faradisation doit être préférée, surtout
la faradisation utérine, immédiate, c'est-à-dire par introduction d'un rhéophore dans l'utérus. Les courants d'intensité et de tension modérées se succédant rapidement,
doivent être appliqués pendant cinq à dix minutes chaque
jour. Chez la jeune fille, c'est l'électrisation statique qui
doit être préférée en localisant l'excitation sur l'abdomen
et les membres inférieurs.   (Bardet.)

Quand l'aménorrhée est liée à un état général, le traitement électrique doit s'adresser à cet état et se composer de bains électriques, frankliniens ou faradiques, de
révulsions électriques sur la région lombaire.

Ce traitement général suffit souvent à amener le résultat désiré, c'est-à-dire l'apparition du sang.

Quand l'aménorrhée est intermittente, on combine avec
avantage le traitement électrique général avec le traitement utérin local, sous forme d'une chimicaustie intra-
utérine négative, faite au moment présumé de l'époque.
La technique opératoire ne diffère pas d'une chimicaustie
ordinaire, si ce n'est que le pôle positif sera sur le ventre
et constitué par le gâteau de terre glaise et le pôle négatif dans l'utérus sous forme de l'hystéromètre en platine.
L'intensité du courant sera assez haute, supportable, de

60 à 150 milliampères. La durée sera de cinq minutes. Les soins antiseptiques, les mêmes que pour toute application voltaïque intra-utérine.

Souvent, à la fin même de la séance, on verra le sang arriver, sans coliques, sans malaise, et continuer pendant le temps périodique habituel.

Il faudra quelquefois répéter la séance plusieurs fois pour atteindre le but thérapeutique. Ne pas négliger d'examiner attentivement l'état des annexes en cas d'insuccès.

Si l'aménorrhée s'accompagnait d'atrophie ovarique, il n'y aurait aucun résultat favorable à espérer.

Chez les vierges, où l'application utérine voltaïque n'est pas commode, on pourra se servir de la faradisation vaginale, ou lombo-sus-pubienne. Les séances seront longues de cinq à dix minutes, avec le courant de quantité, bobine à gros fil, intensité moyenne.

RÉSUMÉ DU TRAITEMENT ÉLECTRIQUE DE L'AMÉNORRHÉE

Traitement général. Bains électriques.
- frankliniens.
- faradiques.
- voltaïques.

Traitement local.
- Faradisation.
- Voltaïsation.

1° FARADISATION

Faradisation
- *vaginale,* — nécessité.
- *utérine,* — choix.
- lombo sous-pubienne chez les vierges.

palliative et curative.

Electrode bipolaire
- *vaginale,* — nécessité.
- *utérine,* — choix.

Courant. — *Quantité* exclusif.

Intensité. — Supportable de *zéro* au *maximum.*

Durée. — Trois à cinq minutes.

2° VOLTAÏSATION

Opération. — *Chimicaustie* intra-utérine, — curative.
Electrode. \{ platine, — règle.
\{ charbon, — exception.
Pôle. — *Négatif* exclusif.
Intensité \{ assez haute, — 60 à 150 milliampères.
\{ faible, si lésion des annexes, 30 à 50 milliampères.
Durée. — Cinq minutes.
Antisepsie. — Rigoureuse.   (BRIVOIS.)

RÉSUMÉ DU TRAITEMENT ÉLECTRIQUE DE LA DYSMÉNORRHÉE

Etat général. — Bains électriques \{ faradiques.
\{ frankliniens.
\{ voltaïques.

État local. \{ Faradisation.
\{ Voltaïsation.

1° FARADISATION

Faradisation. \{ utérine, — règle.   \{ palliative dans états inflammatoires.
\{ vaginale, — exception. \{ curative dans état névralgïque.
\{ lombo-sus-pubienne chez les vierges.

Electrode. \{ bipolaire. \{ utérine.
\{ vaginale.
\{ unipolaire chez les vierges.

Courant. \{ *Tension*, — règle, — exclusif dans état aigu.
\{ *Quantité*, exception.
\{ *Tension et quantité* alternatifs — rares.

Intensité. — De *zéro* au *maximum*, supportable.
Durée. — Cinq minutes d'une demi-heure proportionnelle à effet sédatif.
Antisepsie.—Règle dans les applications vaginales et utérines.

2° VOLTAÏSATION

Voltaïsation. — *Chimicaustie* intra-utérine, — curative.

Electrode. { *Platine*, — choix.
{ *Charbon*, — nécessité (hémorragie, fongosités de la muqueuse, etc.).

Pôle { positif, — formes congestives, — hémorragies septiques.
{ négatif, — autres formes.

Intensité { haute — sans lésion périphérique }
{ 60 à 150 milliampères. } supportable.
{ faible — avec lésion périphérique }
{ 30 à 60 milliampères. }

Durée. { Cinq minutes, — habituelle.
{ Dix minutes, cautérisation totale de la muqueuse.

Anesthésie. — Inutile.

Antisepsie. — Rigoureuse.   (BRIVOIS.)

Analgésie et Anesthésie.

Le même moyen qui combat avec succès l'hyperesthésie cutanée peut rendre à la peau sa sensibilité normale, lorsqu'elle est abolie, diminuée ou pervertie. Il est rare que la faradisation cutanée ne triomphe pas de l'anesthésie...

Dans les anesthésies de la peau, l'action thérapeutique de la faradisation cutanée est presque toujours limitée aux points qui sont mis en contact avec les rhéophores.

(DUCHENNE, de Boulogne.)

Anesthésie hystérique. — L'efficacité si remarquable de la franklinisation dans l'anesthésie hystérique est le premier fait qui, à la Salpêtrière, ait appelé l'attention sur la valeur thérapeutique de cette méthode. Le souffle est, en général, le meilleur procédé. Le simple bain électrique suffit très souvent. L'aigrette, la friction et les étincelles ont une action beaucoup moins étendue.   (VIGOUROUX.)

Autres espèces d'anesthésie. — Il est rare qu'on ait à traiter séparément les anesthésies provenant de névrites ou celles du tabes. Dans ces cas, la révulsion cutanée au

moyen du pinceau faradique ou mieux de la friction électrique, réussit le plus souvent.   (Vigouroux.)

Anesthésie cutanée. — L'anesthésie peut dépendre de
plusieurs causes, et accompagne, la plupart du temps, des
affections nerveuses centrales. Dans ces cas, le traitement
devra s'appliquer aux affections dont l'anesthésie n'est
qu'un symptôme.

Les anesthésies de cause périphérique peuvent tenir
à une lésion traumatique, à la compression par une
tumeur ou un exsudat, au défaut de nutrition d'un tronc
nerveux à la suite d'une névralgie, à une diminution de la
circulation, à une action prolongée du froid. Cette dernière est peut-être la seule qui donne lieu à une anesthésie limitée au trajet d'un nerf sensitif et sans autre
complication du côté des nerfs moteurs ou des centres
nerveux. Cette forme d'anesthésie se rencontre surtout
chez les personnes qui ont les mains presque toujours
plongées dans l'eau, comme les laveuses.

Dans ces cas, les courants induits, et surtout l'action
du pinceau métallique, conseillé par Duchenne (de Boulogne), sont utiles ; ils rendent de grands services et ils
doivent être préférés. Dans les autres genres d'anesthésie,
l'action des courants continus est plus efficace et moins
douloureuse. On emploie un courant de 40 à 50 éléments,
lorsque l'anesthésie occupe un point quelconque du tronc
ou des membres. Le courant devra toujours être ascendant, c'est-à-dire que l'on appliquera le pôle négatif vers
les centres nerveux, et le pôle positif vers l'extrémité du
nerf atteint d'anesthésie. Si, par exemple, l'anesthésie
occupe les régions innervées par le nerf cubital ce qui
est un des cas les plus fréquents, on applique le pôle
négatif à la nuque, et le pôle positif sur le coude, ou
bien on le promène sur le partie interne de l'avant-
bras, le long du trajet de ce nerf.

L'anesthésie est souvent accompagnée d'un certain degré d'hyperesthésie ou tout au moins de douleurs très vives au toucher, alors que le sens du tact est amoindri et presque perdu. Dans ces cas encore, c'est la faradisation avec les courants induits rapides et avec les tampons métalliques, qui donnent les meilleurs résultats.

Dans les *anesthésies cutanées hystériques*, les courants induits sont supérieurs aux courants continus, et on les emploie avec succès dans ces cas, en se servant du pinceau métallique.

On a trop abandonné, à notre avis, l'emploi du pinceau électrique. Ce procédé, il est vrai, est très douloureux, mais chez les hystériques, comme il y a presque toujours de l'anesthésie, cette action n'est nullement à redouter et les effets en sont souvent plus certains et plus durables qu'avec les courants de la machine à frottement.

Anesthésie faciale. — L'anesthésie faciale peut être consécutive à l'action du froid, à un traumatisme (coup ou chute), ou enfin elle peut être consécutive à une névralgie faciale; ce dernier cas est celui qui se présente le plus fréquemment.

L'application des courants induits est quelquefois dangereuse dans cette région, à cause du voisinage des centres nerveux et de la trop vive excitation produite par ces courants. Malgré cela, on fera bien de les employer pendant quelques instants, mais avec une grande prudence.

L'application du courant de la pile peut, au contraire, se faire sans danger, même en employant un nombre considérable d'éléments. Toutefois, on se contentera d'un courant de 10 à 14 éléments, le pôle négatif étant placé au point de sortie du nerf facial, ou sur le ganglion cervical et le pôle positif vers les extrémités des rameaux nerveux. On promènera légèrement le tampon sur les parties anesthésiées, mais en évitant des interruptions brusques.   (Onimus.)

Nous avons déjà signalé à propos de l'hystérie l'influence de l'électrisation statique sur les hémianesthésies si fréquentes dans cette affection. En ce qui concerne les autres anesthésies, elles auront, quelle que soit leur cause, comme traitement fondamental, la révulsion statique au moyen d'étincelles, ou faradique au moyen d'un pinceau. Une observation de Vulpian est intéressante à cet égard, et Duchenne (de Boulogne) a cité de nombreux succès par la faradisation cutanée. On usait peu alors de l'électrisation statique dont les étincelles ont une aussi bonne action que le pinceau, et sont peut-être plus commodes à appliquer et moins douloureuses.

Mais il reste entendu que, lorsque les anesthésies sont sous la dépendance d'un état névritique, c'est encore le courant continu qui se montre le plus efficace.

                                        (Larat.)

Analgésie vulvaire, vaginales et utéro-ovariennes. — Il faut donner la préférence aux courants qui agiraient le plus vivement sur la sensibilité de l'organe analgésique, si celui-ci se trouvait dans les conditions physiologiques normales. C'est donc aux courants induits qu'il faut avoir recours et à ceux de *tension* plutôt qu'à ceux de *quantité*. L'orientation du courant n'est pas non plus indifférente, il faut mettre l'excitateur négatif en rapport avec la partie la moins sensible.

Des séances assez longues seront nécessaires, dix et quinze minutes quelquefois, en arrivant progressivement à la tension maximum. On recommencera les séances souvent, tous les jours, — au besoin deux fois par jour. N'opérer que pendant les intervalles inter-menstruels.

                                        (Brivois.)

Anaphrodisie (V. *Impuissance.*)

Anémie et congestion cérébrale.

Un moyen rationnel d'agir sur la circulation cérébrale est l'électrisation (de préférence la faradisation) des carotides.

(Vigouroux.)

... Quoi qu'il puisse être de toutes ces tentatives, aucun résultat bien sérieux d'action sur la circulation cérébrale ne nous paraît acquis, et nous croyons qu'il serait prématuré de porter un avis sur l'état de la question.

(Bardet.)

Anesthésie. (V. *Analgésie.*)

Anévrisme de l'aorte.

M. Gilles regrette que l'électrolyse des anévrismes soit encore accueillie avec défiance par bon nombre de médecins. Il estime que cette méthode a ses indications précises qu'il définit comme suit :

1° Existence d'une tumeur assez volumineuse pour qu'aucune erreur ne soit possible; car il ne faudrait pas s'exposer, en faisant les piqûres, à blesser les nerfs du plexus cardiaque;

2° Un état d'intégrité relative du cœur : en effet, l'insuffisance aortique et l'hypertrophie cardiaque considérable sont des contre-indications;

3° La minceur de la peau au niveau de la tumeur n'est pas une contre-indication;

4° Le volume de la tumeur n'est *jamais* une contre-indication. Voici ensuite quelle est la technique du

Dr Gilles : il se sert d'aiguilles vernies qu'on introduit dans l'espace intercostal le plus favorable sans lieu d'élection ; celles-ci sont en communication avec le pôle positif et reliées aux rhéophores par du fil d'archal roulé en spirale. L'électrode négative, d'une surface d'au moins 200 centimètres carrés, est appliquée sur la cuisse. On peut aller jusqu'à 35 à 40 milliampères pendant dix minutes, un quart d'heure au plus.

L'opération terminée, les aiguilles doivent être retirées avec un instrument spécial, à cause de l'adhérence que détermine leur oxydation.

Repos complet quelques jours après la séance.

Discussion. — M. Teissier est heureux d'entendre réhabiliter, dans une certaine mesure, le *traitement des anévrismes de l'aorte par l'électrolyse*, qui avait été un peu oublié pour la méthode de Moore, bien que celle-ci n'ait encore aucun succès définitif à son actif.

L'électro-puncture a, au contraire, donné un certain nombre de succès.

Mais il faut que la méthode soit appliquée avec une extrême prudence. Ne jamais faire intervenir le pôle négatif, ne pas trop répéter les séances et surtout chercher une *coagulation lente* qui ne modifie pas trop brusquement l'équilibre circulatoire et le sens des pressions dans l'intérieur de la poche. Pour cela, des séances un peu prolongées, avec des courants faibles, paraissent préférables. Le chiffre de 35 milliampères signalé par l'orateur précédent paraît trop fort. Une bonne formule est celle qui consiste à ne pas se servir d'un courant pouvant décomposer au voltamètre plus d'un centimètre cube d'eau en dix minutes.

(*Communication au Congrès de Marseille* (1891) *de l'Association française pour l'avancement des sciences.*)

Angine de poitrine.

Deux enseignements électro-thérapeutiques importants me paraissent ressortir des expériences que je viens d'exposer. D'une part, à l'aide de l'excitation électrique de sensibilité du mamelon ou de la peau, pratiquée *loco dolenti*, il est possible : 1° de faire cesser complètement et à l'instant même un accès d'angine de poitrine ; 2° d'enrayer la marche de cette maladie, et peut-être même de la guérir définitivement.

Le premier fait est incontestable, car les expériences tentées sur ce malade, au moment de ses accès, soit à leur début, soit pendant leur cours, ont toutes donné des résultats absolument identiques, c'est-à-dire qu'elles l'ont, chaque fois, fait passer subitement d'un état de souffrance et d'angoisses inexprimables au calme le plus parfait. Ce fait a d'autant plus de valeur que, depuis près de six mois, les médications les plus variées n'avaient eu aucune prise sur les accès, et qu'on a vu jusqu'à présent, dans tous les cas rapportés par les auteurs, la thérapeutique rester à peu près impuissante contre cette affection.

Le mode de traitement que je signale à l'attention de mes confrères, n'eût-il prise que sur l'accès lui-même, sans modifier en rien la marche ultérieure de la maladie, que la thérapeutique de l'angine de poitrine y gagnerait néanmoins, puisque le médecin pourrait espérer désormais non seulement débarrasser les malades de leurs horribles souffrances, mais encore prévenir peut-être une mort foudroyante qui termine quelquefois l'accès, et de cette façon se donner le temps de combattre la maladie par les moyens rationnels dont l'action est nécessairement plus ou moins lente.   (Duchenne, de Boulogne.)

Aphasie.

D'après le Dr Arthuis, l'électricité statique ne serait pas sans améliorer cette curieuse maladie.

Apoplexie méningée.

Dans l'*apoplexie méningée*, l'emploi du courant galvanique peut être d'une utilité manifeste. L'*application* se guide sur le siège de l'hémorragie et son étendue probable : l'action stable du courant, les deux pôles l'un après l'autre, aura sa raison d'être ici, pour obtenir les actions catalytiques destinées à produire la résorption et la nutrition.

En outre, le traitement périphérique de la partie peut être paralysée, anesthésiée et même atrophiée.

(Eab.)

Asthme.

L'asthme cède facilement au traitement électrique. Duchenne (de Boulogne), dans son beau traité de l'*Electrisation localisée*, étudie longuement l'étiologie et le traitement de cette cruelle et si dangereuse maladie. L'illustre médecin a constaté que la faradisation localisée a promptement raison des accès les plus rebelles et finit par vaincre l'affection.

Le Dr Arthuis de son côté a vu l'accès s'arrêter « comme par enchantement » dès que le malade était soumis au bain électro-statique.

État asthmatique. — J'ai eu l'occasion d'observer, à plusieurs reprises, que des malades électrisés pour les affections auriculaires ou oculaires, statiquement par influence, à faible dose et peu de temps, jusqu'à la réaction chaude et moite (V. *Electricité statique par influence*, p. 137), cessaient d'être oppressés, respiraient amplement et profondement, n'avaient plus, la nuit, la poitrine ronflante, dormaient naturellement et pouvaient ensuite monter sans difficulté ni oppression.

La détente de la crispation thoracique se faisait à chaque séance, durait toute la nuit, et après quelques séances se prolongeait plusieurs jours.

Après un retour ultérieur de l'état asthmatique l'électrisation statique par influence ramenait la même détente.

Ces résultats ont été observés, sans avoir été cherchés ; ils se sont produits surtout chez des femmes.

Je n'ai pas eu à électriser un sujet soumis à une crise d'asthme aiguë. (BOUCHERON.)

Ataxie. (V. *Atrophie*.)

Je ne saurais encore formuler une opinion bien arrêtée sur la valeur de la faradisation appliquée au traitement de cette affection, car mes recherches sur ce point ne sont pas suffisantes. Toutefois, les faits que j'ai recueillis me portent à penser que la faradisation localisée est un des meilleurs agents modificateurs qui, à un certain moment de l'ataxie musculaire progressive, puisse améliorer l'état du malade... J'ai vu aussi, pendant la première période de la maladie, les douleurs de l'ataxie locomotrice diminuer immédiatement, ou disparaître temporairement, sous l'influence de la faradisation cutanée. A une période plus avancée, l'excitation faradique ne m'a pas paru en général modifier aussi favorablement les paralysies des nerfs moteurs du globe oculaire, ni les crises douloureuses. Cependant, je conseille d'essayer encore cet agent modificateur qui produit quelquefois une amélioration ou un soulagement notable. J'ai vu souvent diminuer, par la faradisation de la peau, l'anesthésie cutanée et musculaire qui ordinairement, à une période avancée de l'ataxie locomotrice, vient aggraver les troubles de la coordination motrice. Il en résulte une grande amélioration dans la locomotion.

J'ai appliqué sans résultat appréciable les courants continus dans cette affection, bien que, depuis plusieurs années, j'aie fait usage de tous les appareils préconisés tour à tour et dont je possède la collection. Mais je ne veux rien conclure encore d'une expérimentation que je reconnais insuffisante.   (DUCHENNE, de Boulogne.)

D'après Rumpf, la révulsion cutanée au moyen du pinceau faradique modifie favorablement la marche de la maladie. J'ai obtenu les mêmes résultats en employant les étincelles et la friction électrique sur le tronc et les membres inférieurs. Toutefois dans l'appréciation des faits de ce genre il faut se rappeler les fréquentes rémissions spontanées de la maladie et l'irrégularité de sa marche.   (VIGOUROUX.)

C'est encore Duchenne qui a étudié le premier et caractérisé cette maladie.

Son étude est un chef-d'œuvre de méthode et de sagacité qui n'a guère de pair en médecine et même en physique. Nous voudrions la donner ici tout entière, mais son étendue ne nous le permet pas. Nous renvoyons au traité de l'*Electrisation localisée*, qui doit se trouver dans les mains non seulement de tous les médecins, mais encore des physiciens et des philosophes.

Plus que dans toute autre affection, il est nécessaire de s'occuper de la direction du courant et de la région que l'on doit électriser. Dans la plupart des cas, il est préférable d'employer un courant *ascendant*, c'est-à-dire de placer le pôle positif à la partie inférieure, et le pôle négatif à la partie supérieure de la colonne vertébrale. On emploiera de 30 à 60 éléments, et la séance ne durera pas plus de dix minutes...

Dans certains cas, on peut n'agir que sur le système général, en employant la galvanisation du sympathique. On met le pôle positif sur les vertèbres cervicales et le pôle négatif sur l'épigastre. On promène lentement le pôle positif le long de la colonne vertébrale. Cette méthode n'est avantageuse que dans la variété où prédominent les symptômes morbides de l'appareil respiratoire et de l'appareil digestif.

Il faut se garder d'électriser pendant les poussées conges-tives.   (ONIMUS.)

Le Dr Arthuis aurait arrêté cette maladie par l'emploi de l'électricité statique.

Je crois qu'en alliant le bain statique accompagné d'étincelles sur la moelle et les membres inférieurs au courant continu, descendant, de 8 à 10 milliampères et d'une durée de six à dix minutes, on évitera d'une part le retour des douleurs en même temps qu'on agira puissamment sur la motilité.

La faradisation est tout à fait contre-indiquée dans le traitement de l'ataxie. Quelques auteurs l'ont appliquée, mais, outre qu'elle ne semble pas avoir fait merveille, ce genre d'électrisation ne laisse pas que de fatiguer, peut-être même irriter la moelle, ce qui paraît peu souhaitable dans l'ataxie locomotrice.   (LARAT.)

Le Dr Joffroy applique la galvanisation fréquemment inversée qu'il regarde comme une méthode des plus énergiques chez les malades atteints d'ataxie locomotrice, mais il ne cherche qu'à exciter par ce moyen la nutrition dans les membres malades.

Atrésie.

Atrésie du canal utérin. — Que l'atrésie siège dans n'importe quelle partie du canal utérin, le traitement électrique est le même...

On aura recours, dans le cas d'atrésie ou de rétrécissement du canal utérin, à une chimicaustie négative intra-utérine avec l'hystéromètre en platine. L'électrode cutanée en terre glaise étant placée sur le ventre de la femme, on commence couple par couple l'application du courant négatif à l'électrode en platine. On commence par 30 milliampères pour porter rapidement le courant de 50 à 70, au besoin à 100 milliampères.

Je citerai une femme que j'ai vue avec le Dr Michaux (d'Aubervilliers), et qui souffrait constamment, depuis des années, avec des exaspérations diurnes quotidiennes que rien ne pouvait calmer, qui avait tout pris et tout fait, et qu'une seule application de chimicaustie négative a guérie. C'était une atrésie de l'orifice cervical.   (BRIVOIS.)

Atrophie musculaire.

Elle peut être produite par les mécanismes les plus divers et provenir de lésions nerveuses périphériques ou centrales très différentes quant à la nature et à la gravité. On ne peut donc pas parler du traitement de l'atrophie musculaire sans spécifier la variété que l'on a en vue.

L'électrisation localisée est franchement nuisible dans la plupart des atrophies dégénératives ; elle peut être indifférente ou même favorable dans les atrophies simples.

(VIGOUROUX.)

Electrisation de la moelle avec un courant constant et d'une intensité moyenne (30 à 40 éléments), et, pendant cinq à dix minutes, appliquer l'électrode positive sur la moelle, et l'autre sur les nerfs ou les plexus renfermant les nerfs qui se rendent aux muscles atrophiés. On devra, en même temps, pendant cinq ou six minutes, promener le pôle négatif sur les muscles malades, et faire quelques interruptions. On peut également, avec les courants induits, électriser les muscles atrophiés, mais il faut absolument faire des séances courtes et n'employer que des interruptions très rares.   (ONIMUS.)

La faradisation, employée méthodiquement à l'aide de bobines à gros fil, guérit rapidement ces atrophies rhumatismales. Les séances doivent avoir une durée de dix minutes environ, et il faut avoir le soin d'électriser chaque muscle séparément. Le nombre des interruptions du courant induit doit être assez faible pour ne pas fatiguer les muscles.   (BARDET.)

Quoique ancien collaborateur de Duchenne (de Boulogne), et malgré une pratique journalière de près d'une vingtaine d'années, M. Joffroy n'a rien publié en électrothérapie, et c'est dans les notes recueillies à ses cours, ou dans les discussions de la société médicale des hôpitaux, que nous devons chercher ses opinions. C'est surtout des *atrophies musculaires* qu'il s'est occupé, qu'elles soient d'origine centrale ou périphérique. Le traitement qu'il préconise consiste surtout dans l'emploi des courants galvaniques interrompus ou plutôt inversés à des intervalles très rapprochés de manière à produire des secousses très énergiques, si c'est possible, dans les muscles malades.

L'inversion a l'avantage de donner une excitation plus forte que la simple interruption. D'autre part, le pôle placé sur les masses musculaires, devenant alternativement positif et négatif, donnerait aux fibres musculaires atrophiées une double excitation qui permettrait d'obtenir plus sûrement la contraction d'un plus grand nombre d'entre elles.

Atrophie ataxique des nerfs optiques. — L'atrophie des nerfs optiques dans l'ataxie présente quelquefois, mais rarement, une marche très rapide, en produisant la cécité en quelques mois.

Le plus souvent l'atrophie procède par poussées successives, plus ou moins éloignées, et quelques-unes de ces poussées peuvent rétrograder en partie. Autrement dit le malade peut recouvrir une partie de la vision qu'une poussée de la lésion avait d'abord annihilée.

Mais il faut bien distinguer ce qui se passe dans la vision centrale permettant la lecture, et ce qui se passe dans la vision périphérique ou champ visuel.

Tant que la vision centrale est conservée ou à peu près, le malade lit, et s'aperçoit peu de ce qui lui manque dans sa vision périphérique ; il améliore son champ visuel en tournant la tête. La lésion atrophique peut déjà être très avancée et très visible à l'ophtalmoscope, que le malade lit encore.

Aussitôt que la vision centrale a été atteinte, la possibilité de lire cesse, et un trouble énorme est produit dans la fonction visuelle, dont le champ visuel s'était peu à peu rétréci.

En tenant compte de cette distinction qui est capitale, pour apprécier les résultats des traitements, on constate que souvent les poussées rétrocèdent un peu. Mais que la maladie semble suivre une marche fatale, quoique irrégulière.

La galvanisation semble faciliter la rétrocession légère de la poussée. Elle diminue souvent le phénomènes d'excitation, les phosphènes, l'agitation cérébrale. Mais à condition de l'employer à petites doses 2 à 4 milliampères,

5 à 10 minutes, puisqu'il s'agit de calmer et non d'exciter.

La place des pôles à la nuque au front paraît indifférente.

La lésion, ni la maladie en elles-mêmes, ne sont modifiées d'une manière certaine. (BOUCHERON.)

Avortement.

Tous les auteurs s'accordent à dire que l'électricité est incapable de provoquer l'avortement, même dans les premiers mois de la grossesse.

Bains électriques.

Le bain électrique proprement dit (électro-statique) a une action remarquable sur la nutrition. La composition de l'urine est rapidement modifiée dans le sens normal (Damian). En outre, j'ai constaté, ainsi que plusieurs observateurs, que le bain électrique élève la température du corps de plusieurs dixièmes de degré (de 6 à 8).

Quant aux bains hydro-électriques, ils se prêtent difficilement à une application méthodique.

(VIGOUROUX.)

Les bains électriques sont ou frankliniens, ou voltaïques, ou faradiques. Ils ont chacun leurs propriétés spéciales.

Le bain franklinien a une heureuse influence sur la nutrition. C'est aussi un puissant sédatif. (V. *Sédation*.)

Pour les bains voltaïques et faradiques, les résultats sont aussi favorables, mais ils nécessitent une instrumentation énorme, M. Trouvé a cependant simplifié beaucoup cet encombrant matériel. (Voir p. 459.)

Bain faradique gynécologique. — Je conseille d'employer

une électrode vaginale que la femme peut introduire elle-même dans le vagin, assez profondément pour atteindre le col de l'utérus. L'électrode bifurquée sus-pubienne peut également être employée. Chez les vierges, on donnera la préférence à ce mode d'application.

(Brivois.)

Bain faradique pratique. — On place un pôle à la nuque, le positif de préférence, et l'autre dans une cuvette, remplie d'eau salée tiède, dans laquelle trempent les pieds de la malade. Dix à quinze minutes de faradisation suffisent.

Ce traitement est très employé à l'étranger, en Amérique particulièrement, où les jeunes filles mal réglées prennent des bains faradiques, comme en France on prend des bains de pied plus ou moins sinapisés. C'est un remède populaire. Les bains électriques sont toniques et calmants. Ils donnent le calme et le sommeil aux jeunes filles ou aux jeunes femmes nerveuses, hystériques. Le bain calmant par excellence est le bain franklinien.

(Brivois.)

Blépharospasme. (V. *Tic convulsif de la face.*)

Dans un cas de blépharospasme, l'application cataphorétique de la cocaïne, pratiquée près de l'angle extérieur de l'œil, a produit une diminution marquée dans l'étendue et la fréquence du mouvement. Je suis persuadé pourtant que les résultats eussent été meilleurs encore si nous disposions de médicaments agissant sur les nerfs moteurs comme les anesthésiques agissant sur les nerfs sensitifs. L'atropine et la curarine ne me paraissent pas répondre au but à atteindre. (Keith.)

Catalepsie.

Onimus recommande l'emploi soit des courants conti-

nus, soit des courants induits. Il ne se prononce catégoriquement ni pour les uns, ni pour les autres, ni pour
l'alliance des deux : il semblerait pencher cependant pour
les courants continus.

Chancres. (V. *Ulcères*.)

Chorée.

En parlant du traitement de cette affection, il faut se
rappeler que dans sa forme commune elle guérit spontanément dans l'espace de trois mois.

Pour ce qui est des chorées de plus longue durée, la
pathologie n'est pas encore fixée sur leur véritable signification. Aussi n'est-ce que pour mémoire que je citerai
deux cas de ce genre guéris en quelques semaines par
l'électricité statique, à savoir une hémichorée datant de
trente ans et une chorée généralisée datant de huit ans.

(Vigouroux.)

Les courants induits n'ont aucune efficacité dans la
chorée : certaines observations semblent même faire supposer que les mouvements choréiques sont augmentés
sous leur influence. Les courants continus jouissent, au
contraire, d'une efficacité incontestable. Nous avons vu
cette affection céder au bout de cinq à six séances.

L'expérience nous a démontré que le courant ascendant,
malgré sa plus grande excitabilité, et peut-être à cause
même de cette excitabilité, a une action plus sûre que le
courant descendant. On l'applique soit sur la moelle seule,
soit sur la moelle et sur les membres atteints. La durée
de l'électrisation doit être de dix à quinze minutes; le
nombre d'éléments, de 10 à 25 pour la moelle, de 30 à 40
pour les membres. Ce nombre devra, du reste, varier suivant la tolérance du malade.

A la suite de la chorée, il survient quelquefois des paralysies des membres affectés, et l'application des courants continus est, dans ces cas, d'une grande utilité. On emploie alors un courant descendant, le pôle positif étant placé sur les vertèbres cervicales, et le pôle négatif sur les muscles paralysés. On devra, au commencement de la séance, faire quelques interruptions, ou promener le tampon le long du trajet des nerfs moteurs.

(Onimus.)

L'électricité statique est le meilleur moyen curatif contre la chorée, plus souvent appelée *danse de Saint-Guy*, qui frappe tous les âges, mais surtout l'enfance de dix à douze ans. (Arthuis.)

On emploiera, avec avantage, l'association de la statique (bains de dix minutes, sans excitation autre que le souffle) avec le courant ascendant à faible intensité, de 6 à 8 milliampères. (Larat.)

D'après toutes les observations assez nombreuses où l'électricité a été essayée, on peut conclure que l'électricité d'induction, loin d'être efficace, comme l'ont cru quelques médecins, est, au contraire, dangereuse... Les courants continus ont une faible action.

L'électricité statique nous semble présenter de remarquables avantages dans le traitement de la chorée comme dans celui de l'hystérie. (Bardet.)

✝ Chute de l'utérus.

Dans les cas d'*abaissement* marqué ou de *chute* de l'utérus, la faradisation seule ne guérit pas, mais peut être un adjuvant efficace. On peut en effet agir sur les ligaments ronds par la faradisation *bi-inguino-utérine;* pour cela, l'excitateur négatif étant engagé aussi profondément que possible, on applique deux boutons mouillés, positifs, des deux côtés du pubis, sur l'épanouissement cutané des ligaments ronds, à leur sortie du canal inguinal.

Pour agir sur les parois du vagin, on emploie la faradisation *bi-inguino-vaginale*. Ici, les deux boutons positifs étant appliqués au niveau des orifices cutanés du canal inguinal, le rhéophore négatif est attaché à un speculum plein situé dans le vagin.

Dans ces différentes faradisations, les séances doivent être de trois minutes, en les comptant soit du début de la faradisation, soit de celui des contractions. Jusqu'à ce que celles-ci apparaissent, il est nécessaire d'augmenter l'intensité des courants, doucement et d'une manière continue. Quand les contractions ont été obtenues, l'intensité ne peut plus être augmentée que de loin en loin.

Ce traitement peut être employé d'une menstruation à l'autre. Le premier mois, les séances doivent être quotidiennes et plus rares les mois suivants.   (Bardet.)

Chute du rectum.

En résumé, il me paraît ressortir de ce fait que l'atonie du sphincter de l'anus est la cause réelle du prolapsus du rectum, préalablement détaché des parties voisines, sous l'influence d'un état pathologique quelconque, et que l'on empêche ce prolapsus en rétablissant la tonicité du sphincter de l'anus.

On a vu que la faradisation à intermittences rapides empêche la chute du rectum, en restituant au sphincter de l'anus la force tonique qu'il avait perdue.

Deux faits nouveaux, exposés dans l'édition précédente, sont venus confirmer l'efficacité de la faradisation du sphincter de l'anus dans le traitement de la chute du rectum.   (Duchenne, de Boulogne.)

Congestion de l'œil.

Faradisation du globe oculaire. L'électrode positive appliquée sur les paupières ; la négative à la nuque.

Et encore faradisation négative des carotides.

(Vigouroux.)

On devra avoir recours aux courants faibles et peu prolongés, appliqués comme nous l'avons dit : le pôle négatif sur le front, le pôle positif sur le cou ; quatre à six éléments Leclanché accouplés en tension suffiront à la médication, et le courant ne devra pas passer plus de quatre à cinq minutes.

Les courants hyposthénisants conviennent aussi dans les cas où il y a congestion des membranes externes, par paralysie des vaso-moteurs.

Certaines observations, que je relaterai dans un autre travail, m'ont conduit à penser que la conjonctive catarrhale était le résultat d'une paralysie des vaso-moteurs. J'ai donc appliqué les courants hyposthénisants anti-congestifs, et j'ai constaté consécutivement un abaissement de température.

Lorsqu'il s'agit d'agir sur la circulation du fond de l'œil, ralentie par diverses causes pathologiques, l'intervention des courants électriques peut être très favorable en activant cette circulation, en amenant une réplétion des vaisseaux, et en rappelant par cela même la vie dans des organes plus ou moins privés de leur excitabilité.

(Gillet de Grandmont.)

Constipation.

Galvanisation discontinue du rectum : intensité 8 à 10 milliampères, durée quinze à vingt minutes. Repos de dix minutes au milieu de la séance.   (Bardet.)

Contracture.

La contracture peut être traitée avantageusement par le transfert ainsi que je l'ai montré (*Progrès méd.*, 1878).

En général il est préférable de ne pas traiter localement ces contractures que toute excitation de voisinage ne fait qu'augmenter. Il vaut mieux attendre leur disparition, lorsqu'elles ne sont pas immédiatement dangereuses, de l'atténuation de la diathèse par un traitement approprié (franklinisation).

La même réflexion s'applique aux contractures secondaires des hémiplégiques.   (Vigouroux.)

On emploie un courant de 30 à 60 éléments, à direction descendante, le long du nerf qui se rend au muscle contracturé. Chaque séance devra durer de dix à quinze minutes.

Pour la contracture hystérique, on peut souvent employer avec avantage les courants faibles et permanents.

(Onimus.)

Le Dr Arthuis recommande la franklinisation.

On pratique la galvanisation positive du muscle contracturé avec un courant d'une intensité assez élevée, environ 15 millièmes. Cette galvanisation a pour but de faire cesser le spasme dans le muscle contracturé.

(Bardet.)

Coup de fouet.

... Le coup de fouet contre lequel on peut employer avec succès la faradisation, pratiquée comme révulsif.

(Boudet de Paris.)

Crampes.

La crampe vulgaire cède d'habitude très facilement à la franklinisation (friction électrique). On voit ainsi disparaître en quelques séances des crampes qui tourmentaient les malades depuis des années. Il y a cependant des cas rebelles à tous les moyens.   (VIGOUROUX.)

Les crampes sont des contractions musculaires douloureuses, mais de courte durée, qui surviennent spasmodiquement chez certaines personnes, lesquelles, le plus souvent d'ailleurs, sont en état de santé.

Ces crampes occupent ordinairement les muscles fléchisseurs des membres, surtout ceux des membres inférieurs. Elles siègent quelquefois aussi dans les muscles du tronc et semblent constituer alors de véritables névroses; on appliquera un courant descendant de 30 à 40 éléments, le pôle positif étant placé sur le centre nerveux, vers la racine des nerfs, et le pôle négatif étant promené sur le muscle contracturé.   (ONIMUS.)

Crampes professionnelles.

Le trouble fonctionnel que l'on désigne à tort sous ce nom provient le plus souvent d'altérations nerveuses périphériques ou musculaires dépendant du rhumatisme chronique et pouvant donner lieu à diverses manifestations névropathiques chez les sujets prédisposés.

Quelquefois il marque le début d'une sclérose en plaques, d'une paralysie agitante, d'une paralysie générale progressive, ou bien encore il est le résidu d'une légère atteinte d'hémiplégie cérébrale.

Il faut du reste se rappeler que, ainsi que le dit Duchenne (de Boulogne), la crampe professionnelle n'est pas nécessairement une crampe. Ce peut être un tremblement, une paralysie temporaire, une douleur.

Dans les cas de la première catégorie (altération nervo-musculaire périphérique) j'ai constamment réussi au moyen du traitement suivant :

1° Gymnastique *intensive* consistant en deux ou trois séances quotidiennes poussées jusqu'à la plus grande fatigue supportable. Les mouvements exécutés sont empruntés en partie à la gymnastique de la main instituée par Jackson en 1866. Leur choix dépend d'une analyse minutieuse de l'état fonctionnel des muscles.

2° Franklinisation dont l'objet est double. D'abord elle sert à dissiper et à faire supporter la fatigue occasionnée par la gymnastique ; en second lieu son intervention est nécessaire pour remédier à l'état névropathique et dynamique (arthritique le plus souvent) des sujets.

Duchenne (de Boulogne) avait formellement conclu de ses observations que ni l'*électricité* ni la *gymnastique* ne sont d'aucune utilité dans les crampes professionnelles. On voit que les mêmes mots ne désignent pas toujours les mêmes choses. (Vigouroux.)

Crampe des écrivains. — Nous avons obtenu quelques améliorations, mais cette affection est des plus rebelles. Lorsqu'il existe en même temps des phénomènes parétiques, la guérison est plus facile à obtenir. Dans ces cas, il faut procéder de la manière suivante : on fait passer un courant ascendant, pendant dix minutes environ, sur le bras malade, en mettant le pôle négatif sur la nuque et le pôle positif sur les muscles de l'avant-bras, surtout sur ceux du pouce. On termine par un courant ascendant d'une intensité moyenne appliqué pendant une minute sur les vertèbres cervicales. On fait une séance tous les jours ou tous les deux jours, en ayant soin de recommander au malade de suspendre, pendant toute la durée du traitement, ses travaux habituels, et d'exercer, au contraire, ceux des muscles du bras qui, avant, fonctionnaient peu.

On a publié quelques observations de crampe des écrivains guérie par les aimants. Cela tendrait à prouver que cette affection est souvent une névrose simple. Quoi qu'il en soit, il y a une très grande variété dans tous ces cas, et il suffit souvent qu'une personne ait un peu de raideur dans la main, ou qu'elle écrive plus difficilement, pour qu'aussitôt on craigne que ces symptômes ne soient ceux de la crampe des écrivains. Il en est de même souvent pour les tremblements, et nous avons vu assez souvent faire cette même erreur, pour un commencement de paralysie agitante.

Aussi ne faut-il pas se hâter de croire à une guérison de crampe des écrivains; celle-ci, lorsqu'elle est bien confirmée ancienne, et que les spasmes surviennent dès que le malade saisit la plume, est une des maladies les plus rebelles. Nous n'avons obtenu que des résultats relativement satisfaisants dans les cas anciens; par contre, nous avons déterminé des guérisons dans les cas récents et qui n'avaient qu'un spasme modéré et ne survenant que lentement.

A côté du traitement électrique, il faut, comme nous l'avons déjà dit, que le malade cesse ou tout au moins modère l'exercice d'écrire.

Un point important est l'emploi de certains porte-plumes. Sans entrer dans de longues considérations sur la prédisposition aux crampes que donne les porte-plumes minces nous dirons en un mot, qu'il faut rejeter les porte-plumes métalliques et tous ceux, quels qu'ils soient, qui sont lourds, ou qui ont la forme d'une massue, la partie la plus épaisse étant en haut. Il faut au contraire choisir des porte-plumes légers, en liège par exemple, très épais du bas, de manière que les doigts ne soient pas obligés de se rapprocher beaucoup. C'est là une sorte d'hygiène de l'écrivain qu'il faut employer dès que les premiers symptômes apparaissent et qu'il est utile de pratiquer constamment même avant toute manifestation anormale. Enfin, il est utile de se servir d'encre marquant facilement et bien, car avec les encres pâles, on a une tendance à presser plus fortement sur la plume, ce qui finit assez rapidement par fatiguer la main et à donner une sorte de contracture consécutive.   (ONIMUS.)

Crampes des violonistes, des télégraphistes. — Les crampes les plus fréquentes après celles des écrivains, sont les crampes des violonistes et celles des employés du télégraphe. Pour ces deux affections on obtient peut-être des résultats plus favorables, à moins que la maladie ne soit très ancienne.

Il faut, avant tout traitement électrique, que les malades consentent à prendre un certain temps de repos, car, s'ils continuent à jouer du violon, il n'y a ni guérison ni amélioration possible.

Le mode opératoire est le même que pour la crampe des écrivains, et le pronostic en est bien plus favorable. Nous avons, en effet, obtenu de bons résultats et des guérisons dans les cas de crampe des violonistes et dans le *mal télégraphique.*   (ONIMUS.)

Nous ne croyons pas que l'électricité puisse être considérée comme un remède radical dans ces spasmes de la motilité, dus à des excès d'exercice; il est évident que la première condition de guérison est la suppression de la cause, chose presque impossible à obtenir du malade, puisque c'est exiger l'abandon de sa profession.

                (BARDET.)

On a eu des succès brillants avec la galvanisation, on en a eu aussi avec l'électricité statique. Enfin la faradisation des muscles homologues et symétriques de ceux atteints paraît être une bonne méthode.

En face d'une affection spasmodique ou d'une contracture, nous conseillerons volontiers d'essayer tout d'abord la galvanisation en plaçant le positif sur les centres et en promenant le négatif sur les muscles malades. Employer des courants faibles de 3 à 5 milliampères. Séances de six à huit minutes.

Si ce traitement reste inefficace, essayer le souffle statique prolongé sur la région, puis de la faradisation des muscles antagonistes. Les crampes professionnelles si rebelles d'habitude nécessitent souvent l'emploi combiné des divers moyens que je viens d'indiquer. Il est bien rare toutefois qu'avec un traitement judicieux et patient on n'obtienne point une amélioration. Benedickt attribue une efficacité toute particulière aux commutations de courant effectuées à nombreuses et diverses reprises dans la région de la crampe. Ce moyen a pu donner des succès, mais il n'est point toujours inoffensif. Nous l'avons vu, dans un cas, aller totalement à l'encontre du but projeté et augmenter la contraction.

Le traitement de la crampe des écrivains semble avoir fait, ces derniers temps, un pas en avant. Le Dr Vigouroux aurait eu vingt-cinq succès sur vingt-cinq cas. Malheureusement il n'a rien encore publié de détaillé sur un sujet aussi intéressant[1]. Quoi qu'il en soit la méthode qu'il emprunte en partie au massage consiste à masser énergiquement les muscles malades, et à leur faire exécuter des mouvements gymnastiques spéciaux, puis à les électriser statiquement avec de fortes étincelles sur toute la surface du corps.

Dans un cas de tic douloureux de la face extrêmement rebelle nous avons vu Boudet de Paris employer des ai-

---

[1] Voir plus haut son appréciation inédite.

guilles implantées profondément dans la face, sur la tête desquelles étaient déchargées des étincelles statiques. Ce moyen énergique a donné un excellent résultat, mais il est assez douloureux pour qu'on ne l'emploie qu'à la dernière extrémité.   (LARAT.)

Danse de Saint-Guy. (V. *Chorée*.)

Dilatation de l'estomac.

La véritable dilatation est beaucoup plus rare qu'on ne l'a dit dans ces dernières années. Chez la plupart des malades qui se présentaient avec ce diagnostic, j'ai vu les symptômes dyspeptiques disparaître après quelques séances de franklinisation (bain, friction générale, étincelles sur la région).

Dans les cas de dilatation vraie, les étincelles me paraissent aussi utiles.

On peut également employer la faradisation ou mieux la galvanisation (chocs galvaniques ou alternatifs). Dans ce dernier cas, le courant agit très bien à travers la paroi et on n'a pas besoin de recourir à une électrode viscérale.

                (VIGOUROUX.)

Lavage de l'estomac, catélectrode intra-stomacal formé d'eau de Vichy ordinaire.

Le pôle extérieur est constitué par une large plaque placée soit au creux épigastrique, soit dans le dos.

Le courant galvanique doit être d'environ 8 milliampères et continué pendant six à huit minutes, le pôle négatif étant intra-stomacal.

Le courant faradique qui sera fourni par une bobine à fil moyen durera quatre à cinq minutes et devra être poussé jusqu'à ce que le patient éprouve une sensation légère de contraction dans la région épigastrique.

                (LARAT.)

On a essayé contre cette affection la faradisation extérieure des parois abdominales ou la faradisation directe
produite à l'aide d'un excitateur introduit dans la cavité
même de l'organe. Cette pratique ne nous paraît nullement justifiée, car les intermittences rapides des courants
induits ne peuvent avoir qu'une action très limitée sur les
muscles lisses de la tunique de l'estomac ; on sait en effet
que les muscles lisses se contractent très lentement. Nous
préférons de beaucoup l'emploi de la galvanisation interrompue.

Le traitement doit être d'assez longue durée et prolongé
pendant des semaines avec une grande patience : comme
dans le traitement du vomissement nerveux où il faut employer le tube Faucher et agir sur la paroi de l'estomac
par l'intermédiaire d'une assez grande quantité de liquide ;
seulement comme il s'agit d'obtenir une excitation, c'est
l'électrode négative qui doit être introduite dans l'estomac, le pôle positif étant appliqué par une large plaque
sur la région épigastrique. L'intensité du courant doit
être assez forte, 12 à 15 millièmes ; il est utile de faire
des interruptions à l'aide du métronome dont les pointes
doivent être disposées de manière à plonger assez profon
dément dans le mercure. Les séances doivent avoir une
durée de dix minutes environ.   (BARDET.)

Douleurs (V. *Névralgies*).

Douleur ovarienne (V. *Ovarite*).

On ne peut indiquer une formule générale ; le choix du
procédé dépend évidemment de la cause présumée de la
douleur.

L'ovarie ou ovaralgie hystérique est aisément soulagée
ou supprimée par l'électrisation *loco dolenti* (friction
électrique, faradisation ou galvanisation positives).

(VIGOUROUX.)

Il faut soigner immédiatement toute malade atteinte de douleur ovarienne. Cette règle souffre les exceptions suivantes nécessitées par des complications inflammatoires utérines ou circum-utérines et particulièrement des annexes. Il vaut mieux s'abstenir pendant les périodes menstruelles; même dans ce cas, il n'en résulterait aucune perturbation fâcheuse.

Pour nous résumer, nous dirons en terminant : il faut faradiser lentement, progressivement, sans aucun à-coup, en débutant par zéro, sans jamais se hâter.

Je dois ajouter que la faradisation vaginale, appliquée aux femmes grosses, n'en a jamais fait avorter aucune, comme quelques auteurs le prétendent.

Opération. — *Faradisation* { vaginale, — nécessité. } curative.
{ utérine, — choix. }

Electrode. { vaginale bipolaire.
{ utérine bipolaire.
{ utérine unipolaire, — nécessité.

Courant. { Tension.
{ Quantité.
{ Tension et quantité alternatives. — exception.

Intensité. — Haute, supportable, — de zéro au maximum.

Durée. — Cinq minutes à une demi-heure proportionnelle à l'effet curatif.

Antisepsie. — Plus rigoureuse dans la faradisation utérine.

(Brivois.)

Dysménorrhée (V. *Aménorrhée*).

Dyspepsies gastriques.

On peut dire que les troubles de cet ordre sont ceux qui cèdent le plus aisément et le plus constamment à la franklinisation, et cela d'une façon générale, abstraction faite de l'espèce chimique de la dyspepsie.

(Vigouroux.)

Je conseillerai d'essayer l'électrisation statique et simultanément le courant galvanique avec pôle négatif en avant, positif en arrière. Cette méthode m'a donné à plusieurs reprises la plus grande satisfaction. (LABAT.)

Eléphantiasis.

On calmera les douleurs au moyen des courants faradiques de tension, c'est-à-dire avec la bobine induite au fil fin et long, et avec l'électrode bipolaire en charbon, promenée sur les points douloureux.

Les séances dureront de cinq à vingt-cinq minutes, jusqu'à ce que les douleurs soient calmées ou atténuées. Les séances auront besoin d'être répétées tous les jours au moins pendant les trois ou quatre premiers jours.

Dès qu'on pourra, on emploiera le courant continu qui est plus actif, et dans un but curatif... Il ne faudra pas dépasser dix milliampères de crainte de provoquer une escarre.

Les séances seront longues, un quart d'heure, vingt minutes, une demi-heure et plus, suivant la tolérance des malades.

On lavera soigneusement les parties avec de l'eau antiseptique avant et après l'application électrique.

On pourra combiner avec avantage la faradisation avec la galvanisation. On aura du moins la satisfaction, quand la tumeur est douloureuse, d'apporter une amélioration dans la douleur et la gêne qu'elle occasionne.

On aura une rémission *symptomatique*, si on n'a pas une régression anatomique.

On a employé encore contre cette affection la volta-puncture, avec des aiguilles isolées dans les trois quarts de leur étendue, qu'on introduit au nombre de six à douze dans chaque tumeur.

C'est le procédé qu'emploient les Drs Moncorvo et Arango de Rio-de-Janeiro.

On fait l'anesthésie préalable à l'aide d'un appareil de Richardson et on introduit les aiguilles antiseptiques.

Le courant employé est supportable 25 à 30 milliampères. La durée, cinq minutes.

Cette méthode est appelée électrolyse listérienne.

On a obtenu d'importants succès dans le traitement de l'éléphantiasis des grandes lèvres avec cette méthode que nous n'avons jamais eu l'occasion d'employer. Les médecins qui s'en sont servis pensent que les meilleurs moyens thérapeutiques contre cette affection sont l'électricité, sous la forme de courants induits et continus, et l'électrolyse, ensemble ou séparément, suivant les circonstances.

Cette affection étant généralement au-dessus des ressources de la thérapeutique médico-chirurgicale, il est bon de connaître un moyen de traitement qui peut rendre de véritables services.   (Brivois.)

Engorgement de l'utérus.

Dans l'engorgement simple, on arrive facilement à provoquer des contractions de la *totalité* de l'utérus par la faradisation abdominale, en appliquant au-dessus du pubis, des deux côtés des muscles droits, les boutons attachés à un rhéophore bifurqué, positif, fermant le circuit sur l'abdomen. L'excitateur utérin est ensuite engagé dans le col, ou même poussé jusqu'au fond de l'utérus, et on fixe sur lui le rhéophore négatif.

En faisant marcher l'appareil, la bobine induite qui porte les rhéophores doit d'abord laisser découverte la bobine inductrice. On augmente ensuite progressivement l'intensité du courant suivant la sensibilité du sujet.

On peut encore employer la faradisation sacro-utérine, en glissant sous l'articulation sacro-vertébrale une plaque métallique recouverte de peau mouillée en communication avec le rhéophore positif, le négatif aboutissant à un excitateur utérin.

Ce procédé est employé pour arrêter les hémorragies ou activer le retrait de l'utérus; il ne nécessite pas l'emploi d'un aide.

Dans la faradisation lombo-sus-pubienne, un bouton humide est appliqué sur la région lombo-sacrée, et un second au-dessus du pubis. Le premier reçoit le rhéophore positif, le second le négatif.

En résumé, toutes les fois qu'il y a indication de faire contracter l'utérus en totalité, on peut y arriver par les faradisations abdomino-utérine, sacro-utérine ou lombo-sus-pubienne, qui ne sont que peu ou pas douloureuses.

(Bardet.)

Entorse.

La faradisation énergique (pôle positif sur l'articulation) donne les meilleurs résultats dans l'entorse *récente* et en supprime ou abrège considérablement les suites ordinaires.

(Vigouroux.)

De toutes les observations, assez rares d'ailleurs, qui ont été publiées à ce sujet, il est difficile de conclure dans un sens favorable ou défavorable, mais cependant il paraît rationnel de supposer que l'électricité pourrait agir contre l'entorse à peu près dans le même sens que le massage.

(Bardet.)

Épilepsie.

Les auteurs qui croient avoir obtenu des succès dans le traitement électrique de l'épilepsie ont eu manifestement affaire à des cas d'hystérie.

La pathologie de l'épilepsie n'est pas assez avancée pour que l'électrothérapie puisse y trouver des indications.

(Vigouroux.)

Le Dr Arthuis recommande l'usage de l'électricité statique.

On peut dire que toutes les médications ont été employées dans cette terrible maladie; il est malheureusement impossible de dire que l'électricité ait rendu des services bien constatés.   (BARDET.)

Des recherches ultérieures nous fourniront peut-être des armes plus efficaces. Mais le champ des recherches est encore tout entier ouvert.   (LARAT.)

Excitation.

Je crois avoir amélioré l'état de quelques malades, exceptionnellement excitables, au moyen du bain électrique *positif*.

Dans les cas les plus ordinaires le bain négatif habituel suffit. Il est quelquefois bon d'y ajouter le souffle ou même la friction; mais les étincelles sont rarement tolérées.   (VIGOUROUX.)

Tous les phénomènes qu'entraine, en général, une excitation médullaire sont avantageusement modifiés par une application bien entendue de l'électrisation galvanique...

Une série d'étincelles appliquées sur toute la surface du corps agissent comme un puissant régulateur du système nerveux général, l'excitant s'il est déprimé, le calmant s'il est excité, tendant en somme à le ramener au taux normal.   (LARAT.)

Fatigue musculaire ou contracturie.

Franklinisation : étincelles sur le rachis et sur les masses musculaires ou bien simplement friction électrique générale après le bain électrique.   (VIGOUROUX.)

35.

Appliquer, pendant quatre ou cinq minutes, sur le muscle atteint, un courant descendant de 30 à 40 éléments et même plus, selon la constitution du malade. Dès la première séance, il y a une remarquable amélioration, et, si l'on répète le même traitement, on ne tarde pas à obtenir une entière guérison.   (ONIMUS.)

Fibromes et fibro-myomes.

La question du procédé à employer doit encore être réservée. Il est à remarquer que les observations de cure symptomatique de fibromes utérins, par des moyens beaucoup plus simples que la galvanisation intense, sont publiées de divers côtés. Notamment des succès obtenus par la seule faradisation intra-utérine ou même abdominale percutanée.   (VIGOUROUX.)

Le traitement électrique appliqué à cette sorte d'affection paraît donner de meilleurs résultats que tous les autres modes de traitement d'ordre médical. La première indication étant d'être inoffensif, il convient d'employer les courants faradiques afin d'éviter la formation d'escarres intra-utérines, et de se servir d'instruments stérilisés par la chaleur. Contre les hémorragies on introduira dans la cavité utérine une sonde spéciale[1] reliée au pôle négatif de l'appareil, le pôle positif étant représenté par une plaque métallique ordinaire recouverte de peau de chamois humidifiée et placée sur la région hypogastrique.

Une séance de trois à cinq minutes tous les jours ou tous les deux jours. Rapprocher les bobines jusqu'à ce que les muscles abdominaux entrent en contraction; éviter les applications au niveau de l'orifice interne du col.

[1] Voir p. 457, fig. 244 et 245.

Contre les douleurs l'électrode utérine doit être positive. En général, les métrorrhagies cèdent rapidement ainsi que les douleurs. La diminution du volume de la tumeur s'observe presque constamment dans des proportions variables. Les propriétés antiseptiques que l'on attribue au courant galvanique nous paraissent rien moins que démontrées. (V. *Annales de gynécologie et d'obstétrique*, année 1891, nᵒˢ de mai, de novembre et de décembre. Stenheil, éditeur.) (MALLY.)

L'entente est loin d'être faite sur la question. Si l'électricité a été défendue par des hommes tels que Spencer Wels, Keith, etc., elle a rencontré des adversaires dans MM. Bantock, Phornton, Lawson-Tait dont l'appréciation ne saurait être dédaignée... La plus entière bonne foi est nécessaire de la part des expérimentateurs pour nous faire connaître la valeur exacte de la méthode. Que M. Apostoli nous fasse connaître sa statistique intégrale. Combien de malades ont été traités ? Quels ont été les accidents ? Quels ont été les résultats définitifs ? Qu'il nous donne surtout, avec tous les détails nécessaires, quelques observations bien typiques relatives à des cas de myomes utérins, dans lesquels les malades ont été suivies assez longtemps pour qu'on puisse juger si la méthode est un simple palliatif, ou si elle peut être considérée véritablement comme un moyen curatif.

La dernière discussion qui s'est produite à la Société de chirurgie sur le traitement des corps fibreux de l'utérus montre assez que les chirurgiens français ne se font aucune illusion sur la gravité des opérations qu'ils peuvent leur opposer : oophorectomie, hystérotomie totale ou partielle ; aussi s'efforcent-ils de ne faire de ces opérations que l'emploi le plus judicieux, et ils accueilleraient certainement avec faveur tout procédé moins grave qui pourrait être mis à leur disposition.

Mais, pour les convaincre, il ne suffit pas d'affirmer qu'on est en possession d'une méthode toute-puissante et exempte de dangers. Il faut, par des observations rigoureuses, établir le bilan de la méthode, faire connaître ses indications et ses contre-indications. C'est ainsi seulement qu'on entraînera la conviction des médecins qui savent que toute opération, si brillante qu'elle soit, présente des accidents et même des dangers.

(Kirmisson.)

Je pense, malgré l'autorité de M. Kirmisson, qu'il est actuellement possible de se former une opinion raisonnée sur les indications, les dangers et les résultats de la méthode. D'après les documents publiés, il est hors de doute que l'on obtient de bons résultats symptomatiques tels que la disparition des phénomènes douloureux et des métrorragies; quant à la tumeur elle-même, il n'est pas d'exemple authentique de sa disparition totale. Dans beaucoup de cas l'utérus complètement enclavé dans le petit bassin est redevenu mobile après quelques séances d'électrisation. Mais cette diminution du volume de la tumeur semble tenir surtout à l'amélioration de l'inflammation circonvoisine; tout autour du fibrome se trouvait un magma inflammatoire, favorablement influencé par le traitement. Dans tous les cas les malades obtiennent, en somme, le soulagnement de leurs maux, puisque les symptômes les plus gênants sont améliorés. Donc, le principe même de la méthode est bon, et il y a lieu de s'en préoccuper plus qu'on ne l'a fait jusque-là en France, ne serait-ce que pour fixer, contradictoirement, le manuel opératoire qui ne me semble pas dès à présent formel. — Suit la critique de la méthode intensive d'Apostoli et de la méthode à faibles intensités suivie par M. Lucas-Championnière et par M. Delestang, de Nantes. — M. Larat conclut ainsi :

Je crois que le procédé d'électrisation galvanique des fibromes mérite d'être étudié et définitivement fixé.

(LARAT.)

Dans tous les cas, il résulte des observations publiées que l'emploi de la cautérisation électrique, pratiquée à l'aide de longues aiguilles, a pu donner d'excellents résultats à Omboni et Ciniselli, qui ont vu ainsi disparaître de petits fibromes intra-utérins, polypes non pédiculés. D'autre part, si l'électrisation continue et interrompue à l'aide du courant galvanique ne guérit pas, c'est-à-dire ne fait pas disparaître les tumeurs volumineuses, elle a du moins le grand avantage de beaucoup améliorer les phénomènes subjectifs. Nous avons, pour notre compte personnel, obtenu de bons résultats de cette méthode chez des femmes atteintes de fibromes interstitiels qui déterminaient des phénomènes douloureux, intenses, et une réaction du côté de l'estomac ; le développement de la tumeur nous a même parfois semblé arrêté, mais jamais nous n'avons pu constater la moindre diminution. Assurément, comme résultat, c'est peu de chose que la disparition des phénomènes subjectifs, mais cependant le procédé est à recommander lorsque les autres médications ont échoué. Nous employons pour cet usage une électrode utérine double, et nous pratiquons les interruptions avec le métronome, en employant des courants de faible intensité ; dans certains cas, la faradisation à l'aide de bobines gros fil et à interruptions rares produit des effets préférables à la galvanisation.

Si la galvanisation devait être portée à une certaine intensité, il faudrait employer une électrode négative simple, garnie de peau, placée directement dans le col utérin, le pôle positif étant appliqué sur l'abdomen par une large plaque.

Nous nous montrons extrêmement réservé dans l'appréciation de cas de guérison, d'ailleurs fort rares, donnés au sujet du traitement des fibromes. Comme Tripier, nous pensons qu'il faut jusqu'à nouvel ordre s'en tenir à l'amélioration des phénomènes subjectifs, qui sont en effet amendés par l'électrisation, à moins que l'on utilise la *galvano-puncture*, comme moyen de destruction dans les tumeurs facilement accessibles, de petit volume.

(Bardet.)

RÉSUMÉ DU TRAITEMENT ÉLECTRIQUE DES FIBROMES

Opération { chimicaustie intra-utérine, — choix.
{ volta-puncture, — nécessité.

Electrode { platine, — choix.
{ charbon { du Dr Apostoli dans cavités petites et moyennes.
{ du Dr Brivois dans grandes cavités. } nécessité.

Pôle { *positif*, — dans hémorragie et congestion, — fibromes mous.
{ *négatif*, — dans fibromes durs, — plus dénutritif.

Intensité { haute sans lésion péri-utérine, — supportable 50 à 300 milliampères.
{ faible avec lésion péri-utérine, — 25 à 70 milliampères.

Durée. — Cinq à douze minutes. — (Cautériser toute la muqueuse dans hémorragie.)
Antisepsie. — Rigoureuse.
Anesthésie. — Inutile.

Nota. — Il sera quelquefois indiqué de commencer par une faradisation de tension dans les cas d'utérus sensibles ou irritables.

(Brivois.)

Le Dr Gerhung a proposé un nouveau traitement des fibromes avec un trocart à double canule auquel peut s'adapter une électrode.

A l'aide du trocart pourvu de sa canule il pratique une ponction dans le corps du fibrome dans le point qui lui paraît le plus accessible, soit par le vagin, soit par la paroi abdominale.

Il fixe alors au trocart l'électrode négative et il fait passer dans la tumeur, à l'aide de l'électrode externe positive de moyenne dimension (de 15 à 20 centimètres), un courant variant de 50 à 100 milliampères et d'une durée variant de cinq à vingt minutes.

En retirant le trocart, la canule étant laissée en place, les gaz et les fluides résultant de la décomposition électrolytique s'échappent graduellement. Cet écoulement continue parfois pendant plusieurs jours, ce qui semble prouver que les effets de l'électrolyse persistent, alors que l'action électrique a cessé.

Le maintien de la canule en place permet à l'opérateur de répéter les applications électrolytiques aussi souvent qu'ille juge nécessaire sans renouveler la ponction. Il permet en outre de maintenir l'intérieur de la tumeur en communication avec l'extérieur, de façon à faciliter l'élimination des fluides qui ne peuvent pas se répandre dans les tissus et les cavités intermédiaires.

La canule est construite de telle sorte qu'elle permet d'être laissée en place dans le vagin (si la ponction a été faite par le vagin) sans que la malade en soit incommodée. Dans certains cas, les malades ont pu marcher pendant le cours du traitement.

Les avantages que cet instrument présente sur les électrodes pleines sont les suivants, d'après M. Gerhung :

1° Une seule ponction est nécessaire ;

2° L'instrument porte l'action électrolytique dans les parties profondes de la tumeur, ce qui présente un avantage considérable étant donné le but qu'on veut atteindre : la destruction de la vitalité de la tumeur ;

3° Il assure un drainage permanent des produits de décomposition dont la rétention dans l'organisme a parfois causé la mort ;

4° Il prévient l'épanchement du contenu des kystes et abcès, et autres liquides dans les cavités et tissus intermédiaires, surtout parce que l'action électrolytique forme une gaine qui unit entre eux les tissus perforés.

Si un kyste ou un abcès a été ouvert accidentellement ou volontairement, le fluide contenu dans la cavité servira temporairement à conduire le courant électrique dans les parois kystiques.

En retirant le trocart, le contenu des abcès ou des kystes s'écoulera au dehors; on peut alors introduire la seconde canule dans le trocart et procéder à l'aspiration.

Les deux principes nouveaux sur lesquels s'appuie cet appareil sont les suivants :

1° Emploi d'une électrode tubulaire ;

2° Projection et retrait des liquides dans la tumeur par aspiration.

Ce nouveau traitement s'applique non seulement aux tumeurs fibreuses et fibro-kystiques, mais encore à toutes les autres tumeurs pelviennes et plus particulièrement aux cellulites et abcès péri-utérins.

(*Journal de Médecine* de Paris, 13 décembre 1891.)

Fièvre hectique.

Le Dr Arthuis se trouve bien de l'emploi de l'électricité statique au traitement de cette compagne de la phtisie. Dans plusieurs cas, il l'aurait arrêtée et il aurait ainsi amélioré l'état général du malade.

Fistule.

Dans la fistule à l'anus, nous conseillons d'employer l'électrolyse comme moyen galvanocaustique chimique avant de décider l'opération sanglante. Le procédé opératoire est fort simple : on introduira dans la fistule une

série de petits fils de plomb, de manière à combler complètement l'espace laissé libre par les bords de la fistule.
La masse métallique ainsi formée sera prise entre les
mors d'une pince de cuivre à vis et mise en communication avec le pôle *négatif* d'une pile, le pôle positif étant
appliqué, par une large surface, sur la cuisse ou sur la
paroi abdominale, et on établira le passage du courant, dont l'intensité devra être de 30 à 40 millièmes.
La cautérisation, ainsi obtenue en l'espace de quelques
minutes, peut être suffisante pour déterminer l'adhérence
de la plaie, c'est du moins ce qui a été obtenu, par le
même procédé, dans les trajets fistuleux ordinaires.

(Bardet.)

Furoncles (V. *Abcès*).

Les furoncles au début seront arrêtés dans leur évolution au moyen d'une seule application d'électrolyse; mais,
bien entendu, la réussite ne peut être espérée que si l'on
intervient dès l'apparition des premiers symptômes. En
observant cette condition, nous avons enrayé bien souvent
des furoncles chez des malades qui en étaient atteints à
certaines époques fixes et qui, grâce à l'électricité, sont
délivrés de cette véritable infirmité.

(Boudet de Paris.)

Les furoncles de la vulve seront justiciables de l'emploi
méthodique du courant voltaïque à chacune de leur
période d'évolution.

Au début, on peut arrêter l'évolution d'un furoncle par
une simple application voltaïque. Il est nécessaire d'opérer dès la première apparition des symptômes. On obtiendra généralement, à cette période, une résolution du
furoncle. On enfonce une aiguille à volta-puncture au
point malade et on fait passer un courant de 10 à 15 milliampères. Il faut avoir soin d'enfoncer l'aiguille dans le

bulbe pileux lui-même pour l'atteindre jusque dans sa partie la plus profonde. Trois à cinq minutes au maximum suffiront. On emploiera de préférence le pôle positif comme décongestionnant. Il peut être utile d'enrayer les furoncles au début chez certains malades diathésiques, comme les diabétiques, par exemple, chez qui les lésions de la peau prennent une importance si considérable. Cette lésion chez la femme est encore assez fréquente.

A la deuxième période, c'est-à-dire à la période de suppuration, on se servira du procédé de Tripier, c'est-à-dire la cautérisation tubulaire pour cautériser la poche et évacuer le contenu. Une seule cautérisation tubulaire suffit généralement.

On enfoncera l'aiguille au centre de la tumeur et on se servira de préférence du pôle négatif comme pôle actif. Cinq minutes seront nécessaires avec un courant de 20 à 30 milliampères. Pansement occlusif antiseptique, iodoformé ou boriqué.   (Buivois.)

Gastralgie.

L'application des courants continus dans le traitement de cette affection rend quelquefois de grands services. On placera le pôle positif au niveau des dernières vertèbres cervicales, et le pôle négatif sur le creux épigastrique, un peu au-dessous du point douloureux. On emploiera un courant de 20 à 30 éléments, et l'on pourra renouveler les séances tous les jours, pendant six à huit minutes.

La faradisation sur le creux de l'estomac pourra également être employée avec avantage.   (Onimus.)

D'après le Dr Larat, l'électrisation est un critérium qui peut aider le diagnostic causal souvent délicat. Une gastralgie traitée électriquement et non modifiée est presque certainement liée à une lésion stomacale qu'il faut modifier tout d'abord. La galvanisation est la dominante du traitement. Courant allant de la moelle au creux épigastrique. Positif sur les vertèbres dorsales, négatif en avant.

Quelquefois on se trouvera bien d'employer la faradisation, avec le pinceau, de toute la région épigastrique.

(LABAT.)

Goitre simple.

Les bons effets de la faradisation sur la tumeur thyroïdienne dans le goitre exophtalmique peuvent être utilisés contre le goitre simple ou du moins contre l'élément vasculaire de cette affection. Pôle positif sur la tumeur.

(VIGOUROUX.)

Goitre exophtalmique (*Maladie de Basedow*).

C'est une des affections où l'électricité intervient de la manière la plus heureuse, tandis que les autres médications sont évidemment impuissantes.

La galvanisation et spécialement celle du cordon cervical du grand sympathique a été d'abord pratiquée en Allemagne et elle y est encore classique.

Je préfère de beaucoup la faradisation suivant le procédé dont les détails ont été donnés dans les leçons de M. Charcot (1884) et dans le *Progrès médical* (23 octobre 1887). Les raisons qui m'ont déterminé à me séparer sur ce point de l'école allemande sont les suivantes : l'action du courant faradique sur la circulation et la température du côté de la face où se fait l'excitation est beaucoup plus prononcée que celle du courant galvanique.

J'ai pu me convaincre, par une pratique quotidienne qui date aujourd'hui de seize ans, que la même différence existe sous le rapport thérapeutique.

La faradisation suivant le procédé indiqué a pour avantage de donner une amélioration très rapide aboutissant à la disparition de *tous* les symptômes. L'ordre dans lequel ceux-ci disparaissent varie suivant les sujets. Le premier amendé est tantôt l'état nerveux, tantôt la tachycardie, tantôt le goitre, tantôt l'exophtalmie. Il n'y a aucune régularité à cet égard. En même temps que l'amélioration générale on voit ainsi s'élever la résistance électrique soit dès le début, soit tardivement.

En outre, fait sur lequel j'insiste, la faradisation suffit à la cure complète, à l'exclusion de tout moyen adjuvant.

De l'aveu même des auteurs qui la préconisent, la galvanisation ne réussit pas à la cure complète. Erb, notamment, dit que le goitre et surtout l'exophtalmie résistent.

On peut encore reprocher à la galvanisation des inconvénients plus sérieux. Ainsi j'ai appelé l'attention sur la diminution considérable de la résistance électrique chez les malades atteints du goitre exophtalmique. Il en résulte que si les applications du courant ne sont pas faites avec l'emploi attentif du galvanomètre ou encore si, comme cela se fait encore souvent, on confie au malade lui-même le soin de les faire, il peut se produire des escarres. J'en ai vu des exemples. A ce point de vue je considère le procédé recommandé par Onimus comme absolument dangereux. Cet auteur parle de l'application pendant dix minutes du courant fourni par vingt et même quarante éléments au sulfate de cuivre (sans action chimique, dit-il !). Dans ces conditions on obtiendrait facilement une profonde escarre.

Il est facile de s'en convaincre *a priori* : en évaluant à 1 000 ohms la résistance totale du circuit, ce qui n'a rien d'exceptionnel, on aurait pour 20 éléments un courant de 20 milliampères, c'est-à-dire la plus haute intensité employée en thérapeutique. Heureusement un tel courant ne serait même pas supporté pendant quelque secondes.

Quant à la prétention émise par quelques auteurs d'agir sur le pneumo-gastrique, il suffit de se rappeler qu'une seule irritation de ce nerf aurait pour effet immédiat l'arrêt du cœur.   (VIGOUROUX.)

Vigouroux a publié toute une série de cas très favorablement influencés par le courant d'induction. Ces applications se font de la manière suivante : on faradise successivement la région antérieure du cou, la région précordiale, le pourtour orbitaire. Sur chacune de ces régions le tampon est laissé environ deux minutes pendant qu'un tampon positif est placé au niveau des premières vertèbres cervicales où il est maintenu durant tout le cours de la séance. Pour la faradisation précordiale le tampon postérieur est au contraire négatif.

Sous l'influence de cette médication appliquée journellement ou tout au moins de jour entre autres, le pouls diminue progressivement de fréquence, l'exophtalmie peu après s'atténue notablement ; le symptôme goitre m'a semblé communément être, avec le tremblement, les deux éléments les plus rebelles. Le traitement est toujours fort long ; plusieurs mois, voire même plusieurs années pour les cas, graves, sont nécessaires pour mener à bien la cure...

Depuis plusieurs années, je m'en tenais à la méthode de Vigouroux, mais dernièrement, ayant eu l'honneur de traiter une malade sous la direction du professeur Potain, ce dernier insista pour que j'eusse recours au galvanisme dont il me cita deux succès remarquables qui lui étaient personnels. Je m'empressai de me rendre aux conseils de cet éminent maître, et je dois dire que le résultat excellent obtenu par les courants continus en cette occasion a ébranlé ma conviction en ce qui touche la supériorité prétendue du courant faradique. Je dois donc parler sagement en disant que cette question mérite encore des études contradictoires...   (LARAT.)

L'indication la plus rationnelle est la galvanisation polaire positive du pneumogastrique. A cet effet, on applique le pôle positif au point d'élection au-devant de la partie supérieure du sternum, entre les deux insertions inférieures des sterno-mastoïdiens ; le pôle négatif peut être perdu dans la main correspondante. L'intensité doit être élevée très doucement jusqu'à 8 et 10 millièmes ; la séance peut durer jusqu'à dix minutes. Il est rare que l'on puisse dépasser une intensité de 10 millièmes, et dans tous les cas la chose doit être faite avec une extrême prudence ; quelle que soit l'intensité, l'interruption du courant doit être amenée progressivement du maximum à zéro, car un mouvement brusque pourrait provoquer une syncope. On pourrait également placer le négatif au niveau du ganglion cervical supérieur ; le mieux, dans ce cas, serait d'employer un rhéophore bifurqué de manière à agir sur les deux ganglions.   (BARDET.)

Dans les cas de *goitre exophtalmique* que nous avons observés, l'application des courants continus nous a donné de bons résultats. Le plus souvent, nous avons pu arrêter cette affection dans sa marche progressive, plusieurs fois même nous avons obtenu une diminution considérable dans l'intensité des symptômes, à tel point que nous avons pu considérer certains malades comme à peu près entièrement guéris.

Dans cette affection nous électrisons le grand sympathique en plaçant les rhéophores de chaque côté du cou au niveau du ganglion cervical supérieur, et nous agissons en même temps du côté du pneumogastrique. Nous employons un courant continu de 15 à 20 éléments, pendant huit à dix minutes. On peut même employer au bout de quelque temps un courant plus fort jusqu'à 30 et même 40 éléments à action chimique faible, et en ayant soin de n'enlever le tampon positif que très lentement.

Dans un cas de goitre exophtalmique que nous avons soigné tout récemment, nous avons trouvé au niveau du pneumogastrique gauche un point douloureux, et c'est là qu'avec succès, nous avons appliqué le pôle positif. La douleur à la pression a disparu avec l'amélioration des autres symptômes.   (ONIMUS.)

Le professeur Luys a vu cette maladie s'améliorer sous l'influence combinée de l'électricité et du procédé de transfert.

Hématocèle.

L'*hématocèle* a trouvé dans la volta-poncture une ressource précieuse et un moyen thérapeutique excellent pour la conduire à la guérison et diminuer la gravité ordinaire du pronostic.   (APOSTOLI et DOLERIS.)

RÉSUMÉ DU TRAITEMENT ÉLECTRIQUE DE L'HÉMATOCÈLE

Opération. — Volta-puncture suffisamment profonde.
Électrode. — Trocart acier (grosseur proportionnelle à l'escarre).
Pôle } *négatif*, — règle.
positif, — exception.
Intensité. — Haute, 50 à 150 milliampères.
Durée. — Cinq à huit minutes.
Anesthésie. — Nécessaire avec haute intensité.
Antisepsie. — Très rigoureuse pendant l'opération et surtout après.   (BRIVOIS.)

Hémiplégie. — Hémorragie cérébrale.

L'hémiplégie peut être déterminée par des lésions organiques si diverses, sans compter celle qui se produit sans lésion (dans l'hystérie par exemple), qu'on ne peut parler d'un traitement causal uniforme de l'hémiplégie.

Et si on voulait dans certains cas agir directement sur un néoplasme intra-cranien, sur un foyer hémorragique, on serait arrêté par l'impossibilité physique de faire traverser la masse encéphalique par un courant. L'encéphale est enveloppée de couches liquides très conductrices, réseau veineux des méninges et du diploé, liquide arachnoïdien, qui ne permettent pas au courant d'arriver jusqu'à lui. En fait, toutes les réactions provoquées par la galvanisation de la tête sont simplement le résultat de l'excitation des appareils sensoriels.

Quant au traitement symptomatique de l'hémiplégie en général, ce qu'on peut en dire c'est qu'il y a beaucoup plus d'inconvénients que d'avantages à solliciter la contraction des muscles paralysés. Un des principaux est d'aggraver la contracture secondaire. Aussi ne peut-on s'élever avec trop de force contre l'usage très répandu de confier aux malades ou à leur entourage des appareils électriques dont ils se servent à leur guise.

(Vigouroux.)

M. Luys améliore l'hémiplégie par des séances quotidiennes de fascination aux miroirs rotatifs et le concours du transfert tous les deux jours.

Pour l'application des courants continus dans les cas d'hémorragie cérébrale, on devra distinguer deux périodes.

Dans la première période, sept à huit jours après le début de l'hémiplégie, on peut commencer l'emploi des courants continus. On place le pôle positif sur le front, du côté de la lésion, et le pôle négatif sur la nuque, et l'on fait passer un courant très faible, 6 à 8 éléments, pendant deux à trois minutes. On électrise ensuite le ganglion cervical supérieur avec un courant un peu plus fort, 10 à 12 éléments, et pendant près de cinq minutes. Il est indispensable de commencer l'électrisation par le courant le plus faible possible, 3 ou 4 éléments, et de ne l'augmenter que lentement et progressivement. La même précaution doit être prise lorsqu'on cesse l'électrisation... Nous affirmons qu'il n'y a aucun danger à faire passer un courant continu à travers l'encéphale.   (Onimus.)

Hémorragies.

Hémorragies utérines (V. *Ménorrhagie* et *Métrorrhagie*). — C'est surtout dans les anesthésies qui suivent souvent les hémorragies cérébrales que l'on peut employer avec succès la faradisation.   (Bardet.)

Hoquet.

M. Dumontpallier a traité le hoquet vec succès au moyen de la faradisation. Il applique le pôle positif sur le trajet du nerf phrénique, à égale distance du larynx et de la clavicule, et promène le pôle négatif sur la base du thorax, au niveau des attaches du diaphragme. Les courtes contractions spasmodiques du diaphragme rompent le rythme de ce muscle.

Hydrocèle.

Le Dr Buisen, de Madrid, a employé avec succès la galvano-puncture dans plus de 150 cas. Pôle positif, courant de 2 à 3 milliampères, durée 3 minutes. La collection séreuse disparaît dans les 24 heures. On remarque que la faible intensité du courant ne permet pas de parler d'une cautérisation de la tunique vaginale. Il s'agit évidemment d'une simple cataphorèse.   (Vigouroux.)

On a employé contre l'hydrocèle la faradisation et la galvano-poncture, cette dernière méthode nous paraît de beaucoup préférable, et nous ne comprenons même pas quelle peut être l'utilité de la faradisation contre l'hypersécrétion dans l'hydrocèle. La galvano-puncture a l'avantage de cautériser les parois de la poche et de produire ainsi une modification dans la nutrition des tissus.

(LARAT.)

Nous avons personnellement assisté au traitement de l'hydrocèle par l'acupuncture faradique. Les résultats qu'obtinrent les Drs Mallez et Maximin Legrand par cette méthode furent admirables. C'est *en quelques minutes* que la résorption totale de la collection eut lieu. La tunique des testicules se contracta et le liquide parut aussitôt comme aspiré avec énergie par l'organisme.

Depuis l'opération il n'y a pas eu de récidive.

Le Dr Coutancin, de Montmorillon, pratique avec succès depuis plusieurs années cette opération.

Hydrophobie (V. *Rage*).

Hypéresthésie.

Rien ne saurait remplacer l'énergique excitation de la faradisation électro-cutanée, qui ne tarde pas à provoquer une vive douleur perturbatrice là où le feu ne pourrait se faire sentir et à modifier ou à dissiper l'hypéresthésie musculaire. Ordinairement les malades éprouvent un soulagement plus ou moins grand après la première excitation électro-cutanée dont l'action perturbatrice se continue, au point que l'hypéresthésie musculaire diminue graduellement et peut disparaître même complètement. Quelquefois ce mode de traitement enlève seulement temporairement la douleur qui revient une, deux ou trois heures après l'opération.

Enfin l'hypéresthésie musculaire hystérique me paraît offrir beaucoup plus de résistance à l'action thérapeutique de la faradisation cutanée que l'hypéresthésie cutanée.

(DUCHENNE, de Boulogne.)

Le souffle électrique et quelquefois la friction sont les meilleurs moyens à employer contre ce symptôme.

Elle peut être liée à diverses affections (dyspepsie, neurasthénie, etc.) qu'il faut d'abord traiter. Les malades de cette catégorie présentent à l'égard de l'électricité une tolérance très variable. Chez quelques-uns l'excitabilité générale est telle que ce n'est que très lentement et graduellement que le traitement électrique peut être institué.   (VIGOUROUX.)

Hyperesthésies utérines. — Quand on a affaire à un utérus sensible, douloureux, avec ou sans lésion, on doit d'abord faire disparaître la douleur pour permettre ensuite, s'il existe une lésion, d'en faire le traitement nécessaire, impossible sans la tolérance de la malade. C'est encore au courant faradique qu'il faut avoir recours. On se servira du courant *de tension*, c'est-à-dire de la bobine au fil fin et long, et de l'électrode utérine bipolaire du Dr Apostoli. On introduira cette électrode dans la cavité cervicale en prenant toutes les précautions antiseptiques nécessaires... La durée de l'application est variable. Il faut arriver progressivement à la tension maximum. Dix à quinze minutes sont souvent nécessaires (*Apostoli*). On fera en sorte que l'électrode touche tous les points de la cavité cervicale et de la muqueuse intra-utérine.
                                              (BRIVOIS.)

Hypocondrie.

Je conseille en pareil cas l'électrisation statique avec fortes étincelles d'emblée.   (LARAT.)

Hystérie (V. *Paralysie hystérique*).

Le traitement électrique (franklinisation) est incontestablement celui qui convient le mieux aux femmes qui ont des *vapeurs*, des *maux* ou des *attaques de nerfs*, qui souffrent, en un mot, à un degré quelconque de l'*hystérie*, l'une des affections les plus communes.   (ARTHUIS.)

Une règle importante qui doit dominer la thérapeutique électrique de l'hystérie, c'est qu'il faut agir avec la plus grande prudence. Les conditions psychologiques jouent un tel rôle que la confiance du malade dans le médecin et le traitement est la meilleure garantie du succès; la méfiance contre eux rend incertains tous les efforts tentés pour la guérison.

Il n'existe pas de malades plus difficiles à manier que les hystériques.

Ce sera l'électricité statique qui sera la dominante du traitement de l'hystérie. Le bain simple sera employé tout d'abord avec précaution et interrompu à la moindre menace de crise, puis on passera au souffle en insistant dans les régions anesthésiées ou paralysées.

On obtient parfois de bons résultats en provoquant sur le côté opposé à la paralysie ou à l'anesthésie de fortes étincelles, mais le mode d'électrisation n'est à employer que lorsque le premier a échoué et qu'on s'est assuré de la tolérance du malade.

En outre, dans les cas rebelles, il est indiqué de recourir à la galvanisation ou à la faradisation localisées.

La galvanisation a donné quelques brillants résultats dans l'aphonie hystérique et, entre les mains de Vulpian, la faradisation au moyen du pinceau sur les plaques d'anesthésie a offert des succès qui ont été publiés par ce maître éminent.

La direction du courant ne semble pas avoir d'importance; en pareil cas, les séances doivent être de courte durée, trois à six minutes. L'intensité de 4 à 8 milliampères...

Il appartient encore à l'avenir de trouver le mode

d'électrisation sur lequel on pourra baser autre chose que des espérances, entourées de toutes les incertitudes que j'ai cru de mon devoir de signaler. (LARAT.)

Le traitement par excellence de l'hystérie est certainement la franklinisation. Celle-ci devra être employée exclusivement, c'est-à-dire sans adjonction de médicaments ou de douches.

Il est à noter que c'est par le traitement de l'hystérie qu'a commencé à la Salpêtrière la restauration de l'électricité statique. (V. *Leçons* du Prof. Charcot et *Traité de l'hystérie*, par P. Richer.) (VIGOUROUX.)

L'expérience nous a appris qu'à la suite du bain électrostatique, la sensibilité chez la plupart des hystériques anesthésiques reparaît, d'abord, pour un instant, pour quelques heures peut-être, puis, à mesure que les séances se répètent, pour un temps plus long, pour plusieurs jours par exemple, et enfin, par la prolongation du traitement, elle peut se rétablir d'une façon définitive. En outre, en même temps qu'a lieu ce retour plus ou moins durable de la sensibilité, les autres phénomènes hystériques, les attaques par exemple, se modifient en général favorablement et disparaissent. (CHARCOT.)

Crise hystérique. — On peut électriquement interrompre ou faire avorter une attaque d'hystérie, bien que cela soit rarement utile, en pratiquant la galvanisation de la tête avec alternatives voltaïques. (VIGOUROUX.)

Lorsqu'une malade se présente à vous dans cet état « d'agacement » qui voudrait aboutir à des larmes, qu'elle est « énervée », oppressée, convulsive sans convulsions, qu'elle vous dit être dans cet état depuis quelques heures, depuis un jour, deux jours, faites-la monter sur le fauteuil, en vous réservant le concours d'un aide

qui pourra vous être nécessaire pour contenir la malade,
et faradisez l'utérus avec une intensité un peu plus rapidement croissante que dans les circonstances ordinaires.
Après une minute ou deux, vous verrez ordinairement la
crise; n'interrompez pas pour cela la faradisation, mais
n'en augmentez plus l'énergie que peu et graduellement,
et continuez-la jusqu'à l'apparition des premiers signes
de détente. Vous aurez obtenu ainsi une crise moins
violente et beaucoup plus courte que les crises spontanées, crise provoquée à la suite de laquelle la détente
sera plus complète, et le retour d'une crise ultérieure
bien plus éloignée qu'à la suite d'une crise spontanée.

(TRIPIER.)

Imperforation de l'hymen.

On pourra se servir de l'électrolyse linéaire pour remédier à ce défaut de conformation. On n'aura pas à craindre
l'hémorragie, qui est l'écueil dans les procédés d'excision.

(BRIVOIS.)

Impuissance.

On ne peut pas, d'une façon générale, recommander
tel ou tel procédé électrique contre l'impuissance.

Le procédé doit varier suivant le mécanisme physiologique de l'affection. Ce n'est qu'après s'être rendu compte
de l'état psychique, de la santé générale, des conditions
organiques et fonctionnelles des diverses portions de l'appareil génital que l'on est en droit de formuler un traitement électrique.

(VIGOUROUX.)

L'électricité rend moins de services qu'on ne serait tenté
de le croire dans la faiblesse génitale. On a cependant
obtenu des succès en pratiquant la galvanisation négative
intense de la partie inférieure de la moelle et la faradisation du périnée.

Dans ce dernier cas, on place dans le rectum un excitateur à bout olivaire et l'on faradise la verge à l'aide du balai métallique. Au cas où le succès ne se produit pas au bout de cinq à six séances, il est inutile de prolonger les électrisations à l'aide des appareils d'induction; si, au contraire, on a été amené à recourir à la galvanisation, il faudrait prolonger la tentative pendant plusieurs semaines, car on a vu des résultats heureux fournis par ce procédé au bout d'un assez long temps.

(Bardet.)

Duchenne (de Boulogne) et Lallemand ont traité l'impuissance avec succès par la faradisation localisée.

Nous avons vu chez le Dr Mallez une guérison radicale de l'impuissance.

M. Mallez place un électrode au périnée et une sonde en gomme formée d'un ressort à boudin très flexible dans le canal urétral et il emploie le courant faradique de faible tension.

La même méthode lui a donné d'excellents résultats dans l'incontinence d'urine.

Incontinence d'urine (V. *Impuissance et Paralysie de la vessie*).

Je n'ai pas eu l'occasion d'appliquer la faradisation localisée au traitement de l'incontinence d'urine.

Si elle se présentait, je dirigerais l'excitation électrique sur le col et sur le sphincter de la vessie. On sait, en effet, que c'est à la paralysie ou à l'atonie de ces parties qu'est dû l'écoulement involontaire de l'urine. Voici comment j'agirais alors : j'introduirais dans le rectum un rhéophore rectal à olive, et je le promènerais sur tous les points correspondants du releveur de l'anus, pendant que l'extrémité d'une sonde métallique, isolée seulement à son

extrémité, serait maintenue au niveau du col de la vessie.
Le courant d'induction serait aussi intense et aussi rapide
que possible, et je donnerais la préférence à celui de la
première hélice. Ce procédé opératoire me paraît devoir
réussir.   (Duchenne, de Boulogne.)

L'électrisation de la partie inférieure de la moelle
amène presque toujours une guérison radicale. On appliquera un courant descendant, de 15 à 40 éléments, suivant la force et la sensibilité du sujet...

L'emploi des courants induits est moins indiqué, mais
on peut aussi les employer dans les cas où il y a surtout
une faiblesse de la vessie. On applique un des pôles au
périnée et l'autre sur le pubis, et l'on fait passer un courant moyen pendant deux à trois minutes seulement.
Avec les courants continus, on peut également, pendant
la première partie de la séance, appliquer les tampons
sur les mêmes régions.   (Onimus.)

Le choix du procédé dépend uniquement de la nature
du cas. Le procédé recommandé *a priori* par Duchenne
(de Boulogne) ne vise que l'atonie du sphincter ; mais il
peut y avoir aussi hyperesthésie de la muqueuse, spasme
du muscle vésical, et alors le procédé serait nuisible. Il
faut encore tenir compte de l'état général des sujets.
                        (Vigouroux.)

Insomnie.

Le moyen le plus sûr, et que je n'ai vu manquer le but
que très exceptionnellement, est la galvanisation de la
tête ; courant de 2 ou 5 milliampères. Les pôles sont
placés soit sur les tempes, soit le positif sur le front et
l'autre sur la nuque. Le résultat est encore plus sûr si on
applique le pôle positif successivement sur chaque œil,
l'autre étant à la nuque. Dans ce dernier cas, l'intensité

ne doit pas dépasser 3 milliampères et la durée totale une minute.

Il ne faut pas craindre de faire quelques interruptions de façon à provoquer des phosphènes et du vertige.

(Vigouroux.)

Un bain statique de courte durée, dix à quinze minutes, produit chez la plupart des malades une sédation dont ils se rendent immédiatement compte. Enfin, sinon au bout de la première séance, du moins au bout de quatre ou cinq au maximum, le sommeil est plus profond et plus calme. Cet effet est si évident, si constant, que je puis dire que je ne connais pas de meilleur remède contre l'insomnie nerveuse, l'*insomnie des surmenés*. Au contraire, que l'on vienne à dépasser la dose voulue, et les phénomènes d'excitation apparaissent, insomnie, agitation, etc.

L'électrisation galvanique est également un moyen de sédation puissant. C'est ainsi qu'un courant de 2 à 3 milliampères, appliqué d'une tempe à l'autre durant deux à trois minutes, provoque le sommeil.   (Larat.)

MM. Chéron et Onimus ont constaté que le sommeil suit de près (quelquefois de cinq minutes, Chéron) l'application des courants continus. Le cathode est placé sur le cou, vers le ganglion cervical supérieur, et l'anode au front.

Irritation spinale.

Les symptômes décrits sous ce nom rentrent dans la neurasthénie.   (Vigouroux.)

L'emploi des courants continus nous a donné des résultats très satisfaisants dans le traitement de cette affection; dans quelques cas, il suffit de six à huit séances pour obtenir une guérison complète. On place le pôle positif sur les vertèbres cervicales, et le pôle négatif dans la région lombaire ou sacrée, au-dessous des points douloureux. Le courant devra avoir une intensité de 30 à 40 milliampères, et sera appliqué pendant dix à douze minutes chaque fois. On peut, pendant une partie de la séance, promener légèrement et lentement le pôle positif le long des vertèbres, mais sans faire d'interruptions.   (LARAT.)

Kystes (V. *Abcès, fibromes*).

Les kystes sébacés de la vulve sont le triomphe de la cautérisation tubulaire. C'est du reste un procédé analogue au traitement des loupes par la cautérisation. Une électrode négatif, qui sera le trocart, sera enfoncée au centre de la tumeur, l'électrode positive sera placée au pourtour, comme je l'ai indiqué bien souvent, et on fera passer, pendant trois à cinq minutes, un courant de 20 à 30 milliampères. S'il n'y a pas de réaction, ce qui arrive souvent, on pourra aller à 50 milliampères. Dans les petites tumeurs, on emploiera avec avantage l'électrode circulaire du Dr Boudet de Pàris. Une mouche de sparadrap obturera l'orifice et, huit à dix jours après l'opération, la tumeur pressée se vide par l'orifice comme une châtaigne cuite. A la fin de l'évacuation, on voit apparaître des lambeaux d'une membrane blanche assez résistante quoique molle, qu'on extrait avec une pince. Le cautère formé par la cautérisation tubulaire provoque avec une intensité remarquable ces réactions à distance qu'on a essayé de dépeindre sous les noms de *révulsion* et *substitution*.

RÉSUMÉ DU TRAITEMENT ÉLECTRIQUE DES KYSTES ET DES TUMEURS FIBRO-CYSTIQUES

Opération. — Volta-puncture.

Lieu de ponction. { Cul-de-sac postérieur ou latéral. — règle.
{ Cavité utérine, — exception.

Électrode. — Trocart d'acier { proportionnel à la grandeur de l'escarre, et enfoncé à la profondeur voulue.

Pôle { négatif, — choix.
positif, — nécessité.

Intensité { haute, de 50 à 250 milliampères, sans lésion péri-utérine.
faible, 25 à 60 milliampères avec lésion des annexes.

Durée. — Cinq à huit minutes.

Anesthésie { utile aux hautes intensités.
inutile aux petites.

Antisepsie. — Rigoureuse avant et pendant l'opération, — plus rigoureuse encore après.

Kystes de l'ovaire. — Généralement, les grands kystes sont une contre-indication pour le traitement électrique. Le traitement chirurgical donne des résultats brillants et une mortalité peu élevée. L'essentiel est de bien faire le diagnostic et d'adresser les grands kystes aux chirurgiens compétents. Nous sommes cependant disposés à encourager les tentatives électriques de ponction vaginale dans les kystes, soit ovariques, soit para-ovariques, dans les kystes utérins et dans les tumeurs fibro-cystiques.

Lésions de forme et de situation de l'utérus.

OPÉRATION. — *Faradisation* {
utérine exclusive.
vaginale
abdomino-vaginale.
sacro-utérine.
vésico-utérine.
lombo-sus-pubienne.
cervico-utérine.
recto-utérine. { antéversion et antéflexion.
abdomino-rectale.
vésico-utérine. { rétroversion et rétroflexion.
vésico-abdominale.
bi-inguino-utérine, — ligaments ronds.
} curative et palliative.

Electrode
- utérine { simple. / bi-polaire.
- vaginale { simple. / bi-polaire.
- rectale.
- vésicale.
- urétrale.

Courant { *quantité*, — choix, — intermittences rares. / *tension*, — nécessité.

Intensité. — 0 au maximum.

Durée. — Trois à dix minutes.

Antisepsie. — Constante.   (BRIVOIS.)

Léthargie (V. *Catalepsie*).

Lipome.

Les lipomes de la vulve sont rares. Ils atteignent quelquefois des dimensions considérables qui les font confondre avec l'éléphantiasis. Quand ils ont ces dimensions, ils sont plutôt du domaine chirurgical pur. Dans les petites tumeurs, on peut user du procédé de Tripier, c'est-à-dire de la cautérisation tubulaire.   (BRIVOIS.)

Lumbago.

Franklinisation avec étincelle ou friction sur la région douloureuse.   (VIGOUROUX.)

Dans le lumbago, on met d'abord le pôle positif sur les premières vertèbres dorsales, à droite ou à gauche des apophyses épineuses, et l'on promène le pôle négatif sur tous les muscles de la région sacro-lombaire. Après cinq ou six minutes de cette application, on laisse les deux pôles à la même place, pendant le même espace de temps, en maintenant le pôle positif toujours près de l'origine des nerfs, et le négatif sur la masse musculaire.

(ONIMUS.)

Il est une variété de rhumatisme contre laquelle l'électricité sera plus heureuse, et c'est même la seule lésion rhumatismale contre laquelle le traitement électrique puisse avoir une action véritablement sérieuse : nous voulons parler du lumbago et des lésions musculaires dues à l'effort (cynésialgies). Si l'on agit de suite, c'est-à-dire dans les premières heures de l'apparition des phénomènes douloureux, on peut affirmer que l'électrisation faradique énergique, avec une bobine à fil fin, produira de très heureux effets.

(BARDET.)

Lupus de la vulve.

Dans la forme ulcéreuse on se servira de la chimicaustie et dans la forme hypertrophique de la voltapuncture, et pour mieux dire on combinera souvent les deux méthodes l'une avec l'autre. Il s'agit de détruire le processus et de modifier la nutrition...

Je n'ose dire qu'on arrivera à la guérison radicale, mais on aura certainement une amélioration marquée, surtout dans les symptômes. Les douleurs, les cuissons, les brûlures s'atténueront, la plaie prendra un meilleur aspect, il y aura une rémission, sinon une régression dans l'ensemble de cette affection qui passe pour incurable et qui fait le désespoir du malade et du médecin, qui récidive souvent après l'opération. C'est dans ces cas que la méthode électrique sera employée par nécessité.

(BRIVOIS.)

Lypémanie.

Les douches froides et l'électricité (courants induits) sont les moyens d'intimidation qui réussissent souvent.

(MASBRENIER.)

Méningite spinale ou pachy-méningite.

Le traitement, en principe, devra être dirigé dans le sens des actions catalytiques; on usera aussi des courants labiles, traversant la moelle dorsale, autant que possible dans toute son étendue les deux pôles au dos, voyageant tous deux successivement d'une place à l'autre, de la nuque aux reins. Lorsque apparaissent des manifestations d'excitation, vous donnerez à l'anode une action prépondérante et vous prendrez surtout le courant descendant, en plaçant aussi profondément que possible la cathode sur le sacrum. Cette action unipolaire sera encore plus sûre quand la cathode sera placée sur la surface antérieure du tronc. Au début, des forces de courant modérées; la durée de la séance peut être assez considérable quatre à dix minutes. — Les symptômes spéciaux demandent alors souvent des procédés encore plus spéciaux.
(Erb.)

Application le long du rachis d'un courant descendant de 30 à 50 éléments, le pôle positif étant placé au niveau des premières vertèbres cervicales, et le pôle négatif sur l'angle sacro-vertébral. La durée de l'électrisation doit être de dix minutes environ.
(Onimus.)

Le courant n'atteint pas plus la moelle que le cerveau et cela pour des raisons analogues.

Les résultats, qu'on a pu observer, de la galvanisation du rachis dans les affections médullaires, doivent donc être attribués à des actions réflexes. Il faut ajouter que la valeur thérapeutique de ces résultats est fort contestable.
(Vigouroux.)

Le Dr Joffroy recommande la galvanisation fréquemment inversée.

Ménorrhagie et Métrorrhagie. (V. *Hémorragie*.)

Le traitement est la faradisation utérine; mais il vaut mieux employer des courants d'une moindre tension, d'une intensité rapidement croissante et donner aux applications une durée de deux à trois minutes seulement, répétées aussi souvent que possible, plusieurs séances par jour.   (BARDET.)

RÉSUMÉ DU TRAITEMENT ÉLECTRIQUE DES HÉMORRAGIES
UTÉRINES

Traitement palliatif. — *Faradisation.*
   —   *curatif.* — *Voltaïsation.*
1° *Faradisation* { *utérine*, exclusive.
{ *lombo* sus-pubienne chez vierges.
Electrode { *bipolaire* utérine, règle.
{ — vaginale, exception.
Courant { quantité — exclusif — règle.
{ tension — exception rare — pour douleur.
Intensité. — *Zéro* au *maximum*.
Durée. — Trois à cinq minutes arriver à la contraction du muscle.
Antisepsie. — Règle.

TRAITEMENT CURATIF

2° *Voltaïsation*. — Chimicaustie intra-utérine.
Electrode { *charbon*, choix.
{ *platine*, nécessité.
Pôle. — *Positif*, exclusif.
Intensité { haute, règle, de 60 à 250 milliampères.
{ faible, exception, quand lésion circum-utérine.
Durée. — Cinq à douze minutes.
Anesthésie. — Quelquefois nécessaire.
Antisepsie. — Rigoureuse.   (BRIVOIS.)

Métrite.

RÉSUMÉ DU TRAITEMENT ÉLECTRIQUE DES MÉTRITES

MÉTRITE AIGUE

Opération. — *Faradisation* { *vaginale*, nécessité } palliative.
{ *utérine*, choix }

Electrode { vaginale bipolaire.
{ utérine bipolaire.

Courant { tension au début.
{ quantité combinée au traitement voltaïque.

Intensité. — Supportable.

Durée. — Cinq minutes à une demi-heure proportionnelle à l'effet sédatif.

Antisepsie. — Très rigoureuse.

ENDOMÉTRITES FONGUEUSES, HÉMORRAGIQUES, CONGESTIVES

Opération. — Chimicaustie intra-utérine.

Electrode { au début { charbon du Dr Apostoli dans les cavités ordinaires.
{ charbon du Dr Brivois dans les grandes cavités.
{ à la fin, platine.

Pôle { positif, règle.
{ négatif, exception.

Intensité { haute, sans lésion périphérique, supportable de 50 à 200 milliampères.
{ faible avec lésion périphérique 20 à 60 milliampères.

Durée. — Cinq à dix minutes, cautériser toute la muqueuse en une séance.

Anesthésie. — Utile souvent, sans lésion périphérique.

Antisepsie. — Rigoureuse.

MÉTRITE PARENCHYMATEUSE

Opération. — Chimicaustie intra-utérine.

Electrode { au début, charbon.
{ à la fin, platine.

Pôle { positif exception (seulement dans les formes jeunes, congestives).
{ négatif, règle.

Intensité. — Assez haute, supportable 50 à 150 milliampères.

Durée. — Cinq minutes.

Anesthésie. — Inutile.

Antisepsie. — Rigoureuse.

Nota. — Dans le cours du traitement voltaïque, il est bon de faire quelques faradisations pour calmer la douleur et ranimer la contractilité musculaire.   (BRIVOIS.)

Migraine.

Les accès de migraines résistent rarement à une ou deux électrisations, et la maladie elle-même est bientôt vaincue par la continuation du traitement.

(ARTHUIS.)

Les divers procédés électriques n'ont guère plus d'efficacité que les autres applications locales sédatives, révulsives, etc., contre l'accès de migraine. S'il s'agit d'abréger ou de supprimer un accès, l'antipyrine est beaucoup mieux indiquée que l'électricité. Mais celle-ci reprend sa supériorité si l'on a en vue le traitement de la maladie elle-même, c'est-à-dire de l'état diathésique dont la migraine est une manifestation. Dans ce cas on se trouvera très bien de la franklinisation sous forme de bain électrique friction générale, etc.   (VIGOUROUX.)

La faradisation à interruptions très rapides, de moyenne intensité et non à dose révulsive, est un mode souvent utile de traitement de différentes hyperesthésies ou douleurs, la migraine par exemple.

Un bain statique tous les deux jours de trente minutes de durée, avec souffle prolongé sur le front me paraît la meilleure méthode. Si, au bout d'une douzaine de séances l'amélioration n'est pas apparue, il n'y a pas lieu d'insister, la maladie tient à une cause constitutionnelle contre laquelle l'électrothérapie est désarmée. (Labat.)

Dans la migraine, nous ne pouvons rien affirmer de bien précis, car les cas que nous avons observés ne sont pas assez nombreux. Nous avons cependant vu quelquefois, sous l'influence d'un courant de 8 à 10 éléments appliqués pendant près de cinq minutes sur le front, disparaître des maux de tête très violents d'origine rhumatismale. Ces succès pourraient faire espérer que ce traitement serait de quelque utilité dans les migraines.

(Onimus et Legros.)

Mort apparente. (V. *Catalepsie*.)

Névrites optiques.

La plupart des névrites optiques sont infectieuses et produisent de l'étranglement et de la compression des fibres nerveuses saines, au voisinage du foyer de la lésion. Cette compression est plus intense dans le nerf optique que dans les autres nerfs, parce que les faisceaux du nerf optique sont enserrés dans des gaines multiples, très solides, qui empêchent la dissociation anatomique de ce nerf, et le gonflement.

La cause de la névrite, le foyer névritique par syphilis, influenza, fièvre typhoïde, fièvre paludéenne, néphrites, etc., doit toujours être traitée selon les moyens spéciaux. La compression du nerf optique par les épanchements de la gaine de Tenon, par les kystes orbitaires, etc., doit être levée pour l'opération.

Mais la compression des filets nerveux sains, au voisinage de la lésion, exige pour diminuer les tendances à la dégénérescence, l'emploi de l'électricité. Les fibres nerveuses dégénérées, dans les nerfs des organes des sens, ne paraissent pas devoir recouvrer leurs fonctions. Car la dégénérescence de la fibre nerveuse entraîne la destruction de quelques-uns des éléments de l'organe terminal ou initial et ainsi la perte de la fonction.

Dans certaines névrites, la cécité par anesthésie compressive est souvent considérable au début. Ce qui reparaît de la vision, correspond à ce qui a persisté des fibres comprimées, et non à la régénérescence.

Ce qui importe le plus, c'est que les fibres correspondantes à la macula lutea ou à la vision centrale soient conservées, parce que le patient peut encore lire avec ces parties capitales de son œil.

La perte d'un faisceau nerveux correspondant à un point excentrique du champ visuel est bien moins importante.

L'électrisation galvanique à dose modérée, 2 à 4 milliampères, du front à la nuque, c'est-à-dire dans le sens du nerf est ce qui convient le mieux pendant cinq à dix minutes, par le procédé de Lefort. Employer 2 éléments Trouvé, pendant quatre à huit heures. Éviter de prolonger la durée dix à vingt-quatre heures pour ne pas produire d'escarre. Le sens du courant, qui a été employé de plusieurs manières, ne paraît pas le facteur prédominant. On a obtenu des résultats en électrisant tantôt les tempes, tantôt les tempes et le cou, à l'angle de la mâchoire, etc.

(BOUCHERON.)

Névropathie, Névrose, Névralgie. (V. *Douleur*.)

Une douleur vive et instantanée, produite artificiellement sur un point quelconque de l'enveloppe cutanée, peut modifier profondément et même guérir les névralgies.

Cette proposition, déjà mise en lumière par la cautérisation transcurrente ou ponctuée, et surtout par la cautérisation de l'hélix appliquée au traitement de la sciatique (méthode tant à la mode il y a peu d'années, et aujourd'hui généralement abandonnée), me paraît également ressortir des recherches que je vais exposer.

Quel est le moyen de produire cette douleur instantanée? Je ne connais pas d'agent qui réponde mieux à cette médication spéciale que la faradisation appliquée à l'excitation de la peau. La cautérisation cutanée par le fer rouge approche un peu de son action thérapeutique par son instantanéité; mais elle désorganise les tissus, et la douleur qu'elle produit ne peut être graduée, comme la faradisation, selon le degré d'excitabilité du sujet ou de l'organe soumis à son influence. De plus, cette cautérisation doit être pratiquée rapidement, sous peine d'étendre profondément son action désorganisatrice, et la vive douleur qu'elle produit cesse à l'instant où l'escarre est formée. La faradisation cutanée, au contraire, respectant les tissus, peut être fréquemment renouvelée et pratiquée indifféremment dans toutes les régions, même à la face; enfin elle peut être prolongée longtemps, sans que jamais son intensité diminue.

La *névralgie sciatique* est celle dans laquelle j'ai eu l'occasion d'expérimenter le plus fréquemment la valeur thérapeutique de la faradisation cutanée. Les faits nombreux que j'ai recueillis jusqu'à ce jour, m'ont paru justifier pleinement les considérations que j'avais déduites de mes premières recherches.

Il est très peu de névralgies sciatiques qui n'éprouvent immédiatement l'influence de l'excitation électro-cutanée, quel que soit le point du corps où on le pratique; mais, pour que cette influence salutaire se fasse sentir, il faut que l'impression qu'elle occasionne soit vive et subite. Il n'est pas rare de rencontrer des sujets peu irritables chez lesquels le courant le plus intense ne produit qu'une faible sensation; chez eux la médication électro-cutanée reste sans action sur la névralgie sciatique, il faut alors la porter sur un organe doué d'une grande sensibilité.

J'ai vu un bon nombre de névralgies, rebelles à tout traitement antérieur, céder d'une manière merveilleuse, par la rapidité de la guérison, à la faradisation cutanée, pratiquée *loco dolenti*. Si je n'étais pas forcé de me resserrer, j'en relaterais ici quelques exemples choisis parmi les plus rebelles. Je ne puis résister au désir de rapporter brièvement ici la plus remarquable de toutes celles que j'ai observées.

C'était un cas de névralgie plantaire. Cette espèce de névralgie d'un traitement difficile et contre laquelle Malgaigne pratiquait à la plante du pied une incision transversale à la direction du nerf douloureux, est habituellement rebelle...

J'ai encore guéri plusieurs autres névralgies plantaires par le même procédé.   (DUCHENNE, de Boulogne.)

Dans le traitement électrique des névralgies on ne s'est guère occupé jusqu'à présent que des applications locales faites dans le but de supprimer le symptôme douleur. Les procédés recommandés peuvent se réduire à deux formes : *sédation*, obtenue par l'anode faradique ou galvanique, ou par le souffle électrique ; *révulsion*, réalisée par le pinceau faradique, le cathode galvanique, la friction et les étincelles. La grande variété de nature, de durée et de marche des névralgies rend fort difficile l'appréciation de ce traitement local. Il est nécessaire d'envisager la question à un point de vue plus médical et de se préoccuper de l'état général des malades atteints de névralgie. On s'aperçoit alors que la véritable indication est fournie par une dyscrasie plus ou moins manifeste. C'est ici que l'action entrophique de la franklinisation trouve son emploi. En procédant de cette façon, c'est-à-dire en laissant de côté les applications locales pour ne s'occuper que de la nutrition, j'ai vu disparaître des tics douloureux de la face et d'autres névralgies qui avaient résisté à toutes les médications (Bain électrique, friction, régime).

(VIGOUROUX.)

Quel que soit le point où siège la névralgie, le procédé sera le même : on faradisera énergiquement à l'aide d'électrodes métalliques, telles que le balai à fils d'archal, promené sur la peau préalablement séchée et avec des courants de haute tension (bobine à fil fin), la région douloureuse. La séance ne doit pas durer plus de quelques instants, car la douleur est vive, mais cette révulsion énergique peut être, dans beaucoup de cas, suivie de la disparition de la maladie. Il est bon de suivre le malade pendant environ une heure, de manière à réitérer l'opération, si la moindre sensibilité se faisait de nouveau sentir, ce qui arrive souvent, et alors on peut dire qu'il est presque de règle de voir la névralgie disparaître complètement, si elle ne date pas de plus de vingt-quatre heures.

Ce traitement est douloureux, mais il a le grand avantage d'être rapide et de ne rien changer dans la santé ordinaire du patient, chose qu'on ne peut pas dire des injections de morphine généralement employées en pareil cas.

Dans les névralgies plus tenaces ou datant de quelque temps, la faradisation telle que nous l'avons conseillée, ne doit être employée que contre les crises aiguës ; en dehors de ces crises, on appliquera avec avantage le courant continu, le pôle positif sera appliqué au point douloureux. L'intensité du courant employé devra être assez énergique, environ douze à quinze millièmes, plus même si la région où l'application se fait le permet.

L'intensité du courant ne devra jamais porter plus haut que le cou.

(BARDET.)

Dans la *névralgie faciale*, on place le pôle négatif au

point de sortie du tronc facial et le pôle positif vers la périphérie de la branche douloureuse..... Dans ces divers cas on se sert d'un courant de 10 à 12 éléments, que l'on maintient sans interruption pendant six à huit minutes.   (ONIMUS.)

Dans les cas de tic douloureux de la face, on place le pôle positif (tampon assez étroit), sur les troncs nerveux à leur sortie à la face, et le pôle négatif (tampon ordinaire), sur le ganglion cervical, et l'on fait passer sans la moindre interruption un courant de douze éléments pendant sept à huit minutes. Lorsque les mouvements de mastication provoquent constamment des douleurs violentes, on fera bien également de mettre pendant deux à trois minutes le pôle négatif sur le muscle masséter. Lorsque la guérison a lieu, l'amélioration se déclare dès les premières séances, et le sommeil, qui souvent est impossible ou troublé chez les malades, revient, et c'est là un des meilleurs signes de succès définitif.

Nous ferons néanmoins remarquer que le tic douloureux de la face peut souvent tenir à une cause centrale, et que la guérison de cette affection est très rare. Sur dix cas que nous avons eu l'occasion de traiter, nous n'avons obtenu de résultats heureux et durables que dans trois cas.   (ONIMUS.)

Névralgie cervico-occipitale. — On place le pôle positif sur la nuque, au niveau des premières vertèbres cervicales sur le nerf occipital, et le pôle négatif sur la fosse susépineuse. L'intensité du courant variera de 10 à 25 éléments.   (ONIMUS.)

Névralgie cervico-brachiale. — On emploiera 15 à 25 éléments chez les sujets excitables, mais on pourra utilement porter le nombre des éléments à 35 ou 40 et même au delà. Le pôle positif sera maintenu sur les vertèbres cervicales, et l'on placera le pôle négatif dans le creux axillaire, au niveau de l'épitrochlée, si la névralgie s'étend jusqu'à l'avant-bras. Selon le trajet de la douleur, on saura quel est le nerf du bras ou de l'avant-bras qui est affecté, et le tampon sera placé aux points les plus superficiels.

Si cette névralgie est accompagnée d'atrophie musculaire, il faudra faire quelques intermittences sur les muscles atteints. (ONIMUS.)

Névralgie intercostale. — On place le pôle positif à la région postérieure, au niveau, ou un peu au-dessus du trou de conjugaison, où émerge le nerf atteint d'hypéresthésie, et le pôle négatif à la partie antérieure, sur l'espace intercostal parcouru par le nerf. L'intensité du courant sera de 20 à 35 éléments.

Pour cette espèce de névralgie brachiale, on peut, chez les personnes un peu obèses, employer un plus grand nombre d'éléments, surtout au début de la séance; mais il faut toujours terminer par un courant faible et appliqué du côté des centres. Lorsque la névralgie est peu ancienne, et que les douleurs ne sont pas bien localisées, on fera bien également de faire dans la première partie de la séance quelques interruptions, et d'exciter la peau en promenant le rhéophore négatif sur les surfaces cutanées. Mais il faut toujours se garder de faire ces interruptions à la fin de la séance. (ONIMUS.)

Névralgie lombo-abdominale. — Le pôle positif étant placé un peu en dehors des premières vertèbres lombaires, si la douleur n'occupe que la région postérieure, on mettra le pôle négatif à ce niveau.

On emploiera un courant d'une intensité de 20 à 30 éléments, appliqué pendant dix minutes environ.

(ONIMUS.)

Névralgie sciatique. — La faradisation ou la fustigation électrique de Duchenne a été employée dans certains cas avec succès dans le traitement de la *sciatique;* mais, le plus souvent, la trop vive excitation produite par ce mode d'électrisation, loin de calmer la douleur, ne fait que l'exciter davantage.

Nous employons toujours les courants continus appliqués de la façon suivante : Le pôle positif étant placé au niveau de l'échancrure sciatique, on appliquera le pôle négatif sur le trajet du nerf, mais on aura soin de placer le tampon au-dessous du point douloureux, c'est-à-dire que les points douloureux devront être compris entre les deux pôles.

Si, comme cela arrive souvent, la douleur s'irradie le long du nerf péronier, on placera également pendant deux à trois minutes le tampon sur ce nerf au-dessous du creux poplité.

Le nombre des éléments employés variera de 25 à 60 suivant la tolérance du malade; la durée de l'électrisation sera de douze à quinze minutes. Si la douleur n'est pas pas trop vive, il sera avantageux d'imprimer au courant un certain nombre d'interruptions, ou même quelquefois de renverser le courant à plusieurs reprises, si l'appareil dont on se sert est muni d'un manipulateur à cet effet. Toutefois ces interruptions ne devront se pratiquer que dans le milieu de la séance, et l'on aura soin de n'imprimer aucune secousse pendant les dernières minutes de l'électrisation.

Les *sciatiques-névrites* sont toujours accompagnées d'une atrophie musculaire plus ou moins grande des muscles de la jambe. On peut, dans ces cas, commencer la séance en électrisant les muscles avec des courants induits. Courants à interruptions rares et pendant deux minutes au plus. Ce sont d'ailleurs les sciatiques avec atrophie musculaire qui guérissent le mieux et le plus sûrement par l'emploi de l'électricité. Nous n'avons pas de sciatique de ce genre que nous n'ayons pu améliorer aussitôt par ce traitement. Avec le lumbago, ce sont les cas où les courants continus donnent les plus beaux succès.

(ONIMUS.)

Cette maladie est très favorablement influencée par le courant continu qui fait, en même temps que la douleur, disparaître les troubles trophiques et surtout évite les si tenaces névralgies consécutives.

La méthode qui m'a toujours donné les meilleurs résultats est la suivante : galvanisation descendante du membre inférieur. La plaque positive sur l'émergence du sciatique, la négative alternativement *au-dessous* de chaque point douloureux. Courant de 6 à 12 milliampères. Durée : dix minutes. Concurremment, courte séance d'électrisation statique avec étincelles nombreuses et fortes sur le trajet du sciatique.

L'amélioration doit être assez rapide dans les premiers jours. Il faut, en moyenne, huit à douze séances pour que le malade commence à ressentir du soulagement, vingt à trente pour la guérison complète.

(LABAT.)

Névralgie utérine. — Certaines névralgies, lorsqu'elles existent chez les femmes, présentent tout de suite les symptômes d'un état plus général; ces névralgies, dites hystériques, sont souvent le résultat de la maladie générale. Mais, dans quelques cas aussi, elles en sont l'origine, et dans tous les cas elles entretiennent les phénomènes hystériques. Elles doivent alors être traitées séparément, et parmi celles-ci les plus importantes sont celles du col de la matrice ou des régions voisines de la matrice.

Dans ces cas de névralgies, les courants continus ont une très heureuse influence. Il n'est point indispensable d'appliquer l'un des pôles sur le col de la matrice ; l'électrisation de la partie inférieure de la moelle nous a donné d'excellents résultats.

Pour cela, on applique le pôle positif sur la colonne vertébrale au niveau de la dixième vertèbre dorsale, et le pôle négatif sur le sacrum. On commencera par un courant de 15 éléments, puis on pourra en porter l'intensité jusqu'à 40 éléments. Les séances seront de huit à dix minutes.

Dans quelques cas, il est cependant nécessaire d'agir directement sur la matrice, et surtout lorsque les névralgies ont un des ovaires pour point de départ. Dans ces cas, on adapte un des pôles, le pôle positif de préférence, au rhéophore utérin, et on le porte sur le col de la matrice, et l'autre pôle est mis en communication avec un tampon ordinaire que l'on place sur l'abdomen au niveau de l'ovaire. Durée de quatre à six minutes avec un courant d'abord assez faible (10 éléments), que chez la plupart des femmes l'on peut porter progressivement jusqu'à 25 à 30 éléments. (ONIMUS.)

Névralgie vésico-uréthrale. — Dans cette affection, il est très difficile de donner une indication bien précise pour la direction des courants. Nous plaçons en général le pôle négatif sur la moelle à la hauteur du plexus sacré, et le pôle positif à la région abdominale, au-dessus du pubis, ou sur le périnée. Le nombre d'éléments employés est de 20 à 60. Il faut, dans ce cas, tenir compte de plusieurs conditions, et surtout de la sensibilité des régions qu'on électrise. La peau du périnée est, en effet, très sensible, et c'est une des principales raisons pour laquelle nous y plaçons le pôle positif, qui est moins excitant que le pôle négatif.

Dans les névralgies vésicales accompagnées de spasmes et de contractures, si les applications externes ne produisent pas de résultat au bout de quelques séances, il faut alors introduire la petite sonde électrique jusque dans la vessie, y adapter le pôle positif et maintenir à l'extérieur, en général sur le pubis, le pôle négatif. Dans ces conditions il faut toujours employer un courant assez faible de 15 à 20 éléments et ne jamais dépasser trois à quatre minutes. Il faut également avoir la précaution de ne pas employer des sondes trop grosses, et de ne pas maintenir le courant lorsque la sonde parcourt le canal de l'urèthre. La petite sonde exploratrice du professeur Guyon est très bonne pour cet usage.   (Onimus.)

Migraine. — Nous avons employé deux méthodes qui nous ont également réussi dans le traitement de la *migraine*. La première consiste à placer les deux tampons de chaque côté du front, avec un courant de 8 éléments au plus, et une durée de temps de six à dix minutes. La seconde consiste à électriser le ganglion cervical supérieur. Pour cela on place les deux tampons du côté de la nuque, au-dessous et en arrière des apophyses mastoïdes. C'est cette dernière méthode qui nous paraît la plus rationnelle, et que nous employons le plus souvent. Le courant est de 10 à 18 éléments.

On peut également employer les courants induits, en promenant les excitateurs humides sur les tempes, avec un courant très faible et des interruptions très fréquentes.

(Onimus.)

Névralgies anciennes ou consécutives à des névrites. — Dans les *névralgies anciennes ou consécutives à des névrites*, il y a toujours une lésion organique plus ou moins marquée. On comprend que pour les guérir il faille beaucoup plus de temps que pour les névralgies aiguës. Le traitement sera donc assez long, car on ne peut espérer la guérison que lorsque les altérations qui se font dans le

nerf ou dans les muscles auront été enrayées ou modifiées. Il faut donc surtout agir sur la nutrition des membres et ne pas autant chercher à combattre l'élément
douleur.

Les courants continus devront donc être préférés, mais
il est inutile en même temps, au commencement de la
séance, d'électriser les muscles qui ont subi un commencement d'atrophie, avec des courants induits à intermittences rares.

Dans l'emploi des courants continus, il faut placer le
pôle positif sur les centres, sur la partie lombaire de la
moelle (en supposant une névrite du sciatique), et promener le pôle négatif sur les régions où les nerfs sont superficiels et sur les muscles atrophiés. Le courant doit être
assez intense, et il est avantageux de faire par moments
quelques interruptions.

On peut espérer une amélioration très notable et la
guérison, chaque fois que les névralgies et les névrites ne
sont pas symptomatiques d'autres affections, nous avons,
en effet, constamment obtenu des succès remarquables
dans ce genre d'affection.

Les premières séances, dans les cas anciens, sont souvent suivis de douleurs assez vives. Ces douleurs ne doivent pas faire cesser le traitement à moins qu'elles ne
persistent encore après sept ou huit séances. Elles sont
d'ordinaire très atténuées après ce nombre de séances.

(ONIMUS.)

Quand la névralgie est *essentielle*, il n'est rien d'aussi
efficace que l'électricité, quel que soit le siège du mal.

Nous sommes arrivés à guérir des *névralgies faciales*
qui existaient depuis plus de vingt ans et laissaient rarement le malade un jour sans souffrir.

Nous avons souvent fait disparaître des *névralgies inter-*
costales très rebelles.   (ARTHUIS.)

Les méthodes électriques tendent toutes à modifier l'excitabilité du nerf par révulsion, soit par l'action hypos-
thénisante du courant faradique profond ou du courant
galvanique.....

La guérison ou l'amélioration de la névralgie peut être
obtenue très simplement par le moyen du courant continu. Dans ce cas, c'est encore le courant galvanique descendant qui rendra les plus grands services ; une remarque
importante se place ici, c'est que, dans le traitement des
névralgies, le courant employé, du moins au début, sera
faible 2 à 6 milliampères d'intensité. Parfois un courant
ascendant sera utile et on doit l'essayer quand on aura
échoué avec le courant descendant. La durée des séances
sera en général de dix à vingt-cinq minutes.

En même temps, l'électrisation statique générale sera
presque toujours indiquée. J'ai remarqué que, dans la
plupart des cas, employée simultanément avec le courant
continu, elle abrégeait notablement la durée de la maladie, ce qui est loin d'être négligeable.   (LARAT.)

Dans les névralgies le courant galvanique descendant
est préférable à intensité moyenne de 8 à 12 milliampères.
Néanmoins, cette indication est sujette à quelques variations.

Névralgies du trijumeau. — Le traitement devra le plus
souvent procéder par tâtonnements. D'abord courant
continu de 4 à 6 milliampères d'intensité descendant, en
même temps électrisation statique avec souffle. Puis, si
ces moyens ne réussissent pas au bout de huit ou dix
séances, faradisation cutanée avec étincelles statiques. Ne
pas insister si, en cinq ou six séances, ce dernier traitement reste sans utilité probante.

Enfin, si ces moyens ont échoué, on peut recourir à la
galvano-puncture sur le trajet nerveux avec des intensités

faibles, au moyen d'aiguilles *ad hoc* implantées de 2 centimètres environ dans les tissus.   (LARAT.)

Neurasthénie.

La franklinisation, aidée par une hygiène et un régime alimentaire appropriés, constitue le meilleur traitement de la neurasthénie. Elle répond à la fois à l'indication générale relative à la nutrition et aux indications spéciales fournies par les divers accidents névropathiques. Il n'est pas possible de formuler une prescription unique pour tous les cas. Dans la pratique on aura surtout à tenir compte de la tolérance très variable des sujets relativement à l'électricité. Sous ce rapport il y a à distinguer dans la maladie deux formes : l'hyperexcitable et la torpide.   (VIGOUROUX.)

Bain statique quotidien. Commencer par des séances de cinq minutes pour arriver en dix ou douze jours à une durée de vingt à trente minutes. Frictions répétées sur tout le corps avec l'excitateur en bois en insistant au niveau du rachis.

Souffle électrique dirigé sur l'occiput.

Galvanisation ascendante du rachis dans les cas d'impuissance surtout. La plaque négative sera placée au niveau des dernières vertèbres cervicales et des premières dorsales, la plaque positive sur la région sacrée.

Intensité : 8 à 10 milliampères.

Durée : cinq à six minutes.

Dans le cas où l'électrisation statique n'est pas possible, recourir à la faradisation généralisée.

Il faut toujours compter que le traitement sera d'assez longue durée, souvent de plusieurs mois.

                                  (LARAT.)

Nœvus des paupières.

Les nœvi des paupières et de la face sont parfois très étendus. En employant l'électrolyse, il tend à se produire une rétraction qui dépasse une limite assez faible.

L'électrolyse, dans ces conditions, devra être pratiquée avec une certaine légèreté de main.

Voici le procédé qui nous a réussi.

Après une compression de la paupière, on voit les principaux troncules vasculaires. On les oblitère d'abord en enfonçant une aiguille de platine près du troncule et en appuyant sur le vaisseau, pendant le passage du courant, pour souder les parois vasculaires, et en fermer la lumière. L'aiguille est en rapport avec le pôle négatif, d'un appareil de 2 ou 3 éléments de Trouvé, ce qui suffit. L'aiguille étant plongée dans les liquides sous-épidermiques, la résistance a beaucoup diminué.

Pour les capillaires dilatés, l'aiguille très fine est insérée dans les couches superficielles du derme, tendu et comprimé, etc., les vaisseaux sont détruits par petits îlots, par le passage intra-dermique de l'aiguille et du courant. L'aiguille peut être mise en contact avec le pôle positif, pour avoir une cicatrice moins rétractile. L'arrêt du sang est acquis, avec l'action des deux pôles, quand il s'agit de petits vaisseaux, et qu'on utilise la compression ; on efface ainsi, d'abord en partie, le calibre vasculaire, ce qui en permet plus facilement la soudure.

Le pôle non électrolysant est tenu sur le front même, ou dans la main.

Compression préalable, faible quantité d'électricité, cautérisation électrolytique très mince, répétition de l'électrolyse dans les points insuffisamment dévascularisés. Ce sont là les conditions qui peuvent faire réussir la cure du nœvus en nappe, sans ectropion consécutif.   (Boucheron.)

Occlusion intestinale.

La première chose à remarquer est que, en pareil cas, tout ce qu'on demande à l'électricité est de provoquer énergiquement le mouvement péristaltique de l'intestin dans l'espoir de rétablir le cours des matières, la cause réelle de l'affection, son siège, sa nature restant indéterminés.

Les moyens les plus directs et les plus efficaces de répondre à cette indication sont la faradisation ou la galvanisation de l'abdomen, les tampons étant placés l'un sur les lombes, l'autre promené sur la région abdominale. Si l'on emploie le courant galvanique, on fera des alternatifs de façon à provoquer des secousses.

Le procédé de galvanisation recto-abdominale préconisé par Boudet de Pâris, et connu sous le nom bizarre de lavement électrique, n'a aucun avantage et présente quelques inconvénients. Il n'est motivé ni par la difficulté de provoquer la contraction de l'intestin à travers la paroi, ni par la nécessité de se rapprocher du siège de l'obstruction (quand elle existe) qu'on ne connaît pas. Ce procédé ne représente en somme qu'une complication inutilement fatigante pour le malade.   (Vigouroux.)

Nous croyons que moins douloureux que la faradisation, plus sûrs et moins exempts d'inconvénients que la galvanisation ordinaire, les lavements électriques constituent un progrès et doivent être appliqués toutes les fois que cela est possible. Malheureusement, ce moyen est encore trop peu connu ou trop dédaigné.   (Larat.)

Boudet de Pâris a publié une brochure sur le traitement de cette maladie. Il se prononce pour la voltaïsation à intermittences rythmées (appareil fig. 109) de la région

abdomino-rectale. Courants de faible intensité d'une
durée de vingt à trente minutes. Le pôle négatif est
dans le rectum ; le positif sur l'abdomen.

Opacités du corps vitré.

Les troubles du corps vitré justiciables de l'électricité
sont les opacités légères ou de moyennes dimensions,
surtout celles qui sont constituées par des exsudats fibrineux fins. Ces exsudats proviennent des procès ciliaires
et de leur épithélium sécréteur (quelquefois de la cho-
roïde). Ils traversent l'épithélium et l'hyaloïde (ou la rétine)
à l'état de liquide, fibrinogène ; et ils trouvent dans le
corps vitré des éléments, fibrinoplastiques, qui les coagu-
lent.

Ces fins caillots de fibrine forment la majeure partie
des opacités du corps vitré, et un certain nombre des
mouches volantes récentes.

Tant que ces opacités restent à l'état de caillots fibrineux fins, l'électrisation galvanique, 2 à 6 milliampères,
électrode positive à la nuque, électrode négative sur le
front, ou même électrodes sur chaque tempe, peut faciliter leur résorption, parfois avec une rapidité très grande,
une huitaine de jours quelquefois, ou bien après quelques semaines.

Ces effets s'observent sous la condition que le processus
exsudatif est terminé, et que l'électrisation intervient sur
les résidus d'un processus morbide qui a pris fin. Il en
est autrement si la maladie continue son évolution et si
l'exsudation continue.

Les caillots fibrineux résultant d'hémorragies, dans le
corps vitré, sont déjà plus difficiles à résoudre, parce qu'ils
forment des caillots assez volumineux, parce que le sang
a souvent *déchiré* le tissu de la trame vitrée, ce qui est
suivi d'une *cicatrice* (opacité irréductible).

Enfin, dès que les caillots ou exsudats fibrineux ont subi l'*organisation en tissu conjonctif*, lequel est et reste opaque, l'opacité du corps vitré, qu'elle soit fine (mouche volante permanente), ou qu'elle soit épaisse et large, devient irréductible, par toute espèce de moyen, parce qu'elle est formée d'un tissu durable et vivant par lui-même.

Les mouches volantes légères sont souvent des exsudats rhumatismaux et goutteux, auquel cas l'électrisation statique par influence peut être employée en même temps que la galvanisation. (V. *Rhumatisme goutteux*.)

Les exsudats syphilitiques, paludéens réclament le traitement général avec l'électricité.

Les opacités du corps vitré produites par des cristaux de cholestérine, de phosphates, d'oxalates de chaux, etc., sont irréductibles.   (BOUCHERON.)

Oppression. (V. *Asthme.*)

Orchite.

Le D⟨r⟩ Picot (de Tours) a employé la galvanisation comme traitement de l'orchite, Les courants d'intensité faible (6 à 8 milliampères); le pôle positif doit être placé sur le testicule malade et le pôle négatif sur le cordon testiculaire. M. Picot fait tous les jours une séance de dix minutes. Sur quarante cas, l'amélioration a été notable et la guérison singulièrement activée; sur trois sujets seulement il a fallu pratiquer sept électrisations; chez les autres, quatre ou cinq séances suffirent.

(*Société médicale d'Indre-et-Loire*, 2 avril 1874.)

L'orchite aiguë ou chronique est profondément et favorablement modifiée dans son évolution par l'application des courants continus faibles à travers la glande.... Les courants seront d'une intensité de 5 à 6 milliampères, le pôle positif est placé en arrière, le négatif en avant. Durée : cinq minutes.   (ONIMUS.)

Ovarite. (V. *Douleurs des ovaires*.)

Il est important pour le traitement de l'ovarite de bien faire le diagnostic et de voir s'il n'y a aucune autre complication, du côté des trompes ou du péritoine, sans quoi le traitement électrique ne donnerait pas le résultat qu'on en attend. Dans les cas simples, une chimicaustie positive avec une intensité de 25 à 50 milliampères donnera le résultat désiré. Disparition de la douleur, résolution de la zone inflammatoire périovarique. Il est nécessaire de faire deux ou trois séances. Je n'insiste pas sur l'antisepsie ni sur le rayon consécutif. Pour les cas compliqués de salpingite, ce qui est la règle, je renvoie au traitement de la salpingite ou mieux de l'ovaro-salpingite.   (BRIVOIS.)

Pachyméningite. (V. *Méningite spinale*.)

Paralysies.

Une considération élémentaire doit dominer le traitement des paralysies ; c'est qu'il ne peut être fondé que sur un diagnostic exact et complet de l'affection. On arrive ainsi à simplifier notablement le sujet.

Le traitement local habituel, qui consiste à solliciter la contraction musculaire en vue de favoriser le retour de la motilité n'est pas également applicable à toutes les paralysies. Il peut être employé avec succès, ou au moins sans inconvénient, dans les paralysies *fonctionnelles*, c'est-à-dire sans lésions organiques.

Il n'en est pas de même dans les paralysies organiques dépendant d'une *lésion cérébrale*. En pareil cas l'électrisa-

tion périphérique localisée n'est pas motivée puisque le
nerf et le muscle sont sains et elle a le plus souvent un
fâcheux retentissement sur le centre nerveux (aggrava-
tion de l'état spasmodique, etc.).

L'électrisation localisée n'est pas davantage justifiée
dans les paralysies par *lésion spinale*. Il y a pour cela une
autre raison ; c'est l'altération trophique consécutive des
nerfs et des muscles qui subissent un processus de dégé-
nération scléreuse ou graisseuse. Or, dans cet état, il y a
plusieurs motifs de croire que l'électrisation nervo-musculaire exerce une action perturbatrice et défavorable ; il
n'y en a aucun de supposer qu'elle aide à la réparation.

Il est vrai que certaines affections médullaires, par
exemple le syndrôme paraplégie spasmodique, ne sont
pas accompagnées de dégénérations périphériques : mais
dans ce cas, de même que dans les lésions cérébrales,
c'est le spasme qui contre-indique l'excitation musculaire.

Dans les paralysies par suite de *lésion nerveuse périphérique*, toxique, traumatique, etc., l'existence des troubles trophiques dégénératifs identiques à ceux de la
poliomyélite, doit encore faire écarter l'électrisation localisée.

Celle-ci n'est donc applicable en définitive que dans les
paralysies fonctionnelles.

Cette question du traitement local des paralysies n'est
restée si longtemps indécise que parce qu'on ne l'a pas
envisagée méthodiquement. En effet, la première condition pour apprécier la valeur d'un traitement, électrique
ou autre, dans un cas donné, est d'être fixé sur la marche
que prendrait la maladie non traitée. Il est évident que
cette base indispensable nous manque dans la plupart
des paralysies où l'électricité est d'un emploi classique.
Bon nombre de ces affections présentent une tendance
spontanée à l'amélioration, et il est bien difficile d'évaluer
ce que la thérapeutique peut y ajouter. Par exemple les

hémiplégies de cause cérébrale ou encore les paralysies infantiles. On sait que la marche de ces affections est essentiellement régressive et c'est une erreur que d'attribuer l'amélioration spontanée qui se produit toujours dans une certaine mesure, à tel ou tel traitement local. L'observation m'a convaincu que, dans ces cas, le traitement local est au moins inutile et souvent nuisible. D'abord il ne porte pas sur la lésion principale dont le siège est d'ailleurs inaccessible. Ensuite on n'a jamais vu que je sache, dans la paralysie infantile d'ancienne date, l'électricité rétablir la motilité dans les muscles atrophiés et paralysés; et c'est précisément la seule preuve que l'on pourrait donner de son efficacité. Enfin le traitement peut être nuisible, ainsi que je l'ai dit, en aggravant la contracture des hémiplégiques et en intervenant d'une façon perturbatrice dans les troubles trophiques périphériques de la paralysie infantile.

Mais voici une catégorie où cela est encore plus évident, celle des paralysies périphériques. Dans ces cas, l'électro-diagnostic, mieux encore que dans les paralysies infantiles, nous renseigne exactement sur le degré de l'altération trophique et par suite sur la durée de l'affection. A-t-on jamais vu une de ces paralysies radiales, dites par compression, ne pas guérir en trois ou quatre semaines faute de traitement électrique? D'autre part, a-t-on vu une paralysie faciale dite *a frigore*, dont l'électro-diagnostic avait fixé la durée à six mois, je suppose, n'en durer que trois grâce à l'électrisation? pas davantage. Et ainsi de suite.

Il faut donc reconnaître que dans toutes les paralysies dues à une lésion centrale ou périphérique, l'électrisation localisée peut être nuisible et qu'elle est certainement inutile. Au lieu de s'évertuer à exciter des nerfs et des muscles malades, il vaut mieux songer à améliorer l'état général; c'est encore le moyen le plus efficace de réparer la lésion nerveuse, si c'est possible, et ses conséquences.

L'électrisation localisée n'en reste pas moins utile dans les atrophies simples et les paralysies fonctionnelles ; mais c'est par une fâcheuse confusion qu'on a étendu cette donnée aux atrophies et aux paralysies par lésion centrale ou périphérique. Cette confusion provient surtout de ce que l'électro-diagnostic est généralement négligé.

(VIGOUROUX.)

Paralysie infantile. — Paralysie pseudo-hypertrophique. — J'ai obtenu la guérison de la paralysie pseudo-hypertrophique à la première période, à l'aide de la faradisation musculaire, secondée par l'hydrothérapie et le massage. Lorsque ce traitement a été appliqué au moment où elle était arrivée à la seconde période, il n'a produit qu'une amélioration passagère et n'a pas empêché la marche envahissante et la terminaison fatale de cette maladie. (DUCHENNE, de Boulogne.)

Le Dr Joffroy a obtenu par la galvanisation fréquemment inversée (V. *Atrophie musculaire*) des résultats remarquables.

Les Drs Contancin (de Montmorillon) et Rouhier se trouvent bien pour le traitement de cette maladie des courants constants et continus faibles (4 éléments Trouvé). — Voltaïsation permanente du Dr Lefort.

Il y a, je crois, un intérêt primordial à électriser *tôt* dans la paralysie infantile. Les piètres résultats constatés jusqu'à présent dans l'électrothérapie de cette maladie tiennent, selon moi, à ce que l'on attend plusieurs semaines avant de recourir à l'électricien.

Mais il faut bien savoir, en outre, qu'un tel traitement est toujours très long. L'électricité galvanique seule est

capable de donner de bonsrésultats tant que la contractilité faradique est abolie. En tout cas, l'électricité statique est absolument inutile.   (LARAT.)

Paralysie faciale. — Le traitement fondamental de la
paralysie faciale est la galvanisation du nerf facial et
exceptionnellement la faradisation.

Pour les cas légers à excitabilité normale, on applique
le pôle positif *indifférent* sur le bras du malade, sous la
forme d'une large plaque. Le pôle négatif est promené sur
le tronc du facial en avant du conduit auditif externe,
sur ses diverses branches, en insistant au niveau des
points d'émergence, trou mentonnier, sous-orbitaire, sus-
orbitaire. Courant continu d'une minute environ sur chacun de ces points avec une intensité de 2 à 4 milliampères,
avec rhéostat intercalé. Puis faradisation localisée de
chacun des muscles au moyen de deux tampons. Durée :
une demi-minute sur chaque muscle.

Faible intensité.

L'excitabilité faradique étant disparue (cas moyens et
graves), s'en tenir au courant galvanique, courant constant comme ci-dessus, puis chocs galvaniques sur les
différents muscles. S'abstenir absolument de faradisation.

                                                 (LARAT.)

Paralysie du larynx. — Une fois les indications bien
établies par le diagnostic, on aura le plus grand avantage à employer la galvanisation continue ou interrompue
et la faradisation, mais il est bien évident que les moyens
d'application diffèrent.

Les excitateurs employés devront toujours offrir une
très petite section, permettant de localiser l'action des
courants sur les différentes parties de l'organe vocal, autant que la chose est possible. Toutes ces opérations
peuvent fort bien se faire extérieurement, et il n'est nul-

lement besoin de pratiquer l'électrisation directe du larynx ; cette pratique, essayée par divers médecins, nous paraît non seulement inutile, mais même dangereuse.

(BARDET.)

Paralysie diphtérique. — On électrisera journellement les muscles atteints au moyen des courants continus et, à ce traitement local, on adjoindra avec avantage un traitement général statique.

En général, les paralysies diphtériques sont promptement améliorées par la galvanisation.   (LARAT.)

Paralysie des muscles moteurs du globe oculaire. — Dans le traitement de cette affection, on applique un courant de 8 à 10 éléments, en plaçant le pôle positif près du globe oculaire, et le pôle négatif sur la tempe du côté correspondant, ou sur le ganglion cervical supérieur. La durée de l'électrisation sera de cinq à six minutes.

(ONIMUS.)

D'après Duchenne (de Boulogne) ce genre de paralysie est souvent un des premiers symptômes de l'ataxie locomotrice. Dans ce cas, le traitement est le même que la maladie mère.

Les paralysies des muscles de l'œil qui ressortissent du traitement électrique, sont les paralysies diphtéritiques, syphilitiques des premières périodes, les paralysies du début de l'ataxie, quelques paralysies infectieuses, typhoïdiques, scarlatineuses, etc., les paralysies dites rhumatismales, les paralysies *à frigore* et quelques autres de cause indéterminées. Ce sont presque toutes des paralysies périphériques.

Les paralysies dépendant d'une lésion centrale encéphalique, les ophtalmoplégies, les paralysies de la période terminale de l'ataxie, les paralysies anciennes périphériques, etc., ne bénéficient guère de l'électricité.

38.

L'expérience a montré que les paralysies traitées par l'électricité et par la médication générale appropriée, ont une durée les unes d'une huitaine de jours, les autres de trois semaines, les autres de six semaines, les autres de trois à six mois, enfin viennent les incurables. Il semble donc que certaines paralysies dégénératives peuvent encore guérir.

Le procédé d'électrisation qui convient le mieux est la galvanisation, comprenant dans le courant l'origine et la terminaison du nerf, 2 à 6 milliampères. Pôle positif à la nuque et négatif sur le front, durée de cinq à dix minutes, ou selon le procédé de Lefort 2 éléments Trouvé, appliqués pendant quelques heures. (Avec une durée trop longue, douze à vingt-quatre heures, on observe souvent des escarres sous les électrodes.) On obtient aussi le résultat thérapeutique en plaçant les pôles d'une tempe à l'autre, ou de l'angle de la mâchoire au front. Le sens du courant n'est pas la chose essentielle.

Les courants induits sont moins appropriés, ils ne produisent pas de contraction des muscles, si on place les électrodes sur la peau péri-orbitaire. La gymnastique faradique des muscles n'est donc pas essentielle pour la cure de ces paralysies.   (Boucheron.)

Pôle négatif sur l'œil; pôle positif sur la nuque; intensité 3 à 4 milliampères avec une grande résistance rhéostatique. Durée de deux à trois minutes.

Cette application galvanique sera suivie d'une courte application faradique, et le mieux dans ces régions si sensibles est de faire passer le courant à travers le corps de l'opérateur qui se servira de son doigt comme électrode actif. Pour cela on n'a qu'à placer l'électrode indifférent dans la main ou sur la nuque du malade, saisir soi-même l'autre électrode humide et promener le doigt de l'autre main là où on le juge à propos.

On se rendra ainsi parfaitement compte de l'intensité du courant, ce qui, en l'espèce, présente quelque intérêt.

Cette électrisation en masse pour les cas de paralysie des muscles de l'œil a donné de bons résultats entre les mains de Erb. (LARAT.)

Paralysie du diaphragme. — Le meilleur traitement à opposer à la paralysie du diaphragme, c'est la faradisation localisée de ce muscle par l'intermédiaire des nerfs phréniques. (DUCHENNE, de Boulogne.)

Paralysies a frigore. — Voici en somme les résultats des expériences comparatives que j'ai faites depuis quelques années chez les malades de ma clinique civile (polyclinique); j'ai toujours commencé le traitement deltoïdien simple par l'application du courant continu, et presque toujours j'ai dû en venir à la faradisation cutanée pour en obtenir la guérison. Dans la pratique civile au contraire, j'ai toujours appliqué immédiatement la faradisation cutanée au traitement du rhumatisme deltoïdien simple et jamais je n'ai dû recourir au courant continu. Dans les cas où, la faradisation cutanée ayant échoué, j'ai essayé ensuite l'application thérapeutique du courant continu, je n'en ai rien obtenu.

La faradisation musculaire méthodiquement appliquée à la paralysie rhumatismale *a frigore* m'a donné d'excellents résultats, comme dans les paralysies consécutives aux lésions traumatiques des nerfs. Je n'en puis dire autant des courants continus labiles. Les courants continus labiles et les courants galvaniques intermittents m'ont paru agir comme la faradisation localisée.

(DUCHENNE, de Boulogne.)

Paralysie de la vessie. (V. *Incontinence d'urine.*) — .... Mais il n'en est pas de même lorsque l'incontinence est due à une *paralysie de la vessie*. Là, l'électricité statique est vraiment souveraine. Nous avons soigné et guéri un nombre très considérable de malades atteints d'incontinence... Sous l'action de la médication électrique, la vessie la plus inerte reprend bien vite son énergie primitive, l'organe affaibli se réveille et se tonifie d'une façon frappante, et la guérison est bientôt complète.

(Arthuis.)

La faradisation externe de la paroi abdominale ne donne pas grands résultats dans la paralysie; l'application des courants continus est plus efficace; dans l'incontinence d'urine, au contraire, la faradisation réussit pour la majorité des cas.   (Larat.)

Il faut surtout se bien garder d'employer comme électrode une sonde métallique, car dans ces cas l'urèthre serait électrisé sur toute sa longueur et l'opération serait très douloureuse; de plus, on risquerait de provoquer un spasme du sphincter de la vessie. La faradisation est douloureuse; de plus, elle est beaucoup moins utile que la galvanisation, dont l'action énergique sur les muscles à fibres lisses est connue. On aura donc tout avantage à employer les courants continus dans la paralysie vésicale. Bien entendu, c'est le pôle négatif qui devra être porté dans l'intérieur de la vessie; le pôle positif sera appliqué sur l'abdomen à l'aide d'une large plaque.

La galvanisation de la vessie doit être prolongée pendant toute la durée des phénomènes paralytiques; la durée des séances varie entre cinq et quinze minutes avec une intensité moyenne (5 à 10 milliampères).

(Bardet.)

Paralysie hystérique. (V. *Hystérie*). — On doit, en général, dans la paralysie hystérique, localiser l'excitation électrique dans chacun des organes affectés, et continuer le traitement quelque temps après le retour des mouvements, afin de fixer, pour ainsi dire, la guérison... Les faits que j'ai recueillis ne m'ont pas permis de reconnaître les signes qui annoncent si la faradisation guérira ou non la paralysie hystérique. La forme paraplégique est celle dans laquelle les chances de succès paraissent les moins grandes.

Quand on a été témoin de ces guérisons obtenues par la faradisation localisée, chez des hystériques dont la paralysie a résisté jusqu'alors, et quelquefois depuis longtemps, aux médications les plus énergiques, on se sent pris d'une sorte d'admiration pour la puissance thérapeutique de l'électricité.   (DUCHENNE, de Boulogne.)

M. Joffroy recourt à l'électricité (galvanisation fréquemment inversée) dans le traitement des paralysies hystériques avec ou sans contracture, mais il ne lui reconnaît guère dans ces cas qu'une action suggestive.

Paralysie hystérique des muscles de la déglutition et de la phonation. — Ziemsen a conseillé, au point de vue du traitement, d'électriser directement les muscles atteints, même les cordes vocales, au moyen d'un long électrode recourbé et muni d'un tampon olivaire à son extrémité. Cette méthode est bonne pour le voile du palais, mais bien difficile à appliquer plus profondément. Ziemsen avoue lui-même que l'électrisation interne du larynx amène des vomissements, des accès de suffocation et une aphonie momentanée. Tous les malades ne sont pas d'humeur à supporter de tels désagréments pour une amélioration toujours problématique. Je crois que, dans ces cas où le muscle est difficilement excitable directement, on doit surtout s'adresser aux actions réflexes et employer l'électricité statique.

Je conseille donc dans les paralysies en question le bain statique accompagné d'une série d'étincelles sur toute la région laryngiée à partir de l'angle de la mâchoire.

(LARAT.)

Paralysie agitante ou tremblement paralytique. — On appliquera un courant assez intense (30 à 40 éléments), sur la partie supérieure de la moelle, le pôle négatif étant placé à la base du crâne, et le pôle positif sur les vertèbres cervicales et sur le ganglion cervical supérieur. Si la paralysie est localisée dans un des membres supérieurs, nous plaçons également, pendant une partie de la séance le pôle positif sur le plexus brachial, le pôle négatif étant maintenu sur la nuque. L'amélioration est possible et quelquefois très considérable au traitement, mais nous ne connaissons pas de guérison complète. Les courants induits ne doivent jamais être employés dans ces cas; mais on peut essayer l'emploi des courants fournis par les machines à frottement, car le vent électrique arrête souvent presque subitement les tremblements; malheureusement cette action n'est que momentanée.

(ONIMUS.)

M. Luys conseille en pareil cas l'action concomitante des miroirs rotatifs (tous les jours) et du transfert (tous les deux jours).

Dans cette affection, les courants induits doivent être considérés comme dangereux. M. Vigouroux, à la Salpêtrière, a souvent employé contre la paralysie agitante l'électricité statique; nous-même l'avons essayée dans plusieurs cas, mais, il faut, l'avouer, sans aucun succès.

(BARDET.)

Je suis tout à fait d'accord avec Erb et Bardet pour conseiller de ne pas compter sur une guérison ou même sur une amélioration durable.

(LARAT.)

Paralysie toxique. — C'est dans les plus défavorables conditions que j'ai voulu expérimenter l'action thérapeutique de la faradisation localisée, et presque toujours après qu'il avait été bien constaté que les autres médications (bains sulfureux, vésicatoires, strychnine à l'intérieur et par la méthode endermique) avaient été impuissantes contre la paralysie. Il était évident que ce mode d'expérimentation devait être décisif. Eh bien, malgré les conditions désavantageuses où elle se trouvait placée, la faradisation localisée a presque toujours triomphé là où j'avais vu échouer les traitements les plus énergiques.

Dans le traitement de la paralysie saturnine, la faradisation doit être pratiquée de manière à exciter des sensations douloureuses, il en résulte que l'on est forcé quelquefois d'en éloigner les applications, sous peine de provoquer une courbature électrique. C'est pourquoi ce traitement est en général très long, et n'exige pas moins de trente à cent séances.   (DUCHENNE, de Boulogne.)

Il ne faut pas oublier que Duchenne assimile les paralysies consécutives à la colique dite végétale à la paralysie saturnine, et il a constaté que la médication doit être la même pour ces deux maladies. Il condamne d'ailleurs l'emploi des courants continus, malgré la défense de Remak qui, à son tour, excommunie les courants induits. Remak disait :

« L'obligeance de plusieurs de mes confrères me fournit bientôt l'occasion de traiter un certain nombre de malades, et me convainquit pleinement de l'insuffisance du courant induit dans beaucoup d'états morbides, surtout dans les paralysies rhumatismales et saturnines qui, selon Duchenne, doivent en être guéries. »

Duchenne donne des observations probantes de la bonté de sa méthode ; ses expériences avec les courants voltaïques ont, au contraire, échoué.

Les réactions électriques étant simplement affaiblies, le traitement se fera d'après les principes généraux, galvanisation continue et faradisation. Cette dernière modalité électrique se montre parfois véritablement héroïque en pareil cas, et Duchenne (de Boulogne) lui a dû de beaux succès.

On appliquera un large électrode positif sur le renflement cervical. Le pôle N sera successivement promené sur les muscles malades. Galvanisation continue à 12 ou 15 milliampères; quelques interruptions sur chaque muscle.   (LARAT.)

Paralysie du grand dentelé. — L'électrisation, au moyen des courants continus associés aux courants de faradisation, quand le muscle se contracte sous l'influence de ces derniers, ce qui est la règle, guérit le plus souvent de cette affection.   (LARAT.)

Paralysie traumatique. — En pareil cas, on devra recourir au courant galvanique descendant à intensité de 8 à 12 milliampères, durée huit à dix minutes. Il sera bon en même temps d'agir sur les membres paralysés par des tampons négatifs promenés le long des trajets nerveux, mais sans interruption et par simple glissement.

Il est bon de rappeler ici que les accidents paralytiques occasionnés par les accidents de chemin de fer (Railway Spine) se rattachent le plus souvent, comme cela a été démontré récemment, non pas à un traumatisme médullaire, mais bien à une hystérie latente qui est mise au jour par suite du shock nerveux. (M. le professeur Brouardel n'admet pas, pour le plus grand nombre de cas, l'hystérie latente. Il attribue les accidents observés à une sorte d'auto-infection par les ptomaïnes, des centres nerveux.)

Ces paralysies-là devront donc être traitées comme des accidents hystériques par l'électrisation statique.

                                                    (LARAT.)

Paralysie à la suite de compression. — Dans l'application des courants continus, on place le pôle positif sur la moelle et, dans tous les cas, au-dessus du point lésé; le pôle négatif est placé sur le point lésé ou un peu au-dessous, afin de comprendre la partie malade du nerf entre les deux pôles. On emploiera suivant les cas, de 3 à 60 éléments.   (ONIMUS.)

Paramyoclonus généralisé.

Tous les cas soumis au galvanisme ont guéri.

(LARAT.)

Paramétrite.

RÉSUMÉ DU TRAITEMENT ÉLECTRIQUE DE LA PARAMÉTRITE

Paramétrite aiguë. — Voir *périmétrite.*
Paramétrite subaiguë et chronique. — Voir *périmétrite.*
Intensité { haute, — choix, — 50 à 150 milliampères.
{ faible. — nécessité, 20 à 40   —
Durée. — Cinq minutes.
Anesthésie. — Nécessaire souvent dans volta-poncture seulement.
Antisepsie. — Rigoureuse. — Tampon iodoformé après ponction.   (BRIVOIS.)

Paraplégie (*d'origine diphtérique*).

M. Luys en a obtenu la guérison rapide par le transfert.

Périmétrite.

S'il est un préjugé enraciné parmi les médecins, et qui trouve un écho dans le public, c'est l'expectation thérapeutique que commande l'état aigu. Etant donné, en effet, une femme atteinte de périmétrite, cet état inflammatoire devient souvent un vrai *noli me tangere*, auquel ou se garde de toucher autrement qu'à distance, et pour lequel on prescrit le plus souvent, et uniquement, des applications émollientes sur le ventre.

Je m'élève contre cette abstention stérile du médecin qui ne prévient rien, ne guérit rien et reste, les bras croisés et désarmés, devant un ennemi qui évolue tout à son aise.

Quoique la conduite opératoire soit délicate, il faut intervenir pour deux raisons : la première pour soulager la patiente, et la seconde pour tâcher de faire avorter l'inflammation.

Il faut faradiser toute femme atteinte d'inflammation, même aiguë, dans les conditions opératoires suivantes :

a. Proscrire absolument ici toute faradisation douloureuse et, notamment, celle de quantité, engendrée par la bobine à fil gros et court ;

b. Adopter, dans ce cas-là, l'usage de la bobine à fil long et fin, qui engendre un courant de tension qui est calmant par excellence ;

c. Faire, au début, une simple application vaginale, à l'aide d'une grosse électrode bipolaire, dont l'extrémité est appliquée contre la région enflammée ;

d. N'appliquer qu'un courant très tolérable pour ne pas faire souffrir la malade, pour ne pas l'exciter inutilement, ce qui ferait totalement échouer le but poursuivi.

e. Tout le secret de la médication consiste, au début, à faire, avant tout, des séances sédatives, pour servir de prologue à une médication plus active ultérieure. Le traitement ne sera hyposthénisant qu'à la double condition d'être peu intense et d'être longtemps continué ;

f. La durée de chaque séance devra être de cinq, dix, quinze, vingt, vingt-cinq minutes, au besoin, et ne devra prendre fin que lorsque la malade déclarera elle-même, spontanément, qu'elle est améliorée, qu'elle souffre un peu moins ;

g. Ce traitement ne réussira, je le répète, qu'à la condition d'être exécuté sans violence et avec la plus extrême douceur;

h. On pourra renouveler la séance de une à deux fois par jour, au besoin, jusqu'à ce que la fièvre diminue, la douleur s'atténue et que la malade entre dans la période dite subaiguë;

j. Toute faradisation devra être précédée et suivie d'une injection vaginale antiseptique au Van Swieten, et l'on apportera les soins les plus scrupuleux dans la conservation de la propreté des sondes.

État subaigu. — Dès que le cathétérisme utérin est possible, sans danger, et sans provoquer de grandes douleurs, l'état subaigu commence pour moi et réclame un complément de traitement.

Il faut alors faire une médication intra-utérine, progressivement intense, dans laquelle on pourra combiner avantageusement les électrisations faradiques et voltaïques.

a. Je dis d'abord faradique, parce qu'il faudra continuer dans l'utérus ce qu'on a commencé à faire dans le vagin et exécuter, à l'aide d'une sonde appropriée, une faradisation utérine.

Le courant sera toujours celui de tension, et on augmentera son intensité par l'enganiement progressif de la bobine, avec une lenteur extrême, sans aucune brusquerie et jusqu'à la limite de la tolérance individuelle. On répétera ces séances tous les jours, et dès qu'un mieux se manifestera, il faudra agir plus énergiquement encore et, dans ce but, réclamer l'appui du courant voltaïque.

Ici c'est l'action purement chimique, dynamique et trophique qui interviendra, pour activer plus rapidement la résorption des exsudats.

Il faudra, au début, tâter la susceptibilité du sujet, en

faisant des séances courtes et peu intenses de 20 à 40 milliampères et de trois à quatre minutes ; puis, on augmentera progressivement la quantité et la durée, et c'est la malade qui sera le meilleur juge de notre conduite opératoire par la tolérance avec laquelle elle acceptera ce nouveau traitement intra-utérin.

On se conformera encore plus scrupuleusement ici à toutes les règles que j'ai formulées ailleurs à propos de la chimicaustie intra-utérine.

Le médecin ne doit pas oublier que, dans cette situation voisine de l'état aigu, il a en mains un médicament qui, à côté d'un très grand bien, peut faire un très grand mal, s'il est manié d'une façon trop brutale ou inexpérimentée.

Etat chronique. — Si une indécision relative, jointe à beaucoup de timidité, sont permises dans l'état aigu et au début de l'état subaigu, dans l'état chronique, au contraire, il faut savoir intervenir, et c'est ici que je recommande expressément une médication vraiment héroïque, je veux parler de l'association judicieuse de la chimicaustie intra-utérine à plus haute dose et de la volta-puncture, chimique, vaginale, négative et monopolaire.

La volta-puncture est, au-dessus de tout ce que je pourrais dire, une ressource toute-puissante que je ne saurais trop vous recommander.   (APOSTOLI.)

RÉSUMÉ DU TRAITEMENT ÉLECTRIQUE DE LA PÉRIMÉTRITE

PÉRIMÉTRITE AIGUE

Opération. — *Faradisation* { vaginale, — opération de nécessité. utérine dès qu'il est possible. — opération de choix . } Palliative.

Electrode { vaginale bipolaire.
{ utérine —
Courant. — Tension exclusivement.
Intensité. — Supportable,
Durée. — Cinq minutes à une demi-heure, — proportionnelle
à l'effet ressenti.
Antisepsie. — Constante et rigoureuse.

PÉRIMÉTRITE SUBAIGUE ET CHRONIQUE

Opération { chimicaustie intra-utérine, — nécessité. } curative.
{ volta-puncture, choix.
Electrode { platine, pour chimicaustie.
{ trocart acier filiforme, — un demi-centimètre de
profondeur.
Pôle { *positif*, — au début, — formes récentes.
{ *négatif* comme plus dénutritif, — à la fin, — formes
anciennes.
Intensité { chimicaustie moyenne, — 40 à 100 milliampères.
{ volta-puncture { suppportable dans cas récents, 20
à 80 milliampères.
{ haute dans cas anciens, 50 à
200 milliampères.
Durée. — Cinq à huit minutes.
Anesthésie { *indispensable* dans galvano-puncture à haute
intensité.
{ *inutile dans chimicaustie*.
Antisepsie. — Rigoureuse. — Tampon dans ponction électrique.

(BRIVOIS.)

Phlegmon (V. *Abcès*.)

Polypes de l'urèthre.

Le traitement électrique des polypes de l'urèthre consiste dans des applications du courant voltaïque sous
forme de chimicaustie uréthrale (galvano-caustique).

Généralement, le pôle négatif est plus douloureux, mais
en revanche il est plus dénutritif et plus actif. Le polype
se détache plus vite avec une application négative qu'avec
une positive. Nous donnons cependant la préférence à

cette dernière, dans les cas où le polype est très friable et saignant. L'intensité sera de 30 à 70 milliampères. — La durée sera de cinq minutes, excepté dans certains cas exceptionnels où l'on voudra cautériser toute la muqueuse uréthrale et tourner autour du pédicule. Six à huit minutes seront en tous cas très suffisantes.   (BRIVOIS.)

Polypes utérins. — Les polypes de l'utérus sont tous indiqués pour être traités par l'électricité.

Opération. — *Chimicaustie* { intra-utérine, — préventive. { du pédicule, — curative.
Electrode. — Charbon, exclusif.
Pôle { positif, règle. { négatif, exception.
Intensité. — Haute, — 100 à 200 milliampères.
Durée. — Cinq à douze minutes, suivant qu'on fait deux ou trois cautérisations successives.
Anesthésie. — Inutile.
Antisepsie. — Rigoureuse.

NOTA. — Le traitement se compose de deux parties : une curative, celle du début, pour faire tomber le polype, la deuxième préventive, intra-utérine, pour guérir la muqueuse utérine toujours malade.   (BRIVOIS.)

Rage.

On a employé dernièrement les courants continus pour diminuer les contractures qui surviennent dans l'hydrophobie. L'effet est identique à ce que l'on obtient dans le tétanos, c'est-à-dire que cette application amène la détente des muscles. On parvient ainsi à prolonger la vie du malade, et à permettre par conséquent l'action des autres médications qui pourraient être employées.

        (ONIMUS.)

Rétrécissement de l'urèthre.

Le Dr Mallez a obtenu plusieurs succès par la méthode

de la galvano-caustique chimique. Il a publié en collaboration avec Tripier une brochure sur son traitement : *De la guérison durable des rétrécissements de l'urèthre par la galvano-caustique chimique.*

M. Fort. — Il est parfaitement reconnu et admis aujourd'hui qu'aucune méthode opératoire, qu'aucun procédé ne met à l'abri de la récidive, et il n'est pas un chirurgien en mesure d'affirmer que tel rétrécissement donné ne sera pas suivi de récidive après l'opération. Nous ne faisons exception pour aucune méthode, dilatation, divulsion, uréthrotomie, électrolyse... Le choix de la méthode opératoire ne reposant par conséquent pas sur des bases suffisantes, on peut dire que le chirurgien est presque forcé de se laisser guider par des idées purement théoriques. C'est pour cela qu'il a souvent recours à une méthode après avoir constaté l'insuccès d'une autre. Voilà encore pourquoi on uréthrotomise souvent des malades qu'on a inutilement dilatés pendant un temps plus ou moins long.

Nous déclarons, en toute franchise, qu'il nous est difficile d'expliquer pourquoi la guérison des rétrécissements uréthraux est plus durable après le traitement par l'électrolyse linéaire... Notre procédé étant de date assez récente, on ne saurait exiger de nous des observations très anciennes...

M. Picard. — Dans l'électrolyse, on a souvent des récidives et à des époques assez rapprochées. Ainsi, j'ai soigné un malade opéré par M. Fort, et j'ai dû l'uréthrotomiser. Après l'électrolyse il ne pouvait pisser. Depuis que l'uréthrotomie a été pratiquée, la fonction urinaire s'est rétablie. Un autre malade urinait du sang après l'électrolyse, contrairement aux assertions de M. Fort, qui dit qu'il n'y a jamais d'écoulement sanguinolent.

Dans certains cas, tout au moins, le résultat n'est pas toujours brillant.

M. Fort. — Je n'ai pas la prétention de guérir tous les rétrécissements. Dans toutes les méthodes, il y a des insuccès.

M. Picard. — Je maintiens que l'électrolyse ne guérit pas mieux que les autres méthodes. Les rétrécissements peuvent avoir des caractères très différents. Lorsqu'il existe un noyau très dur, on ne guérit pas, quelle que soit la méthode employée.

M. Fort. — Je ne nie pas les exceptions et les cas particuliers. Ce que je prétends c'est que, dans les cas ordinaires, ma méthode est plus avantageuse que les autres, parce qu'elle est inoffensive. L'électrolyse n'est pas une cautérisation; c'est une décomposition chimique des tissus.

(*Société de médecine pratique ;* séance du 22 oct. 1891.)

Rhumatisme.

Les affections rhumatismales sont essentiellement du domaine de l'électrothérapie statique. Il est fort rare qu'elles se montrent longtemps rebelles à cette médication. Chaque jour il nous arrive d'obtenir des cures complètes, et toujours nous sommes assuré de procurer un soulagement immédiat.   (Arthuis.)

La franklinisation peut être efficace contre les manifestations douloureuses du rhumatisme ; mais elle est surtout utile pour modifier la diathèse ; sous ce rapport, son action est des plus remarquables. Elle réussit même, sans autre médication, dans le rhumatisme noueux qui, à la vérité, n'est pas toujours un vrai rhumatisme.

(Vigouroux.)

L'électricité statique par influence, appliquée de manière à produire la réaction chaude et moite, a une action non douteuse sur les crises légères et moyennes, tout au moins, du rhumatisme goutteux des viscères et des membres. Par ce procédé d'électrisation, aidé d'un peu de suggestion à l'état de veille, on voit, en quelques minutes, cesser les douleurs rhumatismales des splanchniques, qu'elles siègent du côté des ovaires, de l'intestin, de l'estomac et quelquefois du cœur, et souvent de la tête. Un autre résultat de cette électrisation, c'est la *cessation des contractures viscérales*, des crampes douloureuses des muscles lisses rhumatisés. C'est peut-être même là le résultat le plus positif, et c'est ce qui contribue le plus à la sensation de détente générale perçue par le sujet.

Pour le *rhumatisme goutteux des membres*, s'il s'agit de crises récentes, assez légères, on voit avec cette électrisation, les douleurs et les contractures réflexes céder ou diminuer à chaque séance. Ce qui permet d'attendre l'effet plus éloigné du traitement médicamenteux du régime et de l'exercice. Mais il faut toujours obtenir la réaction chaude et moite, qui, si elle n'est pas indispensable, est un gage du succès.

J'ai aussi été témoin récemment de la *cessation presque* instantanée, en une demi-heure, d'une *petite crise de goutte* au pouce de la main. Cette crise, avec petite bosse de l'articulation de la phalange unguéale, avec fort gonflement de tout le pouce (un tiers plus large que le pouce sain), avec douleur assez vive, et impotence articulaire. Cette crise de goutte digitale était survenue chez une dame, dans le cours d'une violente goutte oculaire et céphalique, excessivement douloureuse, se répétant deux fois par an, depuis plusieurs années.

Pendant l'électrisation statique par influence dirigée contre la goutte oculaire, la douleur du pouce cessa subitement; puis après dix minutes, le dégonflement du pouce devint manifeste, il était total après vingt minutes. Enfin la petite bosse rouge et dure périarticulaire, pâlit, se ramollit, et avait disparu dix minutes après. La durée du phénomène avait été d'une demi-heure en tout. J'en ai été le témoin, sans avoir voulu le provoquer. C'était la goutte oculaire et céphalique qui était mon objectif.

S'il est possible de reproduire ce phénomène, on ne saurait trop faire remarquer quelle importante preuve il apportera de la valeur de l'électrisation statique dans ces affections, toujours sans préjudice du traitement interne à employer concurremment.   (BOUCHERON.)

Rhumatisme goutteux des yeux et des oreilles. — Le rhumatisme goutteux des yeux et des oreilles est très fréquent, surtout dans les formes qui sont encore légères et sans lésions importantes, et c'est justement sous ces formes qu'il est assez souvent accompagné de rhumatisme goutteux céphalique (névralgies, migraines simples ou ophtalmiques, raideurs du cou, craquements articulaires des mâchoires et du cou).

Du côté des yeux, on observe : sensations de froid aux yeux, visions lumineuses ou colorées, sensibilité à la lumière vive, *douleur légère à la pression de la région du cercle ciliaire*, crispation douloureuse ou non du muscle ciliaire ne permettant pas longtemps la lecture ou l'écriture, plaintes contre les lumières artificielles de l'électricité, du gaz ou de l'huile. Parfois, chez les femme surtout, sensation de vertige oculaire, etc.

Du côté des oreilles, le rhumatisme goutteux, avec les signes du rhumatisme goutteux céphalique, s'accompagne aussi de craquement dans les oreilles, de tintements, de bourdonnements, de vertiges et de surdité. (V. *Surdités.*)

Le rhumatisme goutteux, léger, des *yeux*, est souvent une des premières manifestations de l'hérédité goutteuse, et nous l'observons très fréquemment sur les yeux des lycéens de Paris. L'application des yeux favorise la localisation dans l'œil, des tendances goutteuses héréditaires.

Naturellement, contre ces rhumatismes goutteux, il faut prescrire le régime, l'exercice en plein air, les collyres et les médicaments. Mais dans les cas un peu intenses, et dans les cas qui se prolongent (les périodes des crises durent souvent plusieurs semaines, et se renouvellent plusieurs fois par an), l'électricité est un puissant adjuvant; elle donne un résultat immédiat qui permet d'attendre plus facilement les effets éloignés des traitements prescrits.

L'électricité galvanique de 2 à 6 millampères, pôle positif à la nuque, pôle négatif sur le front, ou même, pôles aux deux tempes, séances de cinq à dix minutes, donne souvent la détente, l'amélioration.

Mais l'électricité statique par influence, employée comme il est dit plus haut (voir *Electricité statique par influence*), jusqu'à production de l'action chaude et moite, donne non seulement la détente locale des yeux et de la tête, mais constitue encore un traitement très important du rhumatisme goutteux du sujet. Cette électricité agit en effet comme la douche, et plus que la douche, car les variations du potentiel se font de proche en proche de l'intimité des tissus, vers la surface du corps où tend à s'accumuler l'électricité avant de s'écouler.

(BOUCHERON.)

Il est incontestable que le rhumatisme est un des terrains les plus favorables pour l'électrothérapie en tant qu'accidents et aussi en tant que diathèse...

A mon avis c'est ici surtout que l'éclectisme le plus large est de rigueur. Dans le rhumatisme subaigu encore douloureux, on emploiera le courant faradique et en même temps les étincelles statiques en grand nombre. Le courant faradique doit être localisé sur la jointure au moyen de deux petits tampons et suffisamment intense pour commencer à être désagréable. Séance de quatre à cinq minutes. L'amélioration est d'ordinaire immédiate et les mouvements deviennent tout de suite plus libres.

L'élément douleur disparu, le courant galvanique devient de la plus grande utilité. C'est lui, en effet, qui possède l'action catalytique par excellence, et qui agit le plus énergiquement sur la résorption des épanchements. Enfin dans la forme chronique sèche, avec déformations articulaires, l'électrisation statique seule suffit. La révulsion doit être énergique au niveau des articulations atteintes au moyen de fortes et nombreuses étincelles.

L'électrothérapie est donc indiquée au-dessus de tout autre remède dans le rhumatisme musculaire. On aura donc recours à la faradisation localisée et à l'étincelle statique. Dans quelques cas très rares par leur ténacité, il est bon d'user du courant galvanique labile; le négatif promené sur le muscle malade avec une intensité de 10 à 20 milliampères.   (LARAT.)

Le rhumatisme musculaire, au point de vue du traitement électrothérapique, pourrait être rangé à côté des névralgies, car il s'agit ici également de combattre le phénomène douleur... Aussi croyons-nous qu'il serait peut-être de saine pratique de ne pas insister dans l'application du courant électrique lorsque les premiers résultats n'ont pas été heureux.   (BARDET.)

Salpingite.

Le traitement électrique des salpingites comprend plusieurs modes opératoires. On peut dire qu'il n'y a pas de méthode générale et uniforme de traitement et que chaque cas clinique demande une discussion raisonnée avant l'application thérapeutique...

D'une façon générale, la méthode électrique est applicable dans tous les cas aigus ou chroniques. L'état aigu n'est pas une contre-indication à condition que l'utérus et le péritoine ne soient pas enflammés, et que les salpingites ne soient pas compliquées de métrite ou de pelvi-péritonite aiguë. Dans ces cas, ce n'est plus la salpingite qui domine la scène, c'est l'inflammation de l'utérus ou du péritoine, qui réclame tous les soins et toute l'attention du médecin...

Dans toutes les affections tubulaires chroniques, c'est l'électricité sous ses diverses formes, faradisation, chimicaustie intra-utérine, volta-puncture au lieu d'élection, qui donnera les résultats les plus favorables. Il n'y a pas de médicament qui amènera aussi vite la résolution, d'autre part, il n'y a pas d'opération qui donnera la même somme de guérisons avec la même somme d'innocuité...

On aura recours à la faradisation comme méthode de début pour vaincre la susceptibilité douloureuse ou habituer le malade à l'électricité.

RÉSUMÉ DU TRAITEMENT ÉLECTRIQUE DES SALPINGITES

SALPINGITE AIGUE

Opération. — *Faradisation* { vaginale, nécessité / utérine, choix } palliative.

Electrode. — *Bipolaire* { vaginale. / utérine.

Courant. — *Tension*, exclusif.

Intensité. — Supportable.

Durée. — Cinq minutes à une demi-heure, proportionnelle à l'effet sédatif.

Antisepsie. — Très rigoureuse.

SALPINGITE SUBAIGUE ET CHRONIQUE

Opération { chimicaustie intra utérine { de choix dans catarrhales post-puerpérales, de nécessité dans les autres. } curative.
{ volta-poncture, — choix.

Lieu de ponction. — Point proéminent le plus rapproché de la paroi vaginale.

Electrode { platine.
charbon dans hémorragies.
trocart acier, — filiforme.

Pôle { *positif*, — règle.
négatif, — exception.

Intensité { faible { dans chimicaustie } sans anesthésie, 20
— volta-puncture } 60 milliampères.
haute dans opération avec anesthésie, 50 à 200 milliampères.

Durée. — Cinq à dix minutes.

Anesthésie. — Indispensable souvent pour le diagnostic et l'opération.

Antisepsie. — Très rigoureuse.   (Buivois.)

Sédation.

Il n'existe peut-être pas de meilleur sédatif au point de vue général que l'électrisation statique. L'erreur du grand nombre est de croire que cet attirail volumineux d'où sortent, avec un bruit sec, des étincelles, des foudres en miniature, ne peut être qu'un agent puissant d'excitation, d'énervement. Cette idée, partagée par bon nombre de personnes instruites, voire même par des médecins, repose sur le fait de la production de l'état nerveux spécial où l'orage jette la plupart des individus, surtout les névropathes... En électrothérapie tout se réduit pour agir convenablement à doser soigneusement son médicament... que l'on vienne à dépasser la dose voulue et les phénomènes d'excitation apparaissent : insomnie, agitation, etc... On voit que l'électricité statique peut offrir deux ordres d'effets, selon les doses, effets sédatifs et effets excitants. C'est à l'expérience de l'électrothérapeute qu'il appartient d'appliquer judicieusement l'une ou l'autre action. Il est impossible, à cet égard, de formuler des règles précises, l'effet étant naturellement variable suivant les tempéraments. Il est des névropathes,

en particulier les hystériques, pour lesquels un bain statique de dix minutes devient excitant. Certains autres
malades, comme les neurasthéniques dont le système
nerveux est profondément déprimé, se trouvent bien de
bains prolongés, trente à quarante minutes et au delà.
Mais, je le répète, ces données n'ont qu'un caractère général et les exceptions sont nombreuses. Je donne donc le
conseil, par mesure de prudence, de commencer par tâter
la susceptibilité du sujet et de n'agir d'abord qu'au moyen
de bains statiques de courte durée, cinq minutes, par
exemple, pour atteindre en quatre ou cinq séances la
dose favorable qui en moyenne se rapproche de vingt
minutes...

L'*électrisation galvanique* est également un moyen de
sédation puissant mais surtout local. Cependant comme
cette action peut être aisément localisée sur les centres
nerveux, cerveau ou moelle, qui sont les régulateurs et
les incitateurs du système nerveux général, on comprend qu'une action sédative générale puisse s'en suivre,
et c'est ce qui arrive en effet.

Selon que l'on a attribué (Onimus) une influence prépondérante à la direction des courants ou à une différen-
ciation polaire (Erb, Dubois-Raymond), on en a conclu à
l'action sédative dans un certain sens du courant ou dans
l'application d'un pôle donné.

C'est ainsi que le pôle positif produisant le phénomène
de l'anélectrotonus devient par le fait même sédatif.

Cette interprétation ne tient pas debout puisque, dès
que le courant cesse de passer, il se produit un courant
de polarisation de sens contraire et l'anélectrotonus
devient katélectrotonus, et que, malgré ce renversement
inévitable, les effets persistent.

Quant à la direction des courants, les contradictions
sont telles entre les auteurs qu'il est évident que ce n'est
pas encore là le nœud de la question.

Nous pouvons seulement dire que, empiriquement, lorsqu'il s'agit d'avoir une action sédative sur le système nerveux hyperexcitable, comme dans les névralgies par exemple, le courant descendant est préférable à l'intensité moyenne de 8 à 12 milliampères. Néanmoins cette indication est sujette à quelques variations...

Il n'est pas jusqu'au *courant faradique* qui ne puisse être employé comme agent sédatif. Pour les affections névrotiques générales, ce moyen est souvent employé avec succès en Amérique, terre classique de la neurasthénie. Dans ce cas, c'est une faradisation cutanée générale qui est usitée. Mais, même au point de vue local, la faradisation à interruptions très rapides, de moyenne intensité et non à dose révulsive, est un mode souvent utile de traitement de différentes hyperesthésies ou douleurs, la migraine par exemple.

Si nous jetons un coup d'œil d'ensemble sur les différentes actions que nous venons d'analyser, actions qui pratiquement se trouvent souvent liées entre elles et inséparables, nous voyons que la *sédation*, portant surtout sur le système nerveux sensible, est obtenue par l'électrisation statique sous forme de bains, le courant galvanique constant, surtout descendant, appliqué sur les centres, la faradisation superficielle à intermittences rapides, l'*excitation* par les étincelles statiques, les chocs et renversements galvaniques, la faradisation profonde et assez intense, la *régularisation des actions trophiques* par le courant galvanique à intensité moyenne quel qu'en soit le sens.

(LARAT.)

Spasmes.

Spasmes de la vessie et de l'urèthre. — L'influence des courants continus dans les spasmes de la vessie et de l'urèthre est des plus remarquables, et il est peu d'affections où leur emploi soit aussi utile.

On applique le long de la colonne vertébrale un courant descendant de 30 à 50 éléments; pendant quelques minutes, on peut également appliquer le pôle positif sur le périnée, et le pôle négatif sur le pubis, avec un courant de 15 à 30 éléments.   (ONIMUS.)

Spasmes de l'utérus. — Courant continu de faible intensité 25 à 30 milliampères, pôle négatif de préférence.

(BRIVOIS.)

Contre les *spasmes hystériques* le traitement électrique est fréquemment fructueux, en dépit de toutes les méthodes possibles. Contre les contractures, le courant galvanique (descendant intermittent) se montre maintes fois utile, ainsi que le faradique; il en est de même de l'application continue d'un courant galvanique faible (Leloir). — Les fortes attaques hystéro-épileptiques doivent bien des fois être abrégées et adoucies, à l'aide d'un courant galvanique constant allant du front à n'importe quel point du corps suivant une direction différente (10 et 15 éléments) (Richet, Roux). La communication subite d'un courant galvanique appliqué de la même manière, mais très énergique (40-50 éléments Trouvé) termine aussitôt une semblable attaque, mais ne garantit pas contre son retour; contre toutes les manifestations hystériques, de même contre l'ensemble de la maladie elle-même, on a tout récemment employé à Paris, non sans succès, l'électricité statique (Charcot, Vigouroux).   (ERB.)

Spermatorrhée.

De même que pour l'impuissance, l'incontinence d'urine, etc., le traitement ne peut être institué pour chaque cas particulier que sur une notion nette de la pathogénie.

(VIGOUROUX.)

Pôle positif au périnée, pôle négatif sur la région sacro-lombaire, ou mieux encore dans l'urèthre. Courant de 12 à 18 éléments et d'une durée de deux minutes.

(ONIMUS.)

Courants continus ascendants sur la moelle lombaire, friction de la verge par le balai métallique, faradisation du périnée, électrisation statique avec étincelles sur la moelle et sur la verge, faradisation des testicules.

(LARAT.)

La faradisation et la galvanisation peuvent être utiles dans la spermatorrhée et les pollutions nocturnes. L'électrisation doit être pratiquée sur la région périnéale.

On peut aussi appliquer le pôle négatif à la région lombaire et le pôle positif au périnée ; cette méthode a fourni de nombreux succès.   (BARDET.)

Subinvolution utérine.

L'électricité appliquée méthodiquement est l'agent thérapeutique par excellence de cet état.

Tantôt, en effet, la subinvolution est d'origine non infectieuse liée à un utérus sans contractilité, dont la fibre musculaire a été épuisée par un long et pénible travail, par une maladie générale ou par une constitution misérable et affaiblie. Tantôt la subinvolution est infectieuse. C'est l'idée qui domine actuellement la pathologie de la subinvolution et que je résume en deux mots : tout utérus en subinvolution est un utérus qui suppure ou qui a suppuré. Comme le courant électrique voltaïque est un des plus puissants antiseptiques que nous possédions, il guérira rapidement cette affection. Il n'y a donc pas besoin d'employer une autre méthode que la méthode électrique puisqu'elle pare à tout, suivant deux modes différentes d'emploi qui peuvent s'énoncer ainsi : *guérir la septicémie, stimuler la contractibilité musculaire de l'utérus.*

Tripier est partisan exclusif de la faradisation parce qu'il doute de l'origine infectieuse de la subinvolution..... Je ne suis pas un partisan aussi exclusif d'une méthode unique et je systématise, comme le Dr Apostoli, les applications électriques d'après l'étiologie de la subinvolution.

Quand c'est la septicémie qui occasionne la subinvolution, il faut aller directement à la cause et la supprimer. Il faut donc faire une chimicaustie intra-utérine d'emblée.

Dans le cas d'utérus torpide sans infection, il faut faire une application faradique avec le courant de quantité (gros fil) pour stimuler les contractions utérines, activer la circulation et amener le dégorgement de l'organe.

Dans un cas, on recherche une action chimique antiseptique, dans l'autre une action mécanique.

RÉSUMÉ DU TRAITEMENT ÉLECTRIQUE DE LA SUBINVOLUTION

1º SUBINVOLUTION NON INFECTIEUSE (PAR DÉFAUT DE TONICITÉ, ENGORGEMENT, ETC.)

OPÉRATION. — *Faradisation.* { utérine, choix. / vaginale, nécessité. } Curative.

ÉLECTRODE *bipolaire* { vaginale. / utérine.

COURANT { *quantité, règle* { intermittences peu rapides. / combiné souvent au trait. volt. / *tension*, exception pour douleur.

INTENSITÉ. — De zéro au minimum.

DURÉE { *tension* jusqu'à cessation de douleur, cinq minutes à une demi-heure. / quantité peu longue, trois minutes à cinq minutes pour ne pas fatiguer le muscle.

Antisepsie rigoureuse.

2º SUBINVOLUTION INFECTIEUSE

Opération. — Chimicaustie intra-utérine, curative.

Electrode { platine.
{ charbon dans endométrite concomitante hémorragique.

Pôle { positif, — règle.
{ négatif, — exception.

INTENSITÉ { haute, *sans lésion péri-utérine*, supportable 50 à 150 milliampères.
{ faible, avec lésion péri-utérine, 30 ou 60 milliampères.

DURÉE. — Cinq à dix minutes (cautériser toute la muqueuse dans endométrite). Anesthésie rare.

Antisepsie rigoureuse avant, après l'opération, et les jours suivants.

NOTA. — On peut combiner le traitement faradique de quantité avec le traitement voltaïque.   (BRIVOIS.)

Suffocation.

(Voir *Hystérie*, *Laryngite striduleuse*, *Angine de poitrine*, *Asphyxie*, *Asthme*.)

Superinvolution utérine.

Si les ovaires sont atrophiés, il n'y a aucune guérison à attendre.

Dans le cas contraire, dit le Dr Brivois, où l'on espère que la fonction ovarique s'exécutera, il est nécessaire d'appliquer à l'utérus un courant de faradisation pour le stimuler. On emploiera de préférence le courant de quantité et l'électrode utérine bipolaire. On choisira de préférence le moment périodique. Le courant de quantité sera appliqué jusqu'à contraction du muscle utérin.

L'intensité sera réglée par la tolérance de la patiente, mais on cherchera à atteindre le maximum. Il est rare qu'on y arrive à la première séance, parce que cette application est habituellement douloureuse. La durée de l'application sera courte, trois minutes à partir de la contraction du muscle. Cinq minutes au total. Il sera nécessaire de faire le même lavage antiseptique aussi bien après l'opération qu'avant. Si la douleur était trop forte et que la patiente supportât mal l'électricité, on serait autorisé à lui faire une application avec le courant de tension comme préparation à l'autre courant.

Le pôle sera le négatif exclusivement.

Le courant d'une intensité de 30 à 70 milliampères.

La durée, cinq minutes,

Antisepsie consécutive habituelle.

Opérer surtout au moment périodique s'il y avait une petite apparition des règles. C'est pendant que la femme perd qu'il faudrait faire l'application négative.

(Baivois.)

Surdité.

La plupart des surdités proviennent d'une *compression du labyrinthe et du nerf acoustique*, dont l'aboutissant est une destruction progressive du nerf acoustique. C'est par l'enfoncement de l'étrier (jouant le rôle de piston), dans le liquide labyrinthique *périlymphe*, que se produit la compression. La fixation de l'étrier dans sa position dangereuse d'enfoncement se fait soit par l'immobilisation relative de l'étrier, soit par le processus de l'arthrite rhumatismale, goutteuse, infectieuse, etc., soit autrement.

La mise en train de l'enfoncement de l'étrier se produit soit par la pression directe, corps étranger, cérumen, détonations, soit par la pression de l'atmosphère, lors de la formation d'un certain degré de vide, dans la caisse tympanique, lorsque la trompe d'Eustache est oblitérée par catarrhe infectieux, syphilitique, arthritique, *a frigore*, etc. C'est le mécanisme de l'*Otopiésis*.

Dans ces conditions pathogéniques, la première nécessité du traitement est la *décompression labyrinthique*, soit par l'insufflation d'air dans la trompe d'Eustache et la caisse tympanique, soit par la perforation tympanique, soit par la mobilisation de l'étrier dans le sens de la traction hors du labyrinthe.

La seconde indication, après la décompression du labyrinthe et du nerf acoustique, est de stimuler le nerf acoustique comprimé et anesthésié, par l'*électrisation* de ce nerf. C'est le courant galvanique qui convient ici, 2 à 6 milliampères, électrodes appliqués sur les apophyses mastoïdes.

En troisième lieu, il faut modifier les diathèses syphilitiques, arthritiques, etc., par l'hygiène, le régime, les médicaments. Pour l'état de rhumatisme goutteux, l'électrisation statique par influence est à employer concurremment, parce qu'elle agit, entre autres choses, comme la douche, avec les inconvénients en moins, car les douches sont souvent dangereuses dans les affections de l'oreille sur les sujets qui réagissent mal, à cause des gonflements et des obstructions de la tempe.

Enfin en quatrième lieu il convient d'instituer le traitement local des affections gutturo-nasales, et de prévenir leurs récidives. Tous ces traitements doivent être utilisés avant la destruction de la majeure partie des nerfs. Les surdités par affections labyrinthiques avec lésion ne retirent guère de bénéfice de l'électrisation.

Les anesthésies acoustiques hystériques s'améliorent et peuvent disparaître par l'électrisation statique par influence.   (Boucheron.)

Le Dr Arthuis aurait obtenu de bons résultats avec la franklinisation de l'oreille.

Il ressort des faits :

1° Que la surdité nerveuse hystérique guérit en général

par l'excitation électrique de la corde du tympan et des mouvements de la chaîne des osselets ;

2° Que quelques surdités nerveuses consécutives aux fièvres éruptives continues, etc., peuvent guérir par ce même traitement, quelque anciennes qu'elles soient, et bien que leur résistance aux autres traitements leur ait donné une apparence d'incurabilité.

3° Que probablement l'action thérapeutique du procédé de faradisation employé dans ces recherches est due principalement aux ondulations du liquide labyrinthique produites par l'ébranlement de la chaîne des osselets, et conséquemment de la fenêtre ovale.

4° Que l'exploration électrique de l'oreille ne fournit aucun signe pathognomonique qui permette de pronostiquer l'incurabilité de la surdité.

(DUCHENNE, de Boulogne.)

Tétanos.

Nous concluons que l'on peut essayer sans inconvénient l'électrisation continue, sans qu'il soit possible de conseiller une orientation plutôt que l'autre ; si même l'occasion s'en présentait, nous appliquerions sur la moelle épinière à la partie moyenne une longue électrode positive, le pôle négatif étant placé sur une large surface d'un des membres inférieurs, de manière à pratiquer la galvanisation polaire positive ; nous préférons en effet admettre jusqu'à nouvel ordre les idées de Chauveau, appuyées sur des faits nombreux qui constatent les propriétés existantes du pôle négatif, mais nous n'avons pas le moins du monde la prétention d'affirmer l'excellence de la méthode que nous indiquons, nous la tenterions dans l'espoir d'un résultat favorable et rationnel, sans vouloir préjuger du succès lui-même.　　　　(BARDET.)

Les courants continus, d'après les expériences faites sur les animaux, ont toujours été considérés comme pouvant êtres utiles dans le tétanos. Appliqués sur le malade, ils ont pour premier effet d'amener le relâchement des muscles contractés, et de procurer ainsi, pendant tout ce temps, un grand bien-être au malade. Le chloral, qui peut être administré en même temps avec avantage, calme le malade, l'endort, mais n'empêche pas les contractures, ce qui est, au contraire, le propre des courants continus.

Les courants doivent surtout être appliqués à *direction descendante sur la colonne vertébrale*, c'est-à-dire que l'on placera le pôle positif sur la nuque et le pôle négatif au niveau des dernières vertèbres lombaires. L'intensité du courant doit être moyenne et plutôt faible que trop énergique (15 à 25 éléments). La durée d'application doit être relativement longue. Il ne faut pas changer souvent les rhéophores de place, et l'on doit employer une pile à courant très constant.

Dans cette affection, il y a diminution de l'excitabilité des nerfs sensitifs et, au contraire, augmentation de l'excitabilité des nerfs moteurs. Les courants descendants pendant leur application augmentent la contracture, et le meilleur procédé est d'appliquer, sur la partie supérieure de la moelle, un courant ascendant de faible intensité (10 à 12 éléments).

Il faut procéder de même dans les cas de contractures à la suite de traumatisme, et éviter en même temps toute fatigue musculaire.   (Onimus.)

Tic convulsif de la face. — Cette affection n'est pas très rare, et elle est limitée soit à une branche, soit à plusieurs branches du facial. Lorsqu'elle est limitée aux rameaux palpébraux, elle donne lieu à des contractions plus ou moins rapides de la paupière supérieure ou à un resserrement complet des paupières ; dans ce cas, qui est le plus fréquent, elle prend le nom de blépharospasme.

Dans la plupart des cas de tic convulsif de la face, tous les traitements échouent. Les courants induits sont tout à fait contre-indiqués ; quant aux courants continus, ils produisent quelquefois une assez grande amélioration, mais malheureusement cette amélioration n'est souvent que passagère.

Cependant, nous avons obtenu quelquefois des résultats relativement très satisfaisants, et nous avons remarqué que ces résultats s'obtenaient dans les cas où, en comprimant le nerf facial, on amenait une suspension momentanée des spasmes.

Nous appliquons un courant ascendant de 12 à 15 éléments sur le trajet du nerf, pendant une durée de cinq à six minutes.

Ce tic est assez fréquemment la conséquence d'une contracture mal soignée, ayant suivi une paralysie complète et longue du facial. Dans ces cas, il n'est pas douloureux et peut se guérir plus facilement.   (ONIMUS.)

Tic convulsif des muscles du cou. — C'est ordinairement le trapèze et le sterno-cléido-mastoïdien, et souvent ce dernier muscle seul, qui sont affectés de spasmes. Ceux-ci sont le plus souvent toniques et limités à un seul côté.

La guérison complète de cette affection, soit par les courants continus, soit par les courants induits, est assez difficile à obtenir. On obtient toutefois un soulagement assez notable et quelquefois la guérison en appliquant un courant ascendant de 20 à 30 éléments, le pôle négatif étant placé à la nuque, et le pôle positif au niveau du ganglion cervical supérieur ou sur le plexus cervical.

Dans ces cas de tic, il existe souvent aux environs du plexus un point douloureux à la pression. Il faut toujours commencer par le chercher, et s'il existe, appliquer sur cette région le pôle positif. Ces cas sont même les plus favorables, et le tic diminue à mesure que la douleur à la pression devient moins vive. (ONIMUS.)

D'après Luys, le tic convulsif des muscles du cou est grandement amélioré par la fascination (miroirs rotatifs tous les jours) et le transfert (tous les deux jours).

Tumeurs fibreuses de l'utérus.

Onimus ne croit pas à la guérison radicale des fibromes, mais il a obtenu chez plusieurs malades une amélioration considérable.

Tumeurs érectiles.

On a tout intérêt en présence d'une tumeur variqueuse à essayer de faire résorber le contenu de la poche. L'électricité rendra des services par l'emploi de la volta-puncture positive, qui fera coaguler le sang, qui réduira le volume de la tumeur et la mettra dans les meilleures conditions pour que la résorption se fasse.

Le procédé sera le même que celui qu'on emploie pour l'anévrisme de l'aorte. (BERVOIS.)

Tumeurs érectiles de la vulve. — Quand la tumeur forme une saillie au dehors, il est préférable de l'entourer à sa base d'une série d'aiguilles positives et négatives séparées entre elles d'un espace de 8 millimètres au moins, et 1 centimètre au plus, de façon que la première aiguille positive soit située à 8 millimètres de la deuxième négative et ainsi de suite. On reliera toutes les électrodes positives au pôle positif au moyen d'une électrode multifurquée et toutes les négatives à une autre semblable. Le courant employé sera d'une intensité comprise entre 20 et 30 milliampères.

Ce procédé offrira sur les méthodes d'excision l'avantage d'être hémostatique.

La tumeur tombera dans une seule séance sans une goutte de sang si elle n'est pas trop volumineuse.

(Brivois.)

Ulcères.

Les chancres plus ou moins phagédéniques, les ulcérations de la vulve, de la fourchette, des grandes et des petites lèvres, seront modifiés avantageusement par le courant voltaïque. On se procurera une électrode en charbon de la forme et de la dimension de l'ulcère. Ce sera le pôle actif, de préférence positif, à moins d'indications spéciales. L'autre pôle sera situé concentriquement autour de l'ulcère et pourra être constitué par de la terre glaise, par de l'amadou mouillé, par une électrode concentrique spéciale (Boudet de Pâris), pour condenser sur la plaie et à son pourtour, toute l'intensité du courant voltaïque.

(Apostoli.)

Il sera nécessaire de faire passer un courant assez intense, 50 milliampères, par exemple, supportable, mais allant à la limite de la tolérance. Cinq minutes seront nécessaires.

On modifiera de cette façon des ulcères rebelles, de longue durée, qui avaient résisté à beaucoup de traitements.

Il faudra généralement plusieurs applications voltaïques.

On fera la deuxième séance six à huit jours après la première. (Brivois.)

Ulcérations du col utérin.

L'opération sera une chimicaustie du col de l'utérus. Elle sera exécutée avec l'électrode unipolaire conique en charbon, proportionnelle comme grandeur à la grosseur du col, de façon qu'elle recouvre toute la surface à cautériser. Il faudra avoir des électrodes variées comme grosseur pour pouvoir atteindre sûrement toutes les parties malades. L'autre pôle, dans ce cas, sera placé sur le ventre et constitué de préférence par le gâteau de terre glaise du Dr Apostoli.

Le pôle employé sera le positif de préférence.

L'intensité du courant de 100 à 150 milliampères.

La durée sera proportionnelle à la profondeur de l'escarre qu'on veut former. Cinq à huit minutes seront suffisantes ; on appliquera après la séance un tampon iodoformé après avoir lavé à l'eau antiseptique.

On renouvellera le pansement tous les deux jours.

Une ou deux applications suffisent généralement quand on a affaire à des cols fongueux, ulcérés, qui ne contiennent pas de glandes très malades. Il faut plus de persévérance et un plus grand nombre de séances quand l'affection est surtout glandulaire.   (BRIVOIS.)

Vaginisme.

Opération. — *Faradisation* { vulvaire. { choix suivant douleur. { vaginale.

Electrode { bipolaire vaginale { grosse, — choix. { bipolaire charbon, vulvaire { petite, — nécessité.

Courant. — *Tension*, exclusif.

Intensité. — 0 au maximum.

Durée. — *Longue :* Dix minutes à une demi-heure, proportionnelle à effet sédatif.

Antisepsie moins rigoureuse.   (BRIVOIS.)

Varices.

Nous croyons dangereux d'employer l'électrolyse qui, dans les grosses veines, peut fort bien amener la production de caillots mobiles capables de provoquer les plus terribles accidents. (BARDET.)

Végétations anales.

Galvano-cautérisation. (BARDET.)

Vomissements.

D'après Arthuis, il faudrait recourir à la franklinisation.

L'action sédative des courants continus descendants pourra être employée ici avec avantage. On appliquera le pôle positif au niveau des dernières vertèbres cervicales, et le pôle négatif sur l'appendice typhoïde. Le courant sera d'abord de faible intensité (12 à 15 éléments), mais on pourra augmenter progressivement le nombre des éléments jusqu'à 25 et 30. Les séances seront renouvelées tous les jours. (ONIMUS.)

Faradisation de l'estomac et galvanisation polaire positive du pneumo-gastrique. (APOSTOLI.)

Duchenne (de Boulogne) a obtenu des succès avec la faradisation de la région épigastrique, et Semmola préconise la galvanisation au cou de la moelle cervicale et du pneumo-gastrique. Dans quelques cas, l'amélioration, voire même la guérison, étaient instantanées. Je traite en ce moment, sous la direction du professeur Peter, une malade atteinte depuis près d'un an de vomissements incoercibles, contre lesquels tous les médicaments ont échoué. La galvanisation, dès la première séance, les a fait totalement disparaître. Au bout de quelques jours d'amélioration complète, nous avons cru devoir cesser ; aussitôt, les vomissements ont reparu. La reprise du traitement a de nouveau fait disparaître les vomissements et, actuellement, la malade continue l'électrisation pratiquée de la façon suivante :

Pôle positif représenté par une large plaque à la nuque; pôle négatif sur la région épigastrique. Intensité : 12 à 15 milliampères. Durée : un quart d'heure. Séances journalières.

(LARAT.)

Le Dr Bardet recommande de suivre le mode opératoire indiqué pour le traitement du hoquet, c'est-à-dire d'opérer la faradisation du phrénique :

Les séances, dit-il, doivent avoir une durée de deux à six minutes et plus, l'intensité du courant pouvant atteindre 10 millièmes, en suivant les précautions d'usage pour l'électrisation du cou, afin de prévenir les syncopes. Cette méthode a donné des succès.

Une méthode qui n'a pas encore été employée, à notre connaissance du moins, mais qui pourrait certainement l'être avec avantage, aujourd'hui que le lavage de l'estomac se pratique couramment, est l'excitation directe de l'estomac, pratiquée avec une électrode introduite directement dans la cavité stomacale à l'aide d'une sonde œsophagienne. Pour notre compte, le jour où l'occasion s'en présenterait, nous n'hésiterions pas à essayer ce moyen contre le vomissement incoercible : à cet effet, nous emploierions un tube Faucher, muni à son intérieur d'un fil souple de cuivre et terminé à sa partie inférieure, *et à l'intérieur* du tube de caoutchouc par un anneau métallique; après avoir rempli de liquide la cavité stomacale, nous nous servirions du tube comme électrode positive, agissant sur la paroi de l'estomac par l'intermédiaire du liquide, et en fermant le circuit d'une pile à courants continus par l'application d'une électrode négative au creux épigastrique. L'intensité du courant, employé de cette manière, ne devrait pas dépasser 8 à 10 millièmes, avec une durée de cinq à dix minutes.   (BARDET.)

Zona.

Un des faits les plus nets que je puisse citer et qui, à ma connaissance, n'a pas encore été signalé, est l'action du courant continu sur le zona.

On sait que cette douloureuse affection correspond à un trouble trophique nerveux.

J'ai pu observer des cas dans lesquels les vésicules d'herpès, sous l'influence du courant continu, se sont affaissées avec une rapidité inusitée. De plus, à la suite du traitement électrique, il n'est plus question de ces névralgies parfois si tenaces qui tourmentent le malade pendant des mois entiers.

Mon maître, Boudet de Pâris, avait, avant moi, observé plusieurs cas semblables. (LARAT.)

APPENDICE

Cet appendice est un résumé de la partie instrumentale de ce Manuel.

Nous y avons réuni, d'une part, les instruments les plus usuels et qui sont tout désignés pour composer le fond solide d'un cabinet d'électrothérapie bien entendu, d'autre part, ceux des instruments nouveaux que nous avons été amené à construire pendant le cours de la rédaction de cet ouvrage et que nous n'avions pas eu le loisir d'y incorporer à la place convenable.

Cabinet d'électrothérapie. — Le cabinet d'électrothérapie doit comprendre deux sortes d'appareils : ceux qui sont d'un usage courant et qu'on retrouve dans toutes les cliniques électro-médicales et autres, puis ceux qui sont affectés à telle ou telle opération spéciale.

Nous ne nous préoccupons ici que des premiers. C'est dans le corps du Manuel, c'est dans les traités spéciaux, c'est chez les constructeurs que le médecin trouvera des renseignements suffisants sur les seconds. En passant, nous rappelons à ce sujet que nous construisons, modifions ou combinons tout appareil qu'on voudra bien nous demander ou dont seulement on nous indiquerait le but. En particulier, nous pouvons disposer les instruments d'électro-thérapie pour l'aseptisation. On a vu que déjà les polyscopes, les galvanocautères, l'explorateur-extracteur électrique ou tire-balles ont, entre autres, été modifiés pour cette opération préparatoire.

Quant aux appareils d'un usage quotidien, ceux avec lesquels *tout médecin*, véritablement à la hauteur de sa mission, devrait être aujourd'hui familiarisé (voir plus haut sur cette proposition la démonstration si probante de M. le Dr Vigouroux), ceux qui, en un mot, doivent composer l'ossature instrumentale du Cabinet d'Electrothérapie, ce sont les suivants :

I. — Une machine statique;

II. — Une table d'électrotherapie (fig. 259) et cette table est constituée de :

1º Une *batterie* puissante de 50 à 60 couples avec gradation très lente de un en un élément.

Et comme accessoires :

a. Un *galvanomètre apériodique* très précis avec graduation de 0 à 350 milliampères;

b. Une *boîte de résistance*;

2º Un *appareil d'induction* à chariot avec jeu de 2 ou 3 bobines et muni d'un régulateur à pendule extensible ou mieux à mouvement d'horlogerie;

Accessoire : Un *commutateur inverseur* permet-

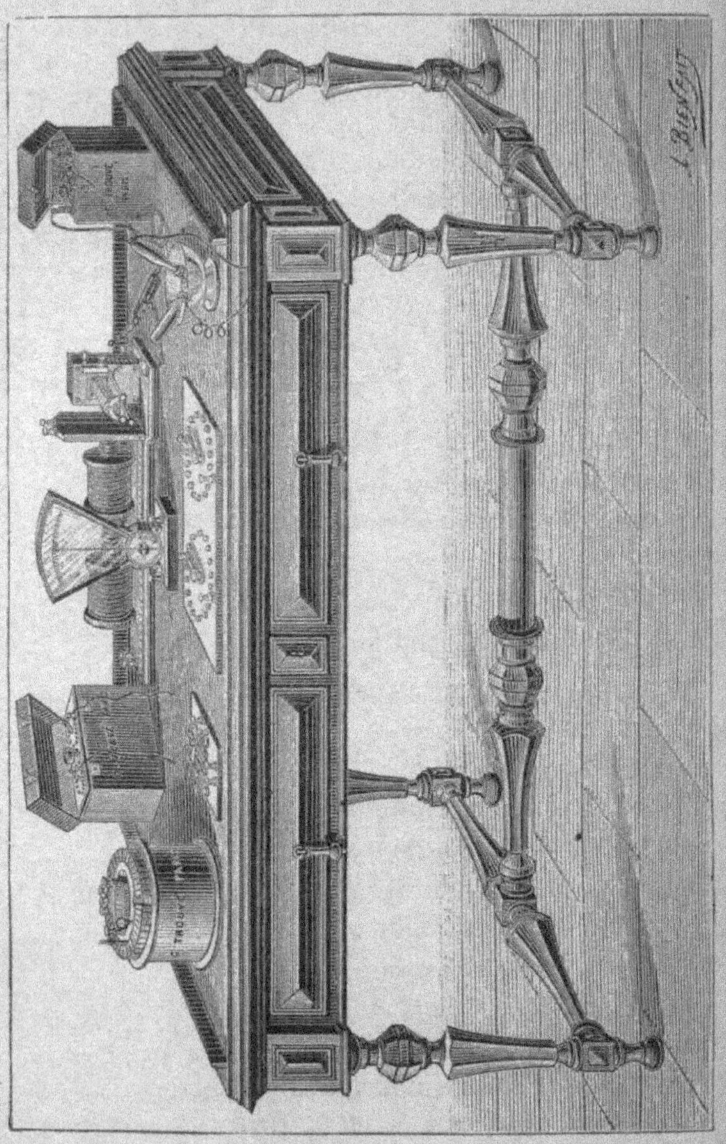

tant l'électrisation voltaïque et faradique simultanée sans avoir besoin de changer de place les électrodes ;

3° Une *pile galvanocaustique* et un jeu de galvanocautères ;

4° Un jeu de *polyscopes*, ou tout au moins le *photophore* électrique soit frontal, soit à pied ;

4° *Aimants permanents*, droits et en fer à cheval, *électro-aimants* ;

6° Enfin, pour la mesure de la puissance musculaire, si favorablement modifiée par les courants électriques, un *dynamomètre physiologique* et un *dynamomètre médical*.

A la rigueur, on peut restreindre, pour les installations plus modestes, le nombre des appareils mentionnés ci-dessus, et surtout leur importance.

C'est ainsi que dans beaucoup de cas le meuble d'électrothérapie (fig. 100) sera suffisant.

Mais il faut se garder de vouloir réunir ou condenser sous un trop petit volume les appareils dont on a le plus besoin ; on arriverait bientôt à avoir un instrument peut-être curieux, mais qui, assurément, ne rendrait que des services très contestables et dont les inconvénients, au contraire, seraient nombreux. C'est l'éternelle histoire du couteau à trente-six lames qu'il n'est plus possible de loger dans sa poche, dont le maniement est des plus incommodes et dont enfin le moindre défaut est d'être toujours clopin-clopant d'un côté ou de l'autre. Il est vrai qu'avec un peu d'acharnement à le remettre perpétuellement en état, on réussirait à posséder ce fameux couteau qui se métamorphose sans cesse en restant constamment lui-même !

Nous ne pensons pas qu'une installation électro-thérapique comprise de la même façon serait plus commode ou plus économique.

Nous recommandons plus haut les dynamomètres physiologiques et médicaux pour faire partie du cabinet d'électrothérapie.

Or, les études que nous avions faites antérieurement sur la dynamométrie générale nous ont tout naturellement conduit pendant le cours de cet ouvrage, à chercher les applications qui pourraient en être faites à l'art médical.

Déjà nous avons vu l'emploi de nos dynamos à manège pour cet usage. Mais nous sommes parvenus à créer des appareils nouveaux encore plus pratiques. Voici, au reste, leur description :

Au chapitre II, réservé à l'électrométrie, nous avons parlé du dynamomètre universel à lecture directe du travail, et montré sa simplicité et la sûreté de ses indications.

C'est ce même instrument que nous avons monté sur le pied du manège de nos dynamos, pour constituer un nouveau manège où le travail moteur puisse sans calcul, sans connaissances techniques spéciales, être évalué directement à la simple lecture (fig. 260).

Il forme ainsi un dynamomètre physiologique d'une incontestable commodité.

L'absorption s'opère au moyen d'une palette rigide de surface indéformable tournant dans l'air.

Le travail développé par le sujet en expérience est
lu en kilogrammètres sur le cadran.

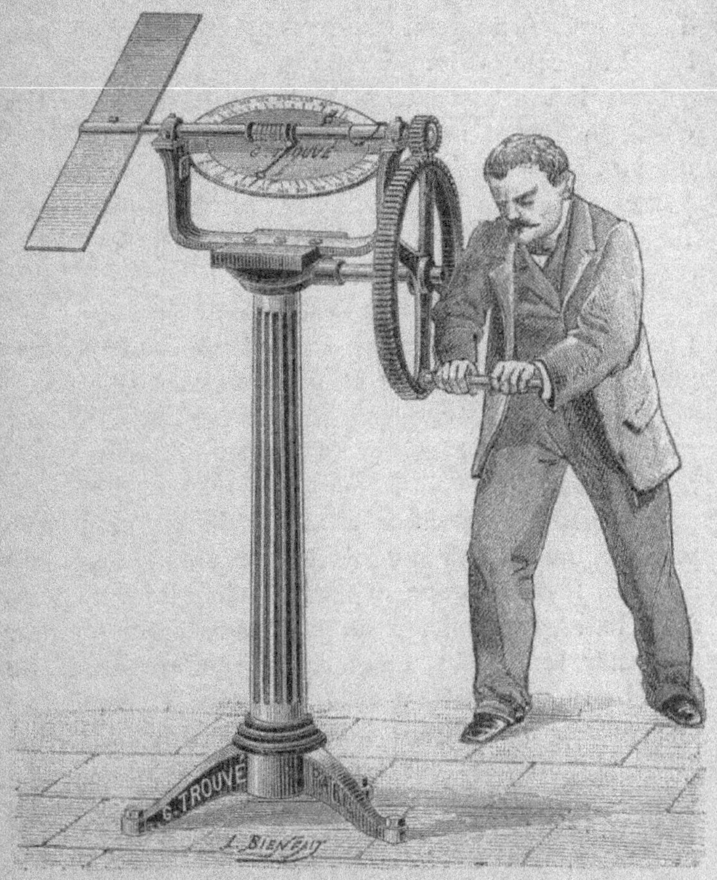

Fig. 260. — Dynamomètre physiologique Trouvé.

Les dynamomètres connus sous le nom de dynamomètres médicaux ont attiré également notre

attention. Ce sont pour la plupart de véritables petits chefs-d'œuvre d'ingéniosité ; leur simplicité — et c'est là le cachet de la perfection — est telle, aujourd'hui, qu'on ne peut guère espérer pousser plus loin dans cette voie.

Sous la contraction de la main, une simple tige d'acier formant ressort se déforme, et cette déformation, fonction de la pression exercée, est accusée par une aiguille amplificatrice entraînée par engrenage sur un cadran gradué une fois pour toutes empiriquement.

Toute la variété de ces instruments se réduit à la forme du ressort, et, plus souvent, au mode d'enregistrement de ses déformations dynamométriques.

La plupart du temps on fait le ressort elliptique pour qu'il épouse mieux la surface interne de la main fermée.

Mais cette disposition allongée de la surface de pression ne va pas sans présenter un inconvénient notable. Il consiste en ce que, tandis que les efforts dans la région voisine du petit axe agissent pour déformer le ressort, ceux de la région voisine du grand axe agissent en sens contraire et tendent à le ramener à sa figure normale. C'est la différence de ces actions qui est accusée par le système enregistreur dont la crémaillère et le pignon, par surcroît de malheur, prennent toujours du jeu.

Le point d'application de la puissance change ainsi constamment.

Les erreurs provenant de ce fait sont d'autant plus considérables que l'expérimentateur a des mains plus larges, c'est-à-dire est, en général, plus fort. La comparaison de la force musculaire de la main chez certaines personnes est donc, avec de tels instruments, pratiquement impossible.

Nous avons songé à remédier à ces causes d'erreur, et nous avons, à cette fin, combiné le dynamomètre médical suivant (fig. 261) où la puissance et la résis-

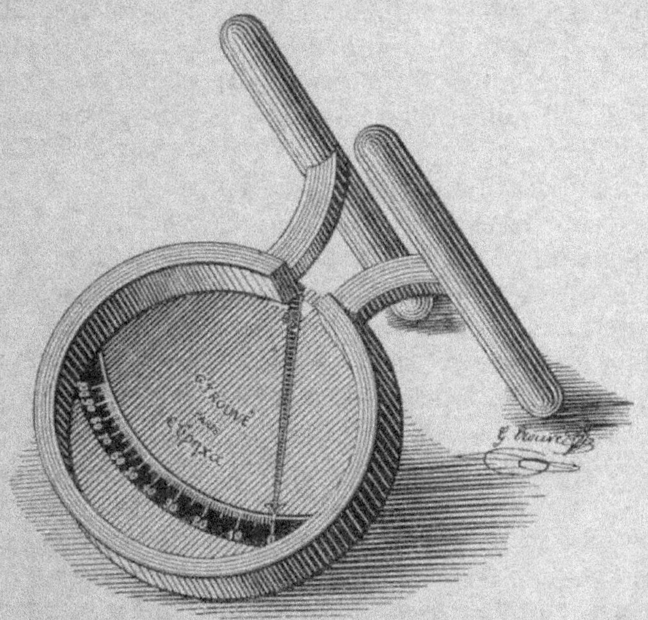

Fig. 261. — Dynamomètre médical Trouvé.

tance se retrouvent dans des conditions d'antagonisme toujours identiques et où le point d'application de la force demeure invariable.

Un ressort d'acier trempé est contourné en forme de cercle et aux deux extrémités sont fixés les poignées de directions parallèles.

Ce parallélisme n'est pas détruit pendant leur rapprochement sous la pression de la main.

L'une de ces extrémités est fixe sur un disque de cuivre où se trouve gravée la graduation ; l'autre, mobile, entraine dans son mouvement une aiguille indicatrice dont la course est limitée au 0 (zéro) par un arrêt ; comme celle-ci est à frottement gras, elle reste dans la position atteinte par l'effort maximum.

La graduation est établie expérimentalement en descendant du maximum au minimum ; de sorte que le ressort ayant été bandé à fond, les indications ultérieures sont toujours comparables.

Voici le dispositif adopté (fig. 262) :

Un fer à double cornière est fortement fixé dans un étau. Il est surmonté d'un tourillon supportant en libre suspension tout le système qui est composé d'un double crochet maintenant les poignées du dynamomètre à graduer et d'un lest de poids marqués placés dans un plateau.

Les poignées conservent libre jeu dans le plan vertical, et l'action déformatrice du ressort, représentée par le poids des supports, les poids marqués et un appoint de grenaille de plomb, s'exerce d'une façon identique dans toutes les opérations du même genre sur le milieu de la poignée supérieure engagée dans le double crochet. Grappin, câble et plateau ont été préalablement tarés. On tient évidemment compte de cette tare dans l'évaluation des pesées. On fait en sorte, par exemple ; qu'il y ait une première tare totale de 5 kilogrammes ; puis, avec un jeu convenable de poids marqués, on élève progressivement le poids jusqu'à ce que les deux branches du ressort viennent en contact. La position de l'aiguille sur le

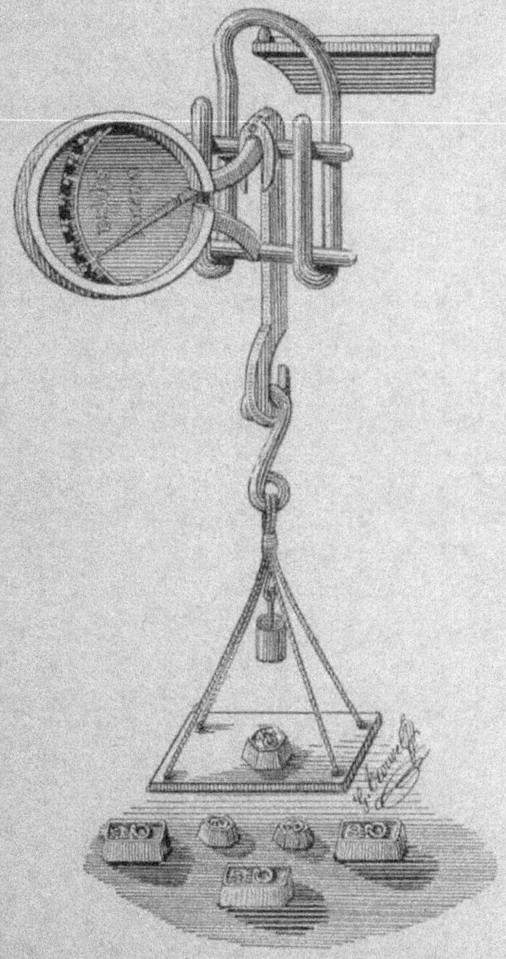

Fig. 262. — Graduation du dynamomètre médical Trouvé.

cadran est alors la position extrême qu'elle peut

atteindre. On la note en indiquant le nombre de kilogrammes auquel elle correspond. On retire enfin les poids marqués — toujours progressivement — de 5 en 5 kilogrammes, et l'on ramène doucement du doigt l'aiguille — nous avons dit qu'elle est à frottement gras — à la nouvelle position correspondant à l'effort. On s'assure que la position indiquée est la bonne en donnant alors un léger coup pour vaincre l'inertie, si faible soit-elle, du ressort. On note comme précédemment, et ainsi de suite. Les divisions intermédiaires sont établies par interpolation à équidistance. Avec le ressort circulaire on peut d'ailleurs éviter une grande partie de cette opération, puisque les divisions y sont, dans toute l'étendue du cadran, sensiblement équidistantes.

Désireux de réaliser un instrument pratiquement parfait, donnant, pour un même effort, l'indication dynamométrique maxima, nous avons porté notre attention sur différents points.

Nous avons cherché la forme la plus favorable à donner au ressort et celle qui convient le mieux pour les poignées; enfin, quelle doit être la grandeur normale des déformations et l'amplitude du mouvement au petit bras du levier de l'aiguille.

Nous nous étions arrêté un instant à l'appareil représenté par la figure 263, dont la construction était fort simple; mais nous avons bientôt reconnu que, outre certains inconvénients de fabrication, tels que rupture fréquente au coude, ce modèle n'offrait pas toutes les conditions de constance nécessaire comme le ressort circulaire. Les observations faites sur divers appareils de ce genre n'étaient pas

suffisamment concordantes : cela tenait sans doute à
ce qu'à des augmentations égales de l'effort ne cor-
respondaient pas des accroissements égaux dans les
déformations dynamométriques. Les deux branches

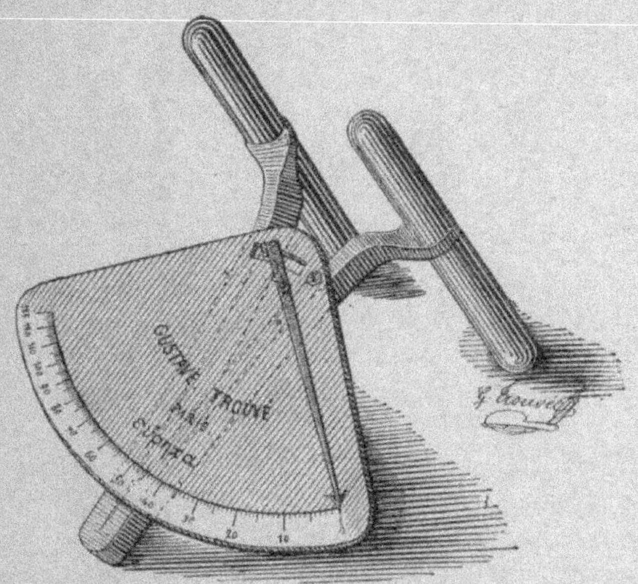

Fig. 263. — Forme primitive du dynamomètre médical Trouvé.

arrivant progressivement au contact offraient, en
effet, une résistance rapidement croissante.

Avec le ressort circulaire, au contraire, on constate que les divisions du cadran sont sensiblement
équidistantes lorsque l'amplitude de la déformation
ne dépasse pas un centimètre. L'expérience nous a
montré d'ailleurs que c'est là l'amplitude qui correspond le mieux au développement de la puissance

maxima des muscles de la main. En deçà et au delà de ce taux, le rendement du travail musculaire diminue progressivement.

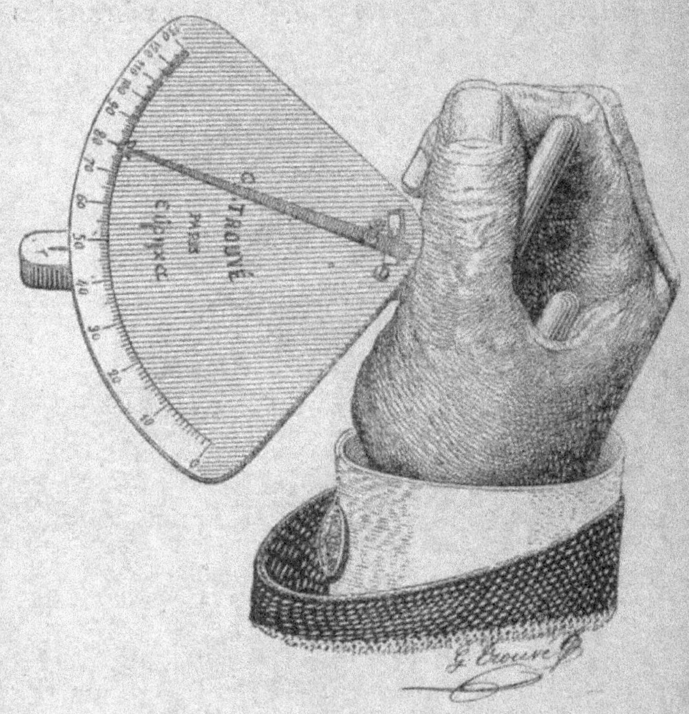

Fig. 264. — Dynamomètre médical à ressort droit
en fonction.

Quant à la forme des poignées, la question parait peu importante. C'est ainsi que nous avons expérimenté sur les poignées bi-coniques à la manière des poignées de tire-bouchon, et sur les poignées cylindriques sans remarquer d'écarts sensibles dans les résultats. Cependant, pour que l'ensemble des conditions des expériences soit plus constant, qu'aucune influence anormale, même non prévue, ne se fasse sentir, nous nous sommes arrêté au contour cylin-

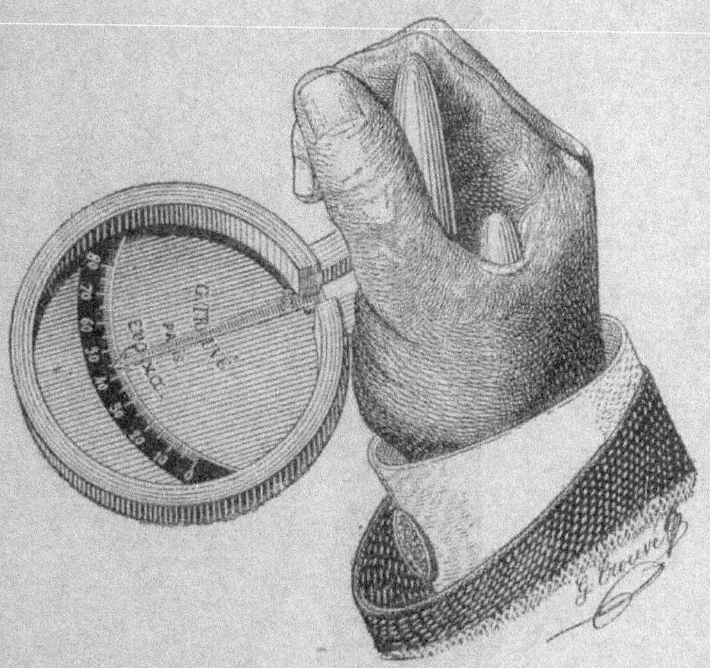

Fig. 265. — Dynamomètre médical à ressort circulaire en fonction.

drique, plus régulier, et facile à reproduire avec des dimensions toujours identiques.

L'appareil qui nous a servi à établir nos expériences comparatives est un autre genre de dynamomètre.

C'est un manomètre à air libre (fig. 266) où la

pression est exercée par une poire de caoutchouc
aspirante et foulante.

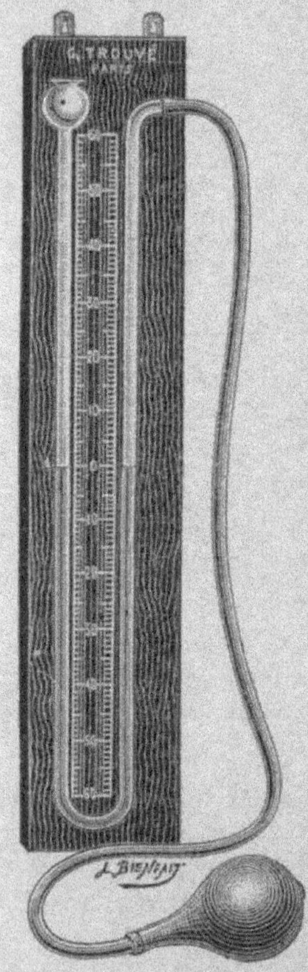

Fig. 266. — Dynamomètre manométrique médical Trouvé.

Ici, la force musculaire n'est plus évaluée directement en kilogrammes, mais en hauteur de liquide

ou en grammes par centimètre carré ; et pour passer de l'une de ces deux unités à l'autre, il convient ou d'évaluer avec une suffisante approximation la surface active de la main — ce qui présentera des difficultés d'autant plus considérables que les diverses parties de la main n'exercent pas des pressions égales — ou de comparer ses indications avec ceux du dynamomètre à ressort. Toutefois, les deux évaluations sont évidemment toujours corrélatives, et l'échelle des évaluations de l'une peut servir de contrôle à l'échelle des évaluations de l'autre. Comme les indications des instruments manométriques sont toujours identiques, ce sont eux qui doivent servir au contrôle des appareils mécaniques dont les ressorts sont inconstants et rarement de même élasticité. Néanmoins, les ressorts circulaires de même provenance sont toujours comparables.

Pour le transport, les poignées du dynamomètre médical se démontent et l'appareil est couché dans un écrin (fig. 267 et 268).

Le dynamomètre peut être utilisé dans bien d'autres cas, soit en médecine, soit en dehors de cet art.

On peut s'en servir, par exemple, comme *pèse-bébé*, et même pour peser des sujets adultes. C'est, en effet, une sorte de romaine dont les applications peuvent être variées à l'infini. Complété de deux chaînettes entre-croisées, il peut encore mesurer la puissance des biceps, dont les exercices gymnastiques ne donnent qu'une idée trop vague.

Les observations assez nombreuses que nous avons recueillies sur la puissance de compression de la

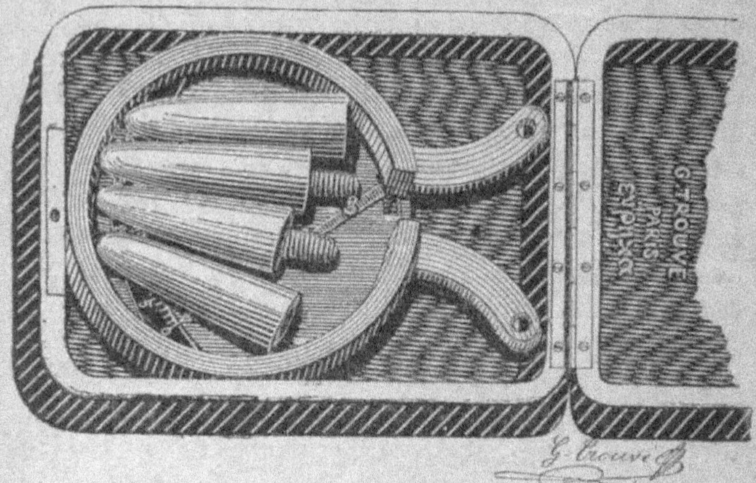

Fig. 267. — Vue du dynamomètre médical Trouvé
dans son écrin (poignées en cônes opposés).

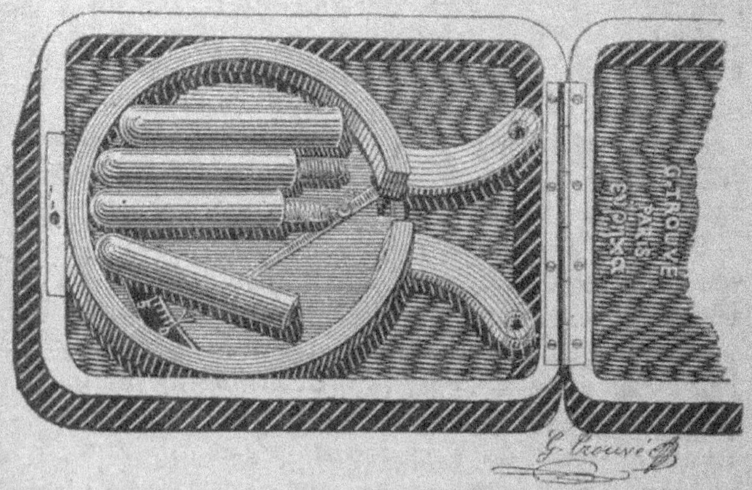

Fig. 268. — Vue du dynamomètre médical Trouvé
dans son écrin (poignées cylindriques) modèle définitif.

main mesurée avec notre instrument n'ont pas confirmé
celles de quelques expérimentateurs. M. Manouvrier,
entre autres, donne (*La Science pour Tous*, du
12 mai 1883) les chiffres optimistes suivants :

La force moyenne de 65 hommes âgés de vingt-
cinq à quarante-cinq ans, ne se livrant à aucun exercice manuel, s'élèverait à 56 kilogrammes. Le maximum étant de 85 kilogrammes et le minimum de
40 kilogrammes. La différence entre la main droite
et la main gauche resterait à 10 kilogrammes ; l'amplitude des variétés relevées entre les hommes les
plus grands et les hommes les plus petits étant de
3 kilogrammes seulement.

La force moyenne, chez la femme, serait de
33 kilogrammes ; le maximum étant de 44 kilogrammes et le minimun de 16 kilogrammes. Différence entre les deux mains : $5^{kg},500$.

Or, il résulte des observations faites dans notre
atelier, sur une trentaine d'ouvriers, dans toute la
force de l'âge, sujets certainement d'une bonne
moyenne de puissance, que l'effort moyen est de
45 kilogrammes, et très peu nombreux sont ceux qui
déploient la force de 56 kilogrammes, chiffre donné
par M. Manouvrier. Le maximun que nous ayons vu
a été atteint par un homme exceptionnellement
robuste, habitué à manipuler de lourdes masses, et
le chiffre en est de 62 kilogrammes. Nous avons aussi
étendu nos observations dans le cercle de nos relations, et la moyenne de 45 kilogrammes s'est trouvée
confirmée, à très peu près.

Ne voulant pas empiéter sur un terrain qui n'est
pas le nôtre, nous laissons aux médecins la tâche de

recueillir de curieux faits de dynamométrie clinique. Nous croyons leur avoir donné, pour cette fin, un excellent appareil.

Déjà M. Vigouroux à qui, ces derniers jours, nous avons donné un de nos dynamomètres médicaux à expérimenter, nous communique les considérations suivantes et le résultat de son enquête : enquête nécessairement encore très incomplète, comme le déclare d'ailleurs, lui-même, le savant électrothérapiste de la Salpêtrière :

« On sait qu'il est très souvent utile en clinique, spécialement dans les maladies du système nerveux, d'avoir une notion exacte de la force musculaire que peut déployer un malade, ou de comparer la force d'un membre affecté avec celle de son homologue resté sain. L'épreuve faite dans ce but consiste habituellement à évaluer la pression des doigts à l'aide du dynamomètre clinique. Cet instrument, dont il existe divers modèles, est *censé* donner en kilogrammes la force de contraction des fléchisseurs des doigts. Nous disons *est censé* parce que, en réalité, cette prétention est loin d'être justifiée. La plupart des dynamomètres médicaux ne sont pas exacts; on n'a pour s'en convaincre qu'à comparer les indications obtenues sur le même sujet au moyen d'instruments différents. Presque toujours ils sont, en outre, défectueux à d'autres points de vue. Les uns sont mal adaptés à la forme de la main, de sorte que la pression est difficile ou douloureuse, sans compter qu'elle n'est pas utilisée intégralement; pour d'autres, les doigts en se fermant viennent arrêter l'aiguille; ou bien encore celle-ci, entraînée par engrenage, se détraque facilement, etc. Aussi beaucoup de praticiens ont-ils renoncé à se servir de ce genre d'instruments. Ils se contentent de donner leurs propres doigts à serrer au malade; mais ce mode subjectif d'appréciation manque évidemment de précision, et les données qu'il fournit ne sont pas utilisables par d'autres observateurs.

« Le nouveau dynamomètre de M. Trouvé est d'une construction à la fois simple et ingénieuse et nous paraît à l'abri des reproches énumérés ci-dessus. Il est facile à contrôler par la balance. Ses dimensions et sa forme sont commodes pour la main. Les doigts d'une part, le talon de la main de l'autre, pressent sur deux barreaux parallèles; l'effort se fait dans le sens du déplacement à produire et il n'y a pas de force perdue. Enfin, par l'addition de simples crochets, il sert également à mesurer la traction.

« Nous venons d'expérimenter ce nouvel instrument pendant quelques jours et nous avons constaté ses excellentes qualités. Nous ne rapporterons pas en détail les diverses expériences, d'ailleurs très banales, dans lesquelles nous l'avons employé chez des hystériques, neurasthéniques, hémiplégiques, etc. En voici une pourtant qui montre tout au moins l'utilité d'un bon dynamomètre : il s'agissait d'un cas, tout à fait classique, de paralysie radiale, dite par compression. Inutile, par conséquent, d'ajouter que les fléchisseurs des doigts et les muscles de la main étaient absolument indemnes. Cependant, au dynamomètre la main du côté affecté donnait 10 kilogrammes seulement, tandis que l'autre (gauche) exerçait une pression de 32 kilogrammes. Le fait en lui-même n'a rien d'inattendu, car on sait depuis Duchenne, bien qu'on l'oublie souvent, que la fixation du poignet par les radiaux externes est nécessaire pour que la flexion des doigts ait toute son énergie; mais on voit combien l'économie de ce détail de physiologie devient précis et frappant dès qu'on y introduit une indication dynamométrique. »

Nous ajoutons qu'en nous remettant cette étude, M. Vigouroux nous a semblé penser que les personnes habituées au travail manuel ont une constante dynamométrique plus stable que les autres. Dans les professions libérales, la première pression donnerait toujours un maximum que les pressions suivantes ne pourraient plus atteindre, et ce maximum serait supérieur à celui des praticiens. Toutefois, tandis qu'avec ceux-ci les indications de l'appareil demeurent à peu près stationnaires, avec les premières elles tombent rapidement et se fixent au-dessous de la moyenne dynamométrique des sujets qui travaillent de leurs mains.

Bascule rhéostatique Trouvé pour l'épilation. — Depuis quelques années l'épilation par la galvanopuncture a pris une grande extension.

De longtemps elle était déjà employée en France; mais le manuel opératoire n'était pas assez bien réglé, l'habileté de l'opérateur y jouait un rôle trop considérable pour qu'elle devînt immédiatement une méthode générale.

Elle émigra de France en Amérique, où l'instrumentation s'en développa peu à peu; et ce procédé y donna de tels résultats qu'on crut qu'il y avait trouvé naissance. C'est que, comme dans tous les pays jeunes, l'amour des nouveautés est poussé là à l'extrême, surtout lorsque les inventions s'y présentent avec un caractère mystérieux : de ce point tout ce qui est électrique est assuré de succès. L'épilation voltaïque a profité de cette tournure d'esprit américaine, et comme, en fin de compte, elle constitue un excellent procédé, elle s'est imposée et elle nous revient avec d'excellentes références.

Nous avons voulu, dans la mesure de nos forces, hâter sa réacclimatation en facilitant l'opération par une instrumentation convenable.

Il ne s'agit pas là d'une application électrophysiologique, et l'électrocaustie n'a point pour seule mission que de détruire le bulbe pileux. Le point important est d'éviter à la patiente ces secousses superflues qui l'énervent, la fatiguent, quelquefois la découragent et lui font renoncer à la suite d'un nombre insuffisant de séances à un mode opératoire très commode et très efficace. N'oublions pas qu'on agit généralement sur des femmes d'un nervosisme surnormal, souvent hystérique, qu'il importe de ménager.

Il était donc indispensable tout d'abord que le médecin eût en main un appareil muni d'un rhéostat qui lui permit de graduer promptement le courant dans toute l'étendue du champ indicateur, si grand que fût celui-ci.

Nous nous sommes arrêté à la combinaison que voici : le milieu résistant est une colonne d'eau dont le degré d'acidulation est en raison de l'amplitude des variations rhéométriques normalement en jeu. — Rappelons en passant que la résistance de l'eau chimiquement pure est, d'après Kohlrausch, quarante milliards de fois environ plus grande que celle du mercure pris sous le même volume, c'est-à-dire qu'elle est pratiquement si grande qu'on n'a guère à l'utiliser. Mais la résistance des solutions acides ou salines augmente vite avec les quantités de matières organiques en dissolution. Ainsi de l'eau distillée additionnée de $\frac{1}{20\,000}$ d'acide sulfurique est six fois moins résistante environ que l'eau chimiquement pure.

La manœuvre du collecteur (fig. 271) permet déjà d'introduire dans le circuit un nombre d'éléments suffisant pour obtenir l'intensité maxima nécessaire.

On fait d'autre part varier, suivant les besoins, la longueur de la colonne d'eau intercalée dans le circuit, de manière à ramener l'intensité électrique à la mesure voulue.

L'appareil (fig. 269) est un système de deux vases semblables contenant la solution acidulée et du mercure et qui communiquent par leur partie inférieure au moyen d'un tube de verre de petite section. Deux aiguilles métalliques en platine traversent les bouchons des vases et affleurent les surfaces mercurielles. L'extrémité libre de l'une d'elles est en relation avec la pile ; l'extrémité correspondante de l'autre avec l'instrument opératoire.

Le tout est disposé sur une planchette à bascule que fait pencher un ressort antagoniste et que cale au besoin à l'inclinaison voulue un excentrique. Une petite pédale, visible à droite de la figure, met en mouvement la bascule. Le ressort antagoniste tend à faire basculer en sens contraire.

Dans la position de déclivité, le mercure, plus

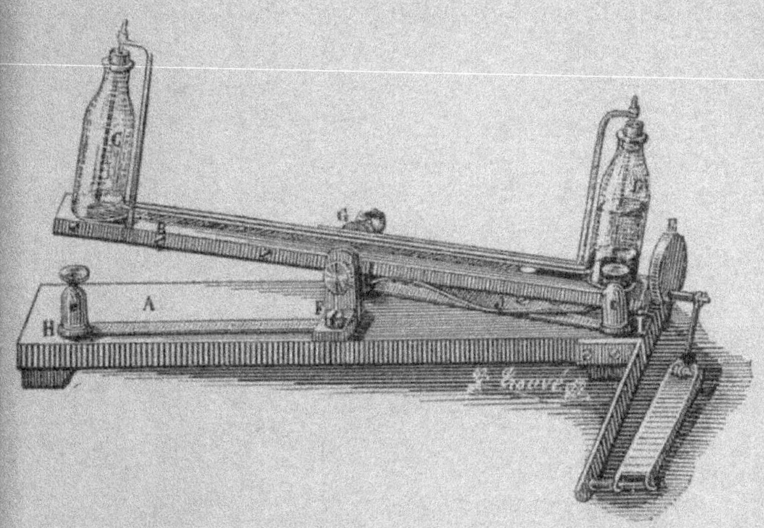

Fig. 269. — Bascule rhéostatique Trouvé,
vue dans la position de plus grande résistance.

A, planchette de support. — B, planchette à bascule. — C,D, vases contenant de l'eau acidulée et du mercure. — E, excentrique calant la bascule à l'inclinaison voulue. — FG, pivot de la bascule en relations électriques avec les bouteilles C,D et les bornes H,L. — H,l, bornes. — J, ressort pour le mouvement automatique de bascule.

Le courant entre par l'une des bornes, H, par exemple, suit le conducteur HF, gagne par un second conducteur couché sur la bascule le rhéophore vertical et le vase C, traverse la résistance de l'eau et du mercure intercalés et sort par une voie symétrique à celle d'entrée.

lourd, s'écoule du vase supérieur dans le vase inférieur et l'eau remplit le tube de jonction. Le circuit restant fermé, sa résistance électrique augmente, et l'intensité du courant diminue dans un rapport correspondant. Si la bascule est suffisamment penchée, l'intervalle entre les extrémités des deux aiguilles

plongeantes est entièrement occupé par l'eau et la
résistance est à son maximum, l'intensité à son minimum.

Quand le mouvement de bascule s'opère en sens

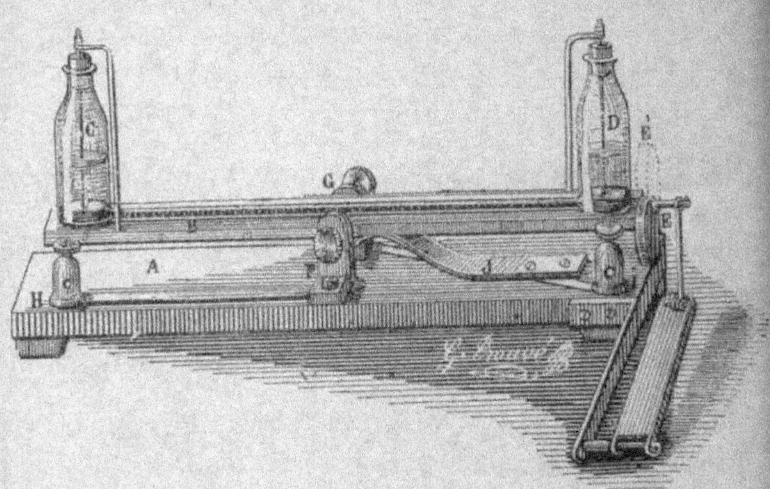

Fig. 270. — Bascule rhéostatique Trouvé, vue dans la position
de moindre résistance. Elle est calée horizontalement par
l'excentrique E qui peut se fixer à toute position entre
E et E'.

inverse, la résistance diminue et l'intensité croit jusqu'à l'établissement de l'horizontalité. Dans cette
position (fig. 270), le courant traverse la colonne
mercurielle entière du tube de communication, n'y
éprouve qu'une résistance négligeable et conserve
toute son intensité. Cette position d'équilibre dé-
passée, rétablie, détruite à nouveau et ainsi de suite,
la série des variations précédentes se succèdent indéfiniment dans le même ordre.

La vitesse d'écoulement du mercure dépend du calibre des deux petits canaux qui traversent les bouchons des deux vases et qui laissent échapper et rentrer l'air : elle peut être diminuée à volonté ou augmentée par l'obstruction partielle ou le débouchage de ces orifices ; et comme cette vitesse règle les accroissements de résistance électrique introduite, les défaillances et les surabondances alternatives du courant sont aussi douces qu'on le désire et ne provoquent plus physiologiquement ces excitations énervantes et ces chocs fatigants qui ne sont pas cliniquement utiles quelquefois, mais qui restent toujours désagréables au patient.

La manœuvre de la bascule s'opère soit avec le pied par l'entremise de la pédale, soit à la main. Dans ce dernier cas, elle peut être confiée au sujet qui, tout occupé à la faire osciller, ne pense plus à son léger mal, et prend une sorte d'amusement à seconder le chirurgien qu'il n'importune plus de ses plaintes. Les séances peuvent être plus prolongées, et la durée du traitement, toujours assez longue, bien abrégée. D'après le Dr Brocq, il faudrait actuellement quatre mois pour épiler la lèvre supérieure d'un homme, six mois pour le menton, deux ans pour détruire une barbe fournie entière.

L'aiguille est en or, en platine, ou en platine iridié ; elle est montée sur un porte-aiguille recourbé (fig. 271), afin que le médecin puisse voir le bulbe à détruire sans être obligé de prendre une position gênante.

Le porte-aiguille est disposé pour l'aseptisation à l'étuve, à la flamme ou à la solution neutre *ad hoc;*

il y a mieux encore puisque le courant, malgré sa densité inoffensive, est lui-même un énergique antiseptique.

On devra recourir à la cautérisation négative dont l'escarre molle ne laisse pas de cicatrice après le traitement. Le pôle positif est appliqué sur le gras du bras ou sur toute autre partie charnue du corps. Il pourrait encore être en relation avec une cuvette d'eau légèrement acidulée ou alcalinée, dans laquelle le sujet plongerait une main ou les pieds.

L'intensité doit être normalement de 10 milliampères environ, et il ne faut guère dépasser de 15 à 25 milliampères dans les cas les plus héroïques.

La durée de la destruction de chaque follicule pileux est d'environ de 3 à 4 secondes. Les quantités d'eau et de mercure de l'appareil et le calibre du tube de communication ont été choisis pour que la durée de l'écoulement d'une bouteille dans l'autre soit de six secondes.

Chaque opération partielle se décompose donc en trois périodes égales de deux secondes. Dans la première, le courant s'établit en croissant du minimum au maximum ; dans la seconde, le galvanomètre reste constant et le cautère est à son maximum de puissance ; enfin, dans le troisième, le courant décroît et l'aiguille galvanométrique revient au voisinage du zéro.

Le brin de barbe, de poil ou le cheveu est ensuite enlevé délicatement avec la pince à épilation ; mais pour aller plus vite dans cette cueillette, on peut attendre la fin de la séance où on les enlève tous, quand ils ne tombent pas seuls.

L'instrumentation est, en résumé, celle que représente la figure 271. Elle se compose d'un appareil de
18 couples humides, dits secs, au chlorhydrate d'ammoniaque, d'un galvanomètre d'intensité gradué en
milliampères, et d'un collecteur à manette ; enfin de

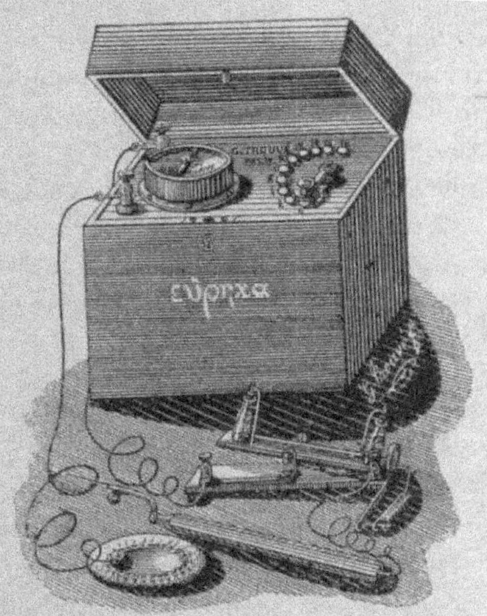

Fig. 271. — Instrumentation de l'épilation électrique
par M. Trouvé.

a balance rhéostatique, d'une plaque de pôle perdu
et du cautère d'épilation.

L'appareillage étant en place, la bascule est calée à
la position horizontale (fig. 270) et les connexions
électriques établies.

L'opérateur introduit alors dans le circuit, avec la
manette du collecteur, le nombre d'éléments conve-

nable pour l'obtention de l'intensité maxima qu'il juge utile et que le galvanomètre mesure, puis il dirige le stylet sur le bulbe à détruire. Enfin, avec la pédale, il fait basculer à fond l'appareil ; le courant passe, croit et décroît, et la cautérisation s'opère automatiquement.

Toutefois, si l'opérateur tient à limiter lui-même la durée de la cautérisation, il règle l'excentrique pour que le fléau reste à l'horizontale tout le temps que le pied repose sur la pédale.

La balance rhéostatique est donc tout indiquée pour l'épilation. Elle possède sur le graduateur à tige de la figure 18 ou le rhéostat à liquide de la figure 19 l'avantage de laisser l'entière liberté de ses mains au médecin qui donne alors tous ses soins à activer l'opération.

Avec l'ancien outillage, il était difficile de supprimer les chocs à la fermeture et à l'ouverture du circuit et de faire plus de 40 à 50 punctures à l'heure; avec le nouveau, on peut en faire le double, et même plus, dans le même temps sans provoquer de choc voltaïque.

Il est recommandé d'agir le moins possible dans les mêmes régions soit dans la même séance, soit à des séances à court intervalle, afin de ne point produire d'inflammation.

Il est certain que les médecins trouveront de nombreuses applications, à notre nouveau rhéostat, dans tous les cas où la liberté des mains est nécessaire.

Enfin, comme dernière nouveauté instrumentale, nous présentons à nos lecteurs la machine électrique de M. Vigouroux, et pour plus d'exactitude nous laissons à son inventeur le soin d'en donner la description :

« Cette machine (fig. 272), que l'on peut appeler à

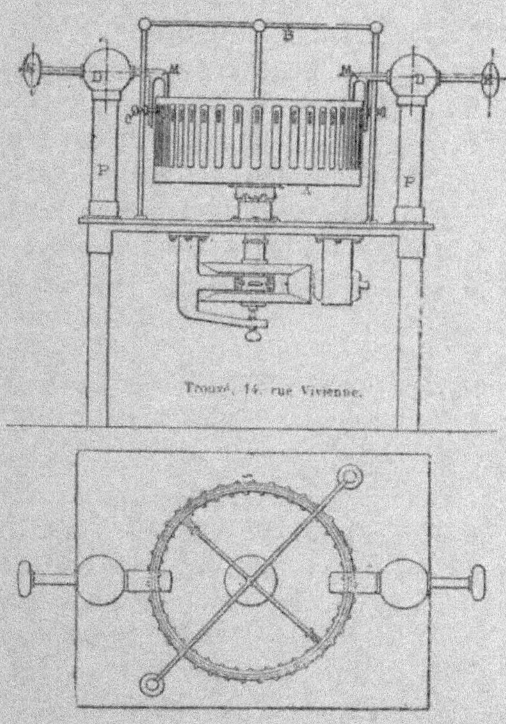

Fig. 272. — Machine électro-statique du D' Vigouroux.

couronne, se compose de deux parties indépendantes : l'une mécanique, l'autre électrique.

« Le mécanisme comprend d'abord deux plateaux ou supports circulaires horizontaux, situés concentriquement l'un au-dessus de l'autre (au-dessus de la table) et de façon à tourner en sens inverses autour d'un axe vertical. Ce double mouvement de rotation est obtenu de la manière suivante :

« Le plateau inférieur est porté par un arbre creux qui vient se terminer au-dessous de la table par une roue d'angle horizontale. L'arbre du plateau supérieur, tige pleine à l'intérieur, est dans l'axe du précédent. Il se termine inférieurement plus bas et porte une roue semblable. Entre les deux roues d'angle est un pignon conique qui est mis en mouvement par un moteur. (La machine est disposée pour être tournée à volonté, soit à la main, soit par un moteur, électrique ou autre.) Pour abréger, nous ne nous arrêterons pas aux détails de construction, tels que les galets qui maintiennent le parallélisme des deux arbres, facilitent la rotation du collet de l'arbre creux sur la table, etc.

« La partie électrique se compose de deux couronnes ou segments de cylindre creux (fig. 273). Elles sont placées l'une dans l'autre sur les plateaux qu'elles ne touchent que par leur bord ; la plus grande est sur le plateau inférieur, qui, pour la recevoir, déborde légèrement l'autre. Les diamètres respectifs de ces couronnes sont tels que les surfaces en regard ne sont pas distantes de plus de 3 millimètres. Particularité très importante, les couronnes reposent simplement sur les plateaux, sans y être aucunement assujetties. De même que les plateaux, elles sont en ébonite ou autre matière très isolante. Ce sont elles qui portent les secteurs métalliques, l'extérieure sur sa face externe, l'intérieure sur sa

face interne. Elles représentent donc la portion périphérique des plateaux d'une machine de Wimshurst,
En effet, au point de vue électrique, cette machine
ne diffère pas de celle de Wimshurst, ce qui nous dis-

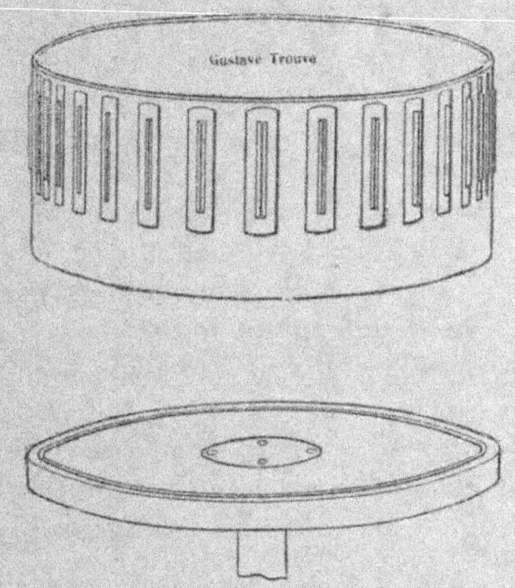

Fig. 273. — Couronne extérieure et plateaux de support
de la machine électro-statique du Dr Vigouroux.

pense de décrire en détail les balais collecteurs, etc.,
qui sont communs. Cependant nous devons mentionner les condensateurs, logés dans les colonnes
de support des collecteurs, et dont l'usage est facul-
tatif puisqu'on peut (au moyen d'une chainette
enroulée sur treuil) établir ou supprimer la commu-
cation entre le bouton et l'armature interne.

« Les caractères essentiels de cette machine, et
ceux qu'on a eus surtout en vue, sont la simplicité

de la construction et la sécurité du fonctionnement. Sans autre outil qu'un tourne-vis, chacun est en état de la démonter et remonter rapidement. D'un autre côté, comme elle ne comporte ni cordes de transmission, qu'il faut à tout instant rattacher ou tendre, ni plateaux fixes, dont l'enlèvement ou la mise en place exigent des ouvriers spéciaux, elle n'est pas exposée à ces fréquentes avaries qui rendent l'usage des grandes machines à plateaux impossible ailleurs qu'à Paris.

« La facilité d'ôter et remettre les couronnes permet à l'expérimentateur d'employer comparativement des couronnes de constitutions diverses. Il peut même, en changeant quelques pièces accessoires et mobiles, modifier le type électrique de sa machine et la transformer, par exemple, en machine de Glöser. Bien plus, cette indépendance absolue de la partie motrice donne la possibilité d'utiliser la double rotation de la machine pour une très grande variété de recherches.

« Reste à parler des dimensions de la machine. Actuellement il existe deux modèles. Dans le plus grand, la couronne extérieure a $0^m,70$ de diamètre et $0^m,30$ de hauteur. C'est celui qui est destiné à l'usage médical. Dans le second, le diamètre est de $0^m,40$ et la hauteur de $0^m,20$.

« Il est facile, en se représentant les couronnes rabattues dans le plan horizontal, de voir que le développement de ces deux modèles correspond à peu près à celui de machines dont les plateaux auraient respectivement $0^m,92$ et $0^m,57$ de diamètre. »

Nous avons dit, dans l'Avertissement, que notre intention première était de condenser dans le plus petit nombre de pages possible les renseignements, tant techniques qu'instrumentaux, de cet ouvrage, mais, qu'entraîné par notre sujet, nous avions bientôt complété cette esquisse par des considérations générales et par notre Index électrothérapique. Nous avouons cependant, qu'un instant, nous avions craint qu'on accuse ces additions de hors-d'œuvre. M. Vigouroux, dans sa Préface, nous avait un peu rassuré au sujet de l'Index, et voici qu'un travail qui nous tombe à l'instant sous les yeux, loin de nous faire regretter notre témérité nous laisse penser que nous pouvions nous étendre davantage encore sur certains points de la philosophie biologique.

M. le Dr Regimbeau, professeur agrégé de l'école de Montpellier, enseigne, dans ses leçons cliniques, *Comment il faut comprendre l'action de l'électricité en électrothérapie*, et tel est le titre de la petite brochure où se trouve résumé son enseignement.

Nous regrettons vivement de ne pas avoir connu plus tôt cet opuscule qui nous eût été des plus utiles pour la rédaction de notre chapitre d'électrothérapie. Ce n'est pas que M. Regimbeau nourrisse d'illusion au sujet de ces rudiments scientifiques, car il répète à plusieurs reprises, avec M. Bardet, que l'électrothérapie demeure une page blanche; mais à la suite de Duchenne (de Boulogne), et de Vigouroux, il constate que si on possède de précieux documents sur l'irritabilité nerveuse et l'excitabilité des muscles par les courants induits et les courants continus intermittents ou les décharges frankliniennes, par contre, les

42.

effets complexes des courants constants continus sur la nutrition des tissus, bien qu'incontestables, sont bien moins connus. Les modifications physiologiques dues à ces derniers ne sont causées, dit-il, que par les variations de ces courants insuffisamment constants, leurs effets mécaniques se bornent au déplacement des liquides de l'organisme suivant le sens du courant; quant à « l'action chimique n'étant pas appréciable, il n'y a pas lieu d'en tenir compte ».

Mais ce qui nous intéresse ici tout particulièrement, c'est la discussion de ce problème que reprend M. Regimbeau « les forces vitales sont-elles des formes de l'énergie » ?

« Si oui, dit-il, si ce sont des forces physiques, elles tombent sous les lois qui régissent les forces du monde inorganique, et nous pouvons les modifier en faisant agir sur elles, selon ces lois, l'électricité qui est une autre force physique; par conséquent, dans ce cas, le traitement doit avoir surtout pour base la physique. Si, au contraire, ce sont des forces propres à la matière organisée, nous sommes obligés de nous appuyer sur la physiologie et la clinique, en ne prenant à la physique que ce qui est nécessaire pour le manuel opératoire et pour la compréhension de certaines actions locales qui sont de son domaine. »

Nous avons dit, à l'endroit voulu, ce que la comparaison des actions vitales aux actions physiques et chimiques suggère à la réflexion. Bichat pensait qu'il y avait entre elles un antagonisme constant, mais on s'aperçut bientôt que les corps vivants, bien que doués de spontanéité spécifique, étaient complètement soumis aux lois de la nature inorganique. Un corps vivant en chute libre, par exemple, se conduit exactement de la même façon qu'un corps brut, et il est incapable comme lui de changer la trajectoire de son centre de gravité. Chacun des systèmes en mouvement aura bien ses activités propres, mais, soumis à conditions extérieures identiques, ils éprouveront des modifications d'ensemble correspondantes, qui ne différeront entre elles que par l'intensité, et ce facteur même dépendra uniquement de l'*espèce* des conditions extérieures en jeu. Si le cas choisi de la pesanteur est le plus frappant, c'est que nous prenons le phénomène physique le plus général, mais l'exemple peut être varié. On peut le prendre en hydrostatique, en acoustique, etc. Dans l'auscultation, la cavité thoracique ne vibre-t-elle pas comme une caisse de résonnance? En balistique, la balle ne traverse-t-elle pas l'être vivant comme un corps brut de même résistance? Chimiquement, nos tissus ne sont-ils pas corrodés par les acides comme le seraient les composés semblables dans la cornue? etc.

« On ne peut donc contester, comme le dit Comte, la subordination de la biologie à l'ensemble de la cosmologie. »

Mais aussi, si dans tous ces cas variés, les manifestations extérieures sont semblables, les phénomènes intérieurs sont bien différents. L'animal précipité éprouve des effets physiologiques que n'a pas le corps brut, et si c'est un homme, il s'y joindra des sentiments moraux. Le soldat tué ou la cuirasse traversée par le même projectile seront dans des états bien différents. Mais que sert d'insister sur de si claires vérités.

Remontant encore à des phénomènes plus spéciaux, le contraste sera plus probant encore. La balle qui blessera le soldat et celle qui blessera le général auront des effets physiologiques comparables, mais quelle différence dans les résultats sociaux. La blessure et la mort du soldat obscur n'aura sur la marche des affaires humaines qu'une influence insignifiante, quand la blessure du chef pourra entraîner les plus épouvantables catastrophes. Faut-il, hélas! remonter loin dans notre histoire nationale pour trouver la justification de nos dires?

Dois-je citer encore le grain de sable classique de Cromwell et le nez de Cléopâtre.

Donc, dans toute science, en biologie comme ailleurs, on retrouve bien le jeu indépendant des activités plus simples et plus générales des sciences inférieures, mais à celles-ci viennent se superposer des activités propres plus spéciales, sans qu'il y ait pour cela antagonisme entre les premières et les secondes ; autrement dit, il y a *progrès*. Chaque échelon scientifique suppose nécessaire l'existence de l'échelon inférieur, dont il n'est que le prolongement. Il est aussi, pour les mêmes raisons, l'assise de l'échelon supérieur.

Et c'est ici qu'il convient de reconnaître comment les vues des grands physiologistes ne sont pas, au fond, contradictoires, et comment elles se complètent les unes les autres.

La remarque de Leibniz est toujours vraie : « J'ai trouvé, dit-il, que la plupart des sectes ont raison dans une bonne partie de ce qu'elles avancent et non pas en tout ce qu'elles nient. »

Puisque l'existence des actions vitales suppose celles du monde inorganique dont elles sont le prolongement, la possession des lois physiques de l'électricité est nécessaire à l'électrothérapiste.

Mais, tout en lui étant nécessaires, ces connaissances ne lui sont pas suffisantes. La physiologie a des lois, des exigences propres qu'il doit connaître : le physicien doit être doublé du médecin. Les nerfs s'irritent, les muscles se contractent au passage du courant, et cela, à la rigueur, peut être du ressort de la physique ; mais de telles actions retentissent simultanément sur la constitution anatomique des parties et sur leurs fonctions. Le consensus vital est atteint. Tous ces effets relèvent en propre de la médecine.

Donc plus de vaine discussion sur la délimitation du champ du physicien et du médecin. C'est à la même personne, c'est à l'opérateur qu'échoient ces deux fonctions.

L'électrologie a ses lois, la physiologie — normale ou pathologique c'est tout un (Broussais) — les siennes, et c'est au médecin, d'une éducation scientifique plus complète, à les combiner.

Voyez l'exemple de Duchenne ! Entendez les sages enseignements de Vigouroux !

La Physique aux physiciens et la Médecine aux médecins ! Nous y applaudissons ; mais, à ces derniers de rester suffisamment physiciens pour ne pas tomber, comme l'ont fait quelques-uns, et d'illustres, dans les bas-fonds de la métaphysique !

Sur le terrain acquis des connaissances cosmologiques et biologiques fusionnées — et c'est le seul propice — s'opérera la réconciliation des deux écoles, aujourd'hui plus qu'adverses, qui se partagent la faveur des physiologistes. Ce jour-là Electrophysiologie et Electrothérapie seront positivement fondées.

« De la fusion d'idées antagonistes qui contiennent chacune une part de vérité, dit Herbert Spencer, naît toujours un développement supérieur. Ainsi, dans la géologie, quand on eût réuni les hypothèses plutonienne et neptunienne, on vit se faire un progrès rapide; ainsi, en biologie, le progrès commence depuis la fusion de la doctrine des types et de celle de l'adaptation; ainsi, en physiologie, le développement qui s'était arrêté reprend son cours depuis que les disciples de Locke et ceux de Kant ont reconnu leurs idées dans la théorie que les expériences organisées produisent les formes de la pensée; ainsi dans la sociologie, qui prend déjà un caractère positif, nous voyons les deux partis du progrès et de l'ordre soutenir chacun une vérité qui est le complément nécessaire du principe de l'autre parti. »

Ce jour de fusion est proche.

Nous ne ménageons pas notre admiration à l'Ecole française qui prépare avec autant de labeur son avènement.

Paris, Montpellier et Nancy sont les trois foyers de cette évolution scientifique autour desquels il convient de grouper quelques dignes initiatives privées. Le succès décisif leur est assuré, parce qu'obéissant à notre instinct national unitaire, ils savent combiner le concours avec l'indépendance.

CHAPITRE VII

BIBLIOGRAPHIE

> J'ai trouvé que la plupart des sectes ont raison dans une bonne partie de ce qu'elles avancent, et non pas en tout ce qu'elles nient.
>
> LEIBNIZ.

> La plupart des naturalistes ne font que des remarques partielles ; ils décrivent une pierre, puis encore une seconde pierre, à mesure qu'ils les rencontrent. Mieux vaut un *faux système*, car il sert au moins à enchaîner nos idées.
>
> BUFFON.

> Non seulement les phénomènes observés servent de base aux théories, mais surtout les théories sont le moyen fondamental de perfectionner les méthodes d'observation.
>
> P. LAFFITTE. — *Les grands Types de l'Humanité*.

ALTHAUS. — A treatise on medical electricity.
Applications pratiques de l'électricité.

APOSTOLI. — Sur un nouveau traitement des tumeurs fibreuses de l'utérus.
Sur un nouveau traitement de la métrite chronique et en particulier de l'endométrite, par la galvanocaustique chimique intra-utérine.
Emploi de l'électricité après l'accouchement (in *Union médicale*).

APOSTOLI et GAUTIER. — Le courant galvanique constant en gynécologie.

ARTHUIS. — Traitement des maladies nerveuses par l'électricité.

AUDIFFRENT. — Appel aux médecins.
Du cerveau et de l'innervation.

AXENFELD. — Des névroses.

BALLOUHEY. — De l'électricité appliquée au traitement de l'occlusion intestinale.

BARADUC. — Aimantation dans l'hémichorée.
Dynamisme électrique et dosimétrique accumulés.
Du lavage électrique dans la dilatation d'estomac.
Essai sur les phénomènes à distance.
Armature cranienne, aimants médicaux.
Traitement de la métrite interne par la galvanocaustique chimique intra-utérine.
Traitement électrique des tumeurs fibreuses interstitielles de la matrice par le drainage lympho-galvanique du fibrome.
Précis des méthodes électrothérapiques spéciales aux affections du système nerveux, de la matrice, de l'estomac.
Traitement de l'épanchement de synovie chronique par la galvano-ponciure du genou.

BARDET. — Traité d'électricité médicale.
L'exposition d'électricité au point de vue médical et thérapeutique (1882).

BARRAL. — Les nouvelles découvertes en électricité.

BECQUEREL. — Traité des applications de l'électricité à la thérapeutique.

BENEDIKT. — Nervenpathologie und Elektrothérapie. Wienn (1868).

BERNARD (Claude). — Leçons sur la physiologie et la pathologie du système nerveux.
Traité de physiologie, etc.

BOGBAM. — Occlusion intestinale par invagination.

BONNEJON. — Moyen de constater la mort par l'électricité.

BOUDET DE PARIS. — Applications du téléphone et du microphone à la physiologie.
Électricité médicale. Études électrophysiologiques et cliniques.
De quelques instruments destinés à la localisation et à la diffusion du courant continu.
Du traitement de l'occlusion intestinale.
De l'électricité en médecine.
Application de l'électricité à la médecine.
Traitement de la douleur par les vibrations mécaniques.

Brenner. — Untersuchungen und Beobachtungen imgebret der
     Elektrotherapie.

Brivois. — Manuel d'électrothérapie gynécologique.

Cadiat. — Traité d'anatomie générale.

Carbonel Salle. — Recherches expérimentales sur l'excitation
     des nerfs moteurs et l'électrotonie.

Chauveau. — Théorie des effets physiologiques produits par
     l'électricité.

Christison. — Obstruction intestinale. Paralysie probable de
     l'intestin.

Ciniselli. — Quatre cas d'anévrismes de l'aorte traités par la
     galvano-puncture.

Clavel. — Thèse inaugurale sur les effets coagulants du cou-
     rant de pile.
     La morale positive.

Comte (A¹ᵉ). — Cours de philosophie positive.
     Système de politique positive.
     Synthèse subjective.

Cotard. — De l'origine psycho-sensorielle ou psycho-motrice
     du délire.
     De l'aboulie et de l'inhibition en pathologie mentale.
     Hypocondrie (art. du *Dict. encyc. des sc. médic.*).

Cyon. — Principes d'électrothérapie.

Dal Monte. — Occlusion intestinale guérie par l'électricité.

Damian. — Étude sur l'action physiologique de l'électricité sta-
     tique.

Delestang. — Fibromes utérins. Traitement électrique.

Domenico-Mucci. — Varice guarite coll' elettrolisi.

Drouin. — Thèse inaugurale. Traitement des tumeurs érectiles
     par l'électro-puncture.

Du Bois-Reymond. — Untersuchungen üb d. thierische Elektri-
     cität.

Dubuisson. — Des quatre sens du toucher et en particulier du
     sens de la musculation.

Duchenne (de Boulogne). — De l'électrisation localisée (dernière
     édition, 1872).
     Physiologie du mouvement.

Dujardin-Beaumetz. — Traitement des anévrismes de l'aorte par l'électro-puncture.

Du Moncel. — Exposé des applications de l'électricité.

Dumont. — Dictionnaire d'électricité.

Erb. — Electrothérapie (trad. française).

Gariel. — Physique.
Traité pratique d'électricité.

Gautier. — V. Apostoli.

Gavarret. — Physique.
Traité d'électricité.

Goelet. — Traitement de la ménorrhagie et de la métrorrhagie par la galvanocaustique chimique; action du pôle positif.

Hermann. — Untersuchungen über den stoffwechsel der Muskeln.
Grundriss der Physiologie des Menchen.
Eléments de physiologie (trad. française).

Hillemand. — Introduction à l'étude de la spécificité cellulaire chez l'homme.
A. Comte médecin

Jeannel. — Arsenal du diagnostic médical.

Joffroy (A.). — Traitement des arthrites chroniques par l'électricité.

Knott. — Treize observations de tumeurs érectiles traitées par la galvano-puncture.

Lacassagne. — Précis d'hygiène privée et sociale.

Laffitte (P.). — Cours de philosophie première.
Plan d'un cours de biologie.

Langermeersch (Van). — L'électricité en médecine.

Larat. — Précis d'électrothérapie, précédé d'une préface de Gariel.
Note sur les courants de polarisation.

La Torre (de). — Fibromes utérins, leur traitement par l'électricité.

Laurent-Robin. — De l'électro-puncture dans la cure des anévrismes intra-thoraciques.

Lefèvre. — Manuel de physique médicale.
Dictionnaire d'électricité.

Le Fort. — De la substitution des courants continus faibles, mais permanents, aux courants continus temporaires dans les paralysies, les contractures musculaires et les lésions de nutrition.
Traitement des anévrismes par la galvano-puncture.

Legros. — V. *Onimus*.

Leube. — Pathologie des organes digestifs.

Levillain. — La neurasthénie, maladie de Beard (Méthode de Weir-Mitchell et Playfair. Traitement de Vigouroux). Préface du professeur Charcot.

Littré. — La science au point de vue philosophique.

Littré et Robin. — Dictionnaire de médecine et de chirurgie.

Mallez. — V. *Tripier*.

Marey. — Du mouvement dans les fonctions de la vie.

Masbrenier. — Du traitement de l'excitation et de la stupeur.

Mascart. — Traité d'électricité statique.

Mascart et Joubert. — Traité d'électricité et de magnétisme.

Matteucci. — Cours d'électrophysiologie.
Leçons sur les phénomènes physiques des corps vivants.

Matteucci et Savi. — Phénomènes électrophysiologiques chez les animaux.

Mauriac et Vigouroux. — Études sur les paralysies pseudo-syphilitiques et sur leur traitement par les œsthésio-gènes.

Mendelshonn. — Recherches cliniques sur la période d'excitation latente des muscles dans les différentes maladies nerveuses.

Mergier (G.-E.). — Technique instrumentale des sciences médicales.

Mill (Stuart). — Système de logique.

Muller (J.). — Manuel de physiologie (trad. Jourdan).

Moritz-Meyer. — Electricität in itsrer anwendung auf practische Medicin.

Neftel. — Traitement galvanique de la dysménorrhée.

Onimus. — Influence des courants continus sur le système nerveux.

Effet des courants électriques sur les tissus vivants et la nutrition.

Emploi de l'électricité comme moyen de diagnostic.

Art. *Électrothérapie* in *Dictionnaire encyclopédique des sciences médicales*.

Onimus et Legros. — Traité d'électricité médicale.

Petit. — De la métallothérapie.

Art. *Anévrisme* dans le *Dictionnaire encyclopédique des sciences médicales*.

Pétrequin. — Anévrisme de l'artère temporale guéri par l'électro-puncture.

Pfluger. — Ub. d. Physiologie des Elektrotonus.

Planté (G.). — Recherches sur l'électricité.

Rebold. — L'électricité moteur de tous les rouages de la vie.

Regimbeau. — Comment il faut comprendre l'électricité en électrothérapie.

Remak (R.). — Galvanothérapie.

Remak (E.). — Electro-diagnostic et électrothérapie.

Jorge-Ricardo. — Electrométrie médicale.

Richer (P.). — L'hystérie.

Richerand. — Physiologie.

Rig. — Résumé de la philosophie positive d'A^{te} Comte.

Ritti. — La folie circulaire.

Robin. — Physiologie.

Leçons sur les humeurs normales et morbides du corps de l'homme professées à la Faculté de médecine.

Anatomie et physiologie cellulaires.

Art. *Électrogénie* du *Dictionnaire encyclopédique des sciences médicales*.

Recherches sur un organe particulier qui se trouve sur les poissons du genre des raies.

Traité de chimie anatomique et physiologique, normale et pathologique.

Des applications médicales de la pile de Volta.

Robin. — De l'électro-puncture dans la cure des anévrismes intrathoraciques.

Scoutteten. — De l'électricité considérée comme cause principale de l'action des eaux minérales.

Sécond. — Essai systématique sur la biologie.
   Traité d'anatomie générale.

Seiler. — De la galvanisation par influence appliquée au traitement des déviations de la colonne vertébrale.

Sémérie. — Des symptômes intellectuels dans la folie.
   La loi des trois états.

Semmola. — L'Ellettricita nel vomito nervoso.

Sinety (de). — Manuel de gynécologie.

Teissier. — Valeur thérapeutique des courants continus.

Tripier. — L'électricité et le choléra.
   Leçons cliniques sur les maladies des femmes.
   La cautérisation tubulaire.
   Une nouvelle classe de topiques intra-utérins.
   Galvano-caustique et électrolyse.
   L'électricité en médecine.
   Manuel d'électrothérapie.
   Applications de l'électricité à la médecine et à la chirurgie.
   Des applications obstétricales de l'électricité.
   Lésions de forme et de situation de l'utérus.

Tripier et F. Mallez. — De la guérison durable des rétrécissements de l'urèthre par la galvanocaustique chimique.

Tripier et A. Desmarres. — Applications de la galvanocaustique chimique à la cure des tumeurs et fistules lacry-
   males.

Tyndall (J.). — Leçons sur l'électricité.

Vigouroux. — Métalloscopie. Métallothérapie et œsthésiogènes.
   V. Mauriac.
   Traitement de la contracture hystérique par le transfert.
   Importance clinique de la résistance électrique des tissus.
   Traitement de l'hystérie par l'électricité statique.
   Traitement de la neurasthénie.
   Electricité naturelle du corps humain.
   Polarisation des tissus.
   Electro-diagnostic.
   Mesure des courants en électrothérapie.
   Traitement et particularités cliniques de la maladie de
      Basedow (goitre exophtalmique).
   Diminution de la résistance électrique comme signe du
      goitre exophtalmique.
   Table d'électrothérapie.

Théorie de la machine de Wimshurst.
Impossibilité d'électriser le cerveau et la moelle sur le vivant.
Réaction neuro-musculaire franklinienne.
Hémiplégie saturnine.
Maladie de Thomson et paralysie pseudo-hypertrophique.
Le diapason et les vibrations mécaniques.
Plus nombreux articles, leçons ou revues.

VULPIAN. — Influence de la faradisation localisée sur l'anesthésie.

WATTEVILLE. — Medical electricity.

WEISS. — Technique d'électrophysiologie.

WUNDT. — Traité élémentaire de physique médicale.

TABLE DES NOMS PROPRES CITÉS

M

N

O

P

TABLE DES FIGURES

TABLE DES CHAPITRES

CHAPITRE PREMIER

ELECTROLOGIE

CHAPITRE II

ÉLECTROMÉTRIE

CHAPITRE III

GÉNÉRATEURS DE L'ÉLECTRICITÉ

CHAPITRE IV

APPAREILS ET INSTRUMENTS ÉLECTRIQUES
DE DIAGNOSTIC

D'UN USAGE FRÉQUENT EN ÉLECTROPHYSIOLOGIE ET EN ÉLECTROTHÉRAPIE

CHAPITRE V

ÉLECTROPHYSIOLOGIE ET ÉLECTROTHÉRAPIE
(Page 468)

CHAPITRE VI

INDEX ALPHABÉTIQUE
ET TRAITEMENT DES MALADIES INFLUENCÉES PAR L'ÉLECTRICITÉ
(Page 577)

APPENDICE

CHAPITRE VII

BIBLIOGRAPHIE
(Page 755)

TABLES

ÉVREUX, IMPRIMERIE DE CHARLES HÉRISSEY

www.ingramcontent.com/pod-product-compliance
Lightning Source LLC
LaVergne TN
LVHW050653060726
842527LV00001B/24